女子栄養大学 Books

家庭のおかずのカロリーガイド

第3版

監修／女子栄養大学学長　香川明夫
料理&データ作成／カロニック・ダイエット・スタジオ　竹内冨貴子

『家庭のおかずのカロリーガイド 改訂版』を
リニューアルしました！

- データは「日本食品標準成分表 2015 年版（七訂）」に基づいて再計算しました。
- 四群点数法の食品群の群分けと1点（80kcal）実用値の見直しを行ないました。
- 料理全体を低エネルギー、低塩分にしてあります。
- すべての料理の作り方つき。巻末にはくわしい栄養価一覧を収載しました。

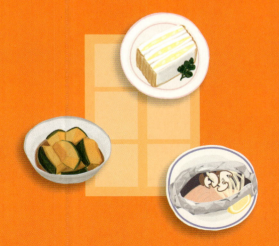

目次　家庭のおかずのカロリーガイド　第3版

- この本の使い方……………………………………4
- この本の見方……………………………………5
- なにをどれだけ食べたらいいの？……………6
- 「四群点数法」で1日の献立を立ててみましょう……10
- カリウムをじょうずにコントロールしましょう……12

家庭のおかずのカロリーガイド （四群の食材順・調理法順）……13
同じ調理法なら、どれを選ぶ？……………………14

♠ 第1群

卵料理
- 卵……………………………………20
- ピータン……………………………21

乳・乳製品料理
- 普通牛乳……………………………22
- 濃厚乳………………………………22
- 低脂肪乳……………………………22
- プロセスチーズ……………………23
- チェダーチーズ……………………23
- カテージチーズ……………………24
- クリームチーズ……………………24
- カマンベールチーズ………………25
- 粉チーズ（パルメザン）…………25
- ヨーグルト（全脂無糖）…………26
- スキムミルク………………………26

♥ 第2群

魚料理／魚介料理／魚加工品料理
- アジ…………………………………27
- イワシ………………………………28
- ウナギかば焼き……………………29
- サワラ………………………………29
- サケ…………………………………30
- サバ…………………………………31
- サンマ………………………………32
- タイ…………………………………33
- カレイ………………………………33
- カツオ………………………………34
- カジキ………………………………34
- タラ…………………………………35
- ブリ…………………………………35
- マグロ（赤身）……………………36
- マグロ（とろ）……………………36
- エビ…………………………………37
- イカ（スルメイカ）………………38
- コウイカ……………………………38
- タコ…………………………………39
- カニ水煮缶…………………………39
- ホタテ貝（ゆで）…………………40
- ホタテ貝（貝柱）…………………40
- カキ…………………………………41
- アサリ………………………………41
- ツナ油漬け缶………………………42
- ツナ水煮缶…………………………42
- サケ水煮缶…………………………43
- スモークサーモン…………………43
- シラス干し…………………………43
- 焼きちくわ…………………………44
- かまぼこ……………………………44
- さつま揚げ…………………………44

肉料理／肉加工品料理
- 牛もも肉……………………………45
- 牛肩肉………………………………45
- 牛ヒレ肉……………………………46
- 牛バラ肉……………………………46
- 牛サーロイン肉……………………47
- 牛すじ………………………………47
- 豚もも肉……………………………47
- 豚肩ロース肉………………………48
- 豚ロース肉…………………………48
- 豚ヒレ肉……………………………49
- 豚バラ肉……………………………49
- 鶏もも肉（皮つき）………………50
- 鶏胸肉（皮つき）…………………51
- 鶏もも肉（皮なし）………………52
- 鶏胸肉（皮なし）…………………52
- 手羽先………………………………53
- 鶏骨つき肉…………………………53
- 鶏ささ身……………………………54
- 牛タン………………………………54
- 牛レバー……………………………54
- 豚レバー……………………………55
- 鶏レバー……………………………55
- 砂肝…………………………………56
- スペアリブ…………………………56
- 牛ひき肉……………………………57
- 豚赤身ひき肉………………………57
- 豚ひき肉……………………………58
- 牛豚ひき肉…………………………59
- 鶏ひき肉……………………………60
- 鶏胸ひき肉…………………………60
- ロースハム…………………………61
- 生ハム………………………………61
- ベーコン……………………………62
- ウインナソーセージ………………62

豆製品料理／豆料理
- もめん豆腐…………………………63
- 絹ごし豆腐…………………………64
- 厚揚げ………………………………65
- 油揚げ………………………………65
- がんもどき…………………………66
- 凍り豆腐……………………………66
- おから………………………………67
- 豆乳…………………………………67
- 大豆…………………………………68
- 納豆…………………………………68
- いんげん豆・きんとき豆…………69
- ひよこ豆……………………………69

第3群
野菜料理／果物料理／芋料理／芋加工品料理

- ほうれん草…………………70
- 小松菜………………………71
- 春菊…………………………71
- 青梗菜………………………72
- にら…………………………72
- モロヘイヤ…………………73
- さやいんげん………………73
- ブロッコリー………………74
- オクラ………………………74
- グリーンアスパラガス……75
- かぼちゃ……………………75
- ピーマン……………………76
- ジャンボピーマン…………76
- にんじん……………………77
- トマト………………………78
- ミニトマト…………………78
- ししとうがらし……………79
- 枝豆…………………………79
- キャベツ……………………80
- もやし………………………81
- 大根…………………………82
- 玉ねぎ………………………83
- なす…………………………84
- きゅうり……………………85
- ズッキーニ…………………86
- ゴーヤ………………………86
- セロリ………………………87

- ねぎ…………………………87
- 白菜…………………………88
- かぶ…………………………88
- レタス………………………89
- スナップえんどう…………89
- カリフラワー………………90
- 竹の子………………………90
- ごぼう………………………91
- れんこん……………………91
- とうもろこし………………92
- そら豆………………………92
- 切り干し大根………………93
- アボカド……………………93
- じゃが芋……………………94
- さつま芋……………………95
- 里芋…………………………96
- 長芋…………………………96
- 板こんにゃく………………97
- しらたき……………………97

きのこ料理／海藻料理

- えのきたけ…………………98
- エリンギ……………………98
- しいたけ……………………98
- 干ししいたけ………………98
- なめこ………………………98
- しめじ………………………98
- まいたけ……………………98
- マッシュルーム……………98
- 松たけ………………………100
- わかめ………………………100
- ひじき………………………101
- 刻みこんぶ…………………101

第4群
穀類料理／クリーム料理

- 胚芽精米……………………102
- 精白米………………………102
- 玄米…………………………102
- もち米………………………105
- もち…………………………105
- そば…………………………106
- うどん………………………107
- そうめん……………………107
- 中華めん（生）……………108
- 中華めん（焼きそば用）…108
- スパゲティ…………………109
- マカロニ……………………110
- 小麦粉………………………110
- ビーフン……………………111
- はるさめ……………………111
- ロールパン…………………111
- フランスパン………………111
- 食パン………………………112
- クリーム・乳脂肪…………112

column
- チーズの種類いろいろ………25
- 料理にプラスする調味料①…27
- 料理にプラスする調味料②…28
- マグロの種類いろいろ………36
- 果物1点分の重量……………97
- めんつゆ、ラーメンスープの
  エネルギーと塩分…………106

- 家庭のおかずのカロリーガイド **レシピ**……………113
- 家庭のおかずのカロリーガイド **栄養価一覧**……207

- 計量カップ・スプーンの使い方……………………238
- 計量カップ・スプーンによる重量表………………239

この本の使い方

掲載されている料理の栄養価、エネルギーはひとつの目安です。
料理の種類や使われている材料から、エネルギーや栄養価の特徴をつかんで
料理選びの参考にしてください。

　おなじみの家庭料理を、主材料別に「四群点数法」(6〜9ページ)に基づいた4つの食品群に分け、1人分あたりの料理写真とその栄養価、レシピを掲載しました。

　掲載したデータは、「日本食品標準成分表2015年版(七訂)」(文部科学省科学技術・学術審議会　資源調査分科会)に収載の成分値から算出しています。巻末には、詳しい栄養価一覧も掲載しています。

栄養価の算出方法とその表示について

● 栄養価および四群別の熱量点数の算出にあたっては、「日本食品標準成分表2015年版(七訂)」のデータを使用しました。同書にない食品は、それに近い食品のデータを参考にしました。一部の食品については計算に使用したデータの根拠を明記しました。

● エネルギー量点数については、材料表から各群の点数を算出し、合計したものを料理全体の点数としています。各群の点数を算出のさい四捨五入を行なうため、各群の点数の合計と、料理全体のエネルギーから算出した点数と誤差が生ずることがあります。

● 20〜112ページの食品の重量と、114〜206ページのレシピの材料表の重量は、実際に口に入る量で、食べられない部分(廃棄部分)は含まない正味重量です。アジやサンマなどの一尾魚については、調理方法によって廃棄部分が変わり、食べられる部分(可食部=正味重量)も異なるため、それぞれの正味重量あたりのデータを計算しました。

● 食塩相当量は、調味料などからのものと、食品自体が持つものの合計です。調味料は煮汁、たれ、ドレッシングなど、材料表にあるものはすべて食べたり飲んだりしたものとして計算しました。

　ただし、ピクルスの漬け汁のように、通常はすべて飲まないものについては、素材に吸収されると考えられる食塩などの調味料分のみ計算しました。また、塩ゆでや塩もみ、スパゲティをゆでるさいに使う塩など、材料表になく、分量外と表記されているものについては、計算には含まれません。

● 添加糖分は、調理のさいに加える砂糖、みりん、ジャムなどからの数値で、みりんは重量の⅓、ジャムは重量の½〜⅔を糖分として換算しました。加工食品や複合調味料に含まれる糖分については計算に含まれません。

● 刺し身の「つけじょうゆ」、天ぷらの「天つゆ」など、食べるさいに加える調味料は、材料表に記載がない場合は計算に含まれません。27ページ、28ページなどの *Column* を参考にし、調味料のエネルギーや塩分量を加えてください。

● 揚げ物の吸油量など「日本食品標準成分表2015年版(七訂)」にないデータについては、『調理のためのベーシックデータ』(女子栄養大学出版部)を参考に算出しました。

> **塩ゆでに使う塩について**
>
> 　野菜をゆでるさいに加える塩は、野菜のアクっぽさを除いたり、ゆでた後に加える調味料をなじみやすくするため、おいしく仕上げるためには欠かせないものです。加える塩は、ゆで湯の1%(水1ℓに対して塩小さじ1⅔=10g)くらいがおすすめです。
>
> 　本書では、ゆで湯の塩分は実際にどのくらい野菜に吸収され、口に入るかわからないため、分量外として栄養価には入れていません。ただし、高血圧や腎臓病など、塩分制限がある場合は、少量とはいえゆで湯の塩分を考慮する必要があります(207ページの栄養価一覧を参照)。制限が厳しい場合は、ゆで湯に入れる塩は省き、食卓で最低限必要な分量を計量して加えると、少量でも塩味を感じることができるようです。

この本の見方

食品データの見方

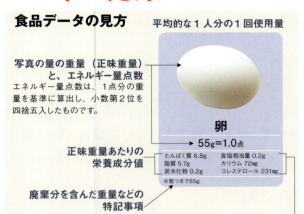

- 写真の量の重量（正味重量）と、エネルギー量点数
  エネルギー量点数は、1点分の重量を基準に算出し、小数第2位を四捨五入したものです。
- 平均的な1人分の1回使用量
- 正味重量あたりの栄養成分値
- 廃棄分を含んだ重量などの特記事項

卵
55g=1.0点
たんぱく質 6.8g　食塩相当量 0.2g
脂質 5.7g　カリウム 72mg
炭水化物 0.2g　コレステロール 231mg
※殻つきで65g

料理データの見方

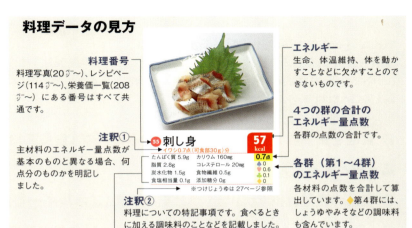

- 料理番号
  料理写真(20ジ〜)、レシピページ(114ジ〜)、栄養価一覧(208ジ〜)にある番号はすべて共通です。
- 注釈①
  主材料のエネルギー量点数が基本のものと異なる場合、何点分のものかを明記しました。
- 注釈②
  料理についての特記事項です。食べるときに加える調味料のことなどを記載しました。
- エネルギー
  生命、体温維持、体を動かすことなどに欠かすことのできないものです。
- 4つの群の合計のエネルギー量点数
  各群の点数の合計です。
- 各群（第1〜4群）のエネルギー量点数
  各材料の点数を合計して算出しています。◆第4群には、しょうゆやみそなどの調味料も含んでいます。

55 刺し身
イワシ0.7点（可食部30g）分
たんぱく質 5.9g　カリウム 160mg
脂質 2.8g　コレステロール 20mg
炭水化物 1.5g　食物繊維 0.5g
食塩相当量 0.1g　添加糖分 0g
※つけじょうゆは27ページ参照

57 kcal
0.7点
◆ 0.6
◆ 0.1
◆ 0
◆ 0

たんぱく質
筋肉や血液などを作るたいせつな栄養素です。第1群、第2群、第4群の穀類が供給源です。

脂質
1gが9kcalと、エネルギーが高い栄養素です。摂取エネルギーに占める割合を20〜25%にするのが理想的です。

炭水化物
エネルギー源として、速やかに利用できる栄養素です。主食となる穀類や、果物、芋、菓子などに多く含まれています。

食塩相当量（塩分）
塩やしょうゆなどの調味料からのものと、食品自体が持つ食塩相当量の合計です。1日の摂取の目標量は、成人男性 8.0g未満、成人女性 7.0g未満です。

カリウム
ミネラル（無機質）の一種。体の細胞の中にあり、細胞が正常に働けるように環境づくりをしています（詳細は12ジ）。

コレステロール
体の組織を作るために用いられる成分で、卵や魚、肉など、動物性食品に多く含まれます。

食物繊維
豆類や野菜、海藻など植物性食品に多く含まれ、腸の働きを促進します。1日の目標量は成人男性で20g以上、女性で18g以上です。

添加糖分
砂糖、みりん、ジャムなど、調味用に加えた糖分のことです。加工食品や市販の複合調味料などに含まれる糖分は含みません（4ジ参照）。

数値の見方　エネルギー量点数の+は微量を表わします。

なにをどれだけ食べたらいいの?

毎日食べるべき食品の量と質が簡単につかめ、
健康な食生活を送ることができる食事法、それが「四群点数法」です。
しかも、栄養や食品についてのむずかしい知識は必要としません。
覚えることは以下の4つのことです。

❶ 食品を栄養的な特徴によって**4つのグループ**(食品群) に分けて、それぞれを第1群、第2群、第3群、第4群とする。

❷ 食品の重量は**80kcalを1点**とする単位 (エネルギー量点数) で表わす。

❸ 1日に食べるべき食品の量を**第1群~第4群の各食品ごとにエネルギー量点数で示す**。

❹ **1日20点 (1600kcal) を基本**とし、年齢・性・活動の程度などで増減する。20点の内訳は、第1群で**3点** (乳・乳製品で2点、卵で1点)、**第2群で3点** (魚介・肉で2点、豆・豆製品で1点)、**第3群で3点** (野菜で1点、芋で1点、果物で1点)、**第4群で11点** (穀類で9点、油脂で1.5点、砂糖で0.5点) とする。

以上のことを右のページにまとめました。1日20点の食品の組み合わせはほんの一例にすぎません。
決められたエネルギー点数の範囲内であれば、食品の選び方は自由です。

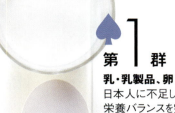

♠ 第1群

乳・乳製品、卵

日本人に不足しがちな栄養素を含み、栄養バランスを完全にする食品群。
毎日、欠かさずにとるようにする。

乳・乳製品…2点
卵…1点

♥ 第2群

魚介、肉、豆・豆製品

肉や血を作る良質たんぱく質の食品群。
体のたんぱく質はつねに作りかえられるので、
毎日適量を食べたい。

魚介…1点
肉…1点
豆・豆製品…1点

♣ 第3群

野菜（きのこ、海藻を含む）、芋、果物

体の調子をよくする食品群。
野菜は、緑黄色野菜120g以上と
淡色野菜（きのこ、海藻、こんにゃ
くを含む）の計350gで
1点とする。

野菜…1点
芋…1点
果物…1点

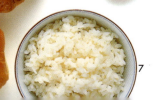

♦ 第4群

穀類、油脂、砂糖、その他

力や体温となる食品群。
この群だけは自分の体重などを
考慮して増減し、
ふさわしい量をとる。

穀類…9点
油脂…1.5点
砂糖…0.5点

第1群から第4群までの、基本の組み合わせ

4つのグループに分けた食品を
どのように組み合わせて
食べたらいいかを、
実際に見てみましょう。

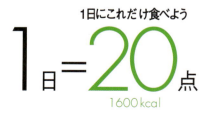

1日にこれだけ食べよう

1日 = 20点
1600kcal

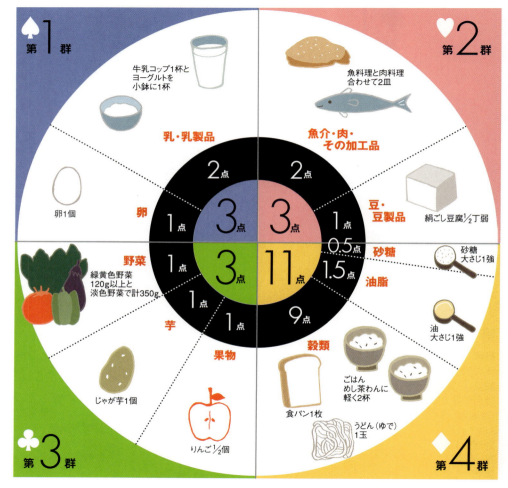

サン サン サン ジュウイチ
3、3、3、11は基本パターン

基本パターンは、第1群で3点、第2群で3点、第3群で3点、第4群で11点の合計20点（1600kcal）です。

3、3、3、11（サン、サン、サン、ジュウイチ）が基本、と覚えましょう。

各群の点数配分と食品の目安量は、左の図をごらんください。

点数は、個人の必要量に応じて調整する

1日に必要なエネルギー量は、個人で異なります。

しかし、ほとんどの人で1日20点（1600kcal）は最低限必要となるエネルギー量です。

それを3、3、3、11の基本パターンで摂取すると、たんぱく質、ミネラル、ビタミン類のほとんどが

必要量を満たすことができます。

ただ、成長期の人、体の大きな人、運動量の多い人などは3、3、3、11の基本パターンを摂取したうえで、

各個人の必要量に合わせて点数を増やすことができます。

野菜は1点＝350g

3、3、3、11の中で、第3群の野菜はエネルギーが低いものが多く、

ある1種類の野菜で1点をとろうとすると大量に食べなくてはいけません。

また、野菜は何種類かを少量ずつ組み合わせて食べることが多いので、便宜的に「350g＝1点」としています。

350gの内訳は、「緑黄色野菜120g以上＋淡色野菜」です。きのこと海藻は淡色野菜に含まれ、

摂取量は合わせて30〜40gを目指します。

※油脂と砂糖以外の調味料や嗜好品は基本の点数「1日20点の組み合わせ」には含まれませんが、エネルギー源となるため第4群に分類されます。

「四群点数法」で1日の献立を立ててみましょう

基本の点数は1日20点です（18～29歳女性。身体活動レベルⅠ＊のエネルギー摂取基準に対応）。
第1～3群を各3点ずつとると、エネルギー以外の体に必要な栄養素が摂取できます。
第4群でエネルギーを調整します。四群点数法ではエネルギー摂取基準よりも1日の点数を低く設定し、
その差を自由点数として調味料や嗜好品などにあてます。　※身体活動レベルⅠは運動量があまり多くない学生、OL、主婦など、1日のエネルギー摂取基準 1700kcal

❶ まずは、第1～3群の点数配分を考えます。

❷ 次に、本書の各群別の料理から、❶の点数配分を考えながら料理を選びます。第4群は主食となる穀類を各食3点前後確保できるように選びます。

第1群 から3点	乳・乳製品2点 卵1点
第2群 から3点	魚介・肉2点 豆・豆製品1点
第3群 から3点	野菜1点 (350g) 芋1点 果物1点

朝食
卵料理を主菜に、低脂肪の乳製品を飲み物にして第1群を確保。
- 主菜 ● 目玉焼き (20ページ) ⑤
- 副菜 ● ブロッコリーの塩ゆで (74㌔) ㉛㉙
- 副々菜 ● ヨーグルトフルーツサラダ (26㌔) ㊷
- 飲み物 ● カフェオレ (22㌔) ㉑
- 主食 ● バタートースト

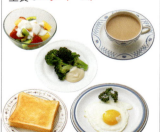

昼食
めん料理に、豆1点の豆腐と、芋1点の料理を組み合わせます。
- 主菜 ● 豆腐サラダ (64㌔) ㉘㋠
- 副菜 ● じゃが芋の甘辛煮 (94㌔) ㊺㋇
- 主食 ● おろしそば (106㌔) ㊺㊹

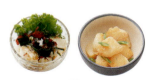
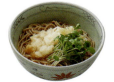

夕食
肉2点分の主菜、第3群の野菜と海藻を確保します。
- 主菜 ● 青椒肉絲 (45㌔) ⑮㉒
- 副菜 ● レタスの中国風あえ物 (89㌔) ㊷㉗
- 汁物 ● わかめスープ (100㌔) ㊹㊆
- 主食 ● 胚芽精米ごはん (102㌔) ㊄㊢

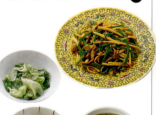
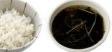

❸ ❷で選んだ料理の第1〜3群の点数配分を確認します。

料理名	♠第1群 乳・乳製品	卵	♥第2群 魚介・肉	豆・豆製品	♣第3群 野菜	芋	果物
朝食 主菜 目玉焼き		1.0					
副菜 ブロッコリーの塩ゆで（マヨネーズ）					0.3		
副々菜 ヨーグルトフルーツサラダ	1.0						0.9
飲み物 カフェオレ	1.0						
主食 バタートースト							
昼食 主菜 豆腐サラダ				1.0	0.1		
副菜 じゃが芋の甘辛煮						1.1	
主食 おろしそば					0.2		
夕食 主菜 青椒肉絲			2.1		0.3		
副菜 レタスの中国風あえ物					0.1		
汁物 わかめスープ					0.1		
主食 胚芽精米ごはん							
	2.0	1.0	2.1	1.0	1.1	1.1	0.9

❹ ❸の合計に、第4群の穀類9点前後と、油脂1.5点と砂糖0.5点を加えると合計20点になります。

しょうゆやみそなどの調味料や嗜好品は「1日20点」の基本の点数配分には含まれませんが、エネルギーや塩分はプラスされます。
エネルギー摂取基準と100kcal（約1.3点）の差があるので、その範囲内で考えましょう。

献立作成のさいの料理選びのコツ

●主菜、副菜、副々菜または汁物、主食になるように選びます。主菜は第1群か2群から、副菜と副々菜、汁物は第3群、主食は第4群の料理から選ぶと考えやすいです。

●意識しないととりにくい、卵、乳製品、芋、豆を朝昼夕どの食事で食べるか考えます。卵と乳製品は朝食でとるようにすると考えやすいでしょう。

●主菜の肉と魚は、前後数日のうちで、どちらかに偏りすぎないように、気をつけます。

●野菜は、緑黄色野菜を120g以上、それ以外を淡色野菜、きのこ類、海藻などでとるようにすると栄養のバランスがよくなります。

もっと詳しく知りたいかたは……
『なにをどれだけ食べたらいいの？』（女子栄養大学出版部）をご覧ください。

カリウムをじょうずにコントロールしましょう

カリウムとは

　カリウムは体内に体重の約0.2%存在します。その多くが細胞の中にあり、細胞外にあるナトリウムとともに、細胞の浸透圧を維持しています。また、細胞が正常に働けるように環境づくりをしています。野菜、果物、芋、海藻などに多く含まれます。水溶性なので健康ならばとりすぎの心配はありません。

カリウムを積極的にとりたい人

　カリウムにはナトリウムが腎臓で再吸収されるのを抑制し、尿への排泄を促す働きがあります。つまり、減塩を助ける効果が期待できます。高血圧や心疾患の予防・改善のためには、減塩を心がけたうえで、積極的にカリウムを摂取することがおすすめです。成人男性で1日2500mg、女性では2000mgが摂取基準として決められています。野菜、芋、海藻などをうす味で調理し、積極的にとりましょう。

とりすぎに注意が必要な人

　カリウムは水溶性ですから、健康な人ならば1回に8000mgぐらいとっても、血清カリウムは1mEq／ℓほどしか上がらず、数時間後には尿にほとんどが出てしまいます。しかし、腎臓の機能が低下していると、尿への排泄能力が低下し、高カリウム血症になりやすいので注意が必要です。普通、血清カリウムは3.6〜5.0mEq／ℓですが、7.5mEq／ℓ以上になると、心臓が停止する危険があります。

カリウムは調理損失が大きい栄養素です

　カリウムは水溶性なので、水さらし、ゆで、水煮、蒸しなど、調理による損失が大きいとされています。カリウムの含有量が多い食品について、調理による損失量からカリウムの残存率を「食品成分表」の成分値より算出し、一覧にしました。

カリウムの調理損失が多い食品

食品名		残存率（%）	食品名		残存率（%）
じゃが芋	蒸し	78	にんじん 根、皮むき	ゆで	77
じゃが芋	水煮	81	白菜	ゆで	52
かぶ 葉	ゆで	51	ブロッコリー	ゆで	55
カリフラワー	ゆで	53	ほうれん草	ゆで	50
キャベツ	ゆで	41	根みつば	ゆで	44
ごぼう	ゆで	60	緑豆もやし	ゆで	29
小松菜	ゆで	25	モロヘイヤ	ゆで	45
春菊	ゆで	46	れんこん	ゆで	50
大根 葉	ゆで	36	えのきたけ	ゆで	68
大根 根	ゆで	79	きくらげ	ゆで	37
玉ねぎ	水さらし	59	生しいたけ	ゆで	79
玉ねぎ	ゆで	65	干ししいたけ	ゆで	60
青梗菜	ゆで	68	ぶなしめじ	ゆで	79
なす	ゆで	82	まいたけ	ゆで	41
なばな (和種)	ゆで	43	乾燥わかめ	水戻し	30

資料「日本食品標準成分表2015年版（七訂）」（文部科学省）

家庭のおかずのカロリーガイド

（四群の食材順・調理法順）

「四群点数法」の食品群の群分けに合わせ、材料別に料理を掲載しました。
料理は調理法をかえて数種類を紹介しています。
料理の作り方は 114 〜 206 ページ、
　くわしい栄養価一覧は 208 〜 237 ページをごらんください。

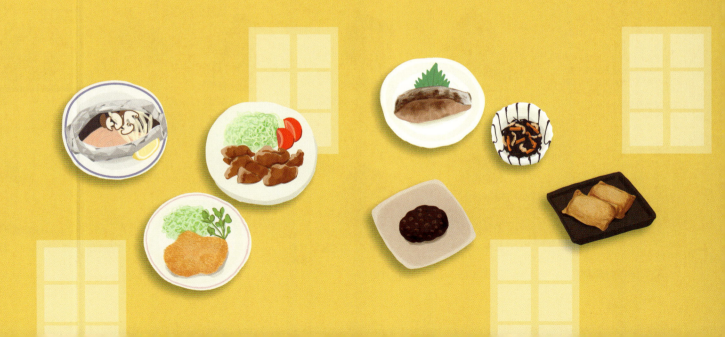

同じ調理法なら、どれを選ぶ？

材料の選び方で、同じ料理でも栄養価は変わります。組み合わせる料理も考えながら、賢く選びましょう（ページは本書の掲載ページ）。

刺し身

エネルギー高めは脂質が100gあたり15g前後、
エネルギー低めは同様に1g前後のものがほとんどで、多くても3gぐらいまでの脂質量です。
旬のものは脂がのって味もよくなりますが、その分高エネルギーになります。
魚選びと同様に、塩分（食塩相当量）のとりすぎを防ぐことも忘れずに。つけじょうゆは
必要な分だけにし、薬味を加えたり、ポン酢やレモンなどの柑橘類を活用したりしましょう。

エネルギー高め

脂質が多い魚は高エネルギーですが、魚の油にはEPA、DHAなどの生活習慣病改善効果が期待できる脂肪酸が含まれているので、適量を守って緑黄色野菜など抗酸化ビタミンを含んでいるおかずと組み合わせましょう。

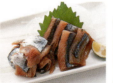
サンマ 32ページ
288 kcal
3.6点　脂質22.5g

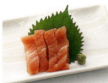
マグロ（とろ） 36ページ
162 kcal
2.0点　脂質12.4g

ブリ 35ページ
239 kcal
3.0点　脂質15.9g

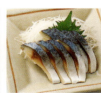
しめサバ 31ページ
196 kcal
2.5点　脂質12.6g

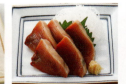
カツオ秋獲り 34ページ
172 kcal
2.2点　脂質6.2g

エネルギー低め

脂質が少なく、低エネルギーなので安心して食べられます。そのうえ、イカやタコ、貝類などにはコレステロール値を下げたり、血圧を安定させるなどの働きのあるタウリンが含まれていておすすめ。ボリュームがほしい時には、薬味やハーブを加えて中国風やカルパッチョにしても。

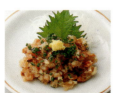
アジたたき 27ページ
90 kcal
1.1点　脂質3.0g

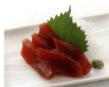
マグロ（赤身） 36ページ
89 kcal
1.1点　脂質0.9g

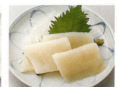
イカ（スルメイカ） 38ページ
86 kcal
1.1点　脂質0.8g

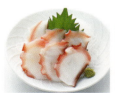
タコ（マダコ・ゆで） 39ページ
87 kcal
1.1点　脂質0.6g

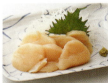
ホタテ貝（貝柱） 40ページ
87 kcal
1.1点　脂質0.3g

ステーキ・ソテー

肉料理の選び方です。肉の脂質は魚よりも全体的に多く、バラやロースなど高エネルギーの部位は、100gあたり30〜40gぐらいの脂質が含まれています。低エネルギーの部位でもささ身やヒレ肉を除けば、同様に10〜15gほどの脂質を含みます。そのうえ、肉の脂質にはコレステロール値を上げる可能性がある飽和脂肪酸が含まれているので、食べる量には要注意!

エネルギー高め

牛肉と豚肉は一部の部位を除いて脂質量が多いので、焼き油を極力控えることがおすすめ。また、濃厚なソースではなく、おろし大根やわさびなどのノンオイルのものにし、脂質量をコントロールしましょう。

エネルギー低め

ささ身、ヒレ肉、もも肉などを使ったものが低エネルギー。鶏肉は皮と脂を除けば、半分ぐらいのエネルギーに減らせます。厚切り肉よりも、薄切り肉のほうが調理するとかさが出るので、見た目にボリュームアップしたいときにはおすすめです。

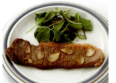
牛サーロイン肉　47ページ
ステーキ　**590**kcal
7.4点　脂質49.3g

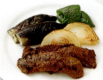
牛バラ肉　46ページ
焼き肉　**529**kcal
6.6点　脂質45.6g

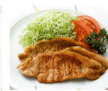
豚ロース肉　48ページ
しょうが焼き　**321**kcal
4.0点　脂質23.4g

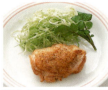
鶏もも肉(皮つき)　50ページ
ソテー　**226**kcal
2.8点　脂質17.4g

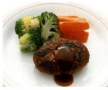
牛豚ひき肉　59ページ
ハンバーグ　**333**kcal
4.2点　脂質22.0g

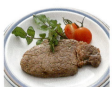
牛ヒレ肉　46ページ
洋風ステーキ　**293**kcal
3.7点　脂質19.5g

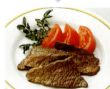
牛もも肉　45ページ
ソテー　**214**kcal
2.7点　脂質14.7g

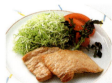
豚もも肉　47ページ
ソテー　**217**kcal
2.7点　脂質13.3g

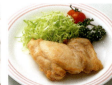
鶏もも肉(皮なし)　52ページ
ソテー　**193**kcal
2.4点　脂質11.1g

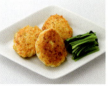
鶏胸ひき肉(皮なし)　60ページ
つくね　**238**kcal
3.0点　脂質9.0g

揚げ物

素材だけでなく、衣と揚げ油の吸油の分のエネルギーが加わるので、どうしてもエネルギーが高くなります。素揚げやから揚げのように衣が薄いものは、吸油量が素材の重量の5〜7%ほどですが、フライや天ぷらなどは、衣のつけ方によってかなり吸油量が違ってきます。エネルギーを抑えるには、衣はできるだけ薄く、が原則です。

エネルギー高め

どれも300kcal以上になるので、たまに食べる程度に。副菜は油を使っていない低エネルギーのものにし、主食の量も控えましょう。水分が多いと吸油が増えるので素材の余分な水分をふき取り、衣を薄くするためにパン粉は手でもんで細かくし、適温の油でからりと揚げて吸油量を抑えましょう。

エネルギー低め

エネルギー低めといっても他の調理法とくらべると決して低くはないので要注意。魚介類のフライにタルタルソースをつけると、マヨネーズベース（大さじ1＝約90kcal）なので高エネルギーに。エネルギーを抑えたいときにはタルタルソースは控え、レモンの搾り汁などでさっぱりと。

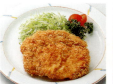
豚ロース肉 48ページ
豚カツ **481** kcal
6.0点　脂質36.8g

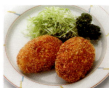
豚赤身ひき肉 57ページ
ポテトコロッケ **422** kcal
5.3点　脂質26.6g

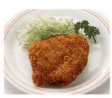
鶏もも肉（皮つき） 50ページ
チキンカツ **339** kcal
4.2点　脂質25.2g

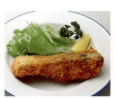
サケ 30ページ
フライ **357** kcal
4.5点　脂質23.2g

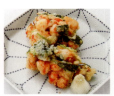
エビ 37ページ
かき揚げ **369** kcal
4.6点　脂質18.1g

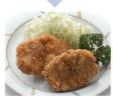
豚ヒレ肉 49ページ
ヒレカツ **292** kcal
3.7点　脂質17.2g

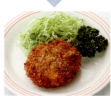
牛豚ひき肉 59ページ
メンチカツ **381** kcal
4.8点　脂質25.1g

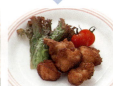
鶏胸肉（皮つき） 51ページ
立田揚げ **242** kcal
3.0点　脂質12.2g

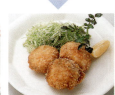
ホタテ貝（ゆで） 40ページ
フライ **297** kcal
3.7点　脂質18.9g

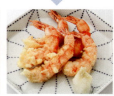
エビ 37ページ
天ぷら **221** kcal
2.8点　脂質9.3g

焼き魚

焼き魚は、塩分（食塩相当量）に注意したい調理法です。
鮮魚だけでなく干物などの加工品もあります。
それぞれ塩味、甘辛味、みそ漬けなどがありますが、
甘味が加わると塩分が相殺され、
塩味だけよりもうすく感じるので要注意です。

加工品の塩分とエネルギー
左記で紹介した以外の加工品のデータです。

塩分（食塩相当量）高め

開き干し、みりん干しなど、加工品はいずれも塩分高め。加工品は日持ちをよくするために塩分が高く、中までしっかり塩が入っているので、頻繁に食べるのは避けましょう。いずれも鮮魚にくらべて大きさ（重量）の割に塩分が高めです。

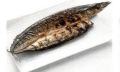
サンマ開き干し 75g
食塩相当量 **1.0g**
196kcal　2.5点

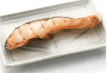
塩ザケ 80g
食塩相当量 **1.4g**
159kcal　2.0点

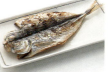
アジ開き干し 50g
食塩相当量 **0.9g**
84kcal　1.0点

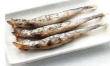
シシャモ生干し 50g
食塩相当量 **0.6g**
83kcal　1.0点

塩分（食塩相当量）低め

鮮魚の焼き物は、加える調味料の量を控えめにすれば、塩分低めに仕上がります。塩焼きの場合なら、魚の重量に対して0.5％の塩をふれば充分です。柑橘類の搾り汁などを利用し、食卓でかけるしょうゆも最小限に。

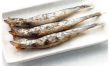
サンマ 塩焼き 32ページ
食塩相当量 **1.1g**※
286kcal　3.6点

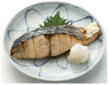
サワラ 塩焼き 29ページ
食塩相当量 **0.5g**※
128kcal　1.6点

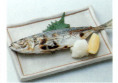
アジ 塩焼き 27ページ
食塩相当量 **0.8g**※
131kcal　1.6点

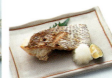
タイ 塩焼き 33ページ
食塩相当量 **0.5g**※
164kcal　2.0点

※かけじょうゆは含まない（27ページ参照）

イワシ丸干し 50g
食塩相当量 **2.9g**
120kcal　1.5点

ホッケ開き干し 55g
食塩相当量 **1.0g**
97kcal　1.2点

スモークサーモン 50g
食塩相当量 **1.9g**
81kcal　1.0点

さつま揚げ2枚 60g
食塩相当量 **1.1g**
83kcal　1.0点

タラコ 20g（¼腹）
食塩相当量 **0.9g**
28kcal　0.4点

サラダ

ビタミン、ミネラル、食物繊維を摂取するには、野菜が不可欠です。
1日350g（緑黄色野菜120g以上、淡色野菜230g）の摂取がすすめられていますが、手間がかかるためか、なかなか摂取量が伸びません。
野菜は、肉や魚のおかずに比べてエネルギーが低いので安心して食べられ、満腹感が得られます。毎食、100g以上の野菜料理をとるようにしましょう。

エネルギー高め

ごぼうやれんこんなどの根菜やかぼちゃは芋類と同じくらいのエネルギーなので、量を決めて食べましょう。低エネルギーでも、なすやきのこのように油を吸いやすい素材をいためたり揚げたりしたもの、サラダのドレッシングやマヨネーズには要注意です。

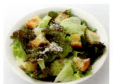
シーザーサラダ　25ページ
145 kcal
1.8点　脂質9.4g

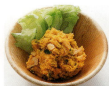
かぼちゃとツナのサラダ　42ページ
200 kcal
2.5点　脂質12.6g

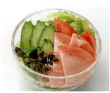
ロースハムのサラダ　61ページ
150 kcal
1.9点　脂質11.7g

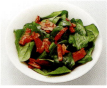
ほうれん草とベーコンのサラダ　70ページ
135 kcal
1.7点　脂質12.1g

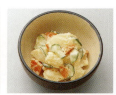
ポテトサラダ　94ページ
195 kcal
2.4点　脂質11.4g

エネルギー低め

葉野菜、果菜類、きのこ、海藻のほとんどは、低エネルギーなので安心して食べられます。油を使わない酢の物やお浸しは、ダイエットのときにはおすすめ。β-カロテンなどの脂溶性のビタミン吸収を高めるために、油は効果的に使いましょう。

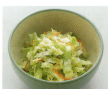
トマトのマリネ　78ページ
91 kcal
1.1点　脂質6.2g

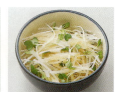
コールスローサラダ　80ページ
77 kcal
1.0点　脂質6.2g

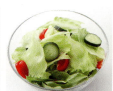
大根サラダ　82ページ
77 kcal
1.0点　脂質6.1g

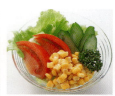
レタスサラダ　89ページ
74 kcal
0.9点　脂質6.1g

コーンサラダ　92ページ
115 kcal
1.4点　脂質6.4g

野菜のいため物、煮物

野菜がもつ香り、食感、彩りなどを生かすには、うす味を心がけることが肝心です。
副菜1皿の野菜の量は 70～80g のものが多く、塩分は 0.5～0.7g が基準になります。
甘味が加わる煮物やきんぴらなどは塩分が高くなりがちなので、量は控えめに。
こくがあるごま油やオリーブ油、ハーブや香辛料などを生かすと低塩にできます。

塩分（食塩相当量）高め

漬物や常備菜を除けば、野菜料理の塩分はあまり高くありませんが、煮汁を吸いやすい乾物やなす、甘味が加わる煮物やきんぴらなどが高塩分になりがちです。量を決めて食べすぎないようにしましょう。野菜がたっぷり入っていても、汁物やスープは要注意。

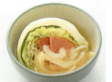
キャベツのスープ煮 80ページ
食塩相当量 1.2g
57kcal　0.7点

大根の煮物 82ページ
食塩相当量 1.5g
53kcal　0.7点

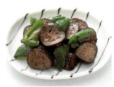
なべしぎ 84ページ
食塩相当量 1.2g
114kcal　1.4点

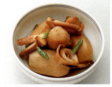
里芋とイカの煮物 96ページ
食塩相当量 2.1g
165kcal　2.1点

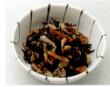
ひじきの煮物 101ページ
食塩相当量 1.6g
68kcal　0.9点

塩分（食塩相当量）低め

素材自体の味わいを楽しむためにも低塩がおすすめ。だしのうま味、酢や柑橘類の酸味などを活用し、ドレッシングには香辛料やハーブを加えると、低塩でもおいしくなります。塩をふってしんなりさせるときの塩は、材料の重量の0.5％ほどで充分です。

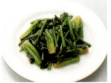
ほうれん草バターソテー 70ページ
食塩相当量 0.4g
46kcal　0.6点

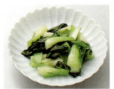
青梗菜ソテー 72ページ
食塩相当量 0.7g
64kcal　0.8点

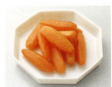
にんじんグラッセ 77ページ
食塩相当量 0.3g
52kcal　0.6点

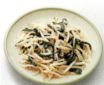
もやしとにらのいため物 81ページ
食塩相当量 0.8g
77kcal　1.0点

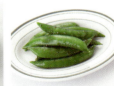
スナップえんどうのソテー 89ページ
食塩相当量 0.3g
59kcal　0.7点

♠ 第1群　卵料理 (卵)　レシピは114・115ページ

卵
55g = 1.0点

- たんぱく質 6.8g
- 脂質 5.7g
- 炭水化物 0.2g
- 食塩相当量 0.2g
- カリウム 72mg
- コレステロール 231mg

※殻つきで65g

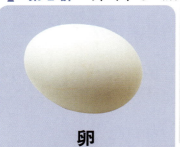

① ゆで卵 (塩)　83 kcal　1.0点
- たんぱく質 6.8g
- 脂質 5.7g
- 炭水化物 0.2g
- 食塩相当量 0.5g
- カリウム 72mg
- コレステロール 231mg
- 食物繊維 0g
- 添加糖分 0g

♠ 1.0　♣ 0　♥ 0　♦ 0

※塩ミニスプーン1/4を含む

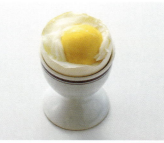

② 温泉卵　87 kcal　1.1点
- たんぱく質 7.0g
- 脂質 5.7g
- 炭水化物 0.9g
- 食塩相当量 0.6g
- カリウム 95mg
- コレステロール 231mg
- 食物繊維 0g
- 添加糖分 0.4g

♠ 1.0　♣ 0　♥ 0　♦ 0.1

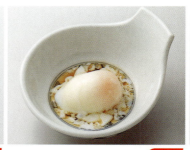

③ 卵豆腐　88 kcal　1.1点
- たんぱく質 7.1g
- 脂質 5.7g
- 炭水化物 1.0g
- 食塩相当量 1.2g
- カリウム 125mg
- コレステロール 231mg
- 食物繊維 0.1g
- 添加糖分 0.3g

♠ 1.0　♣ 0　♥ +　♦ 0.1

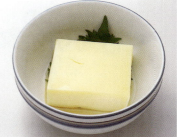

④ いり卵　91 kcal　1.1点
- たんぱく質 6.8g
- 脂質 5.7g
- 炭水化物 2.1g
- 食塩相当量 0.5g
- カリウム 72mg
- コレステロール 231mg
- 食物繊維 0g
- 添加糖分 2.0g

♠ 1.0　♣ 0　♥ 0　♦ 0.1

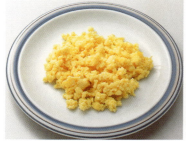
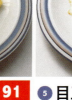

⑤ 目玉焼き　102 kcal　1.3点
- たんぱく質 6.8g
- 脂質 7.7g
- 炭水化物 0.2g
- 食塩相当量 0.5g
- カリウム 77mg
- コレステロール 231mg
- 食物繊維 0g
- 添加糖分 0g

♠ 1.0　♣ 0　♥ +　♦ 0.2

⑥ ポーチドエッグ　127 kcal　1.6点
- たんぱく質 8.3g
- 脂質 9.2g
- 炭水化物 2.4g
- 食塩相当量 0.8g
- カリウム 557mg
- コレステロール 239mg
- 食物繊維 2.0g
- 添加糖分 0g

♠ 1.0　♣ 0　♥ 0.2　♦ 0.4

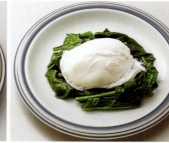

⑦ スクランブルエッグ　133 kcal　1.7点
- たんぱく質 7.1g
- 脂質 10.8g
- 炭水化物 0.6g
- 食塩相当量 0.6g
- カリウム 86mg
- コレステロール 245mg
- 食物繊維 0g
- 添加糖分 0g

♠ 1.1　♣ 0　♥ 0　♦ 0.6

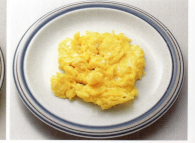

レシピは 115・116ページ

卵料理 （卵・ピータン） 第1群 ♠

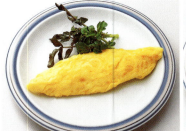

⑧ オムレツ
133 kcal / **1.7点**
- たんぱく質 7.1g
- 脂質 10.8g
- 炭水化物 0.6g
- 食塩相当量 0.6g
- カリウム 93mg
- コレステロール 245mg
- 食物繊維 0.1g
- 添加糖分 0g

♠ 1.1 / ♥ 0 / ♣ + / ♦ 0.6

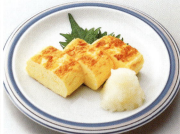

⑨ 厚焼き卵
136 kcal / **1.7点**
- たんぱく質 7.0g
- 脂質 9.7g
- 炭水化物 4.1g
- 食塩相当量 0.6g
- カリウム 135mg
- コレステロール 231mg
- 食物繊維 0.3g
- 添加糖分 3.0g

♠ 1.0 / ♥ 0 / ♣ 0.1 / ♦ 0.6

※おろし大根のかけじょうゆは27ページ参照

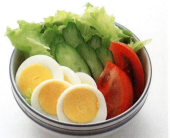

⑩ 卵サラダ
157 kcal / **2.0点**
- たんぱく質 7.6g
- 脂質 11.8g
- 炭水化物 4.4g
- 食塩相当量 1.0g
- カリウム 289mg
- コレステロール 231mg
- 食物繊維 1.1g
- 添加糖分 0g

♠ 1.0 / ♥ 0 / ♣ 0.2 / ♦ 0.7

※ドレッシングを含む

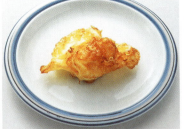

⑪ 揚げ卵
159 kcal / **2.0点**
- たんぱく質 6.8g
- 脂質 14.0g
- 炭水化物 0.2g
- 食塩相当量 0.5g
- カリウム 72mg
- コレステロール 231mg
- 食物繊維 0g
- 添加糖分 0g

♠ 1.0 / ♥ 0 / ♣ 0 / ♦ 1.0

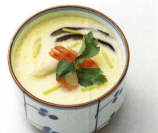

⑫ 茶わん蒸し
卵0.5点分
69 kcal / **0.9点**
- たんぱく質 8.9g
- 脂質 3.0g
- 炭水化物 0.8g
- 食塩相当量 0.9g
- カリウム 184mg
- コレステロール 145mg
- 食物繊維 0.2g
- 添加糖分 0g

♠ 0.5 / ♥ 0.3 / ♣ + / ♦ 0

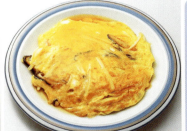

⑬ カニたま
卵1.5点分
213 kcal / **2.7点**
- たんぱく質 13.5g
- 脂質 14.6g
- 炭水化物 4.1g
- 食塩相当量 1.2g
- カリウム 229mg
- コレステロール 357mg
- 食物繊維 0.8g
- 添加糖分 0.8g

♠ 1.6 / ♥ 0.1 / ♣ 0.1 / ♦ 0.9

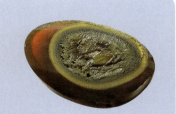

ピータン
35g＝1.0点
- たんぱく質 4.8g
- 脂質 5.8g
- 炭水化物 0g
- 食塩相当量 0.7g
- カリウム 23mg
- コレステロール 238mg

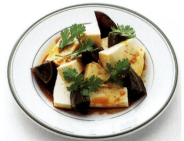

⑭ ピータン豆腐
175 kcal / **2.2点**
- たんぱく質 11.8g
- 脂質 12.0g
- 炭水化物 3.5g
- 食塩相当量 1.4g
- カリウム 198mg
- コレステロール 238mg
- 食物繊維 0.6g
- 添加糖分 0.8g

♠ 0.9 / ♥ 0 / ♣ + / ♦ 0.3

♠ 第1群 乳・乳製品料理 （普通牛乳・濃厚乳・低脂肪乳） レシピは 116・117ページ

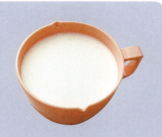
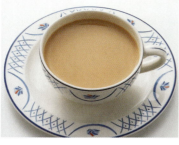
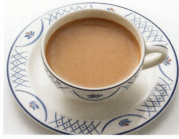
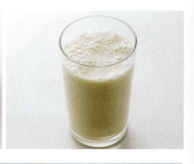

普通牛乳
180g = 1.5点 (1点=120g)
- たんぱく質 5.9g
- 脂質 6.8g
- 炭水化物 8.6g
- 食塩相当量 0.2g
- カリウム 270mg
- コレステロール 22mg

普通牛乳 ⑮ カフェオレ — 126 kcal / 1.6点
- たんぱく質 6.2g
- 脂質 6.8g
- 炭水化物 9.6g
- 食塩相当量 0.2g
- カリウム 356mg
- コレステロール 22mg
- 食物繊維 0g
- 添加糖分 0g
- ♠1.5 ♣0 ♦0 ◆0.1

普通牛乳 ⑯ ミルクココア — 171 kcal / 2.1点
- たんぱく質 7.1g
- 脂質 8.1g
- 炭水化物 20.1g
- 食塩相当量 0.2g
- カリウム 438mg
- コレステロール 22mg
- 食物繊維 1.4g
- 添加糖分 1.4g
- ♠1.5 ♣0 ♦0 ◆0.6

普通牛乳 ⑰ バナナミルク — 181 kcal / 2.3点
- たんぱく質 6.5g
- 脂質 6.9g
- 炭水化物 24.4g
- 食塩相当量 0.2g
- カリウム 450mg
- コレステロール 22mg
- 食物繊維 0.6g
- 添加糖分 4.5g
- ♠1.5 ♣0 ♦0.5 ◆0.2

濃厚乳
180g = 1.6点 (1点=110g)
- たんぱく質 6.3g
- 脂質 7.6g
- 炭水化物 9.4g
- 食塩相当量 0.3g
- カリウム 306mg
- コレステロール 29mg

濃厚乳 ⑱ カフェオレ — 137 kcal / 1.7点
- たんぱく質 6.6g
- 脂質 7.6g
- 炭水化物 10.3g
- 食塩相当量 0.3g
- カリウム 392mg
- コレステロール 29mg
- 食物繊維 0g
- 添加糖分 0g
- ♠1.6 ♣0 ♦0 ◆0.1

濃厚乳 ⑲ ミルクココア — 182 kcal / 2.3点
- たんぱく質 7.4g
- 脂質 8.9g
- 炭水化物 20.8g
- 食塩相当量 0.3g
- カリウム 474mg
- コレステロール 29mg
- 食物繊維 1.4g
- 添加糖分 9.0g
- ♠1.6 ♣0 ♦0 ◆0.6

濃厚乳 ⑳ バナナミルク — 192 kcal / 2.4点
- たんぱく質 6.9g
- 脂質 7.7g
- 炭水化物 25.1g
- 食塩相当量 0.3g
- カリウム 486mg
- コレステロール 29mg
- 食物繊維 0.6g
- 添加糖分 4.5g
- ♠1.6 ♣0 ♦0.5 ◆0.2

低脂肪乳
180g = 1.1点 (1点=170g)
- たんぱく質 6.8g
- 脂質 1.8g
- 炭水化物 9.9g
- 食塩相当量 0.3g
- カリウム 342mg
- コレステロール 11mg

低脂肪乳 ㉑ カフェオレ — 84 kcal / 1.0点
- たんぱく質 6.7g
- 脂質 1.7g
- 炭水化物 10.3g
- 食塩相当量 0.3g
- カリウム 409mg
- コレステロール 10mg
- 食物繊維 0g
- 添加糖分 0g
- ♠1.0 ♣0 ♦0 ◆0.1

低脂肪乳 ㉒ ミルクココア — 129 kcal / 1.6点
- たんぱく質 7.6g
- 脂質 3.0g
- 炭水化物 20.8g
- 食塩相当量 0.3g
- カリウム 491mg
- コレステロール 10mg
- 食物繊維 1.4g
- 添加糖分 9.0g
- ♠1.0 ♣0 ♦0 ◆0.6

低脂肪乳 ㉓ バナナミルク — 138 kcal / 1.7点
- たんぱく質 7.0g
- 脂質 1.8g
- 炭水化物 25.1g
- 食塩相当量 0.3g
- カリウム 503mg
- コレステロール 10mg
- 食物繊維 0.6g
- 添加糖分 4.5g
- ♠1.0 ♣0 ♦0.5 ◆0.2

レシピは117ページ　**乳製品料理** (プロセスチーズ・チェダーチーズ)　第**1**群

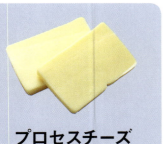

プロセスチーズ
24g=1.0点

たんぱく質 5.4g	食塩相当量 0.7g
脂質 6.2g	カリウム 14mg
炭水化物 0.3g	コレステロール 19mg

※ミックスチーズ24g=1.0点（プロセスチーズを参考）

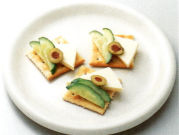

㉔ カナッペ — 125 kcal / 1.6点

たんぱく質 6.5g	カリウム 48mg
脂質 7.6g	コレステロール 19mg
炭水化物 7.4g	食物繊維 0.4g
食塩相当量 1.0g	添加糖分 0g

♠1.0 ♥0 ♣0.1 ♦0.5

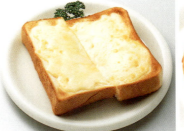

㉕ チーズトースト — 240 kcal / 3.0点

たんぱく質 11.0g	カリウム 78mg
脂質 8.9g	コレステロール 19mg
炭水化物 28.4g	食物繊維 1.4g
食塩相当量 1.4g	添加糖分 0g

♠1.0 ♥0 ♣+ ♦2.0

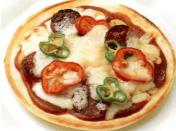

㉖ ピザ — 593 kcal / 7.4点
ミックスチーズ1.5点分

たんぱく質 25.0g	カリウム 223mg
脂質 18.8g	コレステロール 37mg
炭水化物 80.6g	食物繊維 4g
食塩相当量 3.7g	添加糖分 0g

♠1.5 ♥0.6 ♣0.1 ♦5.2

※成分値はプロセスチーズで代用

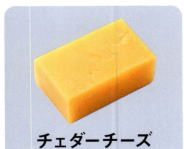

チェダーチーズ
19g=1.0点

たんぱく質 4.9g	食塩相当量 0.4g
脂質 6.4g	カリウム 16mg
炭水化物 0.3g	コレステロール 19mg

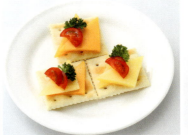

㉗ クラッカーチーズ — 126 kcal / 1.6点

たんぱく質 6.0g	カリウム 60mg
脂質 7.4g	コレステロール 19mg
炭水化物 8.4g	食物繊維 0.4g
食塩相当量 0.6g	添加糖分 0g

♠1.0 ♥0 ♣+ ♦0.5

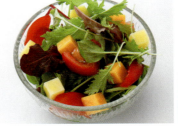

㉘ サラダ — 145 kcal / 1.8点

たんぱく質 5.4g	カリウム 156mg
脂質 12.5g	コレステロール 19mg
炭水化物 2.0g	食物繊維 0.7g
食塩相当量 0.7g	添加糖分 0g

♠1.0 ♥0 ♣0.1 ♦0.2

※ドレッシングを含む

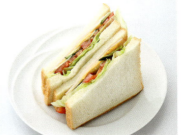

㉙ サンドイッチ — 406 kcal / 5.1点

たんぱく質 15.4g	カリウム 302mg
脂質 22.1g	コレステロール 52mg
炭水化物 36.1g	食物繊維 2.5g
食塩相当量 2.0g	添加糖分 0g

♠1.0 ♥0.5 ♣0.2 ♦3.4

♠ 第1群 乳製品料理 (カテージチーズ・クリームチーズ)　レシピは118ページ

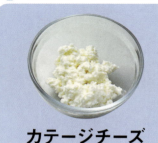

カテージチーズ
38g=0.5点 (1点=75g)

たんぱく質 5.1g	食塩相当量 0.4g
脂質 1.7g	カリウム 19mg
炭水化物 0.7g	コレステロール 8mg

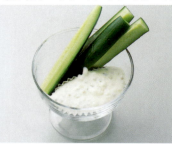

㉚ ディップ — 90 kcal / 1.1点

たんぱく質 6.0g	カリウム 123mg
脂質 6.1g	コレステロール 17mg
炭水化物 2.8g	食物繊維 0.8g
食塩相当量 1.0g	添加糖分 0g

♠ 0.5　♥ 0　♣ 0.1　♦ 0.5

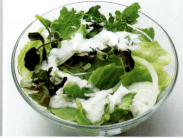

㉛ チーズドレッシングのサラダ — 125 kcal / 1.6点

たんぱく質 5.6g	カリウム 128mg
脂質 9.8g	コレステロール 8mg
炭水化物 2.9g	食物繊維 0.7g
食塩相当量 0.9g	添加糖分 0g

♠ 0.5　♥ 0　♣ 0.1　♦ 1.0

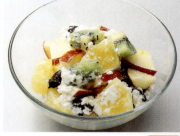

㉜ フルーツサラダ — 128 kcal / 1.6点

たんぱく質 6.0g	カリウム 296mg
脂質 1.9g	コレステロール 8mg
炭水化物 24g	食物繊維 2.9g
食塩相当量 0.4g	添加糖分 0g

♠ 0.5　♥ 0　♣ 1.1　♦ 0

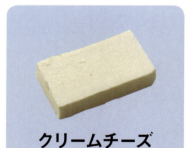

クリームチーズ
23g=1.0点

たんぱく質 1.9g	食塩相当量 0.2g
脂質 7.6g	カリウム 16mg
炭水化物 0.5g	コレステロール 23mg

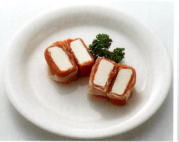

㉝ 生ハムロール — 117 kcal / 1.5点

たんぱく質 5.5g	カリウム 92mg
脂質 10.1g	コレステロール 34mg
炭水化物 0.6g	食物繊維 0g
食塩相当量 0.6g	添加糖分 0g

♠ 1.0　♥ 0.5　♣ 0　♦ 0

㉞ ディップ — 167 kcal / 2.1点

たんぱく質 2.7g	カリウム 119mg
脂質 16.3g	コレステロール 41mg
炭水化物 2.2g	食物繊維 0.6g
食塩相当量 0.4g	添加糖分 0g

♠ 1.0　♥ 0　♣ 0.1　♦ 1.0

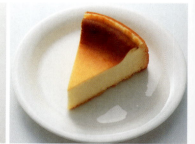

㉟ ベイクドチーズケーキ — 284 kcal / 3.6点

たんぱく質 4.7g	カリウム 50mg
脂質 18.4g	コレステロール 90mg
炭水化物 24.1g	食物繊維 0.3g
食塩相当量 0.2g	添加糖分 13.8g

♠ 1.7　♥ 0　♣ 0.1　♦ 1.8

レシピは 118・119ページ　# 乳製品料理 （カマンベールチーズ・粉チーズ）　第1群

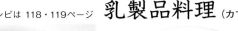

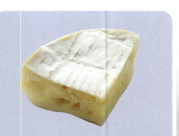

カマンベールチーズ
26g=1.0点

たんぱく質 5.0g	食塩相当量 0.5g
脂質 6.4g	カリウム 31mg
炭水化物 0.2g	コレステロール 23mg

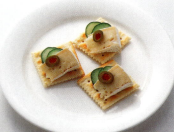

㊱ カナッペ　125 kcal　1.6点

たんぱく質 6.0g	カリウム 65mg	♥ 1.0
脂質 7.7g	コレステロール 23mg	♦ 0
炭水化物 7.4g	食物繊維 0.4g	♣ 0.1
食塩相当量 0.8g	添加糖分 0g	◆ 0.5

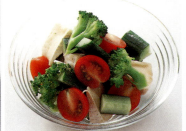

㊲ チーズ入りサラダ　167 kcal　2.1点

たんぱく質 7.7g	カリウム 351mg	♥ 1.0
脂質 12.7g	コレステロール 23mg	♦ 0
炭水化物 6.0g	食物繊維 2.9g	♣ 0.4
食塩相当量 1.4g	添加糖分 0g	◆ 0.7

※ドレッシングを含む

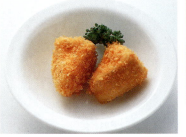

㊳ フライ　277 kcal　3.5点

たんぱく質 7.8g	カリウム 66mg	♥ 1.2
脂質 22.4g	コレステロール 61mg	♦ 0
炭水化物 9.4g	食物繊維 0.5g	♣ +
食塩相当量 0.7g	添加糖分 0g	◆ 2.3

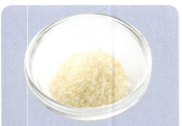

粉チーズ （パルメザン）
9g=0.5点 （1点=17g）

たんぱく質 4.0g	食塩相当量 0.3g
脂質 2.8g	カリウム 11mg
炭水化物 0.2g	コレステロール 9mg

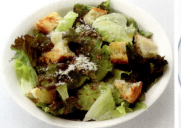

㊴ シーザーサラダ　145 kcal　1.8点

たんぱく質 5.8g	カリウム 226mg	♥ 0.5
脂質 9.4g	コレステロール 9mg	♦ 0
炭水化物 9.3g	食物繊維 1.3g	♣ 0.1
食塩相当量 1.0g	添加糖分 0g	◆ 1.1

㊵ チーズリゾット　372 kcal　4.7点

たんぱく質 10.2g	カリウム 230mg	♥ 1.1
脂質 12.0g	コレステロール 17mg	♦ 0
炭水化物 50.9g	食物繊維 0.8g	♣ 0.1
食塩相当量 4.1g	添加糖分 0g	◆ 3.4

column
チーズの種類いろいろ

掲載した以外のチーズの栄養価は以下のとおりです。

種類と概要	重量	エネルギー	たんぱく質	食塩相当量
エダム 1点分	22g	80kcal	6.4g	0.4g
ゴーダ 1点分	21g	80kcal	5.4g	0.4g
ブルー 1点分	23g	80kcal	4.3g	0.9g
チーズスプレッド 大さじ1	15g	46kcal	2.4g	0.4g
スライスチーズ 1枚	18g	61kcal	4.1g	0.5g

♠ 第1群 乳製品料理 （ヨーグルト（全脂無糖）・スキムミルク） レシピは 119・120ページ

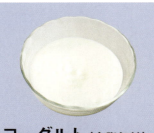

ヨーグルト（全脂無糖）
130g=1.0点

たんぱく質 4.7g	食塩相当量 0.2g
脂質 3.9g	カリウム 221mg
炭水化物 6.4g	コレステロール 16mg

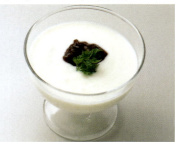

㊶ ジャムヨーグルト　100 kcal　1.2点

たんぱく質 4.8g	カリウム 234mg
脂質 3.9g	コレステロール 16mg
炭水化物 11.0g	食物繊維 0.5g
食塩相当量 0.2g	添加糖分 7.0g

♠ 1.0　♣ 0　♥ +　♦ 0.2

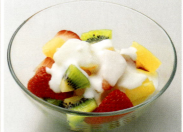

㊷ ヨーグルトフルーツサラダ　164 kcal　2.0点

たんぱく質 5.9g	カリウム 526mg
脂質 4.1g	コレステロール 16mg
炭水化物 27.0g	食物繊維 2.7g
食塩相当量 0.2g	添加糖分 3.0g

♠ 1.0　♣ 0.9　♥ +　♦ 0.2

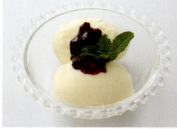

㊸ ヨーグルトアイスクリーム　190 kcal
ヨーグルト0.5点分　2.4点

たんぱく質 4.5g	カリウム 214mg
脂質 9.2g	コレステロール 27mg
炭水化物 21.6g	食物繊維 0.5g
食塩相当量 0.2g	添加糖分 4.7g

♠ 0.5　♣ 0　♥ +　♦ 1.9

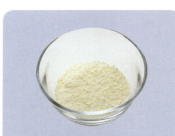

スキムミルク
22g=1.0点

たんぱく質 7.5g	食塩相当量 0.3g
脂質 0.2g	カリウム 396mg
炭水化物 11.7g	コレステロール 6mg

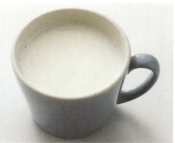

㊹ ホットミルク　79 kcal　1.0点

たんぱく質 7.5g	カリウム 396mg
脂質 0.2g	コレステロール 6mg
炭水化物 11.7g	食物繊維 0g
食塩相当量 0.3g	添加糖分 0g

♠ 1.0　♣ 0　♥ 0　♦ 0

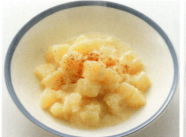

㊺ じゃが芋のミルク煮　189 kcal　2.4点

たんぱく質 9.3g	カリウム 819mg
脂質 3.7g	コレステロール 14mg
炭水化物 30.1g	食物繊維 1.3g
食塩相当量 1.3g	添加糖分 0g

♠ 1.0　♣ 1.0　♥ 0　♦ 0.4

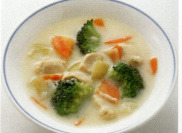

㊻ クリームシチュー　275 kcal　3.4点

たんぱく質 27.0g	カリウム 947mg
脂質 9.3g	コレステロール 64mg
炭水化物 20.8g	食物繊維 3.0g
食塩相当量 1.8g	添加糖分 0g

♠ 1.0　♣ 1.5　♥ 0.5　♦ 0.5

レシピは 120・121ページ　**魚料理**（アジ）　**第2群** ♥

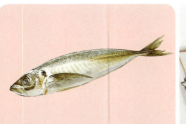

アジ（中1尾150g）
可食部100g=1.5点（1点=65g）

たんぱく質 19.7g	食塩相当量 0.3g
脂質 4.5g	カリウム 360mg
炭水化物 0.1g	コレステロール 68mg

※頭部と骨を除くと可食部65%、皮も除くと45%

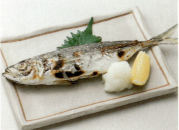

㊼ 塩焼き　**131 kcal**　**1.6点**

たんぱく質 19.8g	カリウム 417mg
脂質 4.5g	コレステロール 68mg
炭水化物 1.4g	食物繊維 0.3g
食塩相当量 0.8g	添加糖分 0g

♠ 0　♥ 1.6　♣ 0.1　♦ 0

※かけじょうゆは右記参照

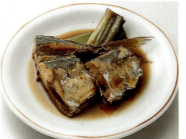

㊽ 筒煮　**163 kcal**　**2.0点**

たんぱく質 20.9g	カリウム 444mg
脂質 4.5g	コレステロール 68mg
炭水化物 7.0g	食物繊維 0.4g
食塩相当量 2.1g	添加糖分 4.0g

♠ 0　♥ 1.6　♣ 0.1　♦ 0.4

> **column**
> ### 料理にプラスする調味料①
> 食べるときにつけたり、かけたりするしょうゆ。エネルギーや塩分（食塩相当量）を考えて、適正な量をきちんと計って使いましょう。

しょうゆの概量と栄養価

小さじ1（6g）	4kcal	0.1点	塩分 0.9g
小さじ2/3（4g）	3kcal	+点	塩分 0.6g
小さじ1/2（3g）	2kcal	+点	塩分 0.4g
小さじ1/3（2g）	1kcal	+点	塩分 0.3g
ミニスプーン1（1.2g）	1kcal	+点	塩分 0.2g

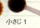　
小さじ1　　　　小さじ1/2

料理別、しょうゆの適量アドバイス

● 刺し身なら…
　マグロやブリなど、脂の多い魚
　➡ 1人分で小さじ2/3～1
　タイやイカなど、淡白な魚
　➡ 1人分で小さじ1/2～2/3
● さつま揚げ・かまぼこなどにかけるとき
　➡ 1人分で小さじ1/2
● 冷ややっこにかけるとき ➡ 小さじ1
● ステーキにかけるとき ➡ 小さじ1
● 納豆に加える ➡ 小さじ2/3
● 野菜の塩もみやお浸しにかけるとき
　➡ 小さじ1/2
● おろし大根にかけるとき ➡ 小さじ1/3～1/2

第2群

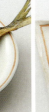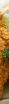

㊾ 南蛮漬け　**234 kcal**　**2.9点**

たんぱく質 21.3g	カリウム 469mg
脂質 9.6g	コレステロール 69mg
炭水化物 12.1g	食物繊維 0.9g
食塩相当量 1.6g	添加糖分 4.5g

♠ 0　♥ 1.6　♣ 0.1　♦ 1.2

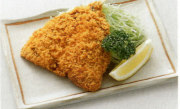

㊿ フライ　**317 kcal**　**4.0点**

たんぱく質 23.1g	カリウム 464mg
脂質 19.8g	コレステロール 126mg
炭水化物 9.5g	食物繊維 0.9g
食塩相当量 0.8g	添加糖分 0g

♠ 0.3　♥ 1.6　♣ 0.1　♦ 2.0

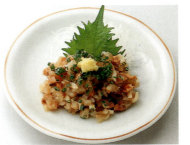

51 たたき　**90 kcal**　**1.1点**
アジ1点（可食部65g）分

たんぱく質 13.1g	カリウム 328mg
脂質 3.0g	コレステロール 44mg
炭水化物 1.8g	食物繊維 0.6g
食塩相当量 0.2g	添加糖分 0g

♠ 0　♥ 1.0　♣ 0.1　♦ 0

※つけじょうゆは右記参照

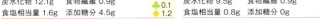

27

♥ 第2群 魚料理 (イワシ) レシピは121・122ページ

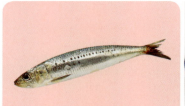

イワシ (小1尾70g)
可食部45g=1.0点 (1点=45g)

たんぱく質 8.6g	食塩相当量 0.1g
脂質 4.1g	カリウム 122mg
炭水化物 0.1g	コレステロール 30mg

※頭部と骨を除くと可食部65%、皮も除くと40%

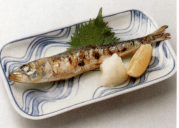

52 塩焼き 81 kcal 1.0点

たんぱく質 8.8g	カリウム 178mg
脂質 4.2g	コレステロール 30mg
炭水化物 1.4g	食物繊維 0.3g
食塩相当量 0.5g	添加糖分 0g

♠ 0　♥ 1.0　♣ 0.1　♦ 0

※かけじょうゆは27ページ参照

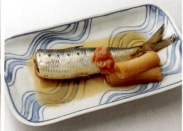

53 梅煮 100 kcal 1.2点

たんぱく質 9.4g	カリウム 193mg
脂質 4.2g	コレステロール 30mg
炭水化物 4.6g	食物繊維 0.5g
食塩相当量 1.8g	添加糖分 2.0g

♠ 0　♥ 1.0　♣ 0.1　♦ 0.2

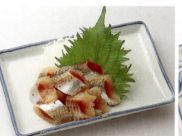

54 かば焼き風 142 kcal 1.8点

たんぱく質 9.4g	カリウム 147mg
脂質 8.2g	コレステロール 30mg
炭水化物 5.7g	食物繊維 0.2g
食塩相当量 0.7g	添加糖分 1.3g

♠ 0　♥ 1.0　♣ +　♦ 0.8

---

55 刺し身 57 kcal 0.7点
イワシ0.7点（可食部30g）分

たんぱく質 5.9g	カリウム 160mg
脂質 2.8g	コレステロール 20mg
炭水化物 1.5g	食物繊維 0.5g
食塩相当量 0.1g	添加糖分 0g

♠ 0　♥ 0.6　♣ 0.1　♦ 0

※つけじょうゆは27ページ参照

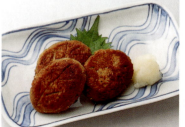

56 つみいれ 249 kcal 3.1点
イワシ2.0点（可食部90g）分

たんぱく質 19.7g	カリウム 369mg
脂質 15.7g	コレステロール 103mg
炭水化物 4.0g	食物繊維 1.0g
食塩相当量 1.0g	添加糖分 0g

♠ 0.2　♥ 1.9　♣ 0.1　♦ 0.9

※かけじょうゆは27ページ参照

---

column
料理にプラスする調味料②

天ぷらの天つゆ、湯豆腐や水たきに添えるポン酢しょうゆ、ギョーザの酢じょうゆについても、エネルギーと塩分（食塩相当量）をプラスして考えましょう（分量はいずれも1人分）。

天つゆ
天つゆの量を多くすると、それだけ食べてしまうので、控えめに。

- しょうゆ……大さじ½
- みりん……大さじ½
- だし……大さじ2

なべに材料を合わせ、ひと煮立ちさせる。
エネルギー 29kcal　0.4点　塩分 1.3g

ポン酢しょうゆ
塩分を抑えるため、少し酸味を強めに、しょうゆとポン酢の割合を1：1にしてあります。

- しょうゆ……大さじ½
- ポン酢……大さじ½

エネルギー 8kcal　0.1点　塩分 1.3g

酢じょうゆ
酢としょうゆは1：1の割合が基本です。

- しょうゆ……大さじ½
- 酢……大さじ½
- ラー油……2滴

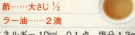

エネルギー 10kcal　0.1点　塩分 1.3g

レシピは 122・123ページ　**魚料理**（ウナギかば焼き・サワラ）　**第2群** ♥

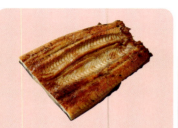

ウナギかば焼き
55g＝2.0点（1点＝27g）

- たんぱく質 12.7g
- 脂質 11.6g
- 炭水化物 1.7g
- 食塩相当量 0.7g
- カリウム 165mg
- コレステロール 127mg

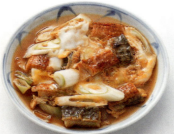

㊼ 卵とじ　**290 kcal**　**3.6点**

- たんぱく質 19.0g　カリウム 334mg　♠ 1.0
- 脂質 19.9g　コレステロール 352mg　♥ 2.3
- 炭水化物 5.4g　食物繊維 0.4g　♣ 0.1
- 食塩相当量 1.6g　添加糖分 3.0g　♦ 0.2

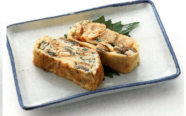

㊽ ウ巻き　**289 kcal**　**3.6点**

- たんぱく質 19.6g　カリウム 258mg　♠ 1.0
- 脂質 21.2g　コレステロール 358mg　♥ 2.0
- 炭水化物 3.7g　食物繊維 0.2g　♣ ＋
- 食塩相当量 1.2g　添加糖分 1.5g　♦ 0.5

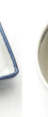

㊾ うざく　ウナギかば焼き1点分　**90 kcal**　**1.1点**

- たんぱく質 6.9g　カリウム 199mg　♠ 0
- 脂質 5.7g　コレステロール 62mg　♥ 1.0
- 炭水化物 2.9g　食物繊維 0.6g　♣ 0.1
- 食塩相当量 0.9g　添加糖分 0g　♦ ＋

第2群 ♥

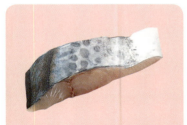

サワラ
68g＝1.5点（1点＝45g）

- たんぱく質 14.1g
- 脂質 6.8g
- 炭水化物 0.1g
- 食塩相当量 0.1g
- カリウム 343mg
- コレステロール 42mg

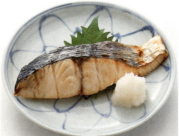

㉀ 塩焼き　**128 kcal**　**1.6点**

- たんぱく質 14.2g　カリウム 394mg　♠ 0
- 脂質 6.8g　コレステロール 42mg　♥ 1.5
- 炭水化物 1.0g　食物繊維 0.3g　♣ 0
- 食塩相当量 0.5g　添加糖分 0g　♦ 0

※かけじょうゆは27ページ参照

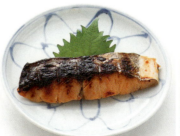

㉁ 西京焼き　**133 kcal**　**1.7点**

- たんぱく質 14.4g　カリウム 358mg　♠ 0
- 脂質 6.9g　コレステロール 42mg　♥ 1.5
- 炭水化物 1.6g　食物繊維 0.2g　♣ ＋
- 食塩相当量 0.3g　添加糖分 0.2g　♦ 0.1

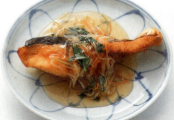

㉂ 甘酢あんかけ　**204 kcal**　**2.6点**

- たんぱく質 15.0g　カリウム 452mg　♠ 0
- 脂質 10.3g　コレステロール 42mg　♥ 1.5
- 炭水化物 10.5g　食物繊維 0.8g　♣ 0.1
- 食塩相当量 1.2g　添加糖分 3.0g　♦ 0.9

♥ 第2群　魚料理 （サケ）　レシピは 123・124 ページ

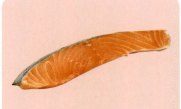

サケ（シロサケ）
90g=1.5点 (1点=60g)

たんぱく質 20.1g	食塩相当量 0.2g
脂質 3.7g	カリウム 315mg
炭水化物 0.1g	コレステロール 53mg

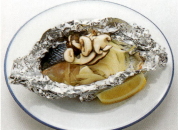

63 ホイル焼き — 140 kcal / 1.7点

たんぱく質 20.6g	カリウム 377mg
脂質 4.8g	コレステロール 53mg
炭水化物 3.0g	食物繊維 0.9g
食塩相当量 0.6g	添加糖分 0g

♠ 0　♥ 1.5　♣ 0.1　♦ 0.1

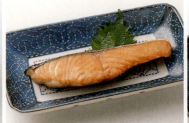

64 照り焼き — 179 kcal / 2.2点

たんぱく質 20.7g	カリウム 348mg
脂質 7.7g	コレステロール 53mg
炭水化物 3.9g	食物繊維 0.1g
食塩相当量 1.2g	添加糖分 2.3g

♠ 0　♥ 1.5　♣ +　♦ 0.7

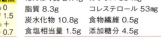

65 南蛮漬け — 218 kcal / 2.7点

たんぱく質 21.4g	カリウム 394mg
脂質 8.3g	コレステロール 53mg
炭水化物 10.8g	食物繊維 0.5g
食塩相当量 1.5g	添加糖分 4.5g

♠ 0　♥ 1.5　♣ 0.1　♦ 1.2

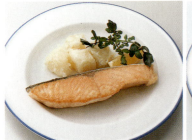

66 ムニエル — 226 kcal / 2.8点

たんぱく質 21.3g	カリウム 541mg
脂質 9.3g	コレステロール 59mg
炭水化物 12.9g	食物繊維 0.8g
食塩相当量 0.8g	添加糖分 0g

♠ 0　♥ 1.5　♣ 0.5　♦ 0.8

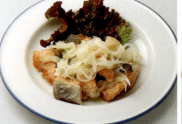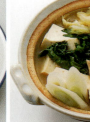

67 マリネ — 252 kcal / 3.1点

たんぱく質 21.0g	カリウム 425mg
脂質 14.3g	コレステロール 54mg
炭水化物 7.7g	食物繊維 1.0g
食塩相当量 1.2g	添加糖分 0g

♠ 0　♥ 1.5　♣ 0.2　♦ 1.4

---

68 石狩なべ — 301 kcal / 3.8点

たんぱく質 33.1g	カリウム 1309mg
脂質 8.6g	コレステロール 54mg
炭水化物 24.5g	食物繊維 6.7g
食塩相当量 3.9g	添加糖分 0g

♠ 0　♥ 2.2　♣ 0.5　♦ 1.1

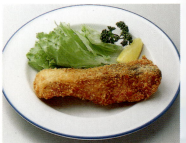

69 フライ — 357 kcal / 4.5点

たんぱく質 23.7g	カリウム 395mg
脂質 23.2g	コレステロール 111mg
炭水化物 10.8g	食物繊維 0.7g
食塩相当量 0.8g	添加糖分 0g

♠ 0.3　♥ 1.5　♣ +　♦ 2.7

レシピは125ページ　魚料理（サバ）　第2群

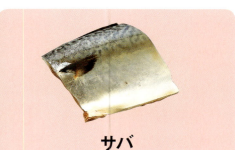

サバ
75g=2.5点（1点=30g）

たんぱく質 15.5g	食塩相当量 0.2g
脂質 12.6g	カリウム 248 mg
炭水化物 0.2g	コレステロール 46 mg

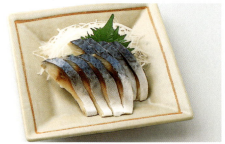

70 しめサバ — 196 kcal / 2.5 点

たんぱく質 15.7g	カリウム 326 mg
脂質 12.6g	コレステロール 46 mg
炭水化物 2.5g	食物繊維 0.5g
食塩相当量 0.8g	添加糖分 0.8g

♠ 0　♥ 2.3　♣ 0.1　♦ 0.1

※つけじょうゆは27ページ参照

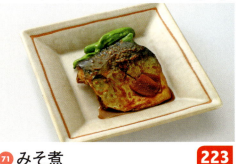

71 みそ煮 — 223 kcal / 2.8 点

たんぱく質 16.4g	カリウム 308 mg
脂質 12.8g	コレステロール 46 mg
炭水化物 6.8g	食物繊維 0.4g
食塩相当量 1.3g	添加糖分 4.5g

♠ 0　♥ 2.3　♣ +　♦ 0.4

第2群

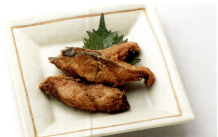

72 立田揚げ — 247 kcal / 3.1 点

たんぱく質 16.0g	カリウム 280 mg
脂質 16.6g	コレステロール 46 mg
炭水化物 4.9g	食物繊維 0.1g
食塩相当量 1.1g	添加糖分 0g

♠ 0　♥ 2.3　♣ +　♦ 0.8

73 甘酢あんかけ — 270 kcal / 3.4 点

たんぱく質 16.2g	カリウム 325 mg
脂質 16.6g	コレステロール 46 mg
炭水化物 9.8g	食物繊維 0.7g
食塩相当量 1.2g	添加糖分 1.5g

♠ 0　♥ 2.3　♣ 0.1　♦ 0.9

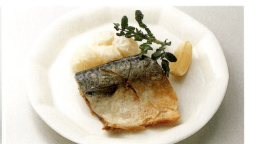

74 ムニエル — 297 kcal / 3.7 点

たんぱく質 16.7g	カリウム 472 mg
脂質 18.7g	コレステロール 46 mg
炭水化物 13g	食物繊維 0.8g
食塩相当量 0.6g	添加糖分 0g

♠ 0　♥ 2.3　♣ 0.5　♦ 0.9

♥ 第2群　魚料理 （サンマ）　レシピは 125・126 ページ

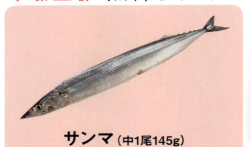

サンマ（中1尾145g）
可食部95g＝3.5点　（1点＝27g）

- たんぱく質 16.7g
- 脂質 22.4g
- 炭水化物 0.1g
- 食塩相当量 0.3g
- カリウム 181 mg
- コレステロール 62 mg

※頭部と骨を除くと可食部65%

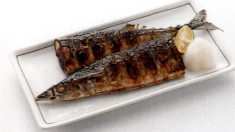

75 塩焼き 286 kcal　3.6 点

- たんぱく質 16.8g
- 脂質 22.4g
- 炭水化物 1.1g
- 食塩相当量 1.1g
- カリウム 231 mg
- コレステロール 62 mg
- 食物繊維 0.3g
- 添加糖分 0g

♥ 0　♠ 3.5　♣ 0.1　♦ 0

※かけじょうゆは 27 ページ参照

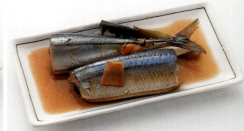

76 甘酢煮 334 kcal　4.2 点

- たんぱく質 17.8g
- 脂質 22.5g
- 炭水化物 10.6g
- 食塩相当量 1.7g
- カリウム 345 mg
- コレステロール 62 mg
- 食物繊維 0.8g
- 添加糖分 6.0g

♥ 0　♠ 3.5　♣ 0.1　♦ 0.5

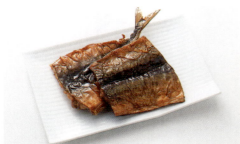

77 かば焼き風 373 kcal　4.7 点

- たんぱく質 17.6g
- 脂質 28.5g
- 炭水化物 6.7g
- 食塩相当量 1.5g
- カリウム 210 mg
- コレステロール 62 mg
- 食物繊維 0.1g
- 添加糖分 2.0g

♥ 0　♠ 3.5　♣ 0　♦ 1.1

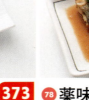

78 薬味ソースかけ 388 kcal　4.9 点

- たんぱく質 18.0g
- 脂質 29.5g
- 炭水化物 6.7g
- 食塩相当量 1.5g
- カリウム 258 mg
- コレステロール 62 mg
- 食物繊維 0.5g
- 添加糖分 0.8g

♥ 0　♠ 3.5　♣ 0.1　♦ 1.2

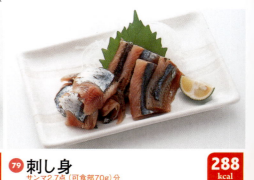

79 刺し身 288 kcal　3.6 点
サンマ2.7点（可食部70g）分

- たんぱく質 16.9g
- 脂質 22.5g
- 炭水化物 1.6g
- 食塩相当量 0.3g
- カリウム 258 mg
- コレステロール 62 mg
- 食物繊維 0.5g
- 添加糖分 0g

♥ 0　♠ 3.5　♣ 0.1　♦ 0

※つけじょうゆは 27 ページ参照

レシピは 126・127ページ # 魚料理 (タイ・カレイ) 第2群

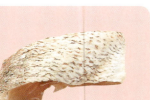

タイ（養殖）
90g = 2.0点 (1点=45g)

たんぱく質 18.8g	食塩相当量 0.1g
脂質 8.5g	カリウム 405mg
炭水化物 0.1g	コレステロール 62mg

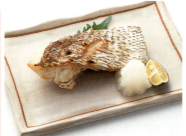

⑧⓪ 塩焼き — 164 kcal / 2.0点

たんぱく質 18.9g	カリウム 460mg
脂質 8.5g	コレステロール 62mg
炭水化物 1.2g	食物繊維 0.3g
食塩相当量 0.5g	添加糖分 0g

※かけじょうゆは 27 ページ参照

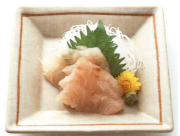

⑧① 刺し身 — 167 kcal / 2.1点

たんぱく質 19.1g	カリウム 489mg
脂質 8.5g	コレステロール 62mg
炭水化物 1.8g	食物繊維 0.6g
食塩相当量 0.1g	添加糖分 0g

※つけじょうゆは 27 ページ参照

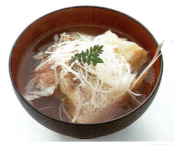

⑧② うしお汁 — 169 kcal / 2.1点

たんぱく質 19.7g	カリウム 571mg
脂質 8.5g	コレステロール 62mg
炭水化物 2.1g	食物繊維 0.4g
食塩相当量 1.2g	添加糖分 0g

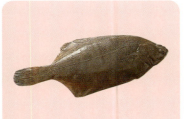

カレイ（マガレイ1尾130g）
可食部85g = 1.0点

たんぱく質 16.7g	食塩相当量 0.2g
脂質 1.1g	カリウム 281mg
炭水化物 0.1g	コレステロール 60mg

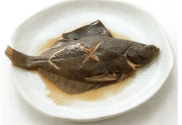

⑧③ 煮つけ — 115 kcal / 1.4点

たんぱく質 17.5g	カリウム 414mg
脂質 1.4g	コレステロール 60mg
炭水化物 6.9g	食物繊維 0.5g
食塩相当量 1.6g	添加糖分 4.5g

⑧④ 中国風蒸し物 — 126 kcal / 1.6点

たんぱく質 17.4g	カリウム 335mg
脂質 3.1g	コレステロール 61mg
炭水化物 3.5g	食物繊維 0.4g
食塩相当量 1.5g	添加糖分 1.0g

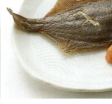

⑧⑤ から揚げ — 152 kcal / 1.9点

たんぱく質 17.7g	カリウム 452mg
脂質 5.5g	コレステロール 60mg
炭水化物 6.5g	食物繊維 0.9g
食塩相当量 1.3g	添加糖分 0.8g

※つけだれ（ポン酢しょうゆ）を含む

第2群

♥ 第2群　魚料理 (カツオ・メカジキ)　レシピは127・128ページ

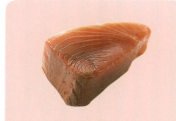

カツオ (秋獲り)
100g=2.0点 (1点=50g)

たんぱく質 25.0g	食塩相当量 0.2g
脂質 6.2g	カリウム 380mg
炭水化物 0.2g	コレステロール 58mg

※春獲り(初ガツオ)100g=1.4点

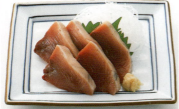

86 刺し身　172 kcal　2.2点

たんぱく質 25.2g	カリウム 468mg
脂質 6.2g	コレステロール 58mg
炭水化物 1.8g	食物繊維 0.6g
食塩相当量 0.1g	添加糖分 0g

♥ 0　◆ 2.1　♣ 0.1

※つけじょうゆは27ページ参照

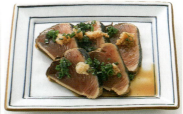

87 たたき　175 kcal　2.2点

たんぱく質 25.9g	カリウム 455mg
脂質 6.2g	コレステロール 58mg
炭水化物 1.9g	食物繊維 0.3g
食塩相当量 1.4g	添加糖分 0g

♥ 0　◆ 2.1　♣ +　◇ 0.1

※合わせ調味料を含む

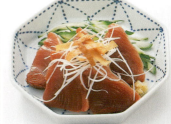

88 中国風刺し身　215 kcal　2.7点

たんぱく質 26.4g	カリウム 499mg
脂質 8.9g	コレステロール 58mg
炭水化物 5.3g	食物繊維 0.9g
食塩相当量 1.3g	添加糖分 0g

♥ 0　◆ 2.1　♣ 0.1　◇ 0.5

※合わせ調味料を含む

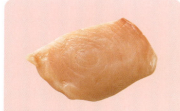

メカジキ
100g=2.0点 (1点=50g)

たんぱく質 19.2g	食塩相当量 0.2g
脂質 7.6g	カリウム 440mg
炭水化物 0.1g	コレステロール 72mg

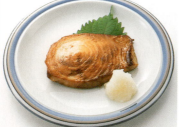

89 照り焼き　222 kcal　2.8点

たんぱく質 20.0g	カリウム 527mg
脂質 11.6g	コレステロール 72mg
炭水化物 5.8g	食物繊維 0.3g
食塩相当量 1.5g	添加糖分 3.0g

♥ 0　◆ 1.9　♣ 0.1　◇ 0.8

※おろし大根のかけじょうゆは27ページ参照

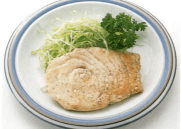

90 ソテー　232 kcal　2.9点

たんぱく質 20.0g	カリウム 512mg
脂質 13.7g	コレステロール 72mg
炭水化物 5.2g	食物繊維 0.7g
食塩相当量 0.6g	添加糖分 0g

♥ 0　◆ 1.9　♣ 0.1　◇ 0.9

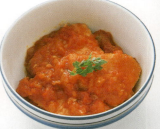

91 トマト煮　297 kcal　3.7点

たんぱく質 21.0g	カリウム 750mg
脂質 17.9g	コレステロール 72mg
炭水化物 11.3g	食物繊維 2.1g
食塩相当量 1.0g	添加糖分 0g

♥ 0　◆ 1.9　♣ 0.4　◇ 1.4

レシピは128・129ページ 魚料理（タラ・ブリ） 第2群

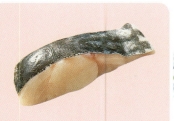

タラ
110g＝1.0点

たんぱく質 19.4g	食塩相当量 0.3g
脂質 0.2g	カリウム 385mg
炭水化物 0.1g	コレステロール 64mg

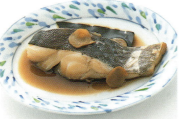

92 煮つけ　120 kcal　1.5点

たんぱく質 20.2g	カリウム 470mg
脂質 0.2g	コレステロール 64mg
炭水化物 6.5g	食物繊維 0.2g
食塩相当量 1.7g	添加糖分 4.5g

♥ 0　♣ 1.1　＋　◆ 0.4

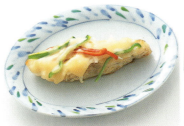

93 チーズ焼き　186 kcal　2.3点

たんぱく質 23.2g	カリウム 461mg
脂質 8.2g	コレステロール 76mg
炭水化物 3.6g	食物繊維 0.7g
食塩相当量 1.0g	添加糖分 0g

♥ 0.6　♣ 1.1　◆ 0.2　◆ 0.5

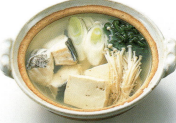

94 タラちり　192 kcal　2.4点

たんぱく質 27.9g	カリウム 1230mg
脂質 3.7g	コレステロール 65mg
炭水化物 13.5g	食物繊維 5.3g
食塩相当量 2.1g	添加糖分 0g

♥ 0　♣ 1.7　◆ 0.5　◆ 0.1

※つけだれ（ポン酢しょうゆ）を含む

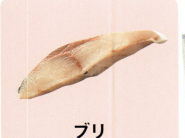

ブリ
90g＝3.0点（1点＝30g）

たんぱく質 19.3g	食塩相当量 0.1g
脂質 15.8g	カリウム 342mg
炭水化物 0.3g	コレステロール 65mg

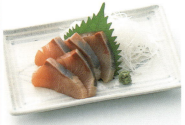

95 刺し身　239 kcal　3.0点

たんぱく質 19.5g	カリウム 426mg
脂質 15.9g	コレステロール 65mg
炭水化物 1.9g	食物繊維 0.6g
食塩相当量 0.1g	添加糖分 0g

♥ 0　♣ 2.9　◆ 0.1

※つけじょうゆは27ページ参照

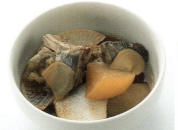

96 ブリ大根　287 kcal　3.6点

たんぱく質 20.6g	カリウム 626mg
脂質 15.9g	コレステロール 65mg
炭水化物 10.7g	食物繊維 1.4g
食塩相当量 1.9g	添加糖分 4.5g

♥ 0　♣ 2.9　◆ 0.2　◆ 0.5

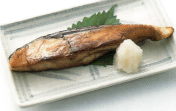

97 照り焼き　291 kcal　3.6点

たんぱく質 19.9g	カリウム 417mg
脂質 19.9g	コレステロール 65mg
炭水化物 4.4g	食物繊維 0.3g
食塩相当量 1.0g	添加糖分 2.0g

♥ 0　♣ 2.9　◆ 0.1　◆ 0.7

※おろし大根のかけじょうゆは27ページ参照

第2群

第2群 魚料理 （マグロ（赤身）・マグロ（トロ））　レシピは 129・130ページ

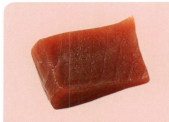

マグロ（赤身）
65g=1.0点

たんぱく質 17.2g	食塩相当量 0.1g
脂質 0.9g	カリウム 247mg
炭水化物 0.1g	コレステロール 33mg

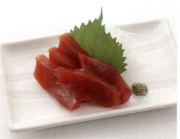

98 刺し身　89kcal　1.1点

たんぱく質 17.4g	カリウム 331mg
脂質 1.2g	コレステロール 33mg
炭水化物 1.7g	食物繊維 0.6g
食塩相当量 0.1g	添加糖分 0g

♥ 0　♣ 1.0　♠ 0.1　♦ 0

※つけじょうゆは27ページ参照

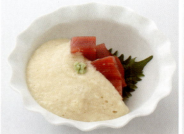

99 山かけ　140kcal　1.8点

たんぱく質 19.9g	カリウム 586mg
脂質 1.2g	コレステロール 33mg
炭水化物 12.2g	食物繊維 0.9g
食塩相当量 0.9g	添加糖分 0g

♥ 0　♣ 1.0　♠ 0.7　♦ +

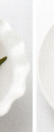

100 カルパッチョ　143kcal　1.8点

たんぱく質 17.4g	カリウム 280mg
脂質 6.9g	コレステロール 33mg
炭水化物 1.4g	食物繊維 0.3g
食塩相当量 0.7g	添加糖分 0g

♥ 0　♣ 1.0　♠ 0.1　♦ 0.7

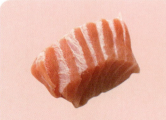

マグロ（とろ）
45g=2.0点（1点=23g）

たんぱく質 9.0g	食塩相当量 0.1g
脂質 12.4g	カリウム 104mg
炭水化物 0g	コレステロール 25mg

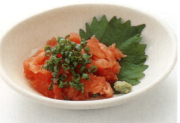

101 ねぎとろ　158kcal　2.0点

たんぱく質 9.3g	カリウム 135mg
脂質 12.4g	コレステロール 25mg
炭水化物 0.8g	食物繊維 0.3g
食塩相当量 0.1g	添加糖分 0g

♥ 0　♣ 1.9　♠ +　♦ 0.1

※つけじょうゆは27ページ参照

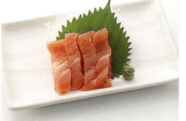

102 刺し身　162kcal　2.0点

たんぱく質 9.3g	カリウム 188mg
脂質 12.4g	コレステロール 25mg
炭水化物 1.7g	食物繊維 0.6g
食塩相当量 0.1g	添加糖分 0g

♥ 0　♣ 1.9　♠ 0.1　♦ 0

※つけじょうゆは27ページ参照

---

column マグロの種類いろいろ

本ページで紹介しているマグロは「クロマグロ（ホンマグロ）」です。マグロは種類がいろいろあり、栄養価も多少違います。

マグロの種類	1点重量	100gあたりのエネルギー
ミナミマグロ（インドマグロ）赤身	85g	93kcal
ミナミマグロ（インドマグロ）とろ	23g	352kcal
ビンナガ（ビンチョウ、トンボ）マグロ	70g	117kcal
キハダマグロ	75g	106kcal
メバチマグロ	75g	108kcal

レシピは130・131ページ　# 魚介料理 (エビ)　第2群

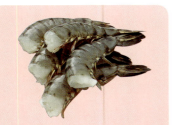

エビ（殻つき5尾120g）
可食部100g=1.0点

たんぱく質 18.4g	食塩相当量 0.4g
脂質 0.3g	カリウム 230mg
炭水化物 0.3g	コレステロール 150mg

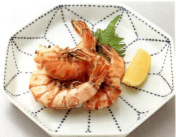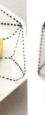

103 塩焼き　88 kcal　1.1点
たんぱく質 18.5g　カリウム 241mg　♠ 0
脂質 0.3g　コレステロール 150mg　♥ 1.0
炭水化物 1.0g　食物繊維 0.1g　♣ +
食塩相当量 0.9g　　♦ 0.1

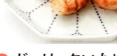

104 ガーリックいため　169 kcal　2.1点
たんぱく質 18.7g　カリウム 263mg　♠ 0
脂質 8.4g　コレステロール 150mg　♥ 1.0
炭水化物 2.0g　食物繊維 0.3g　♣ 0.1
食塩相当量 1.2g　添加糖分 0g　♦ 1.0

105 チリソースいため　195 kcal　2.4点
たんぱく質 19.5g　カリウム 354mg　♠ 0
脂質 6.4g　コレステロール 150mg　♥ 1.0
炭水化物 10.5g　食物繊維 0.7g　♣ 0.1
食塩相当量 2.2g　添加糖分 3.0g　♦ 1.3

第2群

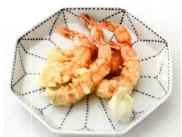

106 天ぷら　221 kcal　2.8点
たんぱく質 20.6g　カリウム 308mg　♠ 0.2
脂質 9.3g　コレステロール 185mg　♥ 1.0
炭水化物 11.5g　食物繊維 0.7g　♣ 0.1
食塩相当量 0.4g　添加糖分 0g　♦ 1.5
※天つゆは28ページ参照

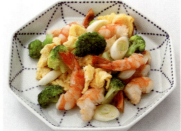

107 卵いため　289 kcal　3.6点
たんぱく質 26.5g　カリウム 475mg　♠ 0.9
脂質 17.7g　コレステロール 360mg　♥ 1.0
炭水化物 3.9g　食物繊維 2.1g　♣ 0.2
食塩相当量 1.5g　添加糖分 0g　♦ 1.4

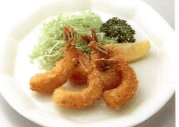

108 フライ　299 kcal　3.7点
たんぱく質 22.1g　カリウム 337mg　♠ 0.3
脂質 17.7g　コレステロール 208mg　♥ 1.0
炭水化物 10.9g　食物繊維 1.0g　♣ 0.1
食塩相当量 0.9g　添加糖分 0g　♦ 2.3

109 かき揚げ　369 kcal　4.6点
たんぱく質 22.8g　カリウム 378mg　♠ 0.2
脂質 18.1g　コレステロール 203mg　♥ 1.0
炭水化物 25.4g　食物繊維 1.4g　♣ 0.1
食塩相当量 1.1g　添加糖分 0g　♦ 3.2
※天つゆは28ページ参照

♥ 第2群 魚介料理 (イカ（スルメイカ）・コウイカ) レシピは131・132ページ

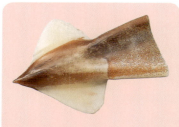

イカ (スルメイカ)
95g = 1.0点

たんぱく質 17.0g	食塩相当量 0.5g
脂質 0.8g	カリウム 285mg
炭水化物 0.1g	コレステロール 238mg

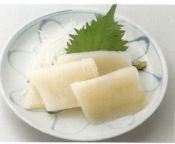

⑩ 刺し身 — 86 kcal / 1.1点

たんぱく質 17.3g	カリウム 369mg
脂質 0.8g	コレステロール 238mg
炭水化物 1.8g	食物繊維 0.6g
食塩相当量 0.5g	添加糖分 0g

♠ 0　♥ 1.0　♣ 0.1　◆ 0

※つけじょうゆは27ページ参照

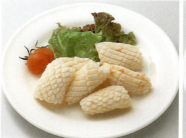

⑪ バター焼き — 134 kcal / 1.7点

たんぱく質 17.3g	カリウム 359mg
脂質 5.7g	コレステロール 250mg
炭水化物 1.4g	食物繊維 0.3g
食塩相当量 1.0g	添加糖分 0g

♠ 0　♥ 1.0　♣ 0.1　◆ 0.6

⑫ リング揚げ — 264 kcal / 3.3点

たんぱく質 18.6g	カリウム 319mg
脂質 14.2g	コレステロール 238mg
炭水化物 13.8g	食物繊維 0.5g
食塩相当量 1.0g	添加糖分 0g

♠ 0　♥ 1.0　♣ +　◆ 2.3

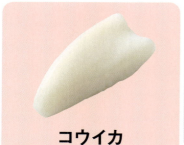

コウイカ
90g = 0.8点 (1点 = 120g)

たんぱく質 13.4g	食塩相当量 0.6g
脂質 0.3g	カリウム 198mg
炭水化物 0.1g	コレステロール 189mg

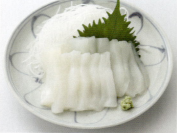

⑬ 刺し身 — 68 kcal / 0.8点

たんぱく質 13.7g	カリウム 287mg
脂質 0.3g	コレステロール 189mg
炭水化物 1.9g	食物繊維 0.6g
食塩相当量 0.7g	添加糖分 0g

♠ 0　♥ 0.7　♣ 0.1　◆ 0

※つけじょうゆは27ページ参照

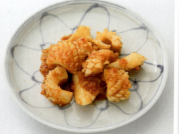

⑭ チリソースいため — 166 kcal / 2.1点

たんぱく質 14.6g	カリウム 325mg
脂質 6.4g	コレステロール 190mg
炭水化物 9.8g	食物繊維 1.0g
食塩相当量 2.4g	添加糖分 1.5g

♠ 0　♥ 0.7　♣ 0.2　◆ 1.2

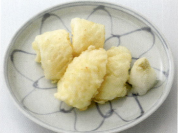

⑮ 天ぷら — 195 kcal / 2.4点

たんぱく質 15.4g	カリウム 274mg
脂質 9.0g	コレステロール 215mg
炭水化物 11.3g	食物繊維 0.7g
食塩相当量 0.7g	添加糖分 0g

♠ 0.1　♥ 0.7　♣ 0.1　◆ 1.5

※天つゆは28ページ参照

レシピは 132・133 ページ　**魚介料理**（タコ・カニ水煮缶）　**第2群**

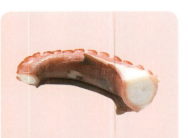

タコ（マダコ・ゆで）
80g=1.0点
- たんぱく質 17.4g
- 脂質 0.6g
- 炭水化物 0.1g
- 食塩相当量 0.5g
- カリウム 192mg
- コレステロール 120mg

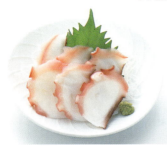

116 刺し身　**87 kcal　1.1点**
- たんぱく質 17.6g
- 脂質 0.6g
- 炭水化物 1.8g
- 食塩相当量 0.5g
- カリウム 276mg
- コレステロール 120mg
- 食物繊維 0.6g
- 添加糖分 0g
- ♠ 0　♥ 1.0　♣ 0.1　♦ 0

※つけじょうゆは 27 ページ参照

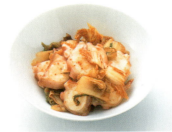

117 タコキムチ　**103 kcal　1.3点**
- たんぱく質 18.9g
- 脂質 0.7g
- 炭水化物 4.2g
- 食塩相当量 1.7g
- カリウム 367mg
- コレステロール 120mg
- 食物繊維 1.4g
- 添加糖分 0g
- ♠ 0　♥ 1.0　♣ 0.3　♦ +

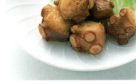

118 から揚げ　**156 kcal　2.0点**
- たんぱく質 18.4g
- 脂質 4.7g
- 炭水化物 7.7g
- 食塩相当量 1.1g
- カリウム 265mg
- コレステロール 120mg
- 食物繊維 0.4g
- 添加糖分 1.0g
- ♠ 0　♥ 1.0　♣ 0.1　♦ 0.9

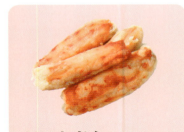

カニ水煮缶（タラバガニ）
45g=0.5点（1点=90g）
- たんぱく質 9.3g
- 脂質 0.1g
- 炭水化物 0g
- 食塩相当量 0.7g
- カリウム 41mg
- コレステロール 27mg

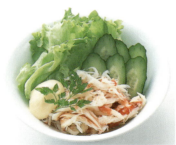

119 サラダ　**118 kcal　1.5点**
- たんぱく質 7.5g
- 脂質 9.0g
- 炭水化物 1.7g
- 食塩相当量 0.6g
- カリウム 216mg
- コレステロール 45mg
- 食物繊維 0.6g
- 添加糖分 0g
- ♠ 0　♥ 0.4　♣ 0.1　♦ 1.0

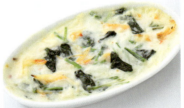

120 ほうれん草とのグラタン　**219 kcal　2.7点**
- たんぱく質 14.1g
- 脂質 12.4g
- 炭水化物 12.2g
- 食塩相当量 1.8g
- カリウム 460mg
- コレステロール 61mg
- 食物繊維 1.4g
- 添加糖分 0g
- ♠ 0.9　♥ 1.0　♣ 0.2　♦ 1.1

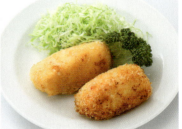

121 クリームコロッケ　**388 kcal　4.9点**
- たんぱく質 15.9g
- 脂質 23.8g
- 炭水化物 24.7g
- 食塩相当量 1.5g
- カリウム 289mg
- コレステロール 114mg
- 食物繊維 1.8g
- 添加糖分 0g
- ♠ 0.6　♥ 0.5　♣ 0.2　♦ 3.5

第2群 魚介料理 （ホタテ貝（ゆで）・ホタテ貝（貝柱）） レシピは133・134ページ

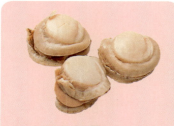

ホタテ貝（ゆで）
80g=1.0点
- たんぱく質 14.1g
- 脂質 1.5g
- 炭水化物 1.5g
- 食塩相当量 0.5g
- カリウム 264mg
- コレステロール 42mg

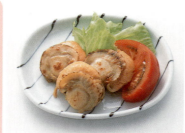

122 バター焼き 134kcal 1.7点
- たんぱく質 14.5g　カリウム 381mg
- 脂質 6.4g　コレステロール 54mg
- 炭水化物 3.9g　食物繊維 0.6g
- 食塩相当量 1.0g　添加糖分 0g
- ♥ 0
- ♣ 1.0
- ♠ 0.1
- ♦ 0.6

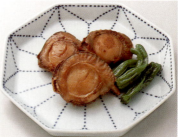

123 照り焼き 156kcal 2.0点
- たんぱく質 14.7g　カリウム 318mg
- 脂質 7.5g　コレステロール 42mg
- 炭水化物 5.2g　食物繊維 0.3g
- 食塩相当量 1.4g　添加糖分 2.0g
- ♥ 0
- ♣ 1.0
- ♠ +
- ♦ 0.9

124 フライ 297kcal 3.7点
- たんぱく質 17.8g　カリウム 374mg
- 脂質 18.9g　コレステロール 100mg
- 炭水化物 12.2g　食物繊維 1.0g
- 食塩相当量 1.0g　添加糖分 0g
- ♥ 0.3
- ♣ 1.0
- ♠ 0.1
- ♦ 2.3

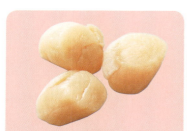

ホタテ貝（貝柱）
90g=1.0点
- たんぱく質 15.2g
- 脂質 0.3g
- 炭水化物 3.2g
- 食塩相当量 0.3g
- カリウム 342mg
- コレステロール 32mg

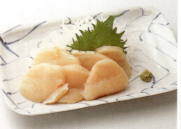

125 刺し身 87kcal 1.1点
- たんぱく質 15.5g　カリウム 426mg
- 脂質 0.3g　コレステロール 32mg
- 炭水化物 4.8g　食物繊維 0.6g
- 食塩相当量 0.3g　添加糖分 0g
- ♥ 0
- ♣ 1.0
- ♠ 0.1
- ※つけじょうゆは27ページ参照

126 青梗菜とのいため物 152kcal 1.9点
- たんぱく質 16.0g　カリウム 615mg
- 脂質 6.4g　コレステロール 32mg
- 炭水化物 6.0g　食物繊維 1.3g
- 食塩相当量 1.4g　添加糖分 0g
- ♥ 0
- ♣ 1.0
- ♠ 0.1
- ♦ 0.8

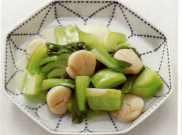

127 ほうれん草とのグラタン 371kcal 4.6点
- たんぱく質 21.6g　カリウム 1057mg
- 脂質 22.0g　コレステロール 79mg
- 炭水化物 20.6g　食物繊維 2.7g
- 食塩相当量 1.5g　添加糖分 0g
- ♥ 0.9
- ♣ 1.0
- ♠ 0.3
- ♦ 2.5

レシピは 134・135ページ　# 魚介料理 （カキ・アサリ）　第2群

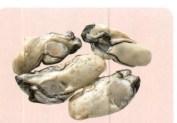

カキ
65g=0.5点 (1点=130g)

たんぱく質 4.3g	食塩相当量 0.9g
脂質 0.9g	カリウム 124mg
炭水化物 3.1g	コレステロール 33mg

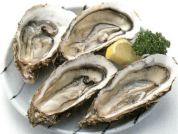

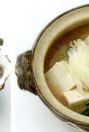

128 生カキ — 41 kcal / 0.5点

たんぱく質 4.3g	カリウム 134mg
脂質 0.9g	コレステロール 33mg
炭水化物 3.5g	食物繊維 0g
食塩相当量 0.9g	添加糖分 0g

♥ 0　♣ 0.5　♠ +　◆ 0

129 カキなべ — 227 kcal / 2.8点
カキ0.7点分

たんぱく質 16.5g	カリウム 988mg
脂質 5.7g	コレステロール 47mg
炭水化物 26.8g	食物繊維 5.1g
食塩相当量 3.9g	添加糖分 6.0g

♥ 0　♣ 1.4　♠ 0.5　◆ 1.0

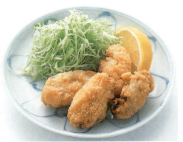

130 フライ — 230 kcal / 2.9点

たんぱく質 7.7g	カリウム 222mg
脂質 16.2g	コレステロール 91mg
炭水化物 12.4g	食物繊維 0.9g
食塩相当量 1.3g	添加糖分 0g

♥ 0.3　♣ 0.5　♠ 0.1　◆ 2.0

第2群

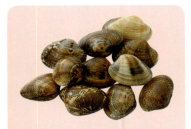

アサリ （殻つき200g）
可食部80g=0.3点 (1点=270g)

たんぱく質 4.8g	食塩相当量 1.8g
脂質 0.2g	カリウム 112mg
炭水化物 0.3g	コレステロール 32mg

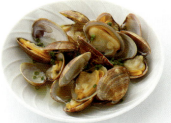

131 酒蒸し — 42 kcal / 0.5点

たんぱく質 5.1g	カリウム 129mg
脂質 0.3g	コレステロール 32mg
炭水化物 1.3g	食物繊維 0.2g
食塩相当量 1.8g	添加糖分 0g

♥ 0　♣ 0.3　♠ +　◆ 0.2

132 アサリバター — 87 kcal / 1.1点

たんぱく質 5.2g	カリウム 159mg
脂質 5.2g	コレステロール 45mg
炭水化物 2.2g	食物繊維 0.4g
食塩相当量 1.9g	添加糖分 0g

♥ 0.3　♣ 0.1　♠ 0.1　◆ 0.7

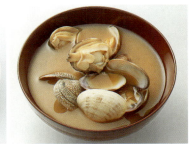

133 みそ汁 — 27 kcal / 0.3点
アサリ0.1点分

たんぱく質 2.9g	カリウム 82mg
脂質 0.6g	コレステロール 11mg
炭水化物 2.2g	食物繊維 0.4g
食塩相当量 1.9g	添加糖分 0g

♥ 0　♣ 0.1　♠ 0.1　◆ 0.2

♥第2群 魚加工品料理 （ツナ油漬け缶・ツナ水煮缶） レシピは135・136ページ

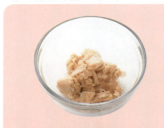

ツナ油漬け缶
28g＝1.0点

たんぱく質 5.3g　食塩相当量 0.3g
脂質 6.6g　カリウム 53mg
炭水化物 0g　コレステロール 11mg

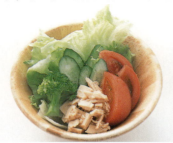

134 サラダ　167kcal　2.1点

たんぱく質 7.8g　カリウム 404mg
脂質 12.9g　コレステロール 11mg
炭水化物 6.2g　食物繊維 2.8g
食塩相当量 0.9g　添加糖分 0g

♠ 0
♥ 1.0
♣ 0.4
♦ 0.7

※ドレッシングを含む

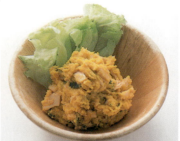

135 かぼちゃとのサラダ　200kcal　2.5点

たんぱく質 6.9g　カリウム 402mg
脂質 12.6g　コレステロール 23mg
炭水化物 15.1g　食物繊維 2.6g
食塩相当量 0.6g　添加糖分 0g

♠ 0
♥ 1.0
♣ 0.8
♦ 0.7

136 ツナサンド　404kcal　5.1点
ツナ油漬け缶2.0点分

たんぱく質 15g　カリウム 208mg
脂質 28.5g　コレステロール 52mg
炭水化物 22g　食物繊維 1.4g
食塩相当量 1.8g　添加糖分 0g

♠ 0
♥ 2.0
♣ 0.1
♦ 3.0

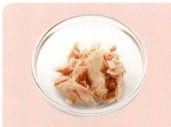

ツナ水煮缶
40g＝0.5点　（1点＝80g）

たんぱく質 7.3g　食塩相当量 0.3g
脂質 1.0g　カリウム 112mg
炭水化物 0.2g　コレステロール 14mg

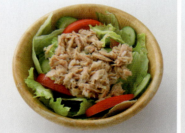

137 サラダ　105kcal　1.3点

たんぱく質 6.0g　カリウム 311mg
脂質 6.8g　コレステロール 10mg
炭水化物 5.2g　食物繊維 1.3g
食塩相当量 0.8g　添加糖分 0g

♠ 0
♥ 0.3
♣ 0.3
♦ 0.7

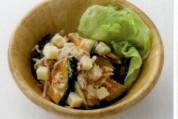

138 かぼちゃとのサラダ　189kcal　2.4点

たんぱく質 10.1g　カリウム 435mg
脂質 9.7g　コレステロール 27mg
炭水化物 15.3g　食物繊維 2.6g
食塩相当量 0.9g　添加糖分 0g

♠ 0.6
♥ 0.3
♣ 0.8
♦ 0.6

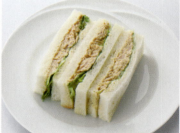

139 ツナサンド　350kcal　4.4点
ツナ0.7点分

たんぱく質 15.1g　カリウム 304mg
脂質 21.3g　コレステロール 58mg
炭水化物 24.5g　食物繊維 1.9g
食塩相当量 2.2g　添加糖分 0g

♠ 0.7
♥ 0.3
♣ 0.1
♦ 3.6

レシピは136ページ **魚加工品料理** (サケ水煮缶・スモークサーモン・ちりめんじゃこ) 第2群 ♥

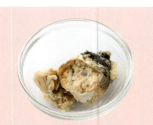

サケ水煮缶
45g=1.0点
- たんぱく質 9.5g
- 脂質 3.8g
- 炭水化物 0g
- 食塩相当量 0.3g
- カリウム 131mg
- コレステロール 30mg

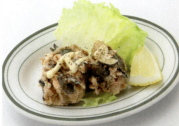

140 マヨネーズかけ 120 kcal 1.5点
- たんぱく質 9.8g
- 脂質 8.2g
- 炭水化物 0.9g
- 食塩相当量 0.4g
- カリウム 158mg
- コレステロール 39mg
- 食物繊維 0.1g
- 添加糖分 0g

♠0 ♣1.0 ♥+ ♦0.5

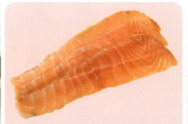

スモークサーモン
50g=1.0点
- たんぱく質 12.9g
- 脂質 2.8g
- 炭水化物 0.1g
- 食塩相当量 1.9g
- カリウム 125mg
- コレステロール 25mg

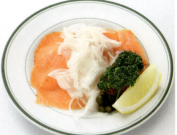

141 オニオンスライスレモン 102 kcal 1.3点
- たんぱく質 13.4g
- 脂質 3.6g
- 炭水化物 3.7g
- 食塩相当量 2.1g
- カリウム 227mg
- コレステロール 25mg
- 食物繊維 1.0g
- 添加糖分 0g

♠0 ♣1.0 ♥0.3 ♦0

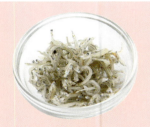

シラス干し
10g=0.3点 (1点=40g)
- たんぱく質 4.1g
- 脂質 0.4g
- 炭水化物 0.1g
- 食塩相当量 0.7g
- カリウム 49mg
- コレステロール 39mg

※半乾燥品

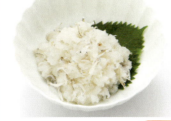

142 シラスおろし 37 kcal 0.5点
- たんぱく質 4.4g
- 脂質 0.4g
- 炭水化物 3.8g
- 食塩相当量 0.7g
- カリウム 261mg
- コレステロール 39mg
- 食物繊維 1.2g
- 添加糖分 0g

♠0 ♣0.3 ♥0.2 ♦0

※かけじょうゆは27ページ参照

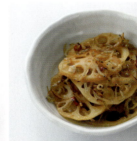

143 れんこんとのきんぴら 124 kcal 1.6点
- たんぱく質 5.9g
- 脂質 4.5g
- 炭水化物 14.4g
- 食塩相当量 1.6g
- カリウム 394mg
- コレステロール 39mg
- 食物繊維 1.4g
- 添加糖分 2.0g

♠0 ♣0.3 ♥0.6 ♦0.7

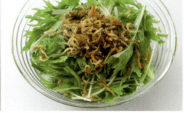

144 水菜とのサラダ 124 kcal 1.5点
- たんぱく質 4.9g
- 脂質 10.4g
- 炭水化物 2.0g
- 食塩相当量 1.4g
- カリウム 205mg
- コレステロール 39mg
- 食物繊維 0.9g
- 添加糖分 0g

♠0 ♣0.1 ♥0.1 ♦1.2

※ドレッシングを含む

♥ 第2群　魚加工品料理 (焼きちくわ・かまぼこ・さつま揚げ) レシピは 136・137ページ

焼きちくわ
30g＝0.5点 (1点＝65g)

- たんぱく質 3.7g
- 脂質 0.6g
- 炭水化物 4.1g
- 食塩相当量 0.6g
- カリウム 29mg
- コレステロール 8mg

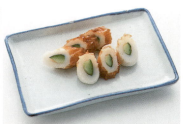

145 ちくわきゅうり　40kcal　0.5点
- たんぱく質 3.9g
- 脂質 0.6g
- 炭水化物 4.8g
- 食塩相当量 0.6g
- カリウム 79mg
- コレステロール 8mg
- 食物繊維 0.3g
- 添加糖分 0g

♠ 0　♥ 0.5　♣ +　♦ 0

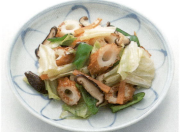

146 野菜とのいため物　124kcal　1.5点
- たんぱく質 5.1g
- 脂質 6.8g
- 炭水化物 10.7g
- 食塩相当量 1.2g
- カリウム 259mg
- コレステロール 8mg
- 食物繊維 2.5g
- 添加糖分 0g

♠ 0　♥ 0.5　♣ 0.3　♦ 0.8

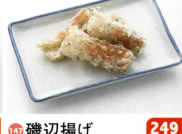

147 磯辺揚げ　249kcal　3.1点
- たんぱく質 6.2g
- 脂質 17.8g
- 炭水化物 14.4g
- 食塩相当量 0.7g
- カリウム 63mg
- コレステロール 54mg
- 食物繊維 0.4g
- 添加糖分 0g

♠ 0.2　♥ 0.5　♣ +　♦ 2.4

かまぼこ
40g＝0.5点 (1点＝85g)

- たんぱく質 4.8g
- 脂質 0.4g
- 炭水化物 3.9g
- 食塩相当量 1.0g
- カリウム 44mg
- コレステロール 6mg

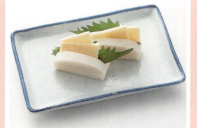

148 チーズサンド　99kcal　1.2点
- たんぱく質 8.9g
- 脂質 5.0g
- 炭水化物 4.2g
- 食塩相当量 1.5g
- カリウム 60mg
- コレステロール 20mg
- 食物繊維 0.1g
- 添加糖分 0g

♠ 0.8　♥ 0.5　♣ +　♦ 0

さつま揚げ
60g＝1.0点

- たんぱく質 7.5g
- 脂質 2.2g
- 炭水化物 8.3g
- 食塩相当量 1.1g
- カリウム 36mg
- コレステロール 12mg

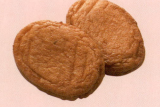

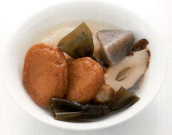

149 おでん　204kcal　2.6点
- たんぱく質 15.2g
- 脂質 3.3g
- 炭水化物 29.2g
- 食塩相当量 3.8g
- カリウム 788mg
- コレステロール 23mg
- 食物繊維 4.1g
- 添加糖分 3.0g

♠ 0　♥ 1.7　♣ 0.4　♦ 0.4

レシピは 137・138ページ　**肉料理** （牛もも肉・牛肩肉）　**第2群**

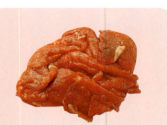

牛もも肉
80g=2.0点（1点=40g）

たんぱく質 15.6g	食塩相当量 0.1g
脂質 10.6g	カリウム 264mg
炭水化物 0.3g	コレステロール 55mg

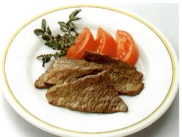

150 ソテー　**214 kcal**　**2.7点**

たんぱく質 16.0g	カリウム 379mg
脂質 14.7g	コレステロール 55mg
炭水化物 2.8g	食物繊維 0.6g
食塩相当量 0.6g	添加糖分 0g

♥ 0　♣ 2.1　♧ 0.1　♦ 0.5

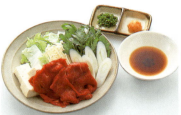

151 しゃぶしゃぶ　**264 kcal**　**3.3点**

たんぱく質 23.2g	カリウム 1034mg
脂質 13.2g	コレステロール 56mg
炭水化物 13.2g	食物繊維 4.3g
食塩相当量 2.8g	添加糖分 0g

♥ 0　♣ 2.6　♧ 0.5　♦ 0.2

※つけだれ（ポン酢しょうゆ）を含む

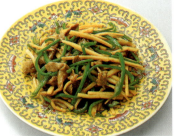

152 青椒肉絲（ちんじゃおろーすー）　**281 kcal**　**3.5点**

たんぱく質 19.1g	カリウム 623mg
脂質 17.1g	コレステロール 55mg
炭水化物 10.2g	食物繊維 2.8g
食塩相当量 2.0g	添加糖分 0.8g

♥ 0　♣ 2.1　♧ 0.3　♦ 1.1

第2群

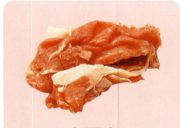

牛肩肉
75g=2.5点（1点=30g）

たんぱく質 13.4g	食塩相当量 0.1g
脂質 11.2g	カリウム 233mg
炭水化物 0.3g	コレステロール 45mg

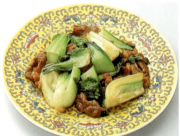

153 カキ油いため　**284 kcal**　**3.5点**

たんぱく質 14.4g	カリウム 530mg
脂質 20.8g	コレステロール 48mg
炭水化物 7.2g	食物繊維 1.3g
食塩相当量 2.1g	添加糖分 1.0g

♥ 0　♣ 2.4　♧ 0.1　♦ 1.0

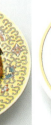

154 ビーフストロガノフ　**362 kcal**　**4.5点**

たんぱく質 15.3g	カリウム 487mg
脂質 24.4g	コレステロール 59mg
炭水化物 16.3g	食物繊維 2.6g
食塩相当量 2.3g	添加糖分 0.5g

♥ 0　♣ 2.4　♧ 0.4　♦ 1.7

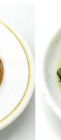

155 すき焼き　**389 kcal**　**4.9点**

たんぱく質 22.1g	カリウム 659mg
脂質 20.1g	コレステロール 49mg
炭水化物 24.9g	食物繊維 4.1g
食塩相当量 4.1g	添加糖分 13.5g

♥ 0　♣ 3.2　♧ 0.2　♦ 1.4

♥ 第2群 肉料理 (牛ヒレ肉・牛バラ肉)　レシピは 139・140ページ

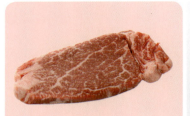

牛ヒレ肉
120g＝3.0点 (1点＝40g)

- たんぱく質 25.0g
- 脂質 13.4g
- 炭水化物 0.6g
- 食塩相当量 0.2g
- カリウム 456mg
- コレステロール 72mg

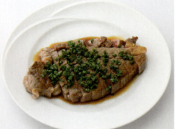

156 たたき　282 kcal　3.5点

- たんぱく質 25.6g
- 脂質 17.5g
- 炭水化物 2.2g
- 食塩相当量 1.0g
- カリウム 502mg
- コレステロール 72mg
- 食物繊維 0.2g
- 添加糖分 0g
- ♠ 0
- ♥ 2.9
- ♣ 0.1
- ♦ 0.5

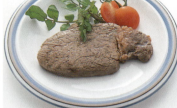

157 洋風ステーキ　293 kcal　3.7点

- たんぱく質 25.1g
- 脂質 19.5g
- 炭水化物 1.4g
- 食塩相当量 0.8g
- カリウム 495mg
- コレステロール 72mg
- 食物繊維 0.2g
- 添加糖分 0g
- ♠ 0
- ♥ 2.9
- ♣ +
- ♦ 0.7

158 和風ステーキ　307 kcal　3.8点

- たんぱく質 25.6g
- 脂質 19.5g
- 炭水化物 3.4g
- 食塩相当量 1.4g
- カリウム 597mg
- コレステロール 72mg
- 食物繊維 0.7g
- 添加糖分 0g
- ♠ 0
- ♥ 2.9
- ♣ 0.1
- ♦ 0.8

※かけじょうゆは 27ページ参照

牛バラ肉
95g＝5.0点 (1点＝19g)

- たんぱく質 12.2g
- 脂質 37.4g
- 炭水化物 0.3g
- 食塩相当量 0.1g
- カリウム 181mg
- コレステロール 75mg

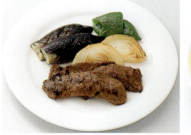

159 焼き肉　529 kcal　6.6点

- たんぱく質 14.1g
- 脂質 45.6g
- 炭水化物 11.4g
- 食塩相当量 1.6g
- カリウム 484mg
- コレステロール 77mg
- 食物繊維 2.9g
- 添加糖分 1.0g
- ♠ 0
- ♥ 5.1
- ♣ 0.5
- ♦ 1.1

160 ビーフシチュー　557 kcal　7.0点

- たんぱく質 16.9g
- 脂質 44.9g
- 炭水化物 13.9g
- 食塩相当量 1.9g
- カリウム 615mg
- コレステロール 78mg
- 食物繊維 4.9g
- 添加糖分 0.7g
- ♠ 0
- ♥ 5.1
- ♣ 0.5
- ♦ 1.4

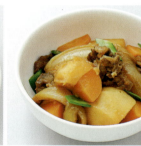

161 肉じゃが (牛バラ肉2点分)　367 kcal　4.6点

- たんぱく質 9.1g
- 脂質 19.2g
- 炭水化物 37.8g
- 食塩相当量 1.9g
- カリウム 899mg
- コレステロール 30mg
- 食物繊維 3.2g
- 添加糖分 4.5g
- ♠ 0
- ♥ 2.0
- ♣ 1.7
- ♦ 0.9

レシピは140ページ　**肉料理**（牛サーロイン肉・牛すじ・豚もも肉）　第**2**群

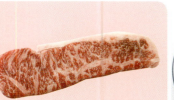

牛サーロイン肉
155g＝6.5点（1点＝24g）

たんぱく質 25.6g	食塩相当量 0.2g
脂質 43.2g	カリウム 419mg
炭水化物 0.6g	コレステロール 107mg

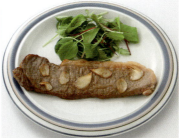

162 ステーキ　**590 kcal**　**7.4点**

たんぱく質 26.7g	カリウム 525mg
脂質 49.3g	コレステロール 107mg
炭水化物 3.1g	食物繊維 0.7g
食塩相当量 1.9g	添加糖分 0g

♠ 0　♣ 6.5　♣ 0.1　♦ 0.8

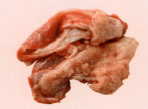

牛すじ
50g＝1.0点

たんぱく質 14.2g	食塩相当量 0.1g
脂質 2.5g	カリウム 10mg
炭水化物 0g	コレステロール 34mg

※成分値は「牛すじ・ゆで50g」の場合

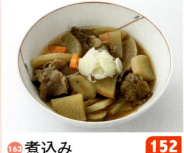

163 煮込み　**152 kcal**　**1.9点**

たんぱく質 16.8g	カリウム 381mg
脂質 3.1g	コレステロール 34mg
炭水化物 14.0g	食物繊維 4.0g
食塩相当量 2.2g	添加糖分 1.5g

♠ 0　♣ 1.0　♣ 0.5　♦ 0.4

第2群

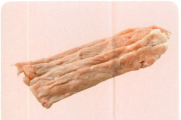

豚もも肉
90g＝2.0点（1点＝45g）

たんぱく質 18.5g	食塩相当量 0.1g
脂質 9.2g	カリウム 315mg
炭水化物 0.2g	コレステロール 60mg

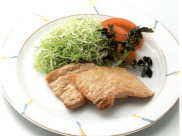

164 ソテー　**217 kcal**　**2.7点**

たんぱく質 19.2g	カリウム 469mg
脂質 13.3g	コレステロール 60mg
炭水化物 3.7g	食物繊維 1.0g
食塩相当量 0.7g	添加糖分 0g

♠ 0　♣ 2.1　♣ 0.2　♦ 0.5

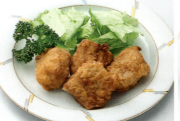

165 立田揚げ　**249 kcal**　**3.1点**

たんぱく質 19.1g	カリウム 389mg
脂質 15.5g	コレステロール 60mg
炭水化物 5.3g	食物繊維 0.3g
食塩相当量 1.0g	添加糖分 0g

♠ 0　♣ 2.1＋　♣ 0　♦ 1.0

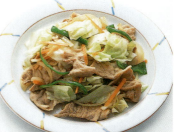

166 野菜とのいため物　**261 kcal**　**3.3点**

たんぱく質 19.9g	カリウム 565mg
脂質 15.4g	コレステロール 61mg
炭水化物 8.7g	食物繊維 2.4g
食塩相当量 1.3g	添加糖分 0g

♠ 0　♣ 2.1　♣ 0.4　♦ 0.8

47

♥ 第2群 肉料理 （豚肩ロース肉・豚ロース肉） レシピは 141・142ページ

豚肩ロース肉
90g=3.0点 （1点=30g）

- たんぱく質 15.4g
- 脂質 17.3g
- 炭水化物 0.1g
- 食塩相当量 0.1g
- カリウム 270mg
- コレステロール 62mg

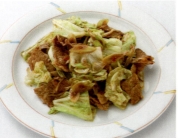

167 回鍋肉（ほいくぉろー） 309 kcal 3.9点
- たんぱく質 19.5g
- 脂質 17.9g
- 炭水化物 11.4g
- 食塩相当量 2.2g
- カリウム 572mg
- コレステロール 59mg
- 食物繊維 2.5g
- 添加糖分 0g
- ♠ 0
- ♥ 2.4
- ♣ 0.4
- ♦ 1.0

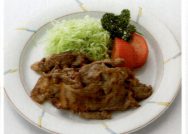

168 しょうが焼き 312 kcal 3.9点
- たんぱく質 16.7g
- 脂質 23.4g
- 炭水化物 5.4g
- 食塩相当量 1.0g
- カリウム 489mg
- コレステロール 62mg
- 食物繊維 1.3g
- 添加糖分 0g
- ♠ 0
- ♥ 2.8
- ♣ 0.2
- ♦ 0.8

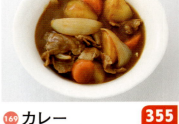

169 カレー 355 kcal 4.4点
豚肩ロース肉2点分
- たんぱく質 14.0g
- 脂質 21.7g
- 炭水化物 24.9g
- 食塩相当量 2.6g
- カリウム 619mg
- コレステロール 44mg
- 食物繊維 2.9g
- 添加糖分 0g
- ♠ 0
- ♥ 1.6
- ♣ 0.8
- ♦ 2.0

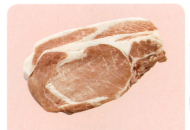

豚ロース肉
90g=3.0点 （1点=30g）

- たんぱく質 17.4g
- 脂質 17.3g
- 炭水化物 0.2g
- 食塩相当量 0.1g
- カリウム 279mg
- コレステロール 55mg

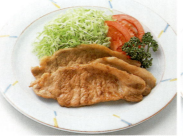

170 しょうが焼き 321 kcal 4.0点
- たんぱく質 18.7g
- 脂質 23.4g
- 炭水化物 5.5g
- 食塩相当量 1.0g
- カリウム 498mg
- コレステロール 55mg
- 食物繊維 1.3g
- 添加糖分 0g
- ♠ 0
- ♥ 3.0
- ♣ 0.2
- ♦ 0.8

171 酢豚 472 kcal 5.9点
- たんぱく質 21.0g
- 脂質 29.9g
- 炭水化物 27.7g
- 食塩相当量 2.4g
- カリウム 807mg
- コレステロール 56mg
- 食物繊維 4.4g
- 添加糖分 3.0g
- ♠ 0
- ♥ 3.0
- ♣ 0.5
- ♦ 2.4

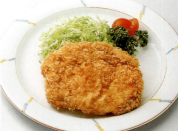

172 豚カツ 481 kcal 6.0点
- たんぱく質 21.4g
- 脂質 36.8g
- 炭水化物 12.4g
- 食塩相当量 1.1g
- カリウム 413mg
- コレステロール 113mg
- 食物繊維 1.2g
- 添加糖分 0g
- ♠ 0.3
- ♥ 1.6
- ♣ 0.1
- ♦ 2.7

レシピは 142・143ページ　肉料理（豚ヒレ肉・豚バラ肉）　第2群

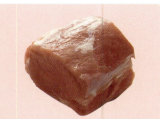

豚ヒレ肉
90g=1.5点（1点=60g）

たんぱく質 20.0g	食塩相当量 0.1g
脂質 3.3g	カリウム 387mg
炭水化物 0.3g	コレステロール 53mg

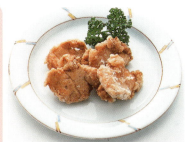

173 立田揚げ　219 kcal　2.7点

たんぱく質 21.0g	カリウム 441mg
脂質 10.7g	コレステロール 53mg
炭水化物 6.6g	食物繊維 0g
食塩相当量 1.9g	添加糖分 0g

♠ 0　♣ 1.5　♦ 1.3

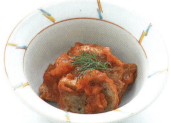

174 トマト煮　226 kcal　2.8点

たんぱく質 21.4g	カリウム 693mg
脂質 11.6g	コレステロール 53mg
炭水化物 8.1g	食物繊維 2g
食塩相当量 1.6g	添加糖分 0g

♠ 0　♣ 0.4　♦ 0.9

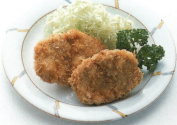

175 ヒレカツ　292 kcal　3.7点

たんぱく質 23.0g	カリウム 482mg
脂質 17.2g	コレステロール 100mg
炭水化物 9.2g	食物繊維 0.9g
食塩相当量 1.0g	添加糖分 0g

♠ 0.2　♣ 0.1　♦ 1.9

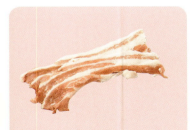

豚バラ肉
20g=1.0点

たんぱく質 2.9g	食塩相当量 0g
脂質 7.1g	カリウム 48mg
炭水化物 0g	コレステロール 14mg

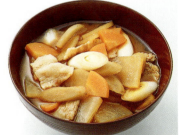

176 豚汁　169 kcal　2.1点

たんぱく質 6.3g	カリウム 526mg
脂質 10.7g	コレステロール 14mg
炭水化物 11.6g	食物繊維 3.1g
食塩相当量 2.2g	添加糖分 0g

♠ 1.0　♣ 0.4　♦ 0.7

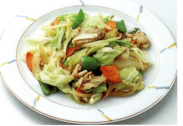

177 野菜とのいため物　209 kcal　2.6点

たんぱく質 5.4g	カリウム 417mg
脂質 15.4g	コレステロール 15mg
炭水化物 12.4g	食物繊維 3.3g
食塩相当量 1.5g	添加糖分 0g

♠ 1.0　♣ 0.6　♦ 1.0

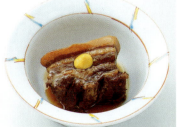

178 角煮　475 kcal　5.9点
豚バラ肉5点分

たんぱく質 15.4g	カリウム 289mg
脂質 39.5g	コレステロール 70mg
炭水化物 8g	食物繊維 0g
食塩相当量 1.9g	添加糖分 6.0g

♠ 0　♣ 0　♦ 1.0　4.9

第2群

49

♥ 第2群　肉料理 （鶏もも肉（皮つき））　レシピは 143・144ページ

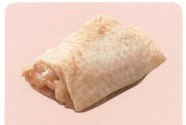

鶏もも肉（皮つき）
80g＝2.0点 （1点＝40g）

たんぱく質 13.3g	食塩相当量 0.1g
脂質 11.4g	カリウム 232mg
炭水化物 0g	コレステロール 71mg

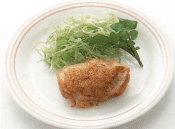

179 ソテー　226 kcal　2.8点
たんぱく質 13.7g　カリウム 302mg
脂質 17.4g　コレステロール 71mg
炭水化物 1.7g　食物繊維 0.6g
食塩相当量 0.7g　添加糖分 0g
♥ 0　♣ 2.0　♠ 0.1　◆ 0.7

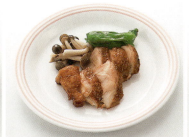

180 照り焼き　236 kcal　2.9点
たんぱく質 15.0g　カリウム 412mg
脂質 15.6g　コレステロール 71mg
炭水化物 6.8g　食物繊維 1.4g
食塩相当量 1.4g　添加糖分 3.0g
♥ 0　♣ 2.0　♠ 0.1　◆ 0.8

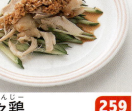

181 棒々鶏（ばんばんじー）　259 kcal　3.2点
たんぱく質 16.6g　カリウム 381mg
脂質 18.0g　コレステロール 72mg
炭水化物 5.9g　食物繊維 2.2g
食塩相当量 1.4g　添加糖分 0.8g
♥ 0　♣ 2.0　♠ 0.1　◆ 1.1

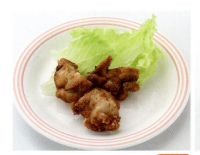

182 から揚げ　266 kcal　3.3点
たんぱく質 14.7g　カリウム 307mg
脂質 17.1g　コレステロール 71mg
炭水化物 10.2g　食物繊維 0.5g
食塩相当量 1.0g　添加糖分 0g
♥ 0　♣ 2.0　♠ +　◆ 1.2

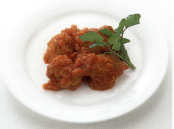

183 トマト煮　317 kcal　4.0点
たんぱく質 15.5g　カリウム 666mg
脂質 21.8g　コレステロール 72mg
炭水化物 13.5g　食物繊維 2.8g
食塩相当量 1.6g　添加糖分 0g
♥ 0　♣ 2.0　♠ 0.6　◆ 1.4

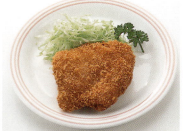

184 チキンカツ　339 kcal　4.2点
たんぱく質 16.3g　カリウム 327mg
脂質 25.2g　コレステロール 118mg
炭水化物 8.9g　食物繊維 0.9g
食塩相当量 0.8g　添加糖分 0g
♥ 0.2　♣ 2.0　♠ 0.1　◆ 1.9

185 カレー　389 kcal　4.9点
たんぱく質 16.1g　カリウム 659mg
脂質 24.3g　コレステロール 76mg
炭水化物 24.8g　食物繊維 2.9g
食塩相当量 2.6g　添加糖分 0g
♥ 0　♣ 2.0　♠ 0.8　◆ 2.0

レシピは 144・145ページ　**肉料理**（鶏胸肉（皮つき））　**第2群**

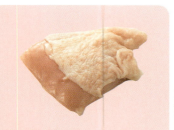

鶏胸肉（皮つき）
110g=2.0点（1点=55g）

たんぱく質 23.4g	食塩相当量 0.1g
脂質 6.5g	カリウム 374mg
炭水化物 0.1g	コレステロール 80mg

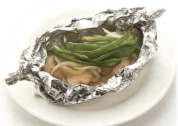

186 ホイル焼き　**182 kcal**

たんぱく質 23.8g　カリウム 440mg
脂質 7.5g　コレステロール 81mg
炭水化物 3.3g　食物繊維 0.7g
食塩相当量 0.7g　添加糖分 0g

2.3点
♥ 0
● 2.0
♣ 0.2
◆ 0.1

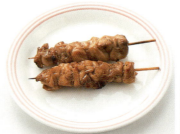

187 焼きとり　**195 kcal**

たんぱく質 24.2g　カリウム 410mg
脂質 6.5g　コレステロール 80mg
炭水化物 6.9g　食物繊維 0g
食塩相当量 1.4g　添加糖分 5.0g

2.4点
♥ 0
● 2.0
♣ 0
◆ 0.4

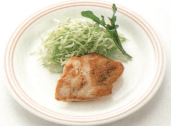
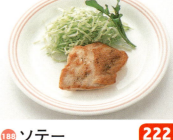

188 ソテー　**222 kcal**

たんぱく質 23.9g　カリウム 444mg
脂質 12.6g　コレステロール 80mg
炭水化物 1.8g　食物繊維 0.6g
食塩相当量 0.7g　添加糖分 0g

2.8点
♥ 0
● 2.0
♣ 0.1
◆ 0.7

第2群

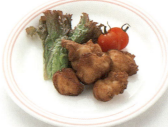

189 照り焼き　**232 kcal**

たんぱく質 25.1g　カリウム 554mg
脂質 10.7g　コレステロール 80mg
炭水化物 6.9g　食物繊維 1.4g
食塩相当量 1.4g　添加糖分 3.0g

2.9点
♥ 0
● 2.0
♣ 0.1
◆ 0.8

190 立田揚げ　**242 kcal**

たんぱく質 24.5g　カリウム 529mg
脂質 12.2g　コレステロール 80mg
炭水化物 6.3g　食物繊維 0.6g
食塩相当量 1.4g　添加糖分 0g

3.0点
♥ 0
● 2.0
♣ 0.1
◆ 0.9

191 薬味ソースかけ　**242 kcal**

たんぱく質 24.6g　カリウム 447mg
脂質 11.6g　コレステロール 80mg
炭水化物 7.6g　食物繊維 0.6g
食塩相当量 1.3g　添加糖分 1.0g

3.0点
♥ 0
● 2.0
♣ 0.1
◆ 1.0

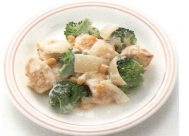

192 クリーム煮　**374 kcal**

たんぱく質 29.6g　カリウム 757mg
脂質 19.0g　コレステロール 98mg
炭水化物 20.2g　食物繊維 3.9g
食塩相当量 1.9g　添加糖分 0g

4.7点
♥ 0.6
● 2.0
♣ 0.7
◆ 1.4

♥ 第2群 肉料理 （鶏もも肉（皮なし）・鶏胸肉（皮なし））　レシピは146ページ

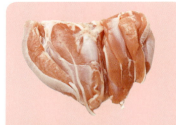

鶏もも肉（皮なし）
100g=1.5点（1点=65g）

たんぱく質 19.0g	食塩相当量 0.2g
脂質 5.0g	カリウム 320mg
炭水化物 0g	コレステロール 87mg

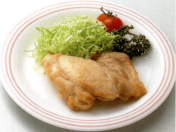

193 ソテー　193 kcal　2.4点

たんぱく質 19.5g	カリウム 416mg
脂質 11.1g	コレステロール 87mg
炭水化物 2.4g	食物繊維 0.7g
食塩相当量 0.6g	添加糖分 0g

♥ 0　♣ 1.6　+ 0.1　◆ 0.7

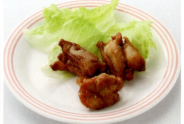

194 から揚げ　223 kcal　2.8点

たんぱく質 20.4g	カリウム 395mg
脂質 10.1g	コレステロール 87mg
炭水化物 10.2g	食物繊維 0.5g
食塩相当量 1.0g	添加糖分 0g

♥ 0　♣ 1.6　+ 0.1　◆ 1.2

195 チキンカツ　350 kcal　4.4点

たんぱく質 22.7g	カリウム 425mg
脂質 23.2g	コレステロール 145mg
炭水化物 10.2g	食物繊維 1.0g
食塩相当量 0.7g	添加糖分 0g

♥ 0.3　♣ 1.6　+ 0.1　◆ 2.4

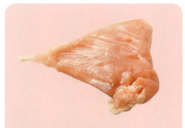

鶏胸肉（皮なし）
105g=1.5点（1点=70g）

たんぱく質 24.5g	食塩相当量 0.1g
脂質 2.0g	カリウム 389mg
炭水化物 0.1g	コレステロール 76mg

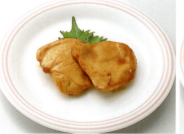

196 照り焼き　178 kcal　2.2点

たんぱく質 25.0g	カリウム 417mg
脂質 6.0g	コレステロール 76mg
炭水化物 3.4g	食物繊維 0.1g
食塩相当量 1.0g	添加糖分 2.0g

♥ 0　♣ 1.5　+ 0.7

197 ソテー　194 kcal　2.4点

たんぱく質 25.3g	カリウム 563mg
脂質 8.1g	コレステロール 76mg
炭水化物 4.1g	食物繊維 1.1g
食塩相当量 0.5g	添加糖分 0g

♥ 0　♣ 1.5　+ 0.2　◆ 0.7

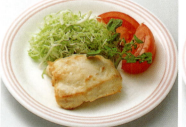

198 立田揚げ　199 kcal　2.5点

たんぱく質 25.3g	カリウム 509mg
脂質 7.3g	コレステロール 76mg
炭水化物 5.8g	食物繊維 0.5g
食塩相当量 1.0g	添加糖分 0g

♥ 0　♣ 1.5　+ 0.1　◆ 0.9

レシピは 146・147ページ　**肉料理**（手羽先・鶏骨つき肉）　**第2群**

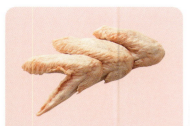

手羽先（骨つき175g）

可食部105g＝3.0点 (1点＝35g)

- たんぱく質 18.3g　食塩相当量 0.2g
- 脂質 17.0g　カリウム 221mg
- 炭水化物 0g　コレステロール 126mg

※骨を除くと可食部60%

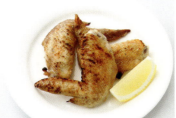

199 焼き物　**239 kcal**　**3.0点**

たんぱく質 18.3g	カリウム 227mg	♥ 0
脂質 17.0g	コレステロール 126mg	♣ 3.0
炭水化物 0.5g	食物繊維 0g	♠ +
食塩相当量 0.6g	添加糖分 0g	◆ +

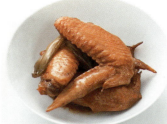

200 煮物　**297 kcal**　**3.7点**

たんぱく質 19.0g	カリウム 281mg	♥ 0
脂質 21.0g	コレステロール 126mg	♣ 3.0
炭水化物 4.2g	食物繊維 0.4g	♠ 0.1
食塩相当量 1.1g	添加糖分 2.0g	◆ 0.7

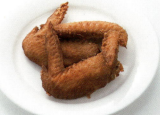

201 から揚げ　**311 kcal**　**3.9点**

たんぱく質 18.8g	カリウム 229mg	♥ 0
脂質 22.7g	コレステロール 126mg	♣ 3.0
炭水化物 4.6g	食物繊維 0.2g	♠ 0
食塩相当量 0.6g	添加糖分 0g	◆ 0.9

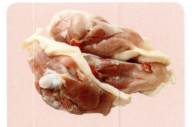

鶏骨つき肉（骨つき170g）

可食部120g＝3.0点 (1点＝40g)

- たんぱく質 19.9g　食塩相当量 0.2g
- 脂質 17.0g　カリウム 348mg
- 炭水化物 0g　コレステロール 107mg

※骨を除くと可食部70%

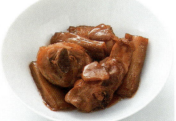

202 煮物　**311 kcal**　**3.9点**

たんぱく質 20.9g	カリウム 420mg	♥ 0
脂質 21.1g	コレステロール 107mg	♣ 3.1
炭水化物 5.5g	食物繊維 0.4g	♠ 0.1
食塩相当量 1.5g	添加糖分 3.0g	◆ 0.8

203 スープ煮　**335 kcal**　**4.2点**

たんぱく質 22.0g	カリウム 708mg	♥ 0
脂質 21.3g	コレステロール 107mg	♣ 3.1
炭水化物 12.3g	食物繊維 3.3g	♠ 0.7
食塩相当量 1.8g	添加糖分 0g	◆ 0.5

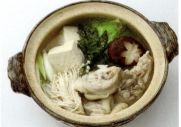

204 水たき　**344 kcal**　**4.3点**

たんぱく質 28.3g	カリウム 1007mg	♥ 0
脂質 20.5g	コレステロール 107mg	♣ 3.7
炭水化物 11.2g	食物繊維 4.5g	♠ 0.5
食塩相当量 1.7g	添加糖分 0g	◆ 0.1

※つけだれ（ポン酢しょうゆ）を含む

♥ 第2群 肉料理 （鶏ささ身・牛タン・牛レバー）　レシピは 147・148ページ

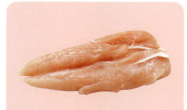

鶏ささ身
75g＝1.0点

たんぱく質 17.3g　食塩相当量 0.1g
脂質 0.6g　カリウム 315mg
炭水化物 0g　コレステロール 50mg

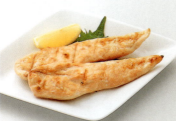

205 塩焼き　**86 kcal**　**1.1点**

たんぱく質 17.3g　カリウム 326mg
脂質 0.6g　コレステロール 50mg
炭水化物 0.7g　食物繊維 0.1g
食塩相当量 0.5g　添加糖分 0g

♠ 0
♣ 1.0
+ 0.1
♦ 0.1

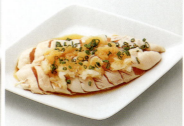

206 刺し身 （たたき）　**93 kcal**　**1.2点**

たんぱく質 18.1g　カリウム 469mg
脂質 0.7g　コレステロール 50mg
炭水化物 2.9g　食物繊維 0.8g
食塩相当量 0.8g　添加糖分 0g

♠ 0
♣ 1.0
+ 0.1
♦ 0.1

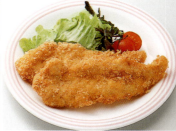

207 フライ　**292 kcal**　**3.6点**

たんぱく質 20.7g　カリウム 409mg
脂質 18g　コレステロール 108mg
炭水化物 9.7g　食物繊維 0.7g
食塩相当量 0.6g　添加糖分 0g

♠ 0.3
♣ 1.0
+ 0.1
♦ 2.3

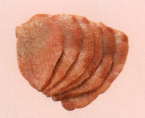

牛タン
45g＝2.0点　（1点＝22g）

たんぱく質 6.0g　食塩相当量 0.1g
脂質 14.3g　カリウム 104mg
炭水化物 0.1g　コレステロール 44mg

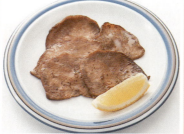

208 塩焼き　**162 kcal**　**2.0点**

たんぱく質 6.0g　カリウム 109mg
脂質 14.3g　コレステロール 44mg
炭水化物 0.5g　食物繊維 0g
食塩相当量 0.4g　添加糖分 0g

♠ 0
♣ 2.0
+ 0
♦ 0

牛レバー
60g＝1.0点

たんぱく質 11.8g　食塩相当量 0.1g
脂質 2.2g　カリウム 180mg
炭水化物 2.2g　コレステロール 144mg

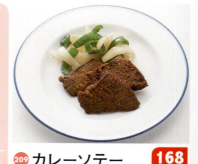

209 カレーソテー　**168 kcal**　**2.1点**

たんぱく質 12.7g　カリウム 270mg
脂質 8.4g　コレステロール 144mg
炭水化物 9.5g　食物繊維 1.1g
食塩相当量 0.8g　添加糖分 0g

♠ 0
♣ 1.0
+ 0.2
♦ 0.9

レシピは 148・149ページ　**肉料理**（豚レバー・鶏レバー）　**第2群**

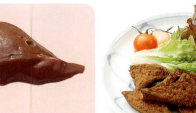

豚レバー
65g = 1.0点

たんぱく質 13.3g	食塩相当量 0.1g
脂質 2.2g	カリウム 189mg
炭水化物 1.6g	コレステロール 163mg

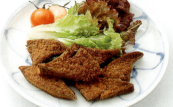

⓴ 香り揚げ　**170 kcal**

たんぱく質 14.4g　カリウム 336mg　**2.1点**
脂質 6.9g　コレステロール 163mg　♥ 0
炭水化物 11.1g　食物繊維 0.6g　♣ 1.0
食塩相当量 1.4g　添加糖分 1.5g　♦ 0.1
　　　　　　　　　　　　　　　　◆ 1.0

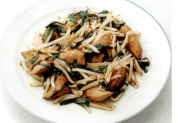

⓶⑪ レバーいため　**210 kcal**

たんぱく質 15.9g　カリウム 388mg　**2.6点**
脂質 12.3g　コレステロール 163mg　♥ 0
炭水化物 6.9g　食物繊維 1.7g　♣ 1.0
食塩相当量 1.4g　添加糖分 1.0g　♦ 0.2
　　　　　　　　　　　　　　　　◆ 1.4

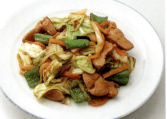

⓶⑫ みそいため　**250 kcal**

たんぱく質 16.1g　カリウム 506mg　**3.1点**
脂質 12.9g　コレステロール 163mg　♥ 0
炭水化物 14.6g　食物繊維 3.0g　♣ 0.5
食塩相当量 1.9g　添加糖分 1.5g　♦ 1.6

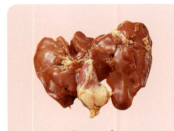

鶏レバー
70g = 1.0点

たんぱく質 13.2g	食塩相当量 0.2g
脂質 2.2g	カリウム 231mg
炭水化物 0.4g	コレステロール 259mg

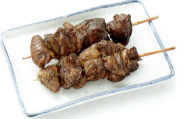

⓶⑬ 焼きとり　**78 kcal**

たんぱく質 13.2g　カリウム 231mg　**1.0点**
脂質 2.2g　コレステロール 259mg　♥ 0
炭水化物 0.4g　食物繊維 0g　♣ 1.0
食塩相当量 0.5g　添加糖分 0g　♦ 0

⓶⑭ 甘辛煮　**102 kcal**

たんぱく質 14.2g　カリウム 310mg　**1.3点**
脂質 2.2g　コレステロール 259mg　♥ 0
炭水化物 5.9g　食物繊維 0.5g　♣ 1.0
食塩相当量 1.5g　添加糖分 3.0g　♦ 0.1
　　　　　　　　　　　　　　　　◆ 0.2

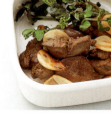

⓶⑮ ガーリックソテー　**142 kcal**

たんぱく質 13.8g　カリウム 279mg　**1.8点**
脂質 8.2g　コレステロール 259mg　♥ 0
炭水化物 2.1g　食物繊維 0.4g　♣ 1.0
食塩相当量 0.7g　添加糖分 0g　♦ 0.1
　　　　　　　　　　　　　　　　◆ 0.7

第2群

55

♥第2群 肉料理 （砂肝・スペアリブ） レシピは149・150ページ

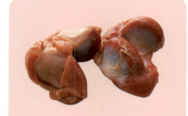

砂肝
85g=1.0点

たんぱく質 15.6g　食塩相当量 0.1g
脂質 1.5g　カリウム 196mg
炭水化物 0g　コレステロール 170mg

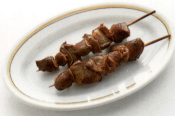

216 焼き砂肝 — 80 kcal／1.0点

たんぱく質 15.6g　カリウム 196mg
脂質 1.5g　コレステロール 170mg
炭水化物 0g　食物繊維 0g
食塩相当量 0.6g　添加糖分 0g

♠ 0　♥ 1.0　♣ 0　♦ 0

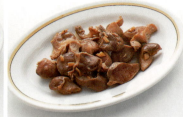

217 にんにくいため — 139 kcal／1.7点

たんぱく質 15.7g　カリウム 210mg
脂質 7.6g　コレステロール 170mg
炭水化物 0.8g　食物繊維 0.2g
食塩相当量 0.6g　添加糖分 0g

♠ 0　♥ 1.0　♣ +　♦ 0.7

218 マリネ — 198 kcal／2.5点

たんぱく質 15.8g　カリウム 218mg
脂質 13.6g　コレステロール 170mg
炭水化物 0.8g　食物繊維 0.2g
食塩相当量 0.9g　添加糖分 0g

♠ 0　♥ 1.0　♣ +　♦ 1.4

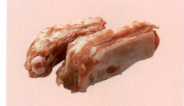

スペアリブ（骨つき120g）
可食部80g=4.0点（1点=20g）

たんぱく質 11.5g　食塩相当量 0.1g
脂質 28.3g　カリウム 192mg
炭水化物 0.1g　コレステロール 56mg

※骨を除いて可食部65%

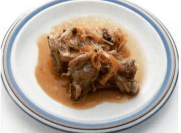

219 豆豉蒸し — 354 kcal／4.4点

たんぱく質 12.7g　カリウム 266mg
脂質 29.9g　コレステロール 56mg
炭水化物 2.9g　食物繊維 0.5g
食塩相当量 1.9g　添加糖分 0g

♠ 0　♥ 4.1　♣ 0　♦ 0.3

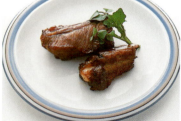

220 オーブン焼き — 355 kcal／4.4点

たんぱく質 12.3g　カリウム 242mg
脂質 28.3g　コレステロール 56mg
炭水化物 8.0g　食物繊維 0.2g
食塩相当量 1.4g　添加糖分 7.0g

♠ 0　♥ 4.0　♣ +　♦ 0.5

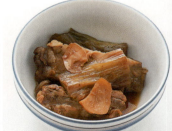

221 煮込み — 395 kcal／4.9点

たんぱく質 12.7g　カリウム 276mg
脂質 32.3g　コレステロール 56mg
炭水化物 7.6g　食物繊維 0.4g
食塩相当量 1.8g　添加糖分 4.5g

♠ 0　♥ 4.0　♣ 0.1　♦ 0.9

レシピは 150・151ページ　**肉料理** (牛ひき肉・豚赤身ひき肉)　**第2群**

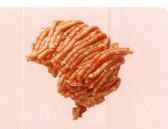

牛ひき肉
70g=2.4点 (1点=29g)

- たんぱく質 12.0g
- 脂質 14.8g
- 炭水化物 0.2g
- 食塩相当量 0.1g
- カリウム 182mg
- コレステロール 45mg

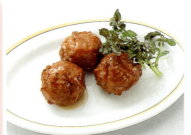

222 ミートボール　**299 kcal**　**3.7点**

- たんぱく質 15.2g　カリウム 306mg
- 脂質 20.6g　コレステロール 103mg
- 炭水化物 10.2g　食物繊維 0.9g
- 食塩相当量 1.3g　添加糖分 1.0g

♠ 0.3　♥ 2.4　♣ 0.1　♦ 1.0

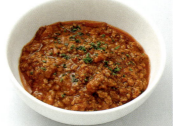

223 ミートソース　**315 kcal**　**3.9点**

- たんぱく質 13.5g　カリウム 574mg
- 脂質 21.0g　コレステロール 45mg
- 炭水化物 10.3g　食物繊維 2.3g
- 食塩相当量 1.3g　添加糖分 0g

♠ 0　♥ 2.4　♣ 0.5　♦ 1.0

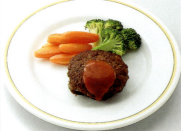

224 ハンバーグ　**366 kcal**　**4.6点**

- たんぱく質 17.3g　カリウム 547mg
- 脂質 24.4g　コレステロール 107mg
- 炭水化物 17.7g　食物繊維 3.3g
- 食塩相当量 2.1g　添加糖分 1.0g

♠ 0.3　♥ 2.4　♣ 0.4　♦ 1.5

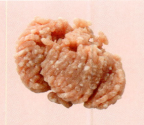

豚赤身ひき肉
45g=1.0点

- たんぱく質 9.2g
- 脂質 4.6g
- 炭水化物 0.1g
- 食塩相当量 0.1g
- カリウム 158mg
- コレステロール 30mg

※豚もも肉で算出

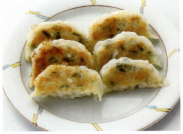

225 焼きギョーザ　**290 kcal**　**3.6点**

- たんぱく質 13.7g　カリウム 463mg
- 脂質 13.3g　コレステロール 30mg
- 炭水化物 26.6g　食物繊維 2.4g
- 食塩相当量 1.1g　添加糖分 0g

♠ 0　♥ 1.0　♣ 0.2　♦ 2.4

※つけじょうゆ (酢じょうゆ) は28ページ参照

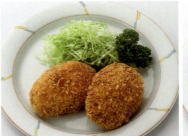

226 ポテトコロッケ　**422 kcal**　**5.3点**

- たんぱく質 14.5g　カリウム 625mg
- 脂質 26.6g　コレステロール 69mg
- 炭水化物 29.5g　食物繊維 2.7g
- 食塩相当量 0.8g　添加糖分 0g

♠ 0.2　♥ 1.0　♣ 0.9　♦ 3.2

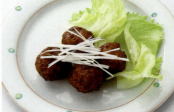

227 肉団子　**209 kcal**　**2.6点**
豚赤身ひき肉1.5点分

- たんぱく質 14.8g　カリウム 312mg
- 脂質 12.1g　コレステロール 73mg
- 炭水化物 8.6g　食物繊維 0.5g
- 食塩相当量 1.0g　添加糖分 3.0g

♠ 0.1　♥ 1.5　♣ 0.1　♦ 0.9

♥ 第2群 肉料理 （豚ひき肉） レシピは 151〜153ページ

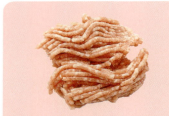

豚ひき肉
70g=2.0点 （1点=35g）

たんぱく質 12.4g	食塩相当量 0.1g
脂質 12.0g	カリウム 203mg
炭水化物 0.1g	コレステロール 52mg

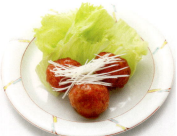

228 肉団子 — 255 kcal / 3.2点

たんぱく質 13.9g	カリウム 287mg
脂質 17.5g	コレステロール 81mg
炭水化物 8.6g	食物繊維 0.5g
食塩相当量 1.0g	添加糖分 3.0g

♠ 0.1　♥ 2.1　♣ 0.1　◆ 0.9

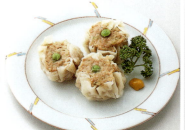

229 シューマイ — 264 kcal / 3.3点

たんぱく質 13.9g	カリウム 305mg
脂質 15.1g	コレステロール 52mg
炭水化物 16.4g	食物繊維 1.1g
食塩相当量 0.7g	添加糖分 0.8g

♠ 0　♥ 2.1　♣ 0.3　◆ 1.0

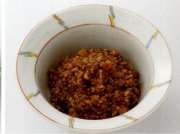

230 肉みそ — 265 kcal / 3.3点

たんぱく質 14.7g	カリウム 398mg
脂質 16.6g	コレステロール 52mg
炭水化物 9.6g	食物繊維 1.4g
食塩相当量 2.2g	添加糖分 1.5g

♠ 0　♥ 2.1　♣ 0.4　◆ 1.1

※つけじょうゆは27ページ参照

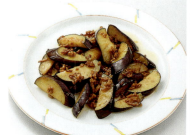

231 なすとのいため物 — 295 kcal / 3.7点

たんぱく質 15.0g	カリウム 595mg
脂質 20.2g	コレステロール 53mg
炭水化物 11.4g	食物繊維 3.5g
食塩相当量 1.4g	添加糖分 1.5g

♠ 0　♥ 2.1　♣ 0.5　◆ 1.2

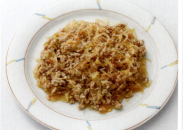

232 春雨の辛味いため — 302 kcal / 3.8点

たんぱく質 13.6g	カリウム 310mg
脂質 16.2g	コレステロール 52mg
炭水化物 22.8g	食物繊維 1.7g
食塩相当量 2.1g	添加糖分 1.0g

♠ 0　♥ 2.1　♣ 0.2　◆ 1.6

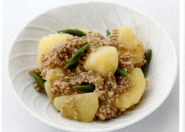

233 じゃが芋のそぼろ煮 — 315 kcal / 3.9点

たんぱく質 15.1g	カリウム 725mg
脂質 16.1g	コレステロール 52mg
炭水化物 25.0g	食物繊維 1.4g
食塩相当量 1.5g	添加糖分 4.5g

♠ 0　♥ 2.1　♣ 1.0　◆ 0.9

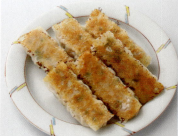

234 焼きギョーザ — 342 kcal / 4.3点

たんぱく質 16.7g	カリウム 464mg
脂質 17.7g	コレステロール 52mg
炭水化物 25.9g	食物繊維 2.2g
食塩相当量 1.1g	添加糖分 0g

♠ 0　♥ 2.1　♣ 0.2　◆ 2.0

※つけじょうゆ（酢じょうゆ）は28ページ参照

レシピは 153・154ページ　**肉料理** (牛豚ひき肉) 第2群

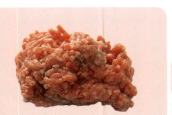

牛豚ひき肉
65g=2.0点 (1点=32g)
たんぱく質 11.3g　食塩相当量 0.1g
脂質 12.4g　カリウム 179mg
炭水化物 0.1g　コレステロール 45mg

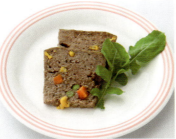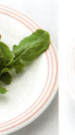

㉟ ミートローフ　**217** kcal　**2.7点**
たんぱく質 13.9g　カリウム 286mg
脂質 13.9g　コレステロール 87mg
炭水化物 7.2g　食物繊維 1.3g
食塩相当量 1.0g　添加糖分 0g
♠ 0.2　♥ 2.1　♣ 0.3　♦ 0.2

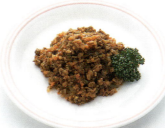

㊱ ドライカレー　**247** kcal　**3.1点**
たんぱく質 12.1g　カリウム 333mg
脂質 18.8g　コレステロール 45mg
炭水化物 5.8g　食物繊維 1.9g
食塩相当量 0.9g　添加糖分 0g
♠ 0　♥ 2.1　♣ 0.2　♦ 0.8

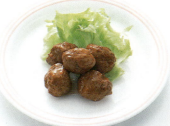

㊲ 肉団子　**255** kcal　**3.2点**
たんぱく質 12.8g　カリウム 263mg
脂質 17.9g　コレステロール 74mg
炭水化物 8.6g　食物繊維 0.5g
食塩相当量 1.0g　添加糖分 3.0g
♠ 0.1　♥ 2.1　♣ 0.1　♦ 0.9

第2群

㊳ ピーマン肉詰め　**266** kcal　**3.3点**
たんぱく質 12.9g　カリウム 298mg
脂質 18.9g　コレステロール 45mg
炭水化物 9.4g　食物繊維 1.5g
食塩相当量 0.7g　添加糖分 0g
♠ 0　♥ 2.1　♣ 0.2　♦ 1.1

㊴ ミートソース　**289** kcal　**3.6点**
たんぱく質 12.8g　カリウム 570mg
脂質 18.7g　コレステロール 45mg
炭水化物 10.1g　食物繊維 2.3g
食塩相当量 1.3g　添加糖分 0g
♠ 0　♥ 2.1　♣ 0.5　♦ 1.0

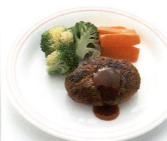

㊵ ハンバーグ　**333** kcal　**4.2点**
たんぱく質 16.4g　カリウム 568mg
脂質 22.0g　コレステロール 107mg
炭水化物 16.3g　食物繊維 3.7g
食塩相当量 1.9g　添加糖分 1.5g
♠ 0.3　♥ 2.1　♣ 0.5　♦ 1.4

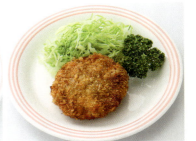

㊶ メンチカツ　**381** kcal　**4.8点**
たんぱく質 16.4g　カリウム 391mg
脂質 25.1g　コレステロール 99mg
炭水化物 20.5g　食物繊維 2.1g
食塩相当量 1.2g　添加糖分 1.5g
♠ 0.3　♥ 2.1　♣ 0.3　♦ 2.1

♥ 第2群　肉料理 （鶏ひき肉・鶏胸ひき肉）　レシピは154・155ページ

鶏ひき肉
70g＝1.6点　(1点＝45g)

たんぱく質 12.3g	食塩相当量 0.1g
脂質 8.4g	カリウム 175mg
炭水化物 0g	コレステロール 56mg

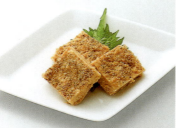

242 松風焼き　208 kcal　2.6点

たんぱく質 15.4g	カリウム 246mg
脂質 11.3g	コレステロール 114mg
炭水化物 8.0g	食物繊維 0.6g
食塩相当量 1.5g	添加糖分 3.0g

♠ 0.3　♥ 1.6　♣ +　◆ 0.7

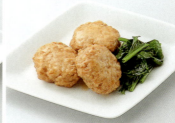

243 つくね　254 kcal　3.2点

たんぱく質 15.2g	カリウム 397mg
脂質 16.0g	コレステロール 119mg
炭水化物 8.8g	食物繊維 0.9g
食塩相当量 1.4g	添加糖分 2.0g

♠ 0.3　♥ 1.6　♣ 0.1　◆ 1.2

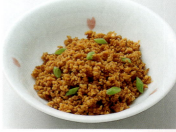

244 そぼろ　100 kcal　1.2点
鶏ひき肉1点分

たんぱく質 8.3g	カリウム 146mg
脂質 5.4g	コレステロール 36mg
炭水化物 3.8g	食物繊維 0.2g
食塩相当量 0.6g	添加糖分 3.0g

♠ 0　♥ 1.0　♣ +　◆ 0.2

鶏胸ひき肉（皮なし）
70g＝1.0点

たんぱく質 16.3g	食塩相当量 0.1g
脂質 1.3g	カリウム 259mg
炭水化物 0.1g	コレステロール 50mg

※鶏胸肉で算出

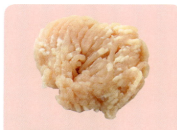

245 卵と野菜とのいため物　233 kcal　2.9点

たんぱく質 24.5g	カリウム 484mg
脂質 13.1g	コレステロール 282mg
炭水化物 2.8g	食物繊維 1.3g
食塩相当量 1.3g	添加糖分 0g

♠ 1.0　♥ 1.6　♣ 0.2　◆ 0.7

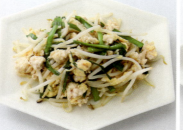

246 つくね　238 kcal　3.0点

たんぱく質 19.3g	カリウム 485mg
脂質 9.0g	コレステロール 114mg
炭水化物 17.0g	食物繊維 0.9g
食塩相当量 1.4g	添加糖分 2.0g

♠ 0.3　♥ 1.0　♣ 0.1　◆ 1.6

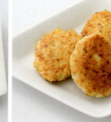

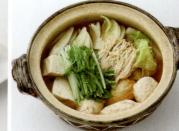

247 つくねなべ　238 kcal　3.0点

たんぱく質 27.0g	カリウム 1145mg
脂質 6.0g	コレステロール 104mg
炭水化物 19.3g	食物繊維 4.6g
食塩相当量 3.9g	添加糖分 2.0g

♠ 0.2　♥ 1.7　♣ 0.5　◆ 0.5

レシピは 155・156ページ　# 肉加工品料理 (ロースハム・生ハム)　第2群

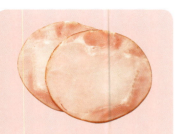

ロースハム
40g = 1.0点

- たんぱく質 6.6g
- 脂質 5.6g
- 炭水化物 0.5g
- 食塩相当量 1.0g
- カリウム 104mg
- コレステロール 16mg

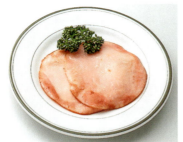

㉘ ソテー　116 kcal　1.4点
- たんぱく質 6.6g
- 脂質 9.6g
- 炭水化物 0.6g
- 食塩相当量 1.0g
- カリウム 110mg
- コレステロール 16mg
- 食物繊維 0g
- 添加糖分 0g

♥ 0　♣ 1.0　＋　◆ 0.5

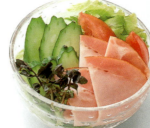

㉙ サラダ　150 kcal　1.9点
- たんぱく質 7.4g
- 脂質 11.7g
- 炭水化物 4.0g
- 食塩相当量 1.5g
- カリウム 295mg
- コレステロール 16mg
- 食物繊維 1.0g
- 添加糖分 0g

♥ 0　♣ 0.2　◆ 0.7

※ドレッシングを含む

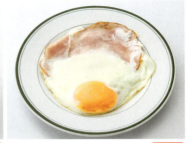

㉚ ハムエッグ　217 kcal　2.7点
- たんぱく質 13.4g
- 脂質 17.2g
- 炭水化物 0.7g
- 食塩相当量 1.4g
- カリウム 176mg
- コレステロール 247mg
- 食物繊維 0g
- 添加糖分 0g

♥ 1.0　♣ 1.0　◆ 0.7

第2群

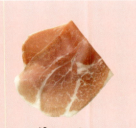

生ハム
15g = 0.5点 (1点=30g)

- たんぱく質 3.6g
- 脂質 2.5g
- 炭水化物 0.1g
- 食塩相当量 0.4g
- カリウム 71mg
- コレステロール 12mg

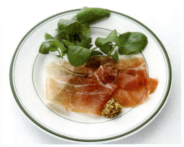

㉛ クレソンとマスタード添え　45 kcal　0.6点
- たんぱく質 3.9g
- 脂質 3.0g
- 炭水化物 0.6g
- 食塩相当量 0.5g
- カリウム 93mg
- コレステロール 12mg
- 食物繊維 0.1g
- 添加糖分 0g

♥ 0　♣ 0.5　＋　◆ 0.1

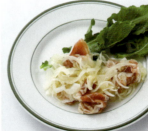

㉜ オニオンマリネ　119 kcal　1.5点
- たんぱく質 4.4g
- 脂質 8.6g
- 炭水化物 5.2g
- 食塩相当量 0.8g
- カリウム 222mg
- コレステロール 12mg
- 食物繊維 1.2g
- 添加糖分 0g

♥ 0　♣ 0.5　◆ 0.3　0.8

㉝ ポテトサラダ　197 kcal　2.5点
- たんぱく質 5.3g
- 脂質 12.4g
- 炭水化物 16.3g
- 食塩相当量 0.6g
- カリウム 433mg
- コレステロール 24mg
- 食物繊維 1.3g
- 添加糖分 0.5g

♥ 0　♣ 0.5　◆ 0.8　1.2

61

♥ **第2群** 肉加工品料理 （ベーコン・ウインナソーセージ） レシピは 156・157ページ

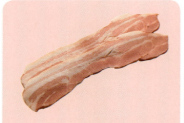

ベーコン
40g=2.0点 (1点=20g)

たんぱく質 5.2g	食塩相当量 0.8g
脂質 15.6g	カリウム 84mg
炭水化物 0.1g	コレステロール 20mg

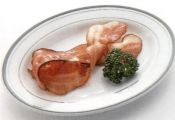

254 ソテー　**162 kcal**

たんぱく質 5.2g	カリウム 89mg	2.0点
脂質 15.6g	コレステロール 20mg	♥ 0
炭水化物 0.2g	食物繊維 0g	♣ 2.0
食塩相当量 0.8g	添加糖分 0g	♦ 0

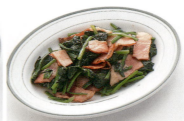

255 ほうれん草とのいため物　**209 kcal**

たんぱく質 6.3g	カリウム 431mg	2.6点
脂質 19.8g	コレステロール 20mg	♥ 0
炭水化物 1.7g	食物繊維 1.4g	♣ 2.0
食塩相当量 1.0g	添加糖分 0g	♦ 0.1
		♦ 0.5

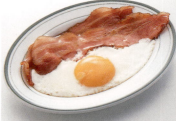

256 ベーコンエッグ　**282 kcal**

たんぱく質 11.9g	カリウム 157mg	3.5点
脂質 25.3g	コレステロール 251mg	♥ 1.0
炭水化物 0.4g	食物繊維 0g	♣ 2.0
食塩相当量 1.2g	添加糖分 0g	♦ 0.5

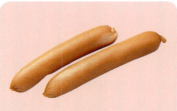

ウインナソーセージ
38g=1.5点 (1点=25g)

たんぱく質 5.3g	食塩相当量 0.7g
脂質 11.4g	カリウム 72mg
炭水化物 1.2g	コレステロール 23mg

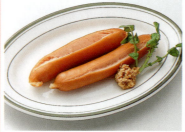

257 ゆでソーセージ　**129 kcal**

たんぱく質 5.3g	カリウム 80mg	1.6点
脂質 11.4g	コレステロール 23mg	♥ 0
炭水化物 1.3g	食物繊維 0.1g	♣ 1.6
食塩相当量 0.7g	添加糖分 0g	♦ 0

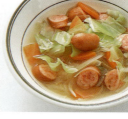

258 スープ煮　**160 kcal**

たんぱく質 6.4g	カリウム 274mg	2.0点
脂質 11.6g	コレステロール 23mg	♥ 0
炭水化物 8.5g	食物繊維 1.9g	♣ 1.6
食塩相当量 1.6g	添加糖分 0g	♦ 0.4

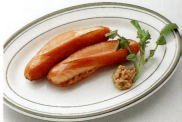

259 ソテー　**166 kcal**

たんぱく質 5.3g	カリウム 80mg	2.1点
脂質 15.4g	コレステロール 23mg	♥ 0
炭水化物 1.3g	食物繊維 0.1g	♣ 1.6
食塩相当量 0.7g	添加糖分 0g	♦ 0

レシピは 157・158ページ **豆製品料理** （もめん豆腐） 第2群

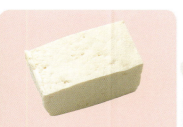

もめん豆腐
110g=1.0点
たんぱく質 7.3g	食塩相当量 0.2g
脂質 4.6g	カリウム 154mg
炭水化物 1.8g	食物繊維 0.4g

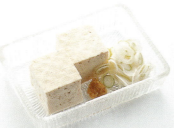

260 冷ややっこ 83 kcal 1.0点
たんぱく質 7.4g	カリウム 181mg
脂質 4.6g	コレステロール 0mg
炭水化物 2.8g	食物繊維 0.7g
食塩相当量 0.2g	添加糖分 0g

♥ 0　♣ 1.0　♦ 0.1　◆ 0

※かけじょうゆは 27ページ参照

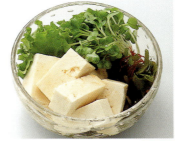

261 豆腐サラダ 112 kcal 1.4点
たんぱく質 8.3g	カリウム 282mg
脂質 6.7g	コレステロール 0mg
炭水化物 4.5g	食物繊維 1.2g
食塩相当量 1.2g	添加糖分 0.8g

♥ 0　♣ 1.0　♦ 0.1　◆ 0.3

※ドレッシングを含む

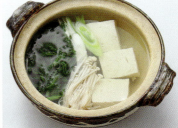

262 湯豆腐 128 kcal 1.6点
たんぱく質 11.1g	カリウム 783mg
脂質 5.0g	コレステロール 1mg
炭水化物 12.9g	食物繊維 5.3g
食塩相当量 1.6g	添加糖分 0g

♥ 0　♣ 1.0　♦ 0.5　◆ 0

※つけだれ（ポン酢しょうゆ）を含む

第2群

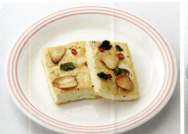

263 豆腐ステーキ 140 kcal 1.8点
たんぱく質 7.5g	カリウム 186mg
脂質 10.7g	コレステロール 0mg
炭水化物 2.8g	食物繊維 0.7g
食塩相当量 1.2g	添加糖分 0g

♥ 0　♣ 1.0　♦ 0.1　◆ 0.7

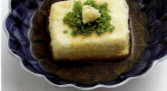

264 揚げ出し豆腐 172 kcal 2.1点
たんぱく質 8.1g	カリウム 231mg
脂質 10.1g	コレステロール 0mg
炭水化物 10.4g	食物繊維 0.7g
食塩相当量 1.1g	添加糖分 2.0g

♥ 0　♣ 1　♦ +　◆ 1.1

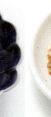

265 麻婆豆腐 259 kcal 3.2点
たんぱく質 15.5g	カリウム 353mg
脂質 17.8g	コレステロール 30mg
炭水化物 7.7g	食物繊維 1.2g
食塩相当量 1.8g	添加糖分 1.5g

♥ 0　♣ 2.2　♦ 0.1　◆ 0.9

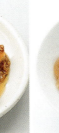

266 肉豆腐 301 kcal 3.8点
たんぱく質 18.6g	カリウム 470mg
脂質 18.3g	コレステロール 31mg
炭水化物 13.5g	食物繊維 2.3g
食塩相当量 1.6g	添加糖分 4.5g

♥ 0　♣ 2.6　♦ 0.3　◆ 0.8

♥第2群 豆製品料理 （絹ごし豆腐） レシピは 158・159ページ

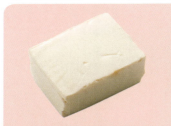

絹ごし豆腐
140g＝1.0点

たんぱく質 6.9g	食塩相当量 0g
脂質 4.2g	カリウム 210mg
炭水化物 2.8g	食物繊維 0.4g

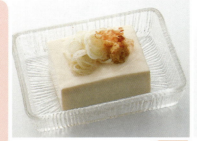

267 冷ややっこ 83 kcal　1.0点

たんぱく質 7.2g	カリウム 238mg
脂質 4.2g	コレステロール 1mg
炭水化物 3.8g	食物繊維 0.7g
食塩相当量 0.1g	添加糖分 0g

♥ 0　♣ 1.0　♧ 0.1　◆ 0

※かけじょうゆは 27 ページ参照

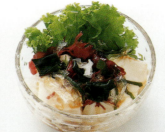

268 豆腐サラダ 111 kcal　1.4点

たんぱく質 7.8g	カリウム 334mg
脂質 6.3g	コレステロール 0mg
炭水化物 5.4g	食物繊維 1.1g
食塩相当量 1.1g	添加糖分 0.8g

♥ 0　♣ 1.0　♧ 0.1　◆ 0.3

※ドレッシングを含む

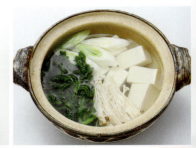

269 湯豆腐 128 kcal　1.6点

たんぱく質 10.6g	カリウム 845mg
脂質 4.6g	コレステロール 1mg
炭水化物 14.1g	食物繊維 5.2g
食塩相当量 1.5g	添加糖分 0g

♥ 0　♣ 0.5　♧ 0.5　◆ 0.1

※つけだれ（ポン酢しょうゆ）を含む

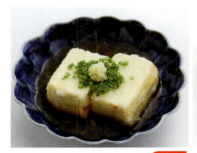

270 揚げ出し豆腐 193 kcal　2.4点

たんぱく質 7.5g	カリウム 278mg
脂質 11.2g	コレステロール 0mg
炭水化物 13.8g	食物繊維 0.5g
食塩相当量 1.0g	添加糖分 2.0g

♥ 0　♣ 1.0　♧ +　◆ 1.4

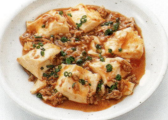

271 麻婆豆腐 261 kcal　3.3点

たんぱく質 15.3g	カリウム 422mg
脂質 17.4g	コレステロール 30mg
炭水化物 9.4g	食物繊維 1.2g
食塩相当量 2.0g	添加糖分 1.5g

♥ 0　♣ 2.2　♧ 0.1　◆ 1.0

272 肉豆腐 300 kcal　3.7点

たんぱく質 18.2g	カリウム 526mg
脂質 17.9g	コレステロール 31mg
炭水化物 14.5g	食物繊維 2.3g
食塩相当量 1.5g	添加糖分 4.5g

♥ 0　♣ 2.6　♧ 0.3　◆ 0.8

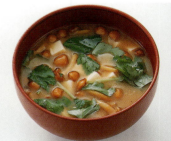

273 なめこと三つ葉とのみそ汁 68 kcal　0.8点
絹ごし豆腐 0.5点分

たんぱく質 5.8g	カリウム 319mg
脂質 2.8g	コレステロール 0mg
炭水化物 5.5g	食物繊維 1.4g
食塩相当量 1.7g	添加糖分 0g

♥ 0　♣ 0.5　♧ 0　◆ 0

レシピは159・160ページ **豆製品料理**（厚揚げ・油揚げ） 第2群

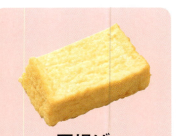

厚揚げ
55g=1.0点

たんぱく質 5.9g	食塩相当量 0g
脂質 6.2g	カリウム 66mg
炭水化物 0.5g	食物繊維 0.4g

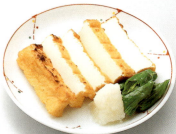

274 網焼き — 90kcal / 1.1点

たんぱく質 6.1g	カリウム 155mg
脂質 6.3g	コレステロール 0mg
炭水化物 2.1g	食物繊維 1.0g
食塩相当量 0g	添加糖分 0g

♥0 ♣1.0 ♠0.1 ♦0

※かけじょうゆは27ページ参照

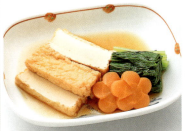

275 煮物 — 110kcal / 1.4点

たんぱく質 7.1g	カリウム 309mg
脂質 6.3g	コレステロール 0mg
炭水化物 5.5g	食物繊維 1.2g
食塩相当量 1.0g	添加糖分 2.0g

♥0 ♣1.0 ♠0.1 ♦0.3

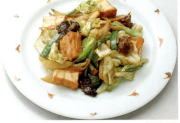

276 中国風いため物 — 195kcal / 2.4点

たんぱく質 8.4g	カリウム 344mg
脂質 12.8g	コレステロール 0mg
炭水化物 11.6g	食物繊維 3.4g
食塩相当量 1.4g	添加糖分 1.5g

♥0 ♣1.0 ♠0.4 ♦1.0

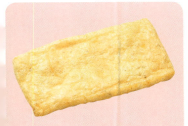

油揚げ
20g=1.0点

たんぱく質 4.7g	食塩相当量 0g
脂質 6.9g	カリウム 17mg
炭水化物 0.1g	食物繊維 0.3g

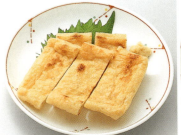

277 網焼き — 83kcal / 1.0点

たんぱく質 4.7g	カリウム 28mg
脂質 6.9g	コレステロール 0mg
炭水化物 0.3g	食物繊維 0.4g
食塩相当量 0g	添加糖分 0g

♥0 ♣1.0 ♠+ ♦0

※かけじょうゆは27ページ参照

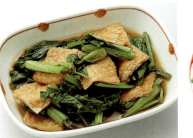

278 小松菜との煮浸し — 113kcal / 1.4点

たんぱく質 6.5g	カリウム 473mg
脂質 7g	コレステロール 0mg
炭水化物 5.3g	食物繊維 1.8g
食塩相当量 0.9g	添加糖分 2.0g

♥0 ♣1.0 ♠0.1 ♦0.2

279 袋煮 — 158kcal / 2.0点
油揚げ0.5点分

たんぱく質 10.8g	カリウム 443mg
脂質 9.3g	コレステロール 231mg
炭水化物 5.7g	食物繊維 1.3g
食塩相当量 1.6g	添加糖分 3.0g

♥0 ♣0.5 ♠0.1 ♦0.3

第2群

65

♥第2群 豆製品料理 （がんもどき・凍り豆腐） レシピは160・161ページ

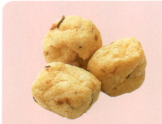

がんもどき
70g＝2.0点 （1点＝35g）

- たんぱく質 10.7g
- 脂質 12.5g
- 炭水化物 1.1g
- 食塩相当量 0.3g
- カリウム 56mg
- 食物繊維 1.0g

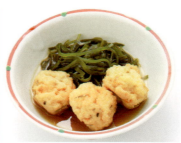

280 刻みこんぶとの煮物 190 kcal 2.4点

- たんぱく質 11.5g
- 脂質 12.5g
- 炭水化物 7.8g
- 食塩相当量 1.4g
- カリウム 233mg
- コレステロール 0mg
- 食物繊維 1.5g
- 添加糖分 4.5g

♥ 0　♣ 2.0　♠ 0.1　♦ 0.3

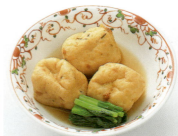

281 含め煮 192 kcal 2.4点

- たんぱく質 11.9g
- 脂質 12.5g
- 炭水化物 7.3g
- 食塩相当量 1.3g
- カリウム 274mg
- コレステロール 0mg
- 食物繊維 1.6g
- 添加糖分 4.5g

♥ 0　♣ 2.0　♠ 0.1　♦ 0.4

282 里芋との煮物 234 kcal 2.9点

- たんぱく質 12.7g
- 脂質 12.5g
- 炭水化物 16.4g
- 食塩相当量 1.4g
- カリウム 610mg
- コレステロール 0mg
- 食物繊維 3.0g
- 添加糖分 4.5g

♥ 0　♣ 0.5　♠ 0.4

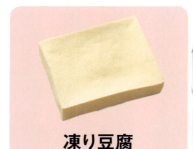

凍り豆腐
15g＝1.0点

- たんぱく質 7.6g
- 脂質 5.1g
- 炭水化物 0.6g
- 食塩相当量 0.2g
- カリウム 5mg
- 食物繊維 0.4g

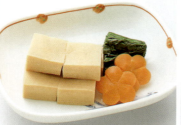

283 含め煮 103 kcal 1.3点

- たんぱく質 8.5g
- 脂質 5.2g
- 炭水化物 5.6g
- 食塩相当量 1.1g
- カリウム 252mg
- コレステロール 0mg
- 食物繊維 1.2g
- 添加糖分 3.0g

♥ 0　♣ 1.0　♠ 0.1　♦ 0.2

284 豚肉とにらとのいため煮 215 kcal 2.7点

- たんぱく質 12.9g
- 脂質 13.3g
- 炭水化物 7.1g
- 食塩相当量 1.1g
- カリウム 304mg
- コレステロール 14mg
- 食物繊維 1.5g
- 添加糖分 3.0g

♥ 0　♣ 1.5　♠ 0.1　♦ 1.1

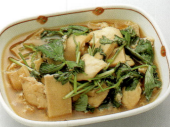

285 鶏ささ身との卵とじ 216 kcal 2.7点

- たんぱく質 22.3g
- 脂質 11.0g
- 炭水化物 5.3g
- 食塩相当量 1.8g
- カリウム 351mg
- コレステロール 251mg
- 食物繊維 0.6g
- 添加糖分 3.0g

♥ 1.0　♣ 1.4　♠ +

レシピは 161・162ページ **豆製品料理**（おから・豆乳）

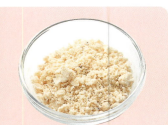

おから
35g=0.5点 (1点=70g)

たんぱく質 2.1g	食塩相当量 0g
脂質 1.3g	カリウム 123mg
炭水化物 4.8g	食物繊維 4.0g

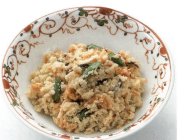

286 サクラエビ入りおから 124 kcal / 1.6点

たんぱく質 5.4g	カリウム 310mg
脂質 5.5g	コレステロール 21mg
炭水化物 13.2g	食物繊維 5.3g
食塩相当量 1.0g	添加糖分 4.5g

♥ 0 / ♦ 0.6 / ♣ 0.1 / ◆ 0.8

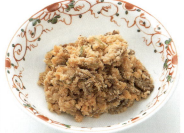

287 牛肉入りおから 176 kcal / 2.2点

たんぱく質 7.2g	カリウム 274mg
脂質 10.2g	コレステロール 16mg
炭水化物 13.0g	食物繊維 5.1g
食塩相当量 1.0g	添加糖分 5.0g

♥ 0 / ♦ 1.3 / ♣ 0.1 / ◆ 0.9

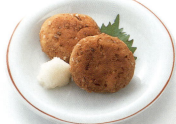

288 おからバーグ 230 kcal / 2.9点

たんぱく質 13.8g	カリウム 439mg
脂質 12.9g	コレステロール 103mg
炭水化物 12.2g	食物繊維 5.3g
食塩相当量 1.1g	添加糖分 2.0g

♥ 0.3 / ♦ 1.6 / ♣ 0.2 / ◆ 0.7

※かけじょうゆは26ページ参照

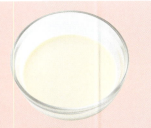

豆乳（無調整）
85g=0.5点 (1点=170g)

たんぱく質 3.1g	食塩相当量 0g
脂質 1.7g	カリウム 162mg
炭水化物 2.6g	食物繊維 0.2g

※調製豆乳は1点=65g

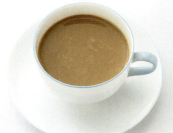

289 ソイラテ 43 kcal / 0.5点

たんぱく質 3.3g	カリウム 227mg
脂質 1.7g	コレステロール 0mg
炭水化物 3.3g	食物繊維 0.2g
食塩相当量 0g	添加糖分 0g

♥ 0 / ♦ 0.5 / ♣ 0 / ◆ 0.1

290 みそ汁 126 kcal / 1.6点

たんぱく質 6.7g	カリウム 628mg
脂質 2.6g	コレステロール 0mg
炭水化物 19.3g	食物繊維 2.5g
食塩相当量 1.8g	添加糖分 0g

♥ 0 / ♦ 0.5 / ♣ 0.6 / ◆ 0.5

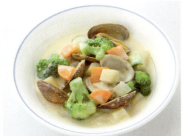

291 アサリとのチャウダー 210 kcal / 2.6点

たんぱく質 8.2g	カリウム 570mg
脂質 11.0g	コレステロール 29mg
炭水化物 18.5g	食物繊維 2.8g
食塩相当量 1.8g	添加糖分 0g

♥ 0 / ♦ 0.6 / ♣ 0.7 / ◆ 1.3

第2群

♥第2群 豆料理 （大豆・納豆） レシピは 162・163ページ

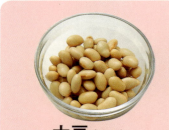

大豆（ゆで）
45g=1.0点
- たんぱく質 6.7g
- 脂質 4.4g
- 炭水化物 3.8g
- 食塩相当量 0g
- カリウム 239mg
- 食物繊維 3.0g

※大豆（乾）は19g=1.0点

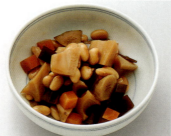

292 五目豆 150kcal 1.9点
- たんぱく質 8.5g
- 脂質 4.5g
- 炭水化物 20.8g
- 食塩相当量 1.4g
- カリウム 585mg
- コレステロール 0mg
- 食物繊維 5.7g
- 添加糖分 6.0g
- ♠ 0
- ♥ 1.0
- ♣ 0.5
- ♦ 0.4

293 サラダ 170kcal 2.1点
- たんぱく質 8.2g
- 脂質 10.6g
- 炭水化物 11.8g
- 食塩相当量 1.0g
- カリウム 597mg
- コレステロール 0mg
- 食物繊維 4.9g
- 添加糖分 0g
- ♠ 0
- ♥ 1.0
- ♣ 0.4
- ♦ 0.7

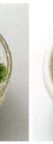

294 ポークビーンズ 197kcal 2.5点
- たんぱく質 13.8g
- 脂質 9.6g
- 炭水化物 15.0g
- 食塩相当量 0.6g
- カリウム 730mg
- コレステロール 15mg
- 食物繊維 5.7g
- 添加糖分 0.8g
- ♠ 0
- ♥ 1.4
- ♣ 0.6
- ♦ 0.5

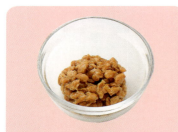

納豆
40g=1.0点
- たんぱく質 6.6g
- 脂質 4.0g
- 炭水化物 4.8g
- 食塩相当量 0g
- カリウム 264mg
- 食物繊維 2.7g

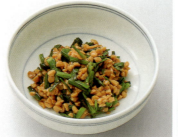

295 にら納豆 87kcal 1.1点
- たんぱく質 7.2g
- 脂質 4.1g
- 炭水化物 6.0g
- 食塩相当量 0.6g
- カリウム 382mg
- コレステロール 0mg
- 食物繊維 3.2g
- 添加糖分 0g
- ♠ 0
- ♥ 1.0
- ♣ 0.1
- ♦ +

296 納豆 88kcal 1.0点
- たんぱく質 6.8g
- 脂質 4.3g
- 炭水化物 5.9g
- 食塩相当量 0.1g
- カリウム 284mg
- コレステロール 0mg
- 食物繊維 2.8g
- 添加糖分 0g
- ♠ 0
- ♥ 1.0
- ♣ +
- ♦ 0

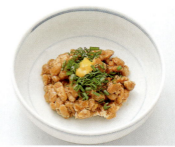

297 マグロ納豆 139kcal 1.7点
- たんぱく質 17.8g
- 脂質 4.9g
- 炭水化物 5.7g
- 食塩相当量 1.1g
- カリウム 464mg
- コレステロール 20mg
- 食物繊維 2.4g
- 添加糖分 0g
- ♠ 0
- ♥ 1.6
- ♣ +
- ♦ 0

※かけじょうゆは 27ページ参照

レシピは 163・164ページ　**豆料理**（いんげん豆・ひよこ豆）　第**2**群 ♥

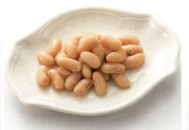
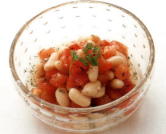
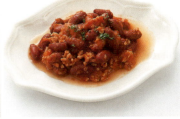

いんげん豆（ゆで）、きんとき豆（ゆで）
55g＝1.0点
たんぱく質 4.7g	食塩相当量 0g
脂質 0.6g	カリウム 259mg
炭水化物 13.6g	食物繊維 7.3g

※いんげん豆（乾）、きんとき豆（乾）とも24g＝1.0点

298 **いんげん豆の甘煮**　**121**kcal　**1.5**点
たんぱく質 4.7g　カリウム 259mg
脂質 0.6g　コレステロール 0mg
炭水化物 22.9g　食物繊維 7.3g
食塩相当量 0.1g　添加糖分 9.0g
♠0 ♥1.0 ♣0 ♦0.5

299 **いんげん豆とトマトのサラダ**　**151**kcal　**1.9**点
たんぱく質 5.2g　カリウム 389mg
脂質 6.6g　コレステロール 0mg
炭水化物 17.1g　食物繊維 8.0g
食塩相当量 0.4g　添加糖分 0g
♠0 ♥1.0 ♣0.2 ♦0.7

300 **きんとき豆のチリコンカーン**　**280**kcal　**3.5**点
たんぱく質 13.1g　カリウム 687mg
脂質 14.9g　コレステロール 27mg
炭水化物 22.9g　食物繊維 9.3g
食塩相当量 0.7g　添加糖分 0.7g
♠0 ♥2.3 ♣0.4 ♦0.8

第2群

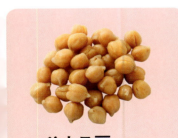
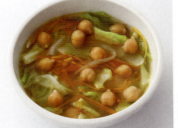

ひよこ豆（ゆで）
45g＝1.0点
たんぱく質 4.3g	食塩相当量 0g
脂質 1.1g	カリウム 158mg
炭水化物 12.3g	食物繊維 5.2g

※ひよこ豆（乾）は19g＝1.0点

301 **スープ**　**157**kcal　**2.0**点
たんぱく質 5.2g　カリウム 304mg
脂質 7.3g　コレステロール 0mg
炭水化物 18.0g　食物繊維 6.6g
食塩相当量 0.7g　添加糖分 0g
♠0 ♥1.0 ♣0.3 ♦0.7

302 **サラダ**　**163**kcal　**2.0**点
たんぱく質 6.3g　カリウム 261mg
脂質 8.6g　コレステロール 4mg
炭水化物 14.9g　食物繊維 5.7g
食塩相当量 0.9g　添加糖分 0.5g
♠0 ♥1.2 ♣0.1 ♦0.7

303 **トマトカレー煮**　**218**kcal　**2.7**点
たんぱく質 9.3g　カリウム 580mg
脂質 10.3g　コレステロール 9mg
炭水化物 22.9g　食物繊維 8.0g
食塩相当量 1.6g　添加糖分 0g
♠0 ♥1.5 ♣0.5 ♦0.8

♣ 第3群 野菜料理 (ほうれん草) レシピは164・165ページ

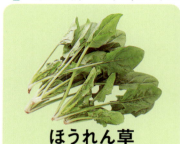

ほうれん草
80g=0.2点 (1点=400g)

たんぱく質 1.8g	食塩相当量 0g
脂質 0.3g	カリウム 552mg
炭水化物 2.5g	食物繊維 2.2g

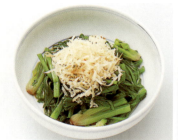

304 お浸し 23 kcal 0.3点

たんぱく質 2.8g	カリウム 580mg
脂質 0.4g	コレステロール 2mg
炭水化物 2.9g	食物繊維 2.2g
食塩相当量 0.6g	添加糖分 0g

♥ 0 ♠ 0 ♣ 0.2 ♦ +

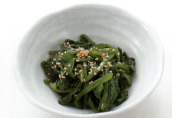

305 ナムル 34 kcal 0.4点

たんぱく質 2.3g	カリウム 572mg
脂質 1.9g	コレステロール 0mg
炭水化物 3.1g	食物繊維 2.4g
食塩相当量 0.6g	添加糖分 0g

♥ 0 ♠ 0 ♣ 0.2 ♦ 0.2

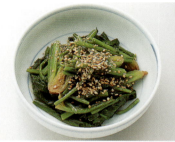

306 ごまあえ 44 kcal 0.6点

たんぱく質 2.7g	カリウム 580mg
脂質 1.9g	コレステロール 0mg
炭水化物 5.4g	食物繊維 2.6g
食塩相当量 0.6g	添加糖分 0g

♥ 0 ♠ 0 ♣ 0.2 ♦ 0.4

第3群

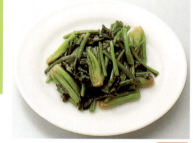

307 バターソテー 46 kcal 0.6点

たんぱく質 1.8g	カリウム 555mg
脂質 3.6g	コレステロール 8mg
炭水化物 2.6g	食物繊維 2.2g
食塩相当量 0.4g	添加糖分 0g

♥ 0 ♠ 0 ♣ 0.2 ♦ 0.4

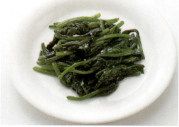

308 にんにくいため 57 kcal 0.7点

たんぱく質 1.9g	カリウム 567mg
脂質 4.3g	コレステロール 0mg
炭水化物 3.2g	食物繊維 2.4g
食塩相当量 0.5g	添加糖分 0g

♥ 0 ♠ 0 ♣ 0.2 ♦ 0.5

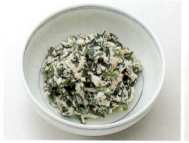

309 白あえ 91 kcal 1.1点

たんぱく質 6.2g	カリウム 649mg
脂質 5.1g	コレステロール 0mg
炭水化物 6.3g	食物繊維 3.1g
食塩相当量 0.9g	添加糖分 2.0g

♥ 0 ♠ 0.5 ♣ 0.2 ♦ 0.5

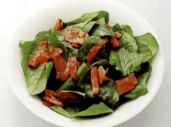

310 ベーコンとのサラダ 135 kcal 1.7点

たんぱく質 4.4g	カリウム 596mg
脂質 12.1g	コレステロール 10mg
炭水化物 2.7g	食物繊維 2.2g
食塩相当量 0.6g	添加糖分 0g

♥ 0 ♠ 1.0 ♣ 0.2 ♦ 0.5

※ドレッシングを含む

レシピは 166ページ　**野菜料理**（小松菜・春菊）　第**3**群

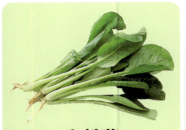

小松菜
100g=0.2点 （1点=570g）
- たんぱく質 1.5g
- 脂質 0.2g
- 炭水化物 2.4g
- 食塩相当量 0g
- カリウム 500mg
- 食物繊維 1.9g

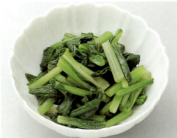

311 からしあえ　25 kcal　0.3点
- たんぱく質 2.1g
- 脂質 0.5g
- 炭水化物 3.8g
- 食塩相当量 1.1g
- カリウム 530mg
- コレステロール 0mg
- 食物繊維 1.9g
- 添加糖分 0g

♥ 0　♣ 0.2　♦ 0.1

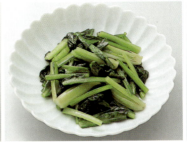

312 ソテー　70 kcal　0.9点
- たんぱく質 1.5g
- 脂質 6.2g
- 炭水化物 2.5g
- 食塩相当量 0.7g
- カリウム 502mg
- コレステロール 0mg
- 食物繊維 1.9g
- 添加糖分 0g

♥ 0　♣ 0.2　♦ 0.7

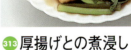

313 厚揚げとの煮浸し　118 kcal　1.5点
- たんぱく質 7.7g
- 脂質 5.9g
- 炭水化物 7.8g
- 食塩相当量 1.4g
- カリウム 627mg
- コレステロール 0mg
- 食物繊維 2.3g
- 添加糖分 3.0g

♥ 0.9　♣ 0.2　♦ 0.4

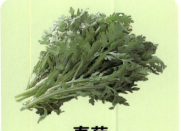

春菊
75g=0.2点 （1点=360g）
- たんぱく質 1.6g
- 脂質 0.2g
- 炭水化物 2.7g
- 食塩相当量 0.1g
- カリウム 322mg
- 食物繊維 2.2g

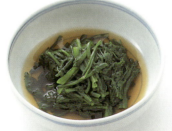

314 お浸し　20 kcal　0.2点
- たんぱく質 2.1g
- 脂質 0.2g
- 炭水化物 3.4g
- 食塩相当量 0.7g
- カリウム 367mg
- コレステロール 0mg
- 食物繊維 2.4g
- 添加糖分 0g

♥ 0　♣ 0.2　♦ 0

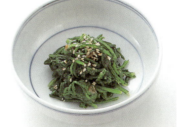

315 ごまあえ　62 kcal　0.8点
- たんぱく質 3.3g
- 脂質 3.9g
- 炭水化物 5.4g
- 食塩相当量 0.7g
- カリウム 365mg
- コレステロール 0mg
- 食物繊維 3.1g
- 添加糖分 1.0g

♥ 0　♣ 0.2　♦ 0.6

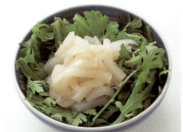

316 イカとのサラダ　116 kcal　1.5点
- たんぱく質 10.7g
- 脂質 6.6g
- 炭水化物 3.4g
- 食塩相当量 1.1g
- カリウム 485mg
- コレステロール 125mg
- 食物繊維 2.3g
- 添加糖分 0g

♥ 0.5　♣ 0.2　♦ 0.7

※ドレッシングを含む

第3群

♣ 第3群 野菜料理 （青梗菜・にら） レシピは 166・167ページ

青梗菜
90g=0.1点 (1点=890g)

たんぱく質 0.5g	食塩相当量 0.1g
脂質 0.1g	カリウム 234mg
炭水化物 1.8g	食物繊維 1.1g

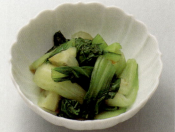

317 お浸し — 11 kcal / 0.1点

たんぱく質 0.9g	カリウム 253mg
脂質 0.1g	コレステロール 0mg
炭水化物 2.2g	食物繊維 1.1g
食塩相当量 0.7g	添加糖分 0g

♠ 0　♥ 0　♣ 0.1　♦ +

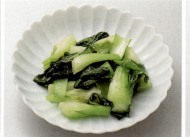

318 ソテー — 64 kcal / 0.8点

たんぱく質 0.6g	カリウム 236mg
脂質 6.1g	コレステロール 0mg
炭水化物 1.9g	食物繊維 1.1g
食塩相当量 0.7g	添加糖分 0g

♠ 0　♥ 0　♣ 0.1　♦ 0.7

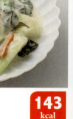

319 ミルク煮 — 143 kcal / 1.8点

たんぱく質 6.2g	カリウム 392mg
脂質 9.5g	コレステロール 16mg
炭水化物 8.5g	食物繊維 1.1g
食塩相当量 1.1g	添加糖分 1.5g

♠ 0.6　♥ 0　♣ 0.1　♦ 0.6

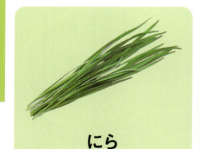

にら
40g=0.1点 (1点=380g)

たんぱく質 0.7g	食塩相当量 0g
脂質 0.1g	カリウム 204mg
炭水化物 1.6g	食物繊維 1.1g

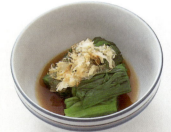
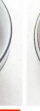

320 お浸し — 12 kcal / 0.2点

たんぱく質 1.3g	カリウム 224mg
脂質 0.1g	コレステロール 1mg
炭水化物 1.9g	食物繊維 1.1g
食塩相当量 0.4g	添加糖分 0g

♠ 0　♥ +　♣ 0.1　♦ +

321 もやしとのにんにくいため — 56 kcal / 0.7点

たんぱく質 1.8g	カリウム 253mg
脂質 4.1g	コレステロール 0mg
炭水化物 3.6g	食物繊維 1.9g
食塩相当量 0.7g	添加糖分 0g

♠ 0　♥ 0　♣ 0.2　♦ 0.5

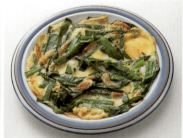

322 卵とじ — 121 kcal / 1.5点

たんぱく質 10g	カリウム 367mg
脂質 5.9g	コレステロール 252mg
炭水化物 5.1g	食物繊維 1.1g
食塩相当量 1.2g	添加糖分 2.0g

♠ 1.0　♥ 0　♣ 0.1　♦ 0.2

レシピは 167・168ページ　# 野菜料理 （モロヘイヤ・さやいんげん）　第3群

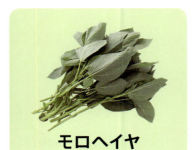

モロヘイヤ
70g＝0.3点 (1点＝210g)
- たんぱく質 3.4g
- 脂質 0.4g
- 炭水化物 4.4g
- 食塩相当量 0g
- カリウム 371mg
- 食物繊維 4.1g

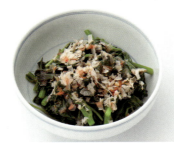

㉓ お浸し　**33 kcal　0.4点**
- たんぱく質 4.5g
- 脂質 0.4g
- 炭水化物 4.8g
- 食塩相当量 0.6g
- カリウム 401mg
- コレステロール 2mg
- 食物繊維 4.1g
- 添加糖分 0g
- ♥ 0
- ♥ 0
- ♣ 0.3
- ♦ +

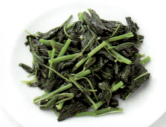

㉔ にんにくいため　**67 kcal　0.8点**
- たんぱく質 3.5g
- 脂質 4.4g
- 炭水化物 5.2g
- 食塩相当量 0.5g
- カリウム 386mg
- コレステロール 0mg
- 食物繊維 4.3g
- 添加糖分 0g
- ♥ 0
- ♥ 0
- ♣ 0.4
- ♦ 0.5

㉕ スープ　**54 kcal　0.7点**
モロヘイヤ0.1点分
- たんぱく質 1.7g
- 脂質 4.2g
- 炭水化物 3.1g
- 食塩相当量 1g
- カリウム 176mg
- コレステロール 0mg
- 食物繊維 1.9g
- 添加糖分 0g
- ♥ 0
- ♥ 0
- ♣ 0.2
- ♦ 0.5

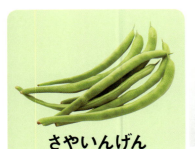

さやいんげん
50g＝0.1点 (1点＝350g)
- たんぱく質 0.9g
- 脂質 0.1g
- 炭水化物 2.6g
- 食塩相当量 0g
- カリウム 130mg
- 食物繊維 1.2g

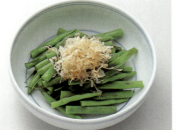

㉖ お浸し　**17 kcal　0.2点**
- たんぱく質 1.9g
- 脂質 0.1g
- 炭水化物 2.9g
- 食塩相当量 0.5g
- カリウム 155mg
- コレステロール 2mg
- 食物繊維 1.2g
- 添加糖分 0g
- ♥ 0
- ♥ +
- ♣ 0.1
- ♦ +

㉗ 煮物　**31 kcal　0.4点**
- たんぱく質 1.5g
- 脂質 0.1g
- 炭水化物 5.9g
- 食塩相当量 0.9g
- カリウム 185mg
- コレステロール 0mg
- 食物繊維 1.2g
- 添加糖分 2.0g
- ♥ 0
- ♥ 0
- ♣ 0.1
- ♦ 0.2

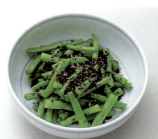

㉘ ごまあえ　**38 kcal　0.5点**
- たんぱく質 1.8g
- 脂質 1.7g
- 炭水化物 5.0g
- 食塩相当量 0.6g
- カリウム 158mg
- コレステロール 0mg
- 食物繊維 1.6g
- 添加糖分 1.5g
- ♥ 0
- ♥ 0
- ♣ 0.1
- ♦ 0.3

第3群

♣ 第3群 野菜料理 (ブロッコリー・オクラ)　レシピは168ページ

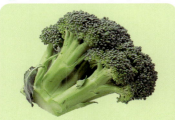

ブロッコリー
75g=0.3点 (1点=240g)

たんぱく質 3.2g	食塩相当量 0g
脂質 0.4g	カリウム 270mg
炭水化物 3.9g	食物繊維 3.3g

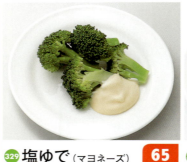

329 塩ゆで (マヨネーズ)　**65 kcal**　**0.8点**

たんぱく質 3.4g	カリウム 272mg
脂質 4.7g	コレステロール 9mg
炭水化物 4.0g	食物繊維 3.3g
食塩相当量 0.2g	添加糖分 0g

♥ 0　♣ 0.3　♦ 0.5

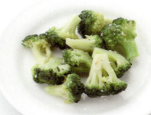

330 にんにくこしょういため　**66 kcal**　**0.8点**

たんぱく質 3.4g	カリウム 291mg
脂質 4.4g	コレステロール 0mg
炭水化物 4.8g	食物繊維 3.5g
食塩相当量 0.4g	添加糖分 0g

♥ 0　♣ 0.4　♦ 0.5

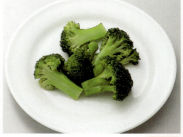

331 バターソテー　**70 kcal**　**0.9点**

たんぱく質 3.3g	カリウム 273mg
脂質 5.2g	コレステロール 13mg
炭水化物 4.0g	食物繊維 3.3g
食塩相当量 0.4g	添加糖分 0g

♥ 0　♣ 0.3　♦ 0.6

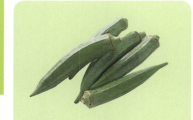

オクラ
55g=0.2点 (1点=270g)

たんぱく質 1.2g	食塩相当量 0g
脂質 0.1g	カリウム 143mg
炭水化物 3.6g	食物繊維 2.8g

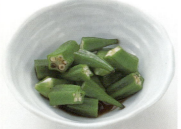

332 お浸し　**19 kcal**　**0.2点**

たんぱく質 1.4g	カリウム 159mg
脂質 0.5g	コレステロール 0mg
炭水化物 4.0g	食物繊維 2.8g
食塩相当量 0.4g	添加糖分 0g

♥ 0　♣ 0.2　♦ +

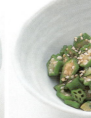

333 刻みオクラ　**23 kcal**　**0.3点**

たんぱく質 1.5g	カリウム 157mg
脂質 0.5g	コレステロール 0mg
炭水化物 4.1g	食物繊維 2.8g
食塩相当量 0.4g	添加糖分 0g

♥ 0　♣ 0.2　♦ 0.1

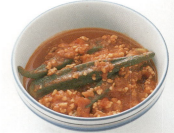

334 トマト煮　**173 kcal**　**2.2点**

たんぱく質 7.1g	カリウム 525mg
脂質 10.8g	コレステロール 19mg
炭水化物 13g	食物繊維 4.9g
食塩相当量 0.8g	添加糖分 0.8g

♥ 0　♥ 0.7　♣ 0.6　♦ 0.8

レシピは 169ページ　**野菜料理**（グリーンアスパラガス・かぼちゃ）　**第3群**

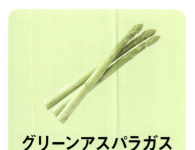

グリーンアスパラガス

50g = 0.1点（1点 = 360g）

たんぱく質 1.3g	食塩相当量 0g
脂質 0.1g	カリウム 135mg
炭水化物 2.0g	食物繊維 0.9g

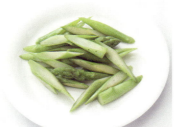

335 ソテー　48 kcal　0.6点

たんぱく質 1.3g	カリウム 137mg
脂質 4.1g	コレステロール 0mg
炭水化物 2.0g	食物繊維 0.9g
食塩相当量 0.4g	添加糖分 0g

♠ 0　♣ 0.1　♦ 0.5

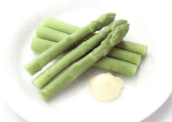

336 塩ゆで（マヨネーズ）　51 kcal　0.6点

たんぱく質 1.5g	カリウム 137mg
脂質 4.4g	コレステロール 9mg
炭水化物 2.1g	食物繊維 0.9g
食塩相当量 0.1g	添加糖分 0g

♠ 0　♣ 0.1　♦ 0.5

337 きんぴら風　72 kcal　0.9点

たんぱく質 2.6g	カリウム 276mg
脂質 4.3g	コレステロール 0mg
炭水化物 6.7g	食物繊維 2.0g
食塩相当量 0.9g	添加糖分 2.0g

♠ 0　♣ 0.2　♦ 0.7

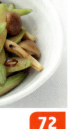

第3群

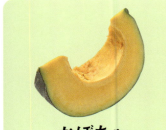

かぼちゃ

90g = 1.0点

たんぱく質 1.7g	食塩相当量 0g
脂質 0.3g	カリウム 405mg
炭水化物 18.5g	食物繊維 3.2g

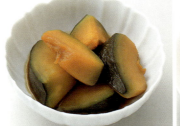

338 煮物　113 kcal　1.4点

たんぱく質 2.4g	カリウム 471mg
脂質 0.3g	コレステロール 0mg
炭水化物 24.1g	食物繊維 3.2g
食塩相当量 0.9g	添加糖分 4.5g

♠ 0　♣ 1.0　♦ 0.4

339 ポタージュ　229 kcal　2.9点

たんぱく質 5.8g	カリウム 623mg
脂質 11.0g	コレステロール 30mg
炭水化物 27.0g	食物繊維 3.7g
食塩相当量 0.9g	添加糖分 0g

♠ 0.9　♣ 1.2　♦ 0.8

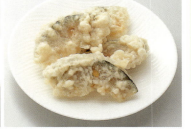

340 天ぷら　332 kcal　4.1点

たんぱく質 5.4g	カリウム 449mg
脂質 17.3g	コレステロール 58mg
炭水化物 36.8g	食物繊維 3.8g
食塩相当量 0.1g	添加糖分 0g

♠ 0.3　♣ 1.0　♦ 2.9

※天つゆは 28 ページ参照

第3群 野菜料理 （ピーマン・ジャンボピーマン(赤)）　レシピは 170 ページ

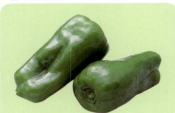

ピーマン
70g=0.2点 (1点=360g)

たんぱく質 0.6g	食塩相当量 0g
脂質 0.1g	カリウム 133mg
炭水化物 3.6g	食物繊維 1.6g

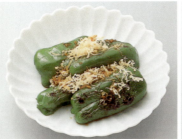

341 網焼き　**21 kcal**　**0.3点**

たんぱく質 1.6g	カリウム 153mg
脂質 0.2g	コレステロール 2mg
炭水化物 3.9g	食物繊維 1.6g
食塩相当量 0.4g	添加糖分 0g

♣ 0　♥ 0　♠ 0.2　♦ +

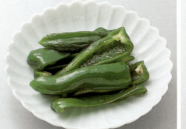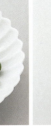

342 ソテー　**71 kcal**　**0.9点**

たんぱく質 0.6g	カリウム 135mg
脂質 6.1g	コレステロール 0mg
炭水化物 3.6g	食物繊維 1.6g
食塩相当量 0.5g	添加糖分 0g

♣ 0　♥ 0　♠ 0.2　♦ 0.7

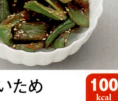

343 みそいため　**100 kcal**　**1.2点**

たんぱく質 1.4g	カリウム 158mg
脂質 6.7g	コレステロール 0mg
炭水化物 7.9g	食物繊維 1.9g
食塩相当量 0.7g	添加糖分 3.0g

♣ 0　♥ 0　♠ 0.2　♦ 1.1

 第3群

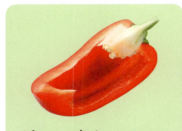

ジャンボピーマン(赤)
50g=0.2点 (1点=270g)

たんぱく質 0.5g	食塩相当量 0g
脂質 0.1g	カリウム 105mg
炭水化物 3.6g	食物繊維 0.8g

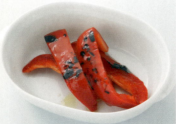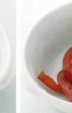

344 マリネ　**57 kcal**　**0.7点**

たんぱく質 0.7g	カリウム 121mg
脂質 4.1g	コレステロール 0mg
炭水化物 4.4g	食物繊維 1.0g
食塩相当量 0.4g	添加糖分 0g

♣ 0　♥ 0　♠ 0.2　♦ 0.5

345 ソテー　**71 kcal**　**0.9点**

たんぱく質 0.5g	カリウム 107mg
脂質 6.1g	コレステロール 0mg
炭水化物 3.7g	食物繊維 0.8g
食塩相当量 0.3g	添加糖分 0g

♣ 0　♥ 0　♠ 0.2　♦ 0.7

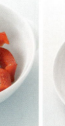

346 バーニャカウダ　**188 kcal**　**2.4点**

たんぱく質 1.9g	カリウム 301mg
脂質 14.6g	コレステロール 9mg
炭水化物 12.3g	食物繊維 2.2g
食塩相当量 0.4g	添加糖分 0g

♣ 0.1　♥ +　♠ 0.6　♦ 1.6

レシピは 170・171 ページ　**野菜料理**（にんじん） 第**3**群

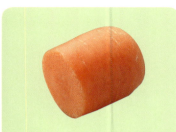

にんじん
70g=0.3点 (1点=210g)

- たんぱく質 0.5g
- 脂質 0.1g
- 炭水化物 6.5g
- 食塩相当量 0g
- カリウム 210mg
- 食物繊維 2.0g

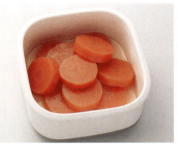

347 甘煮 — **39 kcal** / **0.5点**
- たんぱく質 0.9g
- 脂質 0.1g
- 炭水化物 9.5g
- 食塩相当量 0.6g
- カリウム 239mg
- コレステロール 0mg
- 食物繊維 1.7g
- 添加糖分 3.0g
- ♥ 0
- ♣ 0.3
- ♦ 0.2

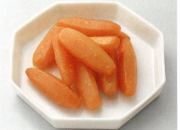

348 グラッセ — **52 kcal** / **0.6点**
- たんぱく質 0.6g
- 脂質 1.7g
- 炭水化物 9.1g
- 食塩相当量 0.3g
- カリウム 190mg
- コレステロール 4mg
- 食物繊維 1.7g
- 添加糖分 3.0g
- ♥ 0
- ♣ 0.3
- ♦ 0.3

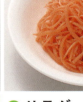

349 サラダ — **86 kcal** / **1.1点**
- たんぱく質 0.6g
- 脂質 6.1g
- 炭水化物 7.3g
- 食塩相当量 0.6g
- カリウム 195mg
- コレステロール 0mg
- 食物繊維 1.7g
- 添加糖分 1.0g
- ♥ 0
- ♣ 0.3
- ♦ 0.8

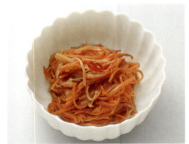

350 えのきたけとのきんぴら — **87 kcal** / **1.1点**
- たんぱく質 1.8g
- 脂質 4.1g
- 炭水化物 11.4g
- 食塩相当量 0.9g
- カリウム 305mg
- コレステロール 0mg
- 食物繊維 2.7g
- 添加糖分 2.0g
- ♥ 0
- ♣ 0.4
- ♦ 0.7

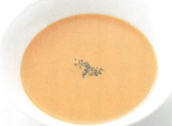

351 ポタージュ — **138 kcal** / **1.7点**
- たんぱく質 4.5g
- 脂質 7.4g
- 炭水化物 13.9g
- 食塩相当量 1.0g
- カリウム 396mg
- コレステロール 21mg
- 食物繊維 2.2g
- 添加糖分 0g
- ♥ 0.9
- ♣ 0.4
- ♦ 0.4

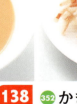

352 かき揚げ — **300 kcal** / **3.7点**
- たんぱく質 4.5g
- 脂質 18.7g
- 炭水化物 26.6g
- 食塩相当量 0.1g
- カリウム 237mg
- コレステロール 58mg
- 食物繊維 2.4g
- 添加糖分 0g
- ♥ 0.3
- ♣ 0.4
- ♦ 3.2

※天つゆは 28 ページ参照

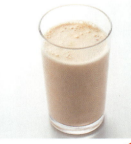

353 にんじんミルク — **168 kcal** / **2.1点**（にんじん 0.2 点分）
- たんぱく質 6.3g
- 脂質 6.9g
- 炭水化物 21.1g
- 食塩相当量 0.2g
- カリウム 396mg
- コレステロール 22mg
- 食物繊維 1.1g
- 添加糖分 11.2g
- ♥ 1.5
- ♣ 0.2
- ♦ 0.4

第3群

第3群 野菜料理 （トマト・ミニトマト）　レシピは 171・172ページ

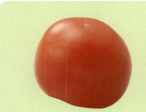

トマト
125g=0.3点（1点=420g）
- たんぱく質 0.9g
- 脂質 0.1g
- 炭水化物 5.9g
- 食塩相当量 0g
- カリウム 263mg
- 食物繊維 1.3g

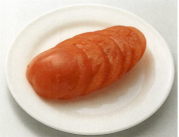

354 トマト（塩・こしょう）　**24 kcal**　**0.3点**
- たんぱく質 0.9g
- 脂質 0.1g
- 炭水化物 5.9g
- 食塩相当量 0.3g
- カリウム 264mg
- コレステロール 0mg
- 食物繊維 1.3g
- 添加糖分 0g

♥ 0　♣ 0.3　♦ +

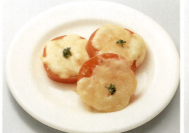

355 チーズ焼き　**79 kcal**　**1.0点**
- たんぱく質 4.3g
- 脂質 4.5g
- 炭水化物 6.1g
- 食塩相当量 0.4g
- カリウム 277mg
- コレステロール 12mg
- 食物繊維 1.3g
- 添加糖分 0g

♥ 0.6　♣ 0.3　♦ 0.1

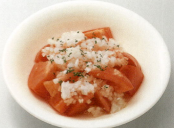

356 マリネ　**91 kcal**　**1.1点**
- たんぱく質 1.1g
- 脂質 6.2g
- 炭水化物 8.0g
- 食塩相当量 0.5g
- カリウム 301mg
- コレステロール 0mg
- 食物繊維 1.6g
- 添加糖分 0g

♥ 0　♣ 0.4　♦ 0.7

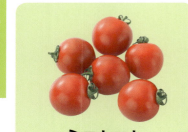

ミニトマト
60g=0.2点（1点=280g）
- たんぱく質 0.7g
- 脂質 0.1g
- 炭水化物 4.3g
- 食塩相当量 0g
- カリウム 174mg
- 食物繊維 0.8g

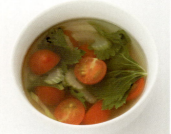

357 スープ　**22 kcal**　**0.3点**
- たんぱく質 0.8g
- 脂質 0.1g
- 炭水化物 5.2g
- 食塩相当量 1.4g
- カリウム 228mg
- コレステロール 0mg
- 食物繊維 1.0g
- 添加糖分 0g

♥ 0　♣ 0.2　♦ +

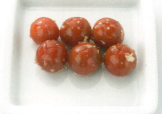

358 にんにくいため　**58 kcal**　**0.7点**
- たんぱく質 0.8g
- 脂質 4.1g
- 炭水化物 5.1g
- 食塩相当量 0.4g
- カリウム 188mg
- コレステロール 0mg
- 食物繊維 1.0g
- 添加糖分 0g

♥ 0　♣ 0.3　♦ 0.5

359 バジルマリネ　**76 kcal**　**1.0点**
- たんぱく質 0.8g
- 脂質 6.1g
- 炭水化物 5.0g
- 食塩相当量 0.4g
- カリウム 189mg
- コレステロール 0mg
- 食物繊維 1.0g
- 添加糖分 0g

♥ 0　♣ 0.3　♦ 0.7

野菜料理 （ししとうがらし・枝豆） 第3群 ♣

レシピは 172・173ページ

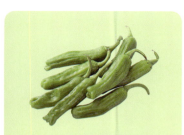

ししとうがらし
30g=0.1点 （1点=300g）
- たんぱく質 0.6g
- 脂質 0.1g
- 炭水化物 1.7g
- 食塩相当量 0g
- カリウム 102mg
- 食物繊維 1.1g

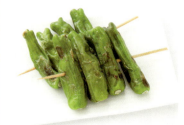

360 焼きししとうがらし 8kcal / 0.1点
- たんぱく質 0.6g
- 脂質 0.1g
- 炭水化物 1.7g
- 食塩相当量 0.2g
- カリウム 102mg
- コレステロール 0mg
- 食物繊維 1.1g
- 添加糖分 0g
- ♥ 0
- ♠ 0
- ♣ 0.1
- ♦ 0

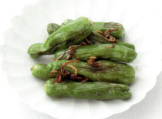

361 きんぴら 56kcal / 0.7点
- たんぱく質 1.2g
- 脂質 4.1g
- 炭水化物 3.3g
- 食塩相当量 0.5g
- カリウム 117mg
- コレステロール 4mg
- 食物繊維 1.1g
- 添加糖分 1.0g
- ♥ 0
- ♠ +
- ♣ 0.1
- ♦ 0.6

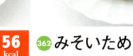

362 みそいため 65kcal / 0.8点
- たんぱく質 1.2g
- 脂質 4.3g
- 炭水化物 4.4g
- 食塩相当量 0.7g
- カリウム 126mg
- コレステロール 0mg
- 食物繊維 1.2g
- 添加糖分 1.5g
- ♥ 0
- ♠ 0
- ♣ 0.1
- ♦ 0.7

第3群 ♣

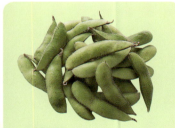

枝豆 （さやつき110g）
60g=1.0点
- たんぱく質 7.0g
- 脂質 3.7g
- 炭水化物 5.3g
- 食塩相当量 0g
- カリウム 354mg
- 食物繊維 3.0g

※さやを除いて可食部55％

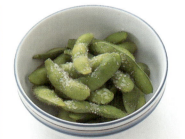

363 塩ゆで 81kcal / 1.0点
- たんぱく質 7.0g
- 脂質 3.7g
- 炭水化物 5.3g
- 食塩相当量 0.5g
- カリウム 355mg
- コレステロール 0mg
- 食物繊維 3.0g
- 添加糖分 0g
- ♥ 0
- ♠ 0
- ♣ 1.0
- ♦ 0

364 しょうゆ煮 101kcal / 1.3点
- たんぱく質 7.7g
- 脂質 3.7g
- 炭水化物 8.6g
- 食塩相当量 0.9g
- カリウム 409mg
- コレステロール 0mg
- 食物繊維 3.0g
- 添加糖分 2.0g
- ♥ 0
- ♠ 0
- ♣ 1.0
- ♦ 0.2

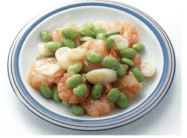

365 エビとのいため煮 226kcal / 2.8点
- たんぱく質 22.1g
- 脂質 10g
- 炭水化物 10.1g
- 食塩相当量 1.4g
- カリウム 580mg
- コレステロール 120mg
- 食物繊維 3.4g
- 添加糖分 0g
- ♥ 0.8
- ♠ 1.1
- ♣ 0.9

♣第3群 野菜料理 (キャベツ)　レシピは173・174ページ

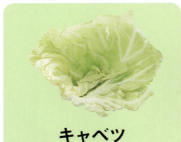

キャベツ
70g=0.2点 (1点=350g)

- たんぱく質 0.9g
- 脂質 0.1g
- 炭水化物 3.6g
- 食塩相当量 0g
- カリウム 140mg
- 食物繊維 1.3g

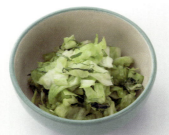

366 浅漬け風 18kcal / 0.2点
- たんぱく質 0.9g
- 脂質 0.1g
- 炭水化物 3.9g
- 食塩相当量 0.5g
- カリウム 148mg
- コレステロール 0mg
- 食物繊維 1.3g
- 添加糖分 0g
- ♥ 0 / ● 0 / ♣ 0.2 / ◆ +

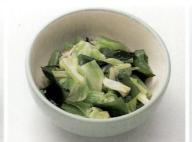

367 わかめとのお浸し 19kcal / 0.2点
- たんぱく質 1.3g
- 脂質 0.2g
- 炭水化物 4.3g
- 食塩相当量 0.6g
- カリウム 158mg
- コレステロール 0mg
- 食物繊維 1.6g
- 添加糖分 0g
- ♥ 0 / ● 0 / ♣ 0.2 / ◆ +

368 スープ煮 57kcal / 0.7点
- たんぱく質 3.1g
- 脂質 1.6g
- 炭水化物 8.7g
- 食塩相当量 1.2g
- カリウム 245mg
- コレステロール 5mg
- 食物繊維 2.1g
- 添加糖分 0g
- ♥ 0 / ● 0.2 / ♣ 0.4 / ◆ 0

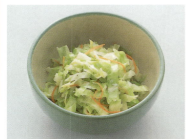

369 コールスローサラダ 77kcal / 1.0点
- たんぱく質 1.0g
- 脂質 6.2g
- 炭水化物 4.7g
- 食塩相当量 0.6g
- カリウム 169mg
- コレステロール 0mg
- 食物繊維 1.5g
- 添加糖分 0g
- ♥ 0 / ● 0 / ♣ 0.2 / ◆ 0.7

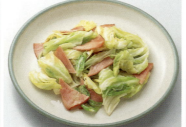

370 ハムとのいため物 77kcal / 1.0点
- たんぱく質 4.7g
- 脂質 4.9g
- 炭水化物 4.1g
- 食塩相当量 1.1g
- カリウム 194mg
- コレステロール 10mg
- 食物繊維 1.3g
- 添加糖分 0g
- ♥ 0 / ● 0.3 / ♣ 0.2 / ◆ 0.5

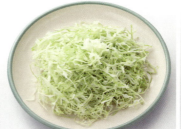

371 せん切りキャベツ 7kcal / 0.1点
キャベツ0.1点分
- たんぱく質 0.4g
- 脂質 0.1g
- 炭水化物 1.6g
- 食塩相当量 0g
- カリウム 60mg
- コレステロール 0mg
- 食物繊維 0.5g
- 添加糖分 0g
- ♥ 0 / ● 0 / ♣ 0.1 / ◆ 0

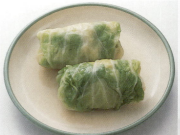

372 ロールキャベツ 241kcal / 3.0点
キャベツ0.3点分
- たんぱく質 15.7g
- 脂質 15.1g
- 炭水化物 9.7g
- 食塩相当量 1.5g
- カリウム 420mg
- コレステロール 90mg
- 食物繊維 2.0g
- 添加糖分 0g
- ♥ 2.2 / ● 2.0 / ♣ 0.3 / ◆ 0.3

※フレンチドレッシング大さじ1(15g)は61kcal

レシピは 174・175ページ　**野菜料理**（もやし）　第**3**群

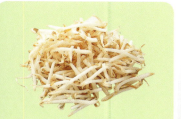

もやし
100g=0.2点（1点=530g）
たんぱく質 2.0g　食塩相当量 0g
脂質 0g　カリウム 71mg
炭水化物 2.7g　食物繊維 1.4g

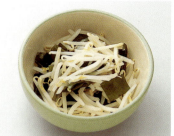

③⑦③ **わかめとの酢の物**　**22** kcal
たんぱく質 2.3g　カリウム 74mg　**0.3点**
脂質 0.1g　コレステロール 0mg　♥ 0
炭水化物 4.3g　食物繊維 2.0g　♣ 0.2
食塩相当量 0.7g　添加糖分 0.8g　♦ 0.1

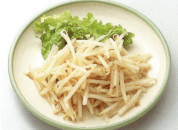

③⑦④ **ナムル**　**43** kcal
たんぱく質 2.6g　カリウム 149mg　**0.5点**
脂質 2.0g　コレステロール 0mg　♥ 0
炭水化物 4.6g　食物繊維 1.7g　♣ 0.2
食塩相当量 0.6g　添加糖分 0.6g　♦ 0.3

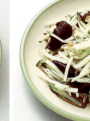

③⑦⑤ **中国風酢の物**　**53** kcal
たんぱく質 2.7g　カリウム 176mg　**0.7点**
脂質 2.1g　コレステロール 0mg　♥ 0
炭水化物 7.2g　食物繊維 2.5g　♣ 0.3
食塩相当量 1.1g　添加糖分 2.0g　♦ 0.4

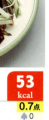

第3群

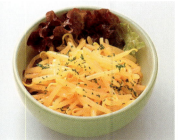

③⑦⑥ **カレーサラダ**　**74** kcal
たんぱく質 2.2g　カリウム 119mg　**0.9点**
脂質 6.0g　コレステロール 0mg　♥ 0
炭水化物 3.3g　食物繊維 1.6g　♣ 0.2
食塩相当量 0.7g　添加糖分 0g　♦ 0.7

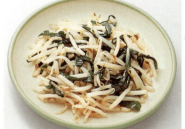

③⑦⑦ **にらとのいため物**　**77** kcal
たんぱく質 2.5g　カリウム 226mg　**1.0点**
脂質 6.1g　コレステロール 0mg　♥ 0
炭水化物 4.0g　食物繊維 2.2g　♣ 0.3
食塩相当量 0.8g　添加糖分 0g　♦ 0.7

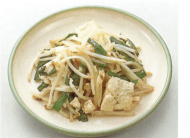

③⑦⑧ **チャンプルー**　**131** kcal
たんぱく質 7.5g　カリウム 292mg　**1.6点**
脂質 9.2g　コレステロール 0mg　♥ 0.7
炭水化物 5.1g　食物繊維 2.2g　♣ 0.2
食塩相当量 1.4g　添加糖分 0g　♦ 0.7

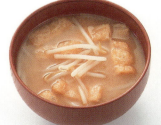

③⑦⑨ **油揚げとのみそ汁**　**53** kcal
もやし0.1点分
たんぱく質 4.2g　カリウム 187mg　**0.7点**
脂質 2.4g　コレステロール 0mg　♥ 0
炭水化物 4.4g　食物繊維 1.3g　♣ 0.3
食塩相当量 1.7g　添加糖分 0g　♦ 0.3

♣ 第3群 野菜料理 (大根) レシピは175・176ページ

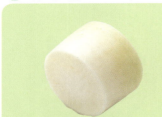

大根
90g=0.2点 (1点=440g)
- たんぱく質 0.5g
- 脂質 0.1g
- 炭水化物 3.7g
- 食塩相当量 0g
- カリウム 207mg
- 食物繊維 1.3g

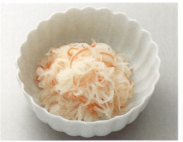

380 紅白なます 34 kcal 0.4点
- たんぱく質 0.5g
- 脂質 0.1g
- 炭水化物 7.8g
- 食塩相当量 1.1g
- カリウム 236mg
- コレステロール 0mg
- 食物繊維 1.4g
- 添加糖分 3.0g
- ♥ 0
- ♠ 0
- ♣ 0.2
- ♦ 0.2

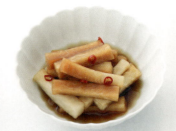

381 浅漬け風 50 kcal 0.6点
- たんぱく質 1.2g
- 脂質 0.2g
- 炭水化物 9.6g
- 食塩相当量 1.3g
- カリウム 264mg
- コレステロール 0mg
- 食物繊維 1.5g
- 添加糖分 3.0g
- ♥ 0
- ♠ 0
- ♣ 0.2
- ♦ 0.4

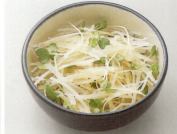

382 サラダ 77 kcal 1.0点
- たんぱく質 0.7g
- 脂質 6.1g
- 炭水化物 4.5g
- 食塩相当量 0.7g
- カリウム 227mg
- コレステロール 0mg
- 食物繊維 1.4g
- 添加糖分 0g
- ♥ 0
- ♠ 0
- ♣ 0.2
- ♦ 0.7

※ドレッシングを含む

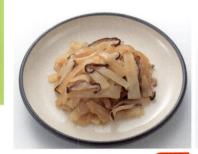

383 生しいたけとのソテー 79 kcal 1.0点
- たんぱく質 1.3g
- 脂質 6.2g
- 炭水化物 5.7g
- 食塩相当量 0.9g
- カリウム 278mg
- コレステロール 0mg
- 食物繊維 2.3g
- 添加糖分 0g
- ♥ 0
- ♠ 0
- ♣ 0.3
- ♦ 0.7

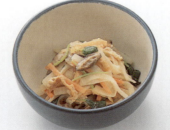

384 五色なます 133 kcal 1.7点
- たんぱく質 3.5g
- 脂質 9.2g
- 炭水化物 10.3g
- 食塩相当量 1.1g
- カリウム 353mg
- コレステロール 0mg
- 食物繊維 3.0g
- 添加糖分 3.0g
- ♥ 0
- ♠ 0.3
- ♣ 0.3
- ♦ 1.1

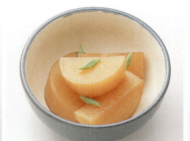

385 煮物 53 kcal 0.7点
大根0.3点分
- たんぱく質 1.6g
- 脂質 0.2g
- 炭水化物 12.0g
- 食塩相当量 1.5g
- カリウム 451mg
- コレステロール 0mg
- 食物繊維 2.0g
- 添加糖分 4.5g
- ♥ 0
- ♠ 0
- ♣ 0.3
- ♦ 0.3

386 ふろふき大根 65 kcal 0.8点
大根0.3点分
- たんぱく質 1.9g
- 脂質 0.9g
- 炭水化物 12.4g
- 食塩相当量 1.2g
- カリウム 388mg
- コレステロール 0mg
- 食物繊維 2.4g
- 添加糖分 4.0g
- ♥ 0
- ♠ 0
- ♣ 0.3
- ♦ 0.3

レシピは 176・177ページ　**野菜料理**（玉ねぎ）　**第3群** ♣

玉ねぎ

90g=0.4点 (1点=220g)

- たんぱく質 0.9g
- 脂質 0.1g
- 炭水化物 7.9g
- 食塩相当量 0g
- カリウム 135mg
- 食物繊維 1.4g

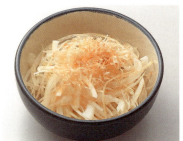

③⑧⑦ スライス（しょうゆ）　**41 kcal**　0.5点
- たんぱく質 2.1g
- 脂質 0.1g
- 炭水化物 8.5g
- 食塩相当量 0.9g
- カリウム 167mg
- コレステロール 3mg
- 食物繊維 1.4g
- 添加糖分 0g

♠ 0　♥ +　♣ 0.4　♦ 0.1

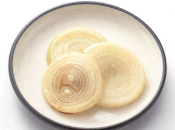

③⑧⑧ オーブン焼き　**70 kcal**　0.9点
- たんぱく質 0.9g
- 脂質 4.1g
- 炭水化物 7.9g
- 食塩相当量 0.6g
- カリウム 136mg
- コレステロール 1mg
- 食物繊維 1.4g
- 添加糖分 0g

♠ 0　♥ 0　♣ 0.4　♦ 0.5

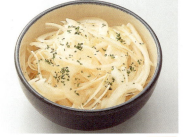

③⑧⑨ スライス（和風ドレッシング）　**76 kcal**　0.9点
- たんぱく質 1.4g
- 脂質 4.1g
- 炭水化物 8.7g
- 食塩相当量 0.9g
- カリウム 164mg
- コレステロール 1mg
- 食物繊維 1.5g
- 添加糖分 0g

♠ 0　♥ 0　♣ 0.4　♦ 0.5

※ドレッシングを含む

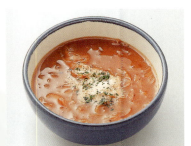

③⑨⓪ スープ　**109 kcal**　1.4点
- たんぱく質 2.0g
- 脂質 5.4g
- 炭水化物 13.2g
- 食塩相当量 0.8g
- カリウム 154mg
- コレステロール 14mg
- 食物繊維 1.6g
- 添加糖分 0g

♠ 0.1　♥ 0　♣ 0.4　♦ 0.9

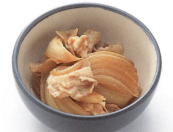

③⑨① 豚肉との煮物　**201 kcal**　2.5点
- たんぱく質 4.9g
- 脂質 14.1g
- 炭水化物 11.9g
- 食塩相当量 1.1g
- カリウム 245mg
- コレステロール 18mg
- 食物繊維 1.4g
- 添加糖分 3.0g

♠ 1.4　♥ 0　♣ 0.4　♦ 0.7

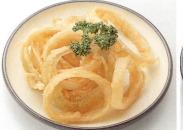

③⑨② リング揚げ　**267 kcal**　3.3点
- たんぱく質 3.4g
- 脂質 13.7g
- 炭水化物 31.2g
- 食塩相当量 0.8g
- カリウム 174mg
- コレステロール 1mg
- 食物繊維 2.2g
- 添加糖分 0.5g

♠ 0　♥ 0　♣ 0.4　♦ 2.9

③⑨③ サクラエビとのかき揚げ　**379 kcal**　4.7点
- たんぱく質 8.1g
- 脂質 24.9g
- 炭水化物 28.4g
- 食塩相当量 0.2g
- カリウム 243mg
- コレステロール 94mg
- 食物繊維 2.1g
- 添加糖分 0g

♠ 0.3　♥ 0.2　♣ 0.4　♦ 3.9

※天つゆは28ページ参照

第3群

♣ 第3群 野菜料理 （なす） レシピは 177・178ページ

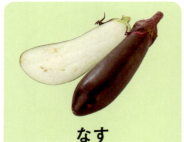

なす
100g＝0.3点（1点=360g）

たんぱく質 1.1g	食塩相当量 0g
脂質 0.1g	カリウム 220mg
炭水化物 5.1g	食物繊維 2.2g

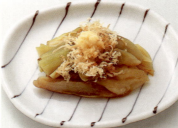

394 焼きなす — 25 kcal / 0.3点

- たんぱく質 1.5g　カリウム 231mg
- 脂質 0.1g　コレステロール 2mg
- 炭水化物 5.3g　食物繊維 2.3g
- 食塩相当量 0g　添加糖分 0g

♥ 0　♦ +　♣ 0.3

※かけじょうゆは 27 ページ参照

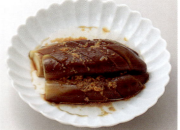

395 お浸し — 26 kcal / 0.3点

- たんぱく質 1.5g　カリウム 247mg
- 脂質 0.1g　コレステロール 1mg
- 炭水化物 5.7g　食物繊維 2.3g
- 食塩相当量 0.6g　添加糖分 0g

♥ 0　♦ 0.3　♣ +

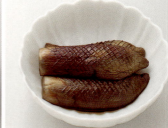

396 煮物 — 41 kcal / 0.5点

- たんぱく質 1.8g　カリウム 279mg
- 脂質 0.1g　コレステロール 1mg
- 炭水化物 9.4g　食物繊維 2.2g
- 食塩相当量 1.1g　添加糖分 3.5g

♥ 0　♦ 0.3　♣ 0.2

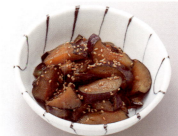

397 いため煮 — 103 kcal / 1.3点

- たんぱく質 1.9g　カリウム 252mg
- 脂質 6.6g　コレステロール 1mg
- 炭水化物 8.6g　食物繊維 2.3g
- 食塩相当量 1.0g　添加糖分 2.0g

♥ 0　♦ 0.3　♣ 1.0

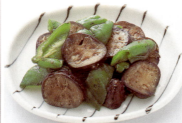

398 なべしぎ — 114 kcal / 1.4点

- たんぱく質 2.5g　カリウム 325mg
- 脂質 6.5g　コレステロール 1mg
- 炭水化物 11.4g　食物繊維 3.1g
- 食塩相当量 1.2g　添加糖分 3.0g

♥ 0　♦ 0.4　♣ 1.1

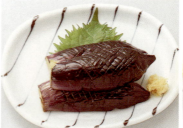

399 素揚げ — 152 kcal / 1.9点

- たんぱく質 1.2g　カリウム 232mg
- 脂質 14.1g　コレステロール 1mg
- 炭水化物 5.3g　食物繊維 2.3g
- 食塩相当量 0g　添加糖分 0g

♥ 0　♦ 0　♣ 1.6

※つけじょうゆ、天つゆは 27・28 ページ参照

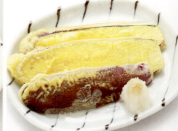

400 天ぷら — 150 kcal / 1.9点
（なす0.1点分）

- たんぱく質 2.8g　カリウム 188mg
- 脂質 9.0g　コレステロール 36mg
- 炭水化物 13.8g　食物繊維 1.8g
- 食塩相当量 0g　添加糖分 0g

♥ 0.2　♦ 0.2　♣ 1.5

※天つゆは 28 ページ参照

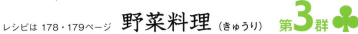

野菜料理 (きゅうり) 第3群

レシピは 178・179 ページ

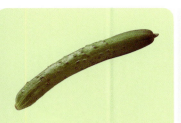

きゅうり
100g=0.2点 (1点=570g)

- たんぱく質 1.0g
- 脂質 0.1g
- 炭水化物 3.0g
- 食塩相当量 0g
- カリウム 200mg
- 食物繊維 1.1g

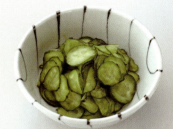

401 塩もみ — 14 kcal / 0.2点
- たんぱく質 1.0g
- 脂質 0.1g
- 炭水化物 3.0g
- 食塩相当量 0.6g
- カリウム 201mg
- コレステロール 0mg
- 食物繊維 1.1g
- 添加糖分 0g
- ♠ 0
- ♥ 0
- ♣ 0.2
- ♦ 0

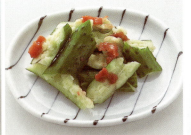

402 梅肉あえ — 16 kcal / 0.2点
- たんぱく質 1.1g
- 脂質 0.1g
- 炭水化物 3.5g
- 食塩相当量 1.0g
- カリウム 222mg
- コレステロール 0mg
- 食物繊維 1.2g
- 添加糖分 0g
- ♠ 0
- ♥ 0
- ♣ 0.2
- ♦ 0

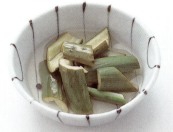

403 ピクルス — 18 kcal / 0.2点
- たんぱく質 1.0g
- 脂質 0.1g
- 炭水化物 3.5g
- 食塩相当量 0.8g
- カリウム 203mg
- コレステロール 0mg
- 食物繊維 1.1g
- 添加糖分 0.3g
- ♠ 0
- ♥ 0
- ♣ 0.2
- ♦ 0

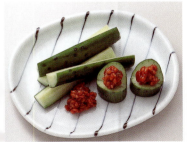

404 もろきゅう — 52 kcal / 0.7点
- たんぱく質 2.0g
- 脂質 0.6g
- 炭水化物 10.5g
- 食塩相当量 0.8g
- カリウム 229mg
- コレステロール 0mg
- 食物繊維 1.6g
- 添加糖分 0g
- ♠ 0
- ♥ 0.5
- ♣ 0.2
- ♦ 0

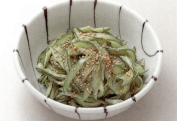

405 ごま酢あえ — 66 kcal / 0.8点
- たんぱく質 2.3g
- 脂質 3.7g
- 炭水化物 7.3g
- 食塩相当量 0.6g
- カリウム 228mg
- コレステロール 0mg
- 食物繊維 1.9g
- 添加糖分 3.0g
- ♠ 0
- ♥ 0
- ♣ 0.2
- ♦ 0.7

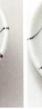

406 甘酢いため — 68 kcal / 0.8点
- たんぱく質 1.1g
- 脂質 4.1g
- 炭水化物 6.9g
- 食塩相当量 0.8g
- カリウム 227mg
- コレステロール 0mg
- 食物繊維 1.3g
- 添加糖分 3.0g
- ♠ 0
- ♥ 0
- ♣ 0.2
- ♦ 0.6

407 サラダ — 72 kcal / 0.9点
- たんぱく質 1.0g
- 脂質 6.1g
- 炭水化物 3.3g
- 食塩相当量 0.6g
- カリウム 207mg
- コレステロール 0mg
- 食物繊維 1.1g
- 添加糖分 0g
- ♠ 0
- ♥ 0
- ♣ 0.2
- ♦ 0.7

第3群

♣ **第3群** 野菜料理 (ズッキーニ・ゴーヤ)　レシピは 179・180ページ

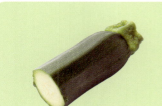

ズッキーニ
60g=0.1点 (1点=570g)

たんぱく質 0.8g	食塩相当量 0g
脂質 0.1g	カリウム 192mg
炭水化物 1.7g	食物繊維 0.8g

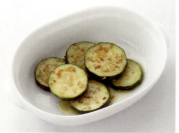

408 ガーリックいため　67 kcal　0.8点

たんぱく質 1.0g	カリウム 206mg	♠ 0
脂質 6.1g	コレステロール 0mg	♥ 0
炭水化物 2.4g	食物繊維 0.9g	♣ 0.1
食塩相当量 0.4g	添加糖分 0g	♦ 0.7

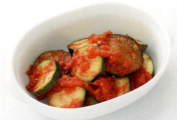

409 カポナータ　111 kcal　1.4点

たんぱく質 1.9g	カリウム 409mg	♠ 0
脂質 8.3g	コレステロール 0mg	♥ 0
炭水化物 8.1g	食物繊維 2.4g	♣ 0.4
食塩相当量 1.1g	添加糖分 0.7g	♦ 1.0

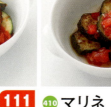

410 マリネ　132 kcal　1.7点

たんぱく質 1.2g	カリウム 273mg	♠ 0
脂質 12.1g	コレステロール 0mg	♥ 0
炭水化物 3.9g	食物繊維 1.2g	♣ 0.2
食塩相当量 0.6g	添加糖分 0g	♦ 1.4

 第3群

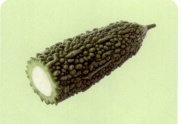

ゴーヤ
70g=0.1点 (1点=420g)

たんぱく質 0.7g	食塩相当量 0g
脂質 0.1g	カリウム 182mg
炭水化物 2.7g	食物繊維 1.8g

※廃棄込みで½本=82g

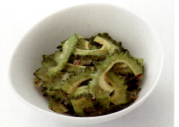

411 お浸し　21 kcal　0.3点

たんぱく質 1.7g	カリウム 202mg	♠ 0
脂質 0.1g	コレステロール 2mg	♥ +
炭水化物 3.7g	食物繊維 1.8g	♣ 0.1
食塩相当量 0.4g	添加糖分 0.5g	♦ 0.1

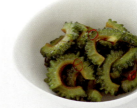

412 きんぴら　62 kcal　0.8点

たんぱく質 1.0g	カリウム 201mg	♠ 0
脂質 4.1g	コレステロール 0mg	♥ 0
炭水化物 4.9g	食物繊維 1.8g	♣ 0.1
食塩相当量 0.6g	添加糖分 1.3g	♦ 0.6

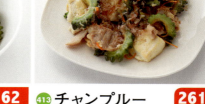

413 チャンプルー　261 kcal　3.3点

たんぱく質 18.4g	カリウム 572mg	♠ 0.5
脂質 16g	コレステロール 128mg	♥ 1.6
炭水化物 8.4g	食物繊維 3.1g	♣ 0.3
食塩相当量 1.9g	添加糖分 0g	♦ 0.8

レシピは 180・181 ページ　**野菜料理** (セロリ・ねぎ)　**第3群**

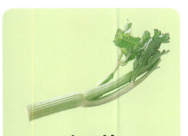

セロリ
100g = 0.2点 (1点=530g)

たんぱく質 0.4g	食塩相当量 0.1g
脂質 0.1g	カリウム 410mg
炭水化物 3.6g	食物繊維 1.5g

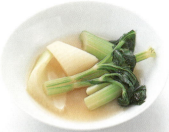

414 スープ煮 — 17 kcal / 0.2点

たんぱく質 0.5g	カリウム 413mg
脂質 0.1g	コレステロール 0mg
炭水化物 4.0g	食物繊維 1.5g
食塩相当量 0.6g	添加糖分 0g

♥ 0　♦ 0　♣ 0.2　◆ +

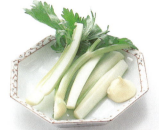
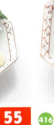

415 スティック(マヨネーズ) — 55 kcal / 0.7点

たんぱく質 0.6g	カリウム 412mg
脂質 4.4g	コレステロール 9mg
炭水化物 3.7g	食物繊維 1.5g
食塩相当量 0.2g	添加糖分 0g

♥ 0　♦ 0　♣ 0.2　◆ 0.5

416 きんぴら — 75 kcal / 0.9点

たんぱく質 1.0g	カリウム 445mg
脂質 4.1g	コレステロール 0mg
炭水化物 7.5g	食物繊維 1.5g
食塩相当量 1.1g	添加糖分 2.3g

♥ 0　♦ 0　♣ 0.2　◆ 0.7

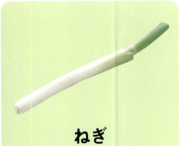

ねぎ
50g = 0.2点 (1点=290g)

たんぱく質 0.7g	食塩相当量 0g
脂質 0.1g	カリウム 100mg
炭水化物 4.2g	食物繊維 1.3g

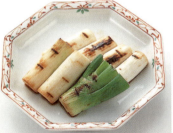
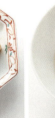

417 焼き浸し — 20 kcal / 0.3点

たんぱく質 1.1g	カリウム 125mg
脂質 0.1g	コレステロール 1mg
炭水化物 4.6g	食物繊維 1.3g
食塩相当量 0.6g	添加糖分 0g

♥ 0　♦ 0　♣ 0.2　◆ +

418 スープ煮 — 23 kcal / 0.3点

たんぱく質 0.8g	カリウム 106mg
脂質 0.1g	コレステロール 1mg
炭水化物 4.7g	食物繊維 1.3g
食塩相当量 0.4g	添加糖分 0g

♥ 0　♦ 0　♣ 0.2　◆ 0.1

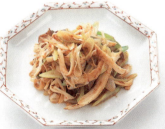

419 エリンギとのいため物 — 84 kcal / 1.1点

たんぱく質 2.3g	カリウム 283mg
脂質 6.3g	コレステロール 1mg
炭水化物 7.5g	食物繊維 3.0g
食塩相当量 0.6g	添加糖分 0g

♥ 0　♦ 0　♣ 0.3　◆ 0.7

第3群

♣ 第3群 野菜料理 （白菜・かぶ）　レシピは181・182ページ

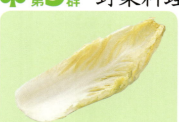

白菜
100g = 0.2点 (1点=570g)
- たんぱく質 0.8g
- 脂質 0.1g
- 炭水化物 3.2g
- 食塩相当量 0g
- カリウム 220mg
- 食物繊維 1.3g

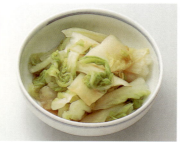

420 お浸し — 17 kcal / 0.2点
- たんぱく質 1.2g　カリウム 245mg
- 脂質 0.1g　コレステロール 0mg
- 炭水化物 3.6g　食物繊維 1.3g
- 食塩相当量 0.6g　添加糖分 0g
- ♠ 0　♥ 0　♣ 0.2　◆ +

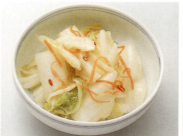

421 甘酢いため — 62 kcal / 0.8点
- たんぱく質 0.9g　カリウム 247mg
- 脂質 4.1g　コレステロール 0mg
- 炭水化物 5.6g　食物繊維 1.5g
- 食塩相当量 0.8g　添加糖分 1.5g
- ♠ 0　♥ 0　♣ 0.2　◆ 0.6

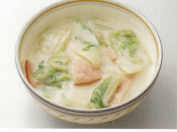

422 ミルク煮 — 111 kcal / 1.4点
- たんぱく質 4.4g　カリウム 326mg
- 脂質 6.5g　コレステロール 11mg
- 炭水化物 8.7g　食物繊維 1.3g
- 食塩相当量 0.9g　添加糖分 1.5g
- ♠ 0.4　♥ 0.1　♣ 0.2　◆ 0.6

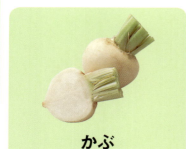

かぶ
75g = 0.2点 (1点=380g)
- たんぱく質 0.6g
- 脂質 0.1g
- 炭水化物 3.7g
- 食塩相当量 0g
- カリウム 224mg
- 食物繊維 1.2g

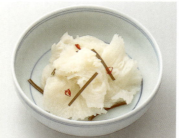

423 菊花かぶ — 27 kcal / 0.3点
- たんぱく質 0.6g　カリウム 273mg
- 脂質 0.1g　コレステロール 0mg
- 炭水化物 6.3g　食物繊維 1.4g
- 食塩相当量 0.7g　添加糖分 1.5g
- ♠ 0　♥ 0　♣ 0.2　◆ 0.1

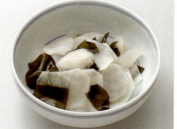

424 わかめとの酢の物 — 27 kcal / 0.3点
- たんぱく質 0.7g　カリウム 202mg
- 脂質 0.1g　コレステロール 0mg
- 炭水化物 6.3g　食物繊維 1.4g
- 食塩相当量 0.6g　添加糖分 2.0g
- ♠ 0　♥ 0　♣ 0.2　◆ 0.1

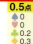

425 煮物 — 39 kcal / 0.5点
- たんぱく質 1.2g　カリウム 266mg
- 脂質 0.1g　コレステロール 0mg
- 炭水化物 7.7g　食物繊維 1.1g
- 食塩相当量 0.9g　添加糖分 2.3g
- ♠ 0　♥ 0　♣ 0.2　◆ 0.3

レシピは 182ページ **野菜料理** (レタス・スナップえんどう) **第3群**

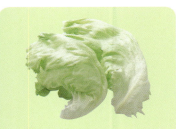

レタス
60g=0.1点 (1点=670g)
- たんぱく質 0.4g
- 脂質 0.1g
- 炭水化物 1.7g
- 食塩相当量 0g
- カリウム 120mg
- 食物繊維 0.7g

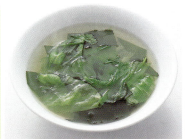

426 わかめとのスープ 11kcal / 0.1点
- たんぱく質 0.7g
- 脂質 0.2g
- 炭水化物 2.5g
- 食塩相当量 0.8g
- カリウム 125mg
- コレステロール 0mg
- 食物繊維 1.1g
- 添加糖分 0g

♥ 0 / ♣ 0.1 / ♦ +

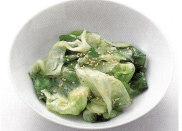

427 中国風あえ物 32kcal / 0.4点
- たんぱく質 0.5g
- 脂質 2.4g
- 炭水化物 2.0g
- 食塩相当量 0.6g
- カリウム 124mg
- コレステロール 0mg
- 食物繊維 0.7g
- 添加糖分 0g

♥ 0 / ♣ 0.1 / ♦ 0.3

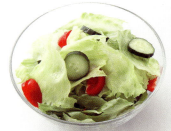

428 サラダ 74kcal / 0.9点
- たんぱく質 0.8g
- 脂質 6.1g
- 炭水化物 4.1g
- 食塩相当量 0.5g
- カリウム 230mg
- コレステロール 0mg
- 食物繊維 1.2g
- 添加糖分 0g

♥ 0 / ♣ 0.2 / ♦ 0.7

※ドレッシングを含む

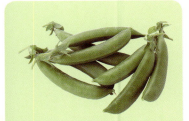

スナップえんどう
55g=0.3点 (1点=190g)
- たんぱく質 1.5g
- 脂質 0.1g
- 炭水化物 5.0g
- 食塩相当量 0g
- カリウム 80mg
- 食物繊維 1.3g

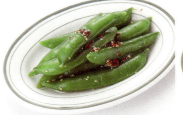 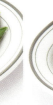

429 ドレッシングあえ 45kcal / 0.6点
- たんぱく質 1.6g
- 脂質 2.4g
- 炭水化物 5.3g
- 食塩相当量 0.4g
- カリウム 86mg
- コレステロール 0mg
- 食物繊維 1.3g
- 添加糖分 0g

♥ 0 / ♣ 0.3 / ♦ 0.3

430 ソテー 59kcal / 0.7点
- たんぱく質 1.5g
- 脂質 4.1g
- 炭水化物 5.0g
- 食塩相当量 0.3g
- カリウム 82mg
- コレステロール 0mg
- 食物繊維 1.3g
- 添加糖分 0g

♥ 0 / ♣ 0.3 / ♦ 0.5

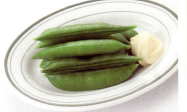

431 塩ゆで (マヨネーズ) 62kcal / 0.8点
- たんぱく質 1.6g
- 脂質 4.4g
- 炭水化物 5.1g
- 食塩相当量 0.1g
- カリウム 82mg
- コレステロール 9mg
- 食物繊維 1.3g
- 添加糖分 0g

♥ 0 / ♣ 0.3 / ♦ 0.5

第3群

♣ 第3群 野菜料理 （カリフラワー・竹の子） レシピは 182・183ページ

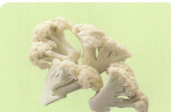

カリフラワー
60g=0.2点 (1点=300g)

たんぱく質 1.8g	食塩相当量 0g
脂質 0.1g	カリウム 246㎎
炭水化物 3.1g	食物繊維 1.7g

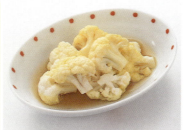

432 カレーピクルス — 18 kcal / 0.2点

たんぱく質 1.8g	カリウム 250㎎
脂質 0.1g	コレステロール 0㎎
炭水化物 3.4g	食物繊維 1.8g
食塩相当量 0.5g	添加糖分 0.1g

♥ 0 ♣ 0 ♠ 0.2 ♦ +

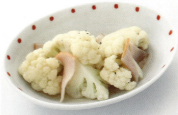

433 スープ煮 — 37 kcal / 0.5点

たんぱく質 3.5g	カリウム 274㎎
脂質 1.5g	コレステロール 4㎎
炭水化物 3.5g	食物繊維 1.7g
食塩相当量 0.9g	添加糖分 0g

♥ 0 ♣ 0 ♠ 0.2 ♦ +

434 塩ゆで （マヨネーズ） — 56 kcal / 0.7点

たんぱく質 2.0g	カリウム 248㎎
脂質 4.4g	コレステロール 9㎎
炭水化物 3.2g	食物繊維 1.7g
食塩相当量 0.1g	添加糖分 0g

♥ 0 ♣ 0 ♠ 0.2 ♦ 0.5

第3群

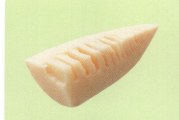

竹の子 （ゆで）
80g=0.3点 (1点=270g)

たんぱく質 2.8g	食塩相当量 0g
脂質 0.2g	カリウム 376㎎
炭水化物 4.4g	食物繊維 2.6g

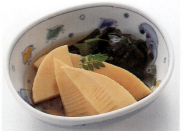

435 若竹煮 — 49 kcal / 0.6点

たんぱく質 3.3g	カリウム 390㎎
脂質 0.2g	コレステロール 0㎎
炭水化物 9.1g	食物繊維 3.3g
食塩相当量 1.1g	添加糖分 3.0g

♥ 0 ♣ 0.3 ♠ 0.3 ♦ +

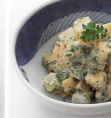

436 木の芽あえ — 62 kcal / 0.8点

たんぱく質 4.2g	カリウム 507㎎
脂質 0.5g	コレステロール 0㎎
炭水化物 11.9g	食物繊維 4.3g
食塩相当量 0.8g	添加糖分 2.5g

♥ 0 ♣ 0.4 ♠ 0.4 ♦ +

437 じか煮 — 64 kcal / 0.8点

たんぱく質 5.3g	カリウム 452㎎
脂質 0.2g	コレステロール 5㎎
炭水化物 10.7g	食物繊維 2.6g
食塩相当量 0.9g	添加糖分 3.0g

♥ 0.1 ♣ 0.3 ♠ 0.4 ♦ 0.4

レシピは 183・184ページ　**野菜料理**（ごぼう・れんこん）**第3群** ♣

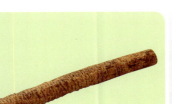

ごぼう
60g＝0.5点（1点＝120g）

たんぱく質 1.1g	食塩相当量 0g
脂質 0.1g	カリウム 192mg
炭水化物 9.2g	食物繊維 3.4g

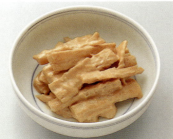

438 たたきごぼう — 88 kcal / 1.1点
- たんぱく質 2.8g　カリウム 266mg
- 脂質 3.3g　コレステロール 0mg
- 炭水化物 13.1g　食物繊維 4.2g
- 食塩相当量 0.7g　添加糖分 2.0g
- ♥ 0　♣ 0.5　♦ 0.6

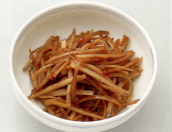

439 きんぴら — 92 kcal / 1.2点
- たんぱく質 1.6g　カリウム 222mg
- 脂質 4.1g　コレステロール 0mg
- 炭水化物 11.7g　食物繊維 3.4g
- 食塩相当量 0.9g　添加糖分 1.5g
- ♥ 0　♣ 0.5　♦ 0.7

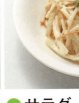

440 サラダ — 100 kcal / 1.2点
- たんぱく質 1.6g　カリウム 247mg
- 脂質 5.9g　コレステロール 12mg
- 炭水化物 10.9g　食物繊維 3.8g
- 食塩相当量 0.5g　添加糖分 0g
- ♥ 0　♣ 0.6　♦ 0.7

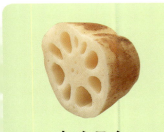

れんこん
60g＝0.5点（1点＝120g）

たんぱく質 1.1g	食塩相当量 0g
脂質 0.1g	カリウム 264mg
炭水化物 9.3g	食物繊維 1.2g

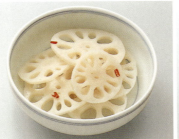

441 酢ばす — 51 kcal / 0.6点
- たんぱく質 1.3g　カリウム 291mg
- 脂質 0.1g　コレステロール 0mg
- 炭水化物 11.4g　食物繊維 1.2g
- 食塩相当量 0.6g　添加糖分 1.5g
- ♥ 0　♣ 0.5　♦ 0.1

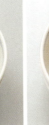

442 煮物 — 59 kcal / 0.7点
- たんぱく質 1.6g　カリウム 312mg
- 脂質 0.1g　コレステロール 0mg
- 炭水化物 12.2g　食物繊維 1.2g
- 食塩相当量 0.7g　添加糖分 2.0g
- ♥ 0　♣ 0.5　♦ 0.2

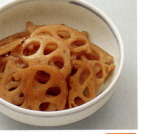

443 きんぴら — 90 kcal / 1.1点
- たんぱく質 1.5g　カリウム 287mg
- 脂質 4.1g　コレステロール 0mg
- 炭水化物 11.6g　食物繊維 1.2g
- 食塩相当量 0.6g　添加糖分 1.3g
- ♥ 0　♣ 0.5　♦ 0.6

♣ 第3群

♣ 第3群 野菜料理 (とうもろこし・そら豆)　レシピは 184・185ページ

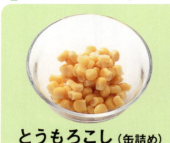

とうもろこし（缶詰め）
50g=0.5点 (1点=100g)
- たんぱく質 1.2g
- 脂質 0.3g
- 炭水化物 8.9g
- 食塩相当量 0.3g
- カリウム 65mg
- 食物繊維 1.7g

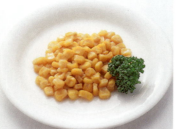

444 バターコーン　71 kcal　0.9点
- たんぱく質 1.2g
- 脂質 3.5g
- 炭水化物 9.0g
- 食塩相当量 0.4g
- カリウム 73mg
- コレステロール 8mg
- 食物繊維 1.7g
- 添加糖分 0g
- ♠ 0
- ♥ 0
- ♣ 0.5
- ♦ 0.4

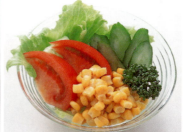

445 コーンサラダ　115 kcal　1.4点
- たんぱく質 1.9g
- 脂質 6.4g
- 炭水化物 13.0g
- 食塩相当量 0.8g
- カリウム 277mg
- コレステロール 0mg
- 食物繊維 2.7g
- 添加糖分 0g
- ♠ 0
- ♥ 0
- ♣ 0.7
- ♦ 0.7

※ドレッシングを含む

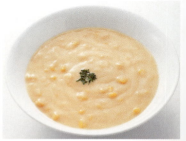

446 コーンスープ　150 kcal　1.9点
- たんぱく質 6.2g
- 脂質 6.3g
- 炭水化物 17.2g
- 食塩相当量 0.9g
- カリウム 317mg
- コレステロール 19mg
- 食物繊維 1.1g
- 添加糖分 0g
- ♠ 1.3
- ♥ 0
- ♣ 0.5
- ♦ 0

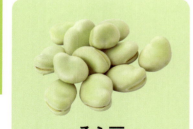

そら豆
50g=0.7点 (1点=75g)
- たんぱく質 5.5g
- 脂質 0.1g
- 炭水化物 7.8g
- 食塩相当量 0g
- カリウム 220mg
- 食物繊維 1.3g

※さやつきで250g

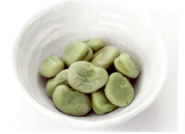

447 塩ゆで　54 kcal　0.7点
- たんぱく質 5.5g
- 脂質 0.1g
- 炭水化物 7.8g
- 食塩相当量 0.3g
- カリウム 220mg
- コレステロール 0mg
- 食物繊維 1.3g
- 添加糖分 0g
- ♠ 0
- ♥ 0
- ♣ 0.7
- ♦ 0

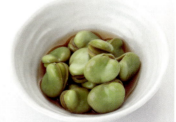

448 甘煮　68 kcal　0.8点
- たんぱく質 5.7g
- 脂質 0.1g
- 炭水化物 11.0g
- 食塩相当量 0.5g
- カリウム 258mg
- コレステロール 0mg
- 食物繊維 1.3g
- 添加糖分 3.0g
- ♠ 0
- ♥ 0
- ♣ 0.7
- ♦ 0.2

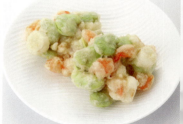

449 エビとのかき揚げ　323 kcal　4.0点
- たんぱく質 16.4g
- 脂質 15.9g
- 炭水化物 25.9g
- 食塩相当量 0.8g
- カリウム 374mg
- コレステロール 113mg
- 食物繊維 2.1g
- 添加糖分 0g
- ♠ 0.2
- ♥ 0.4
- ♣ 0.7
- ♦ 2.7

※天つゆは28ページ参照

レシピは 185・186ページ　**野菜料理**（切り干し大根）、**果物料理**（アボカド）**第3群** ♣

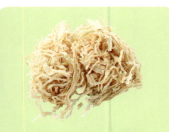

切り干し大根
10g＝0.4点 (1点＝27g)

たんぱく質 1.0g	食塩相当量 0.1g
脂質 0.1g	カリウム 350mg
炭水化物 7.0g	食物繊維 2.1g

※水もどしして40g

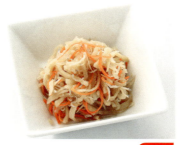

450 なます — 48 kcal — 0.6点

- たんぱく質 2.5g／カリウム 401mg
- 脂質 0.2g／コレステロール 12mg
- 炭水化物 9.6g／食物繊維 2.3g
- 食塩相当量 1.1g／添加糖分 1.5g
- ♥ 0.1　♣ 0.4　◆ 0.1

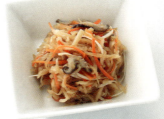

451 辛味煮 — 104 kcal — 1.3点

- たんぱく質 2.2g／カリウム 463mg
- 脂質 4.2g／コレステロール 0mg
- 炭水化物 12.1g／食物繊維 3.2g
- 食塩相当量 1.3g／添加糖分 1.0g
- ♥ 0　♠ 0.5　◆ 0.8

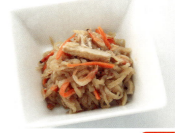

452 煮物 — 129 kcal — 1.6点

- たんぱく質 5.1g／カリウム 483mg
- 脂質 5.9g／コレステロール 21mg
- 炭水化物 13.2g／食物繊維 2.3g
- 食塩相当量 1.5g／添加糖分 4.5g
- ♥ 0　♣ 0.4　◆ 0.8

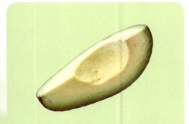

アボカド
40g＝0.9点

たんぱく質 1.0g	食塩相当量 0g
脂質 7.5g	カリウム 288mg
炭水化物 2.5g	食物繊維 2.1g

※皮と種つきで¼個分＝57g

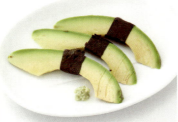

453 のりわさび — 86 kcal — 1.1点

- たんぱく質 1.4g／カリウム 341mg
- 脂質 8.4g／コレステロール 0mg
- 炭水化物 3.2g／食物繊維 2.6g
- 食塩相当量 0g／添加糖分 0g
- ♥ 0　♣ 1.1　◆ 0

※つけじょうゆは 27 ページ参照

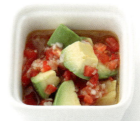

454 マリネ — 159 kcal — 2.0点

- たんぱく質 1.8g／カリウム 469mg
- 脂質 14.5g／コレステロール 0mg
- 炭水化物 7.5g／食物繊維 3.3g
- 食塩相当量 0.6g／添加糖分 0g
- ♥ 0　♣ 1.3　◆ 0.7

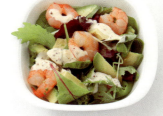

455 サラダ — 174 kcal — 2.2点

- たんぱく質 7.4g／カリウム 502mg
- 脂質 14.3g／コレステロール 56mg
- 炭水化物 4.6g／食物繊維 2.9g
- 食塩相当量 0.8g／添加糖分 0g
- ♥ 0.3　♣ 1.1　◆ 0.8

第3群 ♣

♣ 第3群　芋料理 （じゃが芋）　レシピは 186・187ページ

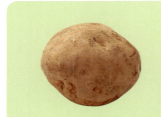

じゃが芋
110g=1.0点

- たんぱく質 1.8g
- 脂質 0.1g
- 炭水化物 19.4g
- 食塩相当量 0g
- カリウム 451mg
- 食物繊維 1.4g

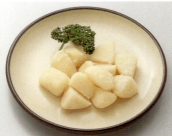

456 粉吹き芋　**84 kcal**

- たんぱく質 1.8g
- 脂質 0.1g
- 炭水化物 19.5g
- 食塩相当量 0.6g
- カリウム 458mg
- コレステロール 0mg
- 食物繊維 1.5g
- 添加糖分 0g

1.1点
- ♠ 0
- ♥ 0
- ♣ 1.0
- ♦ 0

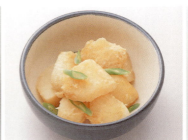

457 甘辛煮　**113 kcal**

- たんぱく質 2.7g
- 脂質 0.1g
- 炭水化物 24.4g
- 食塩相当量 1.2g
- カリウム 535mg
- コレステロール 0mg
- 食物繊維 1.5g
- 添加糖分 3.0g

1.4点
- ♠ 0
- ♥ 0
- ♣ 1.1
- ♦ 0.4

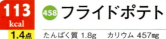

458 フライドポテト　**134 kcal**

- たんぱく質 1.8g
- 脂質 5.6g
- 炭水化物 19.4g
- 食塩相当量 0.6g
- カリウム 457mg
- コレステロール 0mg
- 食物繊維 1.5g
- 添加糖分 0g

1.7点
- ♠ 0
- ♥ 0
- ♣ 1.0
- ♦ 0.6

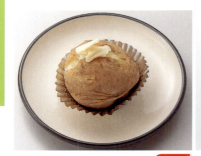

459 ベークドポテト　**143 kcal**

- たんぱく質 1.8g
- 脂質 6.6g
- 炭水化物 19.4g
- 食塩相当量 0.2g
- カリウム 453mg
- コレステロール 17mg
- 食物繊維 1.4g
- 添加糖分 0g

1.8点
- ♠ 0
- ♥ 0
- ♣ 1.0
- ♦ 0.7

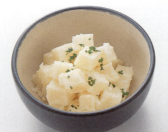

460 クリーム煮　**159 kcal**

- たんぱく質 5.4g
- 脂質 4.2g
- 炭水化物 25.2g
- 食塩相当量 1.1g
- カリウム 618mg
- コレステロール 13mg
- 食物繊維 1.5g
- 添加糖分 0g

2.0点
- ♠ 0.9
- ♥ 0
- ♣ 1.0
- ♦ 0.1

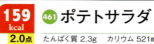

461 ポテトサラダ　**195 kcal**

- たんぱく質 2.3g
- 脂質 11.4g
- 炭水化物 21.1g
- 食塩相当量 0.6g
- カリウム 521mg
- コレステロール 15mg
- 食物繊維 1.9g
- 添加糖分 0g

2.4点
- ♠ 0
- ♥ 0
- ♣ 1.1
- ♦ 1.3

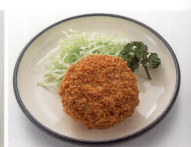

462 コロッケ　**393 kcal**

- たんぱく質 8.9g
- 脂質 24.3g
- 炭水化物 33.8g
- 食塩相当量 0.7g
- カリウム 634mg
- コレステロール 52mg
- 食物繊維 2.9g
- 添加糖分 0g

4.9点
- ♠ 0.2
- ♥ 0.7
- ♣ 1.2
- ♦ 2.8

レシピは 187・188ページ　# 芋料理 （さつま芋） 第3群

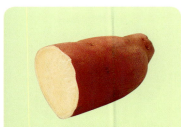

さつま芋 (皮つき)
80g = 1.5点 (1点=55g)

たんぱく質 0.5g	食塩相当量 0g
脂質 0.3g	カリウム 209mg
炭水化物 18.2g	食物繊維 1.5g

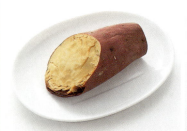

463 焼き芋 — 107 kcal / 1.3点

たんぱく質 1.0g	カリウム 384mg
脂質 0.2g	コレステロール 0mg
炭水化物 25.5g	食物繊維 1.8g
食塩相当量 0g	添加糖分 0g

♥ 0　♣ 1.3　◆ 0

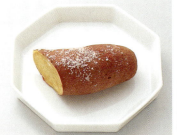

464 ふかし芋 — 112 kcal / 1.4点

たんぱく質 0.7g	カリウム 304mg
脂質 0.4g	コレステロール 0mg
炭水化物 26.5g	食物繊維 2.2g
食塩相当量 0.3g	添加糖分 0g

♥ 0　♣ 1.4　◆ 0

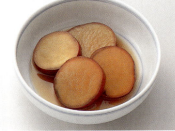

465 甘煮 — 138 kcal / 1.7点

たんぱく質 1.2g	カリウム 358mg
脂質 0.4g	コレステロール 0mg
炭水化物 31.7g	食物繊維 2.2g
食塩相当量 0.5g	添加糖分 4.5g

♥ 0　♣ 1.4　◆ 0.3

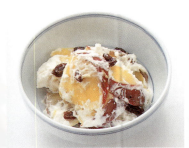

466 サラダ — 177 kcal / 2.2点

たんぱく質 2.0g	カリウム 347mg
脂質 4.9g	コレステロール 13mg
炭水化物 31.4g	食物繊維 2.4g
食塩相当量 0.3g	添加糖分 1.5g

♥ 0.6　♣ 1.5　◆ 0.1

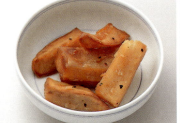

467 大学芋 — 192 kcal / 2.4点

たんぱく質 1.0g	カリウム 314mg
脂質 5.1g	コレステロール 0mg
炭水化物 35.7g	食物繊維 2.3g
食塩相当量 0.3g	添加糖分 9.0g

♥ 0　♣ 1.4　◆ 1.0

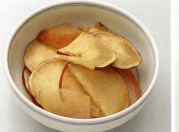

468 りんごとの重ね煮 （さつま芋1点分） — 182 kcal / 2.3点

たんぱく質 0.8g	カリウム 365mg
脂質 3.7g	コレステロール 8mg
炭水化物 37.2g	食物繊維 2.9g
食塩相当量 0.1g	添加糖分 3.0g

♥ 0　♣ 1.8　◆ 0.5

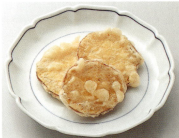

469 天ぷら （さつま芋1点分） — 233 kcal / 2.9点

たんぱく質 3.0g	カリウム 238mg
脂質 11.4g	コレステロール 46mg
炭水化物 28.5g	食物繊維 1.9g
食塩相当量 0.1g	添加糖分 0g

♥ 0.2　♣ 1.0　◆ 1.7

※天つゆは 28ページ参照

第3群

♣ 第3群　芋料理 （里芋・長芋）　レシピは 188・189 ページ

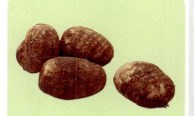

里芋
140g = 1.0点

たんぱく質 2.1g　食塩相当量 0g
脂質 0.1g　カリウム 896mg
炭水化物 18.3g　食物繊維 3.2g

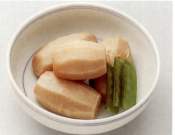

470 含め煮　110 kcal　1.4点

たんぱく質 2.8g　カリウム 983mg　♠ 0
脂質 0.2g　コレステロール 0mg　♥ 0
炭水化物 24.1g　食物繊維 3.4g　♣ 1.0
食塩相当量 1.0g　添加糖分 4.5g　◆ 0.3

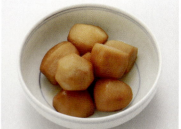

471 煮ころがし　111 kcal　1.4点

たんぱく質 3.0g　カリウム 987mg　♠ 0
脂質 0.1g　コレステロール 0mg　♥ 0
炭水化物 24.0g　食物繊維 3.2g　♣ 1.0
食塩相当量 1.1g　添加糖分 4.5g　◆ 0.4

472 イカとの煮物　165 kcal　2.1点

たんぱく質 12.4g　カリウム 1164mg　♠ 0
脂質 0.5g　コレステロール 125mg　♥ 0
炭水化物 26.3g　食物繊維 3.3g　♣ 1.0
食塩相当量 2.1g　添加糖分 6.0g　◆ 0.5

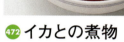

♣ 第3群

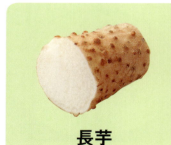

長芋
60g = 0.5点　（1点=120g）

たんぱく質 1.3g　食塩相当量 0g
脂質 0.2g　カリウム 258mg
炭水化物 8.3g　食物繊維 0.6g

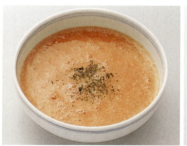

473 とろろ汁　43 kcal　0.5点

たんぱく質 1.9g　ナトリウム 339mg　♠ 0
脂質 0.2g　コレステロール 0mg　♥ 0
炭水化物 9.0g　食物繊維 0.8g　♣ 0.5
食塩相当量 1.0g　添加糖分 0g　◆ +

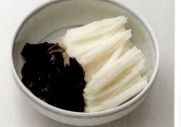

474 わかめとの酢の物　43 kcal　0.5点

たんぱく質 1.7g　カリウム 266mg　♠ 0
脂質 0.3g　コレステロール 0mg　♥ 0
炭水化物 9.2g　食物繊維 1.2g　♣ 0.5
食塩相当量 0.7g　添加糖分 0g　◆ 0

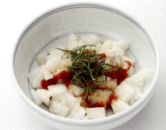

475 たたき （梅肉）　50 kcal　0.6点

たんぱく質 1.7g　カリウム 289mg　♠ 0
脂質 0.2g　コレステロール 0mg　♥ 0
炭水化物 10.3g　食物繊維 0.8g　♣ 0.5
食塩相当量 0.9g　添加糖分 1.0g　◆ 0.1

レシピは 189・190ページ　**芋加工品料理**（板こんにゃく・しらたき）**第3群**

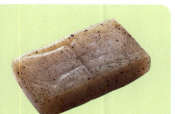

板こんにゃく

80g=0.1点（1点=1600g）

たんぱく質 0.1g	食塩相当量 0g
脂質 0g	カリウム 33mg
炭水化物 2.3g	食物繊維 2.2g

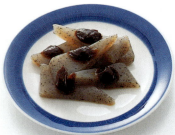

➍⓻⓺ **田楽**　**39 kcal**　**0.5点**

たんぱく質 1.3g	カリウム 73mg	♥ 0
脂質 0.5g	コレステロール 0mg	♡ 0
炭水化物 7.4g	食物繊維 2.6g	♣ 0.1
食塩相当量 1.2g	添加糖分 3.0g	♦ 0.4

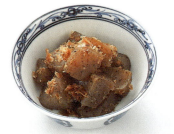

➍⓻⓻ **土佐煮**　**39 kcal**　**0.5点**

たんぱく質 2.6g	カリウム 144mg	♥ 0
脂質 0.1g	コレステロール 4mg	♡ 0.1
炭水化物 6.9g	食物繊維 2.2g	♣ 0.1
食塩相当量 1.3g	添加糖分 2.7g	♦ 0.3

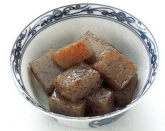

➍⓻➑ **いため煮**　**58 kcal**　**0.7点**

たんぱく質 0.7g	カリウム 75mg	♥ 0
脂質 4.0g	コレステロール 0mg	♡ 0
炭水化物 6.0g	食物繊維 2.2g	♣ 0.1
食塩相当量 0.9g	添加糖分 3.0g	♦ 0.7

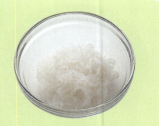

しらたき

70g=0.1点（1点=1300g）

たんぱく質 0.1g	食塩相当量 0g
脂質 0g	カリウム 8mg
炭水化物 2.1g	食物繊維 2g

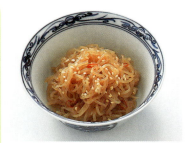

➍⓻➒ **きんぴら**　**68 kcal**　**0.8点**

たんぱく質 0.9g	カリウム 46mg	♥ 0
脂質 4.4g	コレステロール 0mg	♡ 0
炭水化物 6.1g	食物繊維 2.1g	♣ 0.1
食塩相当量 1.0g	添加糖分 2.3g	♦ 0.8

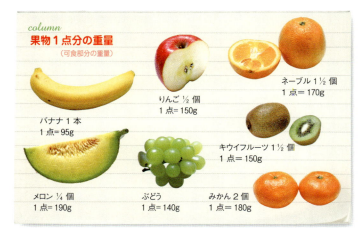

column **果物1点分の重量**（可食部分の重量）

- バナナ 1本　1点＝95g
- りんご ½個　1点＝150g
- ネーブル 1½個　1点＝170g
- キウイフルーツ 1½個　1点＝150g
- メロン ¼個　1点＝190g
- ぶどう　1点＝140g
- みかん 2個　1点＝180g

第3群

♣第3群 きのこ料理 (きのこ類) レシピは 189・190ページ

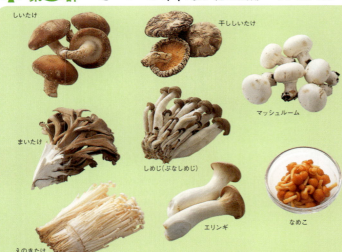

しいたけ / 干ししいたけ / マッシュルーム / まいたけ / しめじ（ぶなしめじ）/ えのきたけ / エリンギ / なめこ

		たんぱく質	脂質	炭水化物	カリウム	食物繊維
えのきたけ	70g=0.2点 (1点=360g)	1.9g	0.1g	5.3g	238mg	2.7g
エリンギ	50g=0.1点 (1点=420g)	1.4g	0.2g	3.0g	170mg	1.7g
しいたけ	40g=0.1点 (1点=420g)	1.2g	0.1g	2.3g	112mg	1.7g
干ししいたけ	10g=0.2点 (1点=45g)	1.9g	0.4g	6.3g	210mg	4.1g
なめこ	50g=0.1点 (1点=530g)	0.9g	0.1g	2.6g	115mg	1.7g
しめじ（ぶなしめじ）	50g=0.1点 (1点=440g)	1.4g	0.3g	2.5g	190mg	1.9g
まいたけ	50g=0.1点 (1点=530g)	1.0g	0.3g	2.2g	115mg	1.8g
マッシュルーム	70g=0.1点 (1点=730g)	2.0g	0.2g	1.5g	245mg	1.4g

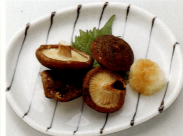

480 しいたけの網焼き 16 kcal / 0.2点
たんぱく質 1.7g　カリウム 180mg
脂質 0.2g　コレステロール 0mg
炭水化物 4.5g　食物繊維 2.8g
食塩相当量 0.3g　添加糖分 0g
♠0 ♥0 ♣0.2 ♦+

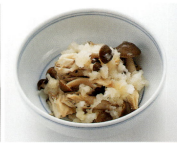

481 しめじのおろしあえ 19 kcal / 0.2点
たんぱく質 1.6g　カリウム 310mg
脂質 0.4g　コレステロール 0mg
炭水化物 4.6g　食物繊維 2.5g
食塩相当量 0.4g　添加糖分 0g
♠0 ♥0 ♣0.2 ♦+

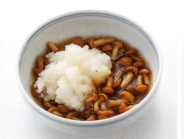

482 なめこのおろしあえ 26 kcal / 0.3点
たんぱく質 1.3g　カリウム 236mg
脂質 0.1g　コレステロール 0mg
炭水化物 6.3g　食物繊維 2.0g
食塩相当量 0.6g　添加糖分 1.0g
♠0 ♥0 ♣0.2 ♦0.1

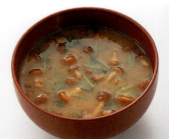

483 なめこ汁 26 kcal / 0.3点
なめこ 0.1点 (30g) 分
たんぱく質 2.3g　カリウム 227mg
脂質 0.6g　コレステロール 0mg
炭水化物 4.2g　食物繊維 1.3g
食塩相当量 1.4g　添加糖分 0g
♠0 ♥0 ♣0.1 ♦0

レシピは 190・191 ページ　**きのこ料理** (きのこ類) 第**3**群

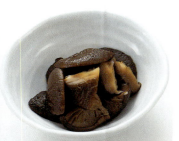

484 干ししいたけの含め煮 **39 kcal**
たんぱく質 2.4g　カリウム 234mg
脂質 0.4g　コレステロール 0mg
炭水化物 10.1g　食物繊維 4.1g
食塩相当量 0.9g　添加糖分 3.0g
0.5点　♠0　♥0　♣0.2　♦0.3

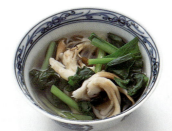

485 まいたけと小松菜の煮浸し **40 kcal**
たんぱく質 3.0g　カリウム 578mg
脂質 0.4g　コレステロール 0mg
炭水化物 7.7g　食物繊維 3.3g
食塩相当量 1.2g　添加糖分 2.0g
0.5点　♠0　♥0　♣0.2　♦0.3

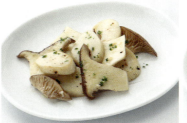

486 エリンギのにんにくいため **50 kcal**
たんぱく質 1.6g　カリウム 189mg
脂質 4.2g　コレステロール 0mg
炭水化物 3.8g　食物繊維 1.9g
食塩相当量 0.3g　添加糖分 0g
0.6点　♠0　♥0　♣0.2　♦0.5

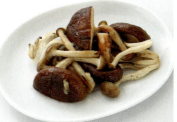

487 しいたけとしめじのバターソテー **55 kcal**
たんぱく質 1.5g　カリウム 170mg
脂質 5.1g　コレステロール 13mg
炭水化物 3.0g　食物繊維 2.2g
食塩相当量 0.4g　添加糖分 0g
0.7点　♠0　♥0　♣0.1　♦0.6

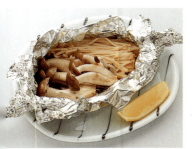

488 えのきたけとしめじのホイル焼き **62 kcal**
たんぱく質 2.2g　カリウム 297mg
脂質 5.2g　コレステロール 13mg
炭水化物 5.4g　食物繊維 3.0g
食塩相当量 0.5g　添加糖分 0g
0.8点　♠0　♥0　♣0.2　♦0.6

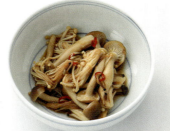

489 えのきたけとしめじのきんぴら **72 kcal**
たんぱく質 2.3g　カリウム 267mg
脂質 4.3g　コレステロール 0mg
炭水化物 7.6g　食物繊維 2.3g
食塩相当量 0.9g　添加糖分 2.0g
0.9点　♠0　♥0　♣0.2　♦0.7

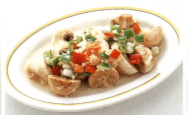

490 マッシュルームのマリネ **81 kcal**
たんぱく質 2.4g　カリウム 320mg
脂質 6.3g　コレステロール 0mg
炭水化物 4.8g　食物繊維 2.1g
食塩相当量 0.6g　添加糖分 0g
1.0点　♠0　♥0　♣0.3　♦0.8

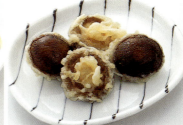

491 しいたけの天ぷら **172 kcal**
たんぱく質 3.9g　カリウム 151mg
脂質 11.9g　コレステロール 46mg
炭水化物 13.7g　食物繊維 2.8g
食塩相当量 0g
2.1点　♠0.2　♥0　♣0.1　♦1.8

※天つゆは 28 ページ参照

第3群

♣ 第3群　きのこ料理 (松たけ)　海藻料理 (わかめ)　レシピは 191・192ページ

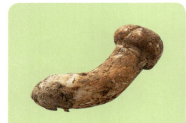

松たけ
70g=0.2点 (1点=350g)
- たんぱく質 1.4g
- 脂質 0.4g
- 炭水化物 5.7g
- 食塩相当量 0g
- カリウム 287mg
- 食物繊維 3.3g

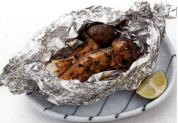

492 ホイル焼き　19 kcal　0.2点
- たんぱく質 1.4g
- 脂質 0.4g
- 炭水化物 6.0g
- 食塩相当量 0g
- カリウム 291mg
- コレステロール 0mg
- 食物繊維 3.3g
- 添加糖分 0g

♥ 0　♦ 0.2　♣ 0.2　◆ +

※かけしょうゆは 27 ページ参照

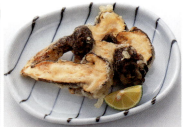

493 天ぷら　228 kcal　2.9点
- たんぱく質 3.9g
- 脂質 17.6g
- 炭水化物 16.2g
- 食塩相当量 0g
- カリウム 320mg
- コレステロール 47mg
- 食物繊維 3.6g
- 添加糖分 0g

♥ 0.2　♦ 0.2　♣ 0.2　◆ 2.4

※天つゆは 28 ページ参照

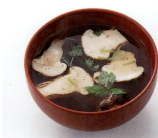

494 すまし汁　13 kcal　0.2点
松たけ0.1点分
- たんぱく質 1.4g
- 脂質 0.2g
- 炭水化物 3.7g
- 食塩相当量 0.9g
- カリウム 299mg
- コレステロール 0mg
- 食物繊維 1.8g
- 添加糖分 0g

♥ 0　♦ 0　♣ 0.1　◆ 0.1

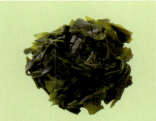

わかめ (塩蔵・塩抜き)
40g=0.1点 (1点=730g)
- たんぱく質 0.7g
- 脂質 0.2g
- 炭水化物 1.2g
- 食塩相当量 0.5g
- カリウム 5mg
- 食物繊維 1.2g

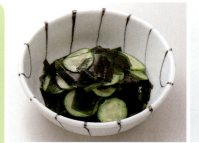

495 きゅうりとの酢の物　17 kcal　0.2点
- たんぱく質 1.2g
- 脂質 0.2g
- 炭水化物 3.9g
- 食塩相当量 0.9g
- カリウム 110mg
- コレステロール 0mg
- 食物繊維 1.8g
- 添加糖分 1.0g

♥ 0　♦ 0　♣ 0.1　◆ 0.1

496 サラダ　80 kcal　1.0点
- たんぱく質 1.7g
- 脂質 6.3g
- 炭水化物 5.6g
- 食塩相当量 1.2g
- カリウム 223mg
- コレステロール 0mg
- 食物繊維 2.3g
- 添加糖分 0g

♥ 0　♦ 0　♣ 0.3　◆ 0.7

※ドレッシングを含む

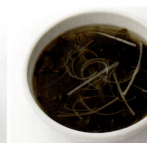

497 スープ　9 kcal　0.1点
わかめ+点(20g)分
- たんぱく質 0.7g
- 脂質 0.1g
- 炭水化物 2.0g
- 食塩相当量 0.9g
- カリウム 33mg
- コレステロール 0mg
- 食物繊維 0.9g
- 添加糖分 0g

♥ 0　♦ 0　♣ 0.1　◆ 0

海藻料理 （ひじき・刻みこんぶ） 第3群

レシピは 192・193 ページ

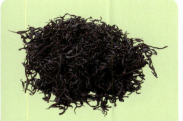

ひじき（乾）
10g＝0.2点 (1点=60g)

たんぱく質 0.9g	食塩相当量 0.5g
脂質 0.3g	カリウム 640mg
炭水化物 5.8g	食物繊維 5.2g

※水もどしして85g

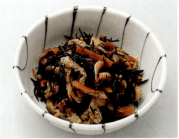

498 煮物 — 68 kcal / 0.9点

たんぱく質 4.2g	カリウム 754mg
脂質 2.1g	コレステロール 14mg
炭水化物 10.8g	食物繊維 5.5g
食塩相当量 1.6g	添加糖分 3.0g

♠ 0　♥ 0.3　♣ 0.2　♦ 0.3

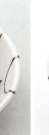

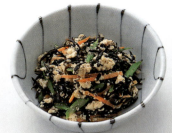

499 白あえ — 94 kcal / 1.2点

たんぱく質 4.8g	カリウム 782mg
脂質 4.9g	コレステロール 0mg
炭水化物 12.4g	食物繊維 6.6g
食塩相当量 1.2g	添加糖分 3.0g

♠ 0　♥ 0.3　♣ 0.3　♦ 0.6

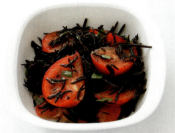

500 トマトとのマリネ — 91 kcal / 1.1点

たんぱく質 1.8g	カリウム 799mg
脂質 6.4g	コレステロール 0mg
炭水化物 9.9g	食物繊維 6.0g
食塩相当量 1.3g	添加糖分 0g

♠ 0　♥ 0.4　♣ 0　♦ 0.8

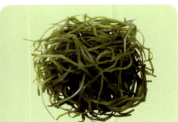

刻みこんぶ（生）
45g＝0.2点 (1点=228g)

たんぱく質 0.8g	食塩相当量 1.6g
脂質 0.1g	カリウム 1230mg
炭水化物 6.9g	食物繊維 5.9g

※こんぶ（乾）より換算（乾燥すると重量は1/3）

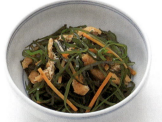

501 煮物 — 65 kcal / 0.8点

たんぱく質 3.1g	カリウム 1360mg
脂質 1.8g	コレステロール 0mg
炭水化物 12.2g	食物繊維 6.2g
食塩相当量 3.0g	添加糖分 3.0g

♠ 0　♥ 0　♣ 0.2　♦ 0.3

502 じゃことのきんぴら — 74 kcal / 0.9点

たんぱく質 1.9g	カリウム 1259mg
脂質 4.1g	コレステロール 6mg
炭水化物 10.1g	食物繊維 5.9g
食塩相当量 2.6g	添加糖分 2.0g

♠ 0　♥ 0　♣ 0.2　♦ 0.7

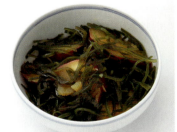

503 さつま芋との煮物 — 113 kcal / 1.4点

たんぱく質 1.7g	カリウム 1444mg
脂質 0.3g	コレステロール 0mg
炭水化物 28.7g	食物繊維 7.3g
食塩相当量 2.5g	添加糖分 4.5g

♠ 0　♥ 0　♣ 1.1　♦ 0.3

第3群

◆第4群 穀類料理 （胚芽精米・精白米・玄米） レシピは 193〜197ページ

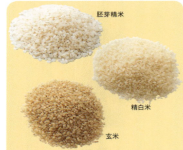
胚芽精米
精白米
玄米

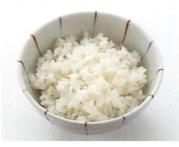

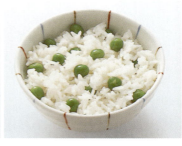

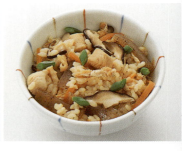

胚芽精米
65g＝3.0点 （1点=22g）

たんぱく質 4.2g	食塩相当量 0g
脂質 1.3g	カリウム 98mg
炭水化物 49.3g	食物繊維 0.8g

胚芽精米ごはんは150g＝3.0点（1点＝50g）

504 胚芽精米 ごはん 胚芽精米3点分 — **232 kcal / 2.9点**
- たんぱく質 4.2g ／ カリウム 98mg
- 脂質 1.3g ／ コレステロール 0mg
- 炭水化物 49.3g ／ 食物繊維 0.8g
- 食塩相当量 0g ／ 添加糖分 0g
- ♠0 ♥0 ♣0 ♦2.9

505 胚芽精米 グリーンピースごはん 胚芽精米3点分 — **251 kcal / 3.1点**
- たんぱく質 5.4g ／ カリウム 154mg
- 脂質 1.4g ／ コレステロール 0mg
- 炭水化物 51.9g ／ 食物繊維 2.1g
- 食塩相当量 0.9g ／ 添加糖分 0g
- ♠0 ♥0 ♣0.2 ♦2.9

506 胚芽精米 五目炊き込みごはん 胚芽精米3点分 — **312 kcal / 3.9点**
- たんぱく質 12.3g ／ カリウム 351mg
- 脂質 3.5g ／ コレステロール 18mg
- 炭水化物 55.8g ／ 食物繊維 2.9g
- 食塩相当量 1.0g ／ 添加糖分 4.0g
- ♠0 ♥0.6 ♣0.2 ♦3

精白米
65g＝3.0点 （1点=22g）

たんぱく質 4.0g	食塩相当量 0g
脂質 0.6g	カリウム 58mg
炭水化物 50.4g	食物繊維 0.3g

精白米ごはんは150g＝3.0点（1点＝50g）

515 精白米 ごはん 精白米3点分 — **233 kcal / 2.9点**
- たんぱく質 4.0g ／ カリウム 58mg
- 脂質 0.6g ／ コレステロール 0mg
- 炭水化物 50.4g ／ 食物繊維 0.3g
- 食塩相当量 0g ／ 添加糖分 0g
- ♠0 ♥0 ♣0 ♦2.9

516 精白米 グリーンピースごはん 精白米3点分 — **252 kcal / 3.1点**
- たんぱく質 5.1g ／ カリウム 114mg
- 脂質 0.7g ／ コレステロール 0mg
- 炭水化物 53.1g ／ 食物繊維 1.6g
- 食塩相当量 0.9g ／ 添加糖分 0g
- ♠0 ♥0 ♣0.2 ♦3.0

517 精白米 五目炊き込みごはん 精白米3点分 — **312 kcal / 3.9点**
- たんぱく質 12.0g ／ カリウム 311mg
- 脂質 2.8g ／ コレステロール 18mg
- 炭水化物 56.9g ／ 食物繊維 2.4g
- 食塩相当量 1.0g ／ 添加糖分 4.0g
- ♠0 ♥0.6 ♣0.2 ♦3.1

玄米
70g＝3.0点 （1点=23g）

たんぱく質 4.7g	食塩相当量 0g
脂質 1.9g	カリウム 159mg
炭水化物 51.3g	食物繊維 2.1g

玄米ごはんは150g＝3.0点（1点50g）

526 玄米 ごはん 玄米3点分 — **244 kcal / 3.0点**
- たんぱく質 4.7g ／ カリウム 159mg
- 脂質 1.9g ／ コレステロール 0mg
- 炭水化物 51.3g ／ 食物繊維 2.1g
- 食塩相当量 0g ／ 添加糖分 0g
- ♠0 ♥0 ♣0 ♦3.0

527 玄米 グリーンピースごはん 玄米3点分 — **263 kcal / 3.3点**
- たんぱく質 5.8g ／ カリウム 215mg
- 脂質 1.9g ／ コレステロール 0mg
- 炭水化物 53.9g ／ 食物繊維 3.3g
- 食塩相当量 0.9g ／ 添加糖分 0g
- ♠0 ♥0 ♣0.2 ♦3.1

528 玄米 五目炊き込みごはん 玄米3点分 — **323 kcal / 4.0点**
- たんぱく質 12.7g ／ カリウム 412mg
- 脂質 4.1g ／ コレステロール 18mg
- 炭水化物 57.8g ／ 食物繊維 4.2g
- 食塩相当量 1.0g ／ 添加糖分 4.0g
- ♠0 ♥0.6 ♣0.2 ♦3.2

レシピは 193〜197ページ　**穀類料理**（胚芽精米・精白米・玄米）　第**4**群

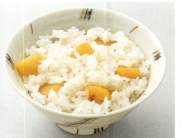 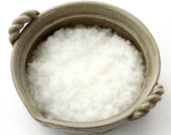 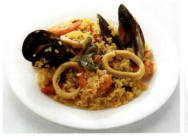 

507 胚芽精米 栗ごはん
胚芽精米3点分　**349 kcal**
- たんぱく質 6.1g
- 脂質 1.6g
- 炭水化物 74.1g
- 食塩相当量 0.8g
- カリウム 378mg
- コレステロール 0mg
- 食物繊維 3.6g
- 添加糖分 0g
- ♠ 0 ♥ 0 ♣ 0 ♦ 4.4　**4.4点**

508 胚芽精米 おかゆ
胚芽精米約2点(45g)分　**157 kcal**
- たんぱく質 2.9g
- 脂質 0.9g
- 炭水化物 33.4g
- 食塩相当量 0.6g
- カリウム 67mg
- コレステロール 0mg
- 食物繊維 0.6g
- 添加糖分 0g
- ♠ 0 ♥ 0 ♣ 0 ♦ 2.0　**2.0点**

509 胚芽精米 パエリヤ
胚芽精米4点分　**496 kcal**
- たんぱく質 25.6g
- 脂質 10.4g
- 炭水化物 70.5g
- 食塩相当量 1.2g
- カリウム 539mg
- コレステロール 165mg
- 食物繊維 1.9g
- 添加糖分 0g
- ♠ 0 ♥ 1.3 ♣ 0.1 ♦ 4.7　**6.2点**

510 胚芽精米（ごはん）おにぎり
胚芽精米ごはん2点分　**169 kcal**
- たんぱく質 2.9g
- 脂質 0.6g
- 炭水化物 36.8g
- 食塩相当量 0.7g
- カリウム 72mg
- コレステロール 0mg
- 食物繊維 1.1g
- 添加糖分 0g
- ♠ 0 ♥ 0 ♣ + ♦ 2.1　**2.1点**

518 精白米 栗ごはん
精白米3点分　**350 kcal**
- たんぱく質 5.9g
- 脂質 0.9g
- 炭水化物 75.3g
- 食塩相当量 0.8g
- カリウム 338mg
- コレステロール 0mg
- 食物繊維 3.1g
- 添加糖分 0g
- ♠ 0 ♥ 0 ♣ 0 ♦ 4.4　**4.4点**

519 精白米 おかゆ
精白米約2点(45g)分　**161 kcal**
- たんぱく質 2.7g
- 脂質 0.4g
- 炭水化物 34.9g
- 食塩相当量 0.6g
- カリウム 41mg
- コレステロール 0mg
- 食物繊維 0.2g
- 添加糖分 0g
- ♠ 0 ♥ 0 ♣ 0 ♦ 2.0　**2.0点**

520 精白米 パエリヤ
精白米4点分　**504 kcal**
- たんぱく質 25.4g
- 脂質 9.4g
- 炭水化物 73.6g
- 食塩相当量 1.2g
- カリウム 487mg
- コレステロール 165mg
- 食物繊維 1.2g
- 添加糖分 0g
- ♠ 0 ♥ 1.3 ♣ 0.1 ♦ 4.8　**6.3点**

521 精白米（ごはん）おにぎり
精白米ごはん2点分　**170 kcal**
- たんぱく質 2.7g
- 脂質 0.3g
- 炭水化物 37.5g
- 食塩相当量 0.7g
- カリウム 50mg
- コレステロール 0mg
- 食物繊維 0.6g
- 添加糖分 0g
- ♠ 0 ♥ 0 ♣ + ♦ 2.1　**2.1点**

529 玄米 栗ごはん
玄米3点分　**361 kcal**
- たんぱく質 6.6g
- 脂質 2.2g
- 炭水化物 76.1g
- 食塩相当量 0.8g
- カリウム 439mg
- コレステロール 0mg
- 食物繊維 4.9g
- 添加糖分 0g
- ♠ 0 ♥ 0 ♣ 0 ♦ 4.5　**4.5点**

530 玄米 おかゆ
玄米約2点(45g)分　**159 kcal**
- たんぱく質 3.1g
- 脂質 1.2g
- 炭水化物 33.4g
- 食塩相当量 0.6g
- カリウム 104mg
- コレステロール 0mg
- 食物繊維 1.4g
- 添加糖分 0g
- ♠ 0 ♥ 0 ♣ 0 ♦ 2.0　**2.0点**

531 玄米 パエリヤ
玄米4点分　**507 kcal**
- たんぱく質 26.2g
- 脂質 11.1g
- 炭水化物 72.1g
- 食塩相当量 1.2g
- カリウム 619mg
- コレステロール 165mg
- 食物繊維 3.6g
- 添加糖分 0g
- ♠ 0 ♥ 1.3 ♣ 0.1 ♦ 4.8　**6.3点**

532 玄米（ごはん）おにぎり
玄米ごはん2点分　**167 kcal**
- たんぱく質 3.0g
- 脂質 1.0g
- 炭水化物 36.0g
- 食塩相当量 0.7g
- カリウム 116mg
- コレステロール 0mg
- 食物繊維 1.7g
- 添加糖分 0g
- ♠ 0 ♥ 0 ♣ + ♦ 2.1　**2.1点**

第4群

◆第4群 穀類料理（胚芽精米・精白米・玄米） レシピは 193〜197ページ

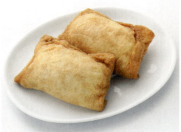 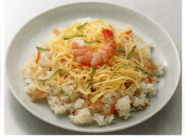 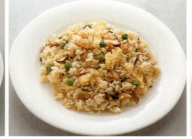 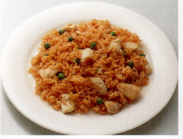

胚芽精米（ごはん）
511 いなりずし — 276 kcal — 3.4点
胚芽精米ごはん2点分
- たんぱく質 7.9g
- カリウム 93mg
- 脂質 7.5g
- コレステロール 0mg
- 炭水化物 41.5g
- 食物繊維 1.1g
- 食塩相当量 1.5g
- 添加糖分 4.0g
- ♠ 0
- ♥ 1.0
- ♣ 0
- ♦ 2.4

胚芽精米（ごはん）
512 ちらしずし — 453 kcal — 5.7点
胚芽精米ごはん4点分
- たんぱく質 13.7g
- カリウム 354mg
- 脂質 5.2g
- コレステロール 146mg
- 炭水化物 85.8g
- 食物繊維 4.0g
- 食塩相当量 2.7g
- 添加糖分 7.0g
- ♠ 0.5
- ♥ 0.2
- ♣ 0.2
- ♦ 4.7

胚芽精米（ごはん）
513 チャーハン — 540 kcal — 6.8点
胚芽精米ごはん4点分
- たんぱく質 15.5g
- カリウム 323mg
- 脂質 16.3g
- コレステロール 128mg
- 炭水化物 80.0g
- 食物繊維 3.7g
- 食塩相当量 2.2g
- 添加糖分 0g
- ♠ 0.5
- ♥ 0.5
- ♣ 0.3
- ♦ 5.4

胚芽精米（ごはん）
514 いためピラフ — 555 kcal — 6.9点
胚芽精米ごはん4点分
- たんぱく質 17.7g
- カリウム 433mg
- 脂質 15.2g
- コレステロール 49mg
- 炭水化物 83.1g
- 食物繊維 3.4g
- 食塩相当量 2.2g
- 添加糖分 0g
- ♠ 0
- ♥ 0.9
- ♣ 0.3
- ♦ 5.7

精白米（ごはん）
522 いなりずし — 277 kcal — 3.5点
精白米ごはん2点分
- たんぱく質 7.7g
- カリウム 71mg
- 脂質 7.2g
- コレステロール 0mg
- 炭水化物 42.2g
- 食物繊維 0.6g
- 食塩相当量 1.5g
- 添加糖分 4.0g
- ♠ 0
- ♥ 1.0
- ♣ 0
- ♦ 2.4

精白米（ごはん）
523 ちらしずし — 455 kcal — 5.7点
精白米ごはん4点分
- たんぱく質 13.3g
- カリウム 310mg
- 脂質 4.6g
- コレステロール 146mg
- 炭水化物 87.2g
- 食物繊維 3.0g
- 食塩相当量 2.7g
- 添加糖分 7.0g
- ♠ 0.5
- ♥ 0.2
- ♣ 0.2
- ♦ 4.7

精白米（ごはん）
524 チャーハン — 542 kcal — 6.8点
精白米ごはん4点分
- たんぱく質 15.1g
- カリウム 279mg
- 脂質 15.7g
- コレステロール 128mg
- 炭水化物 81.4g
- 食物繊維 2.7g
- 食塩相当量 2.2g
- 添加糖分 0g
- ♠ 0.5
- ♥ 0.5
- ♣ 0.3
- ♦ 5.4

精白米（ごはん）
525 いためピラフ — 557 kcal — 7.0点
精白米ごはん4点分
- たんぱく質 17.3g
- カリウム 389mg
- 脂質 14.6g
- コレステロール 49mg
- 炭水化物 84.5g
- 食物繊維 2.4g
- 食塩相当量 2.2g
- 添加糖分 0g
- ♠ 0
- ♥ 0.9
- ♣ 0.3
- ♦ 5.7

玄米（ごはん）
533 いなりずし — 274 kcal — 3.4点
玄米ごはん2点分
- たんぱく質 8.0g
- カリウム 137mg
- 脂質 7.9g
- コレステロール 0mg
- 炭水化物 40.7g
- 食物繊維 1.7g
- 食塩相当量 1.5g
- 添加糖分 4.0g
- ♠ 0
- ♥ 1.0
- ♣ 0
- ♦ 2.4

玄米（ごはん）
534 ちらしずし — 449 kcal — 5.6点
玄米ごはん4点分
- たんぱく質 13.9g
- カリウム 442mg
- 脂質 6.0g
- コレステロール 146mg
- 炭水化物 84.2g
- 食物繊維 5.2g
- 食塩相当量 2.7g
- 添加糖分 7.0g
- ♠ 0.5
- ♥ 0.2
- ♣ 0.2
- ♦ 4.7

玄米（ごはん）
535 チャーハン — 536 kcal — 6.7点
玄米ごはん4点分
- たんぱく質 15.7g
- カリウム 411mg
- 脂質 17.1g
- コレステロール 128mg
- 炭水化物 78.4g
- 食物繊維 4.9g
- 食塩相当量 2.2g
- 添加糖分 0g
- ♠ 0.5
- ♥ 0.5
- ♣ 0.3
- ♦ 5.3

玄米（ごはん）
536 いためピラフ — 551 kcal — 6.9点
玄米ごはん4点分
- たんぱく質 17.9g
- カリウム 521mg
- 脂質 16.0g
- コレステロール 49mg
- 炭水化物 81.5g
- 食物繊維 4.6g
- 食塩相当量 2.2g
- 添加糖分 0g
- ♠ 0
- ♥ 0.9
- ♣ 0.3
- ♦ 5.6

第4群

レシピは 197・198ページ　**穀類料理**（もち米・もち）　**第4群**

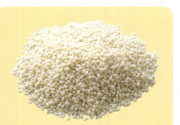

もち米
65g=3.0点 (1点=22g)

たんぱく質 4.2g	食塩相当量 0g
脂質 0.8g	カリウム 63mg
炭水化物 50.2g	食物繊維 0.3g

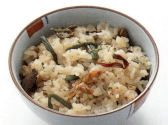

537 山菜おこわ — 248 kcal — 3.1点

たんぱく質 4.9g	カリウム 87mg
脂質 0.9g	コレステロール 0mg
炭水化物 51.9g	食物繊維 1.3g
食塩相当量 1.4g	添加糖分 0g

♥ 0　♦ 0　♣ 0.1　◆ 3.0

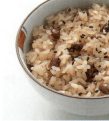

538 赤飯 — 276 kcal — 3.4点

たんぱく質 6.5g	カリウム 228mg
脂質 1.3g	コレステロール 0mg
炭水化物 56.7g	食物繊維 2.3g
食塩相当量 1.1g	添加糖分 0g

♥ 0　♦ 0.5　♣ 0　◆ 3.0

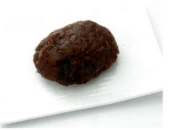

539 おはぎ — 165 kcal — 2.1点
もち米1点分

たんぱく質 3.3g	カリウム 75mg
脂質 0.5g	コレステロール 0mg
炭水化物 36.2g	食物繊維 2.0g
食塩相当量 0g	添加糖分 1.2g

♥ 0　♦ 0　♣ 0　◆ 2.1

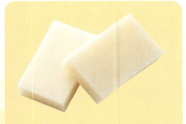

もち
105g=3.0点 (1点=35g)

たんぱく質 4.2g	食塩相当量 0g
脂質 0.6g	カリウム 34mg
炭水化物 53.3g	食物繊維 0.5g

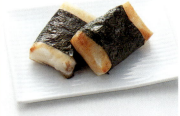 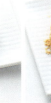

540 磯辺焼き — 252 kcal — 3.1点

たんぱく質 5.1g	カリウム 81mg
脂質 0.7g	コレステロール 0mg
炭水化物 54.4g	食物繊維 0.9g
食塩相当量 0.9g	添加糖分 0g

♥ 0　♦ 0　♣ +　◆ 3.1

541 安倍川 — 317 kcal — 4.0点

たんぱく質 8.6g	カリウム 274mg
脂質 3.7g	コレステロール 0mg
炭水化物 61.2g	食物繊維 2.7g
食塩相当量 0.2g	添加糖分 4.5g

♥ 0　♦ 0.7　♣ 0　◆ 3.3

542 雑煮 — 331 kcal — 4.1点

たんぱく質 11.2g	カリウム 563mg
脂質 5.0g	コレステロール 27mg
炭水化物 57.3g	食物繊維 2.3g
食塩相当量 1.2g	添加糖分 0g

♥ 0.8　♦ 0.2　♣ 0.2　◆ 3.2

第4群

◆ 第4群 穀類料理 (そば)　レシピは 198・199ページ

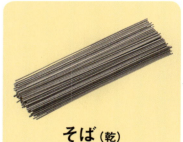

そば (乾)
70g=3.0点 (1点=23g)

たんぱく質 9.8g	食塩相当量 1.5g
脂質 1.6g	カリウム 182mg
炭水化物 46.7g	食物繊維 2.6g

※ゆでると約180g

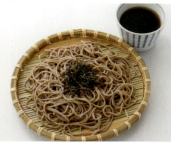

543 ざるそば　**299 kcal　3.7点**

たんぱく質 12.2g	カリウム 186mg
脂質 1.5g	コレステロール 0mg
炭水化物 56.7g	食物繊維 3.5g
食塩相当量 3.0g	添加糖分 6.0g

♠ 0　♥ 0　♣ 0.2　♦ 3.7

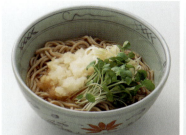

544 おろしそば　**317 kcal　4.0点**

たんぱく質 12.3g	カリウム 397mg
脂質 1.6g	コレステロール 0mg
炭水化物 60.6g	食物繊維 4.5g
食塩相当量 3.0g	添加糖分 6.0g

♠ 0　♥ 0　♣ 0.2　♦ 3.7

545 かけそば　**324 kcal　4.0点**

たんぱく質 13.0g	カリウム 332mg
脂質 1.5g	コレステロール 0mg
炭水化物 60.9g	食物繊維 3.4g
食塩相当量 4.0g	添加糖分 8.0g

♠ 0　♥ 0　♣ 0　♦ 4.0

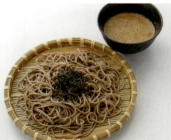

546 とろろそば　**353 kcal　4.4点**

たんぱく質 14.3g	カリウム 469mg
脂質 1.7g	コレステロール 0mg
炭水化物 67.8g	食物繊維 4.0g
食塩相当量 3.0g	添加糖分 6.0g

♠ 0　♥ 0　♣ 0.7　♦ 3.7

547 たぬきそば　**375 kcal　4.7点**

たんぱく質 14.2g	カリウム 539mg
脂質 5.1g	コレステロール 8mg
炭水化物 64.5g	食物繊維 4.2g
食塩相当量 4.1g	添加糖分 8.0g

♠ 0　♥ 0　♣ 0.1　♦ 4.6

548 天ぷらそば　**504 kcal　6.3点**

たんぱく質 22.6g	カリウム 431mg
脂質 12.2g	コレステロール 102mg
炭水化物 70.5g	食物繊維 3.5g
食塩相当量 4.2g	添加糖分 8.0g

♠ 0.2　♥ 0.4　♣ 0　♦ 5.7

---

column
めんつゆ、ラーメンスープの エネルギーと塩分 (食塩相当量)

めん類は、つゆやスープを飲む量で塩分など栄養価が大きく変わります。

かけそば (うどん) のつゆ

全量	半量
全量飲んだら → つゆ 300mlで98kcal　塩分4.6g	
半量飲んだら → つゆ 150mlで49kcal　塩分2.3g	

ラーメンスープ (しょうゆ味)

全量飲んだら → つゆ 400mlで106kcal　塩分5.0g	
半量飲んだら → つゆ 200mlで53kcal　塩分2.5g	

支那そば風のあっさり味のデータです。背脂の多いものは塩分はあまり変わりませんが、エネルギーは3倍以上になってしまいます。

レシピは 199・200ページ　**穀類料理**（うどん・そうめん）　第**4**群

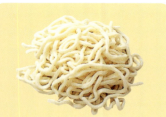

うどん
225g＝3.0点 (1点＝75g)

たんぱく質 5.9g	食塩相当量 0.7g
脂質 0.9g	カリウム 20mg
炭水化物 48.6g	食物繊維 1.8g

※干しうどんは70g＝3.0点

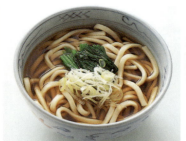

549 かけうどん　**327 kcal**　4.1点

たんぱく質 9.5g	カリウム 532mg
脂質 1.0g	コレステロール 0mg
炭水化物 64.1g	食物繊維 2.9g
食塩相当量 4.4g	添加糖分 8.0g

♠ 0　♥ 0.8　♣ 0.1　♦ 4.0

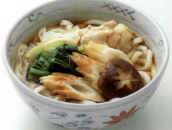
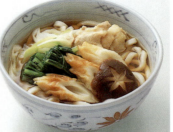

550 煮込みうどん　**395 kcal**　4.9点

たんぱく質 18.5g	カリウム 670mg
脂質 3.2g	コレステロール 27mg
炭水化物 67.1g	食物繊維 3.3g
食塩相当量 4.9g	添加糖分 8.0g

♠ 0　♥ 0.8　♣ 0.1　♦ 4.0

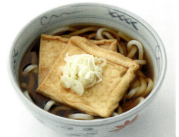

551 きつねうどん　**419 kcal**　5.2点

たんぱく質 13.9g	カリウム 385mg
脂質 7.8g	コレステロール 0mg
炭水化物 66.4g	食物繊維 2.3g
食塩相当量 4.9g	添加糖分 10.5g

♠ 0　♥ 1.0　♣ ＋　♦ 4.2

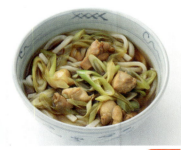

552 カレーうどん　**423 kcal**　5.3点

たんぱく質 20.6g	カリウム 572mg
脂質 4.2g	コレステロール 53mg
炭水化物 68.9g	食物繊維 3.0g
食塩相当量 4.5g	添加糖分 8.0g

♠ 0　♥ 1.0　♣ 0.1　♦ 4.3

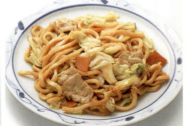

553 焼きうどん　**444 kcal**　5.6点

たんぱく質 18.6g	カリウム 456mg
脂質 14.2g	コレステロール 34mg
炭水化物 56.9g	食物繊維 3.6g
食塩相当量 3.6g	添加糖分 0g

♠ 0　♥ 1.1　♣ 0.3　♦ 4.1

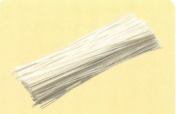

そうめん
88g＝4.0点 (1点＝22g)

たんぱく質 8.4g	食塩相当量 3.4g
脂質 1.0g	カリウム 106mg
炭水化物 64.0g	食物繊維 2.2g

※ゆでると約260g、食塩相当量0.4g

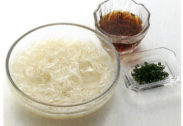

554 冷やしそうめん　**342 kcal**　4.3点

たんぱく質 9.7g	カリウム 124mg
脂質 1.0g	コレステロール 0mg
炭水化物 68.5g	食物繊維 2.4g
食塩相当量 1.9g	添加糖分 3.0g

♠ 0　♥ 0　♣ ＋　♦ 4.2

◆第4群 穀類料理 （中華めん（生）・中華めん（焼きそば用））　レシピは200・201ページ

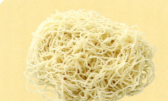

中華めん（生）
110g=4.0点（1点=28g）

たんぱく質 9.5g	食塩相当量 1.1g
脂質 1.3g	カリウム 385mg
炭水化物 61.3g	食物繊維 2.3g

※ゆでると約210g

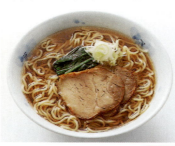

555 ラーメン　434 kcal　5.4点

たんぱく質 18.4g　カリウム 631mg
脂質 8.0g　コレステロール 14mg
炭水化物 67.6g　食物繊維 4.4g
食塩相当量 3.9g　添加糖分 0g

♠ 0
♥ 0.6
♣ 0.2
♦ 4.6

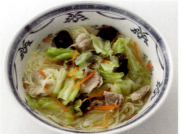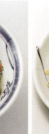

556 タンメン　471 kcal　5.9点

たんぱく質 22.3g　カリウム 497mg
脂質 10.4g　コレステロール 34mg
炭水化物 67.7g　食物繊維 4.9g
食塩相当量 4.7g　添加糖分 0g

♠ 0
♥ 0.9
♣ 0.3
♦ 4.7

557 冷やし中華　472 kcal　5.9点

たんぱく質 19.5g　カリウム 408mg
脂質 11g　コレステロール 124mg
炭水化物 69.4g　食物繊維 3.7g
食塩相当量 4.1g　添加糖分 3.0g

♠ 0.5
♥ 0.5
♣ 0.1
♦ 4.7

※かけ汁を含む

中華めん（焼きそば用）
160g=4.0点（1点=40g）

たんぱく質 8.5g	食塩相当量 0.7g
脂質 2.7g	カリウム 138mg
炭水化物 61.4g	食物繊維 3.0g

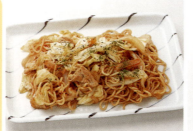

558 ソース焼きそば　466 kcal　5.8点

たんぱく質 16.1g　カリウム 499mg
脂質 16.2g　コレステロール 21mg
炭水化物 60.8g　食物繊維 4.2g
食塩相当量 3.1g　添加糖分 0g

♠ 0
♥ 0.7
♣ 0.4
♦ 4.8

559 あんかけ焼きそば　519 kcal　6.5点

たんぱく質 20.8g　カリウム 636mg
脂質 16.0g　コレステロール 34mg
炭水化物 70.0g　食物繊維 5.6g
食塩相当量 3.2g　添加糖分 0g

♠ 0
♥ 1.1
♣ 0.3
♦ 5.0

560 塩焼きそば　541 kcal　6.8点

たんぱく質 21.7g　カリウム 493mg
脂質 17.9g　コレステロール 41mg
炭水化物 65.6g　食物繊維 4.1g
食塩相当量 3.8g　添加糖分 0g

♠ 0
♥ 1.4
♣ 0.1
♦ 5.2

第4群

レシピは 201〜203ページ　**穀類料理**（スパゲティ）　**第4群**

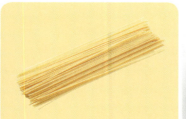

スパゲティ
85g = 4.0点 (1点=21g)

たんぱく質 10.4g	食塩相当量 0g
脂質 1.6g	カリウム 170mg
炭水化物 62.8g	食物繊維 2.3g

※ゆでると約200g

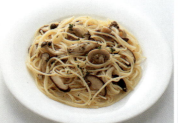

561 きのこスパゲティ — 395 kcal / 4.9点
- たんぱく質 12.9g　カリウム 464mg
- 脂質 8.0g　コレステロール 0mg
- 炭水化物 67.3g　食物繊維 5.3g
- 食塩相当量 2.3g　添加糖分 0g
- ♥ 0　♦ 0.2　♣ 4.7

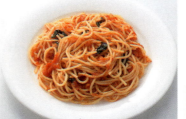

562 トマトソーススパゲティ — 419 kcal / 5.2点
- たんぱく質 11.9g　カリウム 484mg
- 脂質 8.0g　コレステロール 0mg
- 炭水化物 71.9g　食物繊維 4.3g
- 食塩相当量 2.6g　添加糖分 1.0g
- ♥ 0　♦ 0.4　♣ 4.8

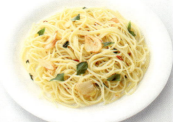

563 ペペロンチーノスパゲティ — 442 kcal / 5.5点
- たんぱく質 10.8g　カリウム 215mg
- 脂質 13.7g　コレステロール 0mg
- 炭水化物 64.5g　食物繊維 2.7g
- 食塩相当量 1.8g　添加糖分 0g
- ♥ 0　♦ 0.1　♣ 5.4

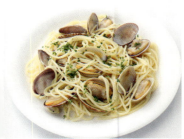

564 ボンゴレスパゲティ — 469 kcal / 5.9点
- たんぱく質 14.3g　カリウム 291mg
- 脂質 13.8g　コレステロール 24mg
- 炭水化物 64.8g　食物繊維 2.6g
- 食塩相当量 2.4g　添加糖分 0g
- ♥ 0.2　♦ 0.1　♣ 5.5

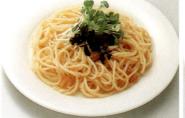

565 明太子スパゲティ — 485 kcal / 6.1点
- たんぱく質 17.5g　カリウム 265mg
- 脂質 14.7g　コレステロール 84mg
- 炭水化物 65.1g　食物繊維 2.9g
- 食塩相当量 2.8g　添加糖分 0g
- ♥ 0.5　♦ 0.1　♣ 5.5

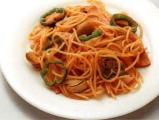

566 ナポリタンスパゲティ — 532 kcal / 6.6点
- たんぱく質 15.4g　カリウム 483mg
- 脂質 16.5g　コレステロール 9mg
- 炭水化物 77.0g　食物繊維 4.4g
- 食塩相当量 3.0g　添加糖分 0g
- ♥ 0.5　♦ 0.2　♣ 5.9

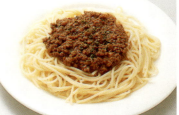

567 ミートソーススパゲティ — 637 kcal / 8.0点
- たんぱく質 23.9g　カリウム 750mg
- 脂質 22.7g　コレステロール 45mg
- 炭水化物 73.1g　食物繊維 4.7g
- 食塩相当量 2.1g　添加糖分 0g
- ♥ 2.4　♦ 0.5　♣ 5.1

第4群

◆ **第4群 穀類料理**（マカロニ・小麦粉） レシピは 203・204ページ

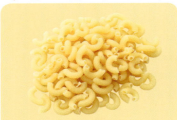

マカロニ
42g = 2.0点 (1点=21g)

たんぱく質 5.1g	食塩相当量 0g
脂質 0.8g	カリウム 84mg
炭水化物 31.0g	食物繊維 1.1g

※ゆでると約100g

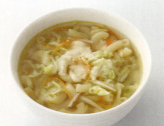

568 ミネストローネスープ 241 kcal 3.0点

たんぱく質 8.1g	カリウム 245mg	♠ 0.1
脂質 6.7g	コレステロール 5mg	♥ 0.2
炭水化物 35.9g	食物繊維 2.4g	♣ 0.2
食塩相当量 1.4g	添加糖分 0g	♦ 2.5

569 サラダ 292 kcal 3.7点

たんぱく質 6.2g	カリウム 231mg	♠ 0
脂質 13.6g	コレステロール 18mg	♥ 0
炭水化物 34.7g	食物繊維 2.1g	♣ 0.2
食塩相当量 0.7g	添加糖分 0g	♦ 3.5

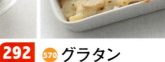

570 グラタン 490 kcal 6.1点

たんぱく質 21.0g	カリウム 451mg	♠ 1.0
脂質 21.6g	コレステロール 115mg	♥ 0.5
炭水化物 50.1g	食物繊維 2.8g	♣ 0.2
食塩相当量 1.7g	添加糖分 0g	♦ 4.4

小麦粉
45g = 2.0点 (1点=22g)

たんぱく質 3.7g	食塩相当量 0g
脂質 0.7g	カリウム 50mg
炭水化物 34.1g	食物繊維 1.1g

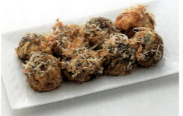

571 たこ焼き 441 kcal 5.5点

たんぱく質 20.2g	カリウム 397mg	♠ 1.1
脂質 18.5g	コレステロール 297mg	♥ 0.5
炭水化物 44.6g	食物繊維 2.1g	♣ 0.1
食塩相当量 2.5g	添加糖分 0g	♦ 3.9

※マヨネーズ6g（大さじ½）を含む

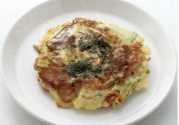

572 お好み焼き 517 kcal 6.5点

たんぱく質 27.3g	カリウム 622mg	♠ 1.0
脂質 25.3g	コレステロール 339mg	♥ 2.0
炭水化物 41.0g	食物繊維 2.8g	♣ 0.2
食塩相当量 2.0g	添加糖分 0g	♦ 3.2

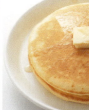

573 ホットケーキ 518 kcal 6.5点

たんぱく質 7.3g	カリウム 280mg	♠ 0.7
脂質 28.4g	コレステロール 117mg	♥ 0
炭水化物 55.7g	食物繊維 1.1g	♣ 0
食塩相当量 0.9g	添加糖分 18.4g	♦ 5.8

レシピは 204・205ページ **穀類料理** (ビーフン・はるさめ・ロールパン・フランスパン) 第**4**群

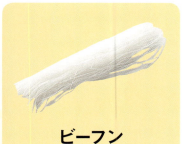

ビーフン
63g=3.0点 (1点=21g)

たんぱく質 4.4g	食塩相当量 0g
脂質 1.0g	カリウム 21mg
炭水化物 50.3g	食物繊維 0.6g

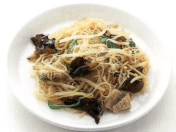

574 **焼きビーフン** **520 kcal** **6.5点**

たんぱく質 17.8g	カリウム 454mg
脂質 22.3g	コレステロール 34mg
炭水化物 57.8g	食物繊維 3.2g
食塩相当量 3g	添加糖分 0g

♥ 0
♣ 1.1
♠ 0.2
♦ 5.1

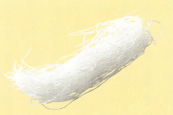

はるさめ
10g=0.5点 (1点=22g)

たんぱく質 0g	食塩相当量 0g
脂質 0g	カリウム 1mg
炭水化物 8.8g	食物繊維 0.4g

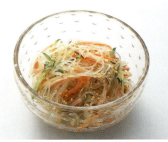

575 **サラダ** **95 kcal** **1.2点**

たんぱく質 2.4g	カリウム 121mg
脂質 3.8g	コレステロール 4mg
炭水化物 12.7g	食物繊維 1.0g
食塩相当量 1.0g	添加糖分 1.5g

♥ 0
♣ 0.2
♠ 0.1
♦ 0.9

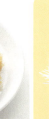

ロールパン
30g=1.2点 (1点=25g)

たんぱく質 3.0g	食塩相当量 0.4g
脂質 2.7g	カリウム 33mg
炭水化物 14.6g	食物繊維 0.6g

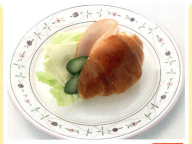

576 **ハムチーズサンド** **275 kcal** **3.4点**

たんぱく質 10.7g	カリウム 148mg
脂質 18.6g	コレステロール 39mg
炭水化物 16.0g	食物繊維 0.9g
食塩相当量 1.6g	添加糖分 0g

♥ 0.7
♣ 0.5
♠ +
♦ 2.2

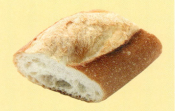

フランスパン
58g=2.0点 (1点=29g)

たんぱく質 5.5g	食塩相当量 0.9g
脂質 0.8g	カリウム 64mg
炭水化物 33.4g	食物繊維 1.6g

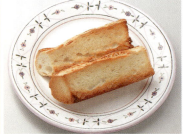

577 **ガーリックトースト** **223 kcal** **2.8点**

たんぱく質 5.6g	カリウム 71mg
脂質 7.2g	コレステロール 17mg
炭水化物 33.6g	食物繊維 1.6g
食塩相当量 1.1g	添加糖分 0g

♥ 0
♣ 0
♠ +
♦ 2.8

第4群

◆第4群 穀類料理（食パン）、油脂料理（クリーム乳脂肪） レシピは205・206ページ

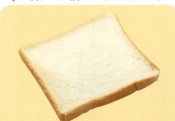

食パン
60g=2.0点 （1点=30g）

たんぱく質 5.6g	食塩相当量 0.8g
脂質 2.6g	カリウム 58mg
炭水化物 28.0g	食物繊維 1.4g

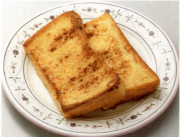

578 フレンチトースト 324 kcal 4.0点

たんぱく質 11.3g	カリウム 201mg
脂質 14.6g	コレステロール 141mg
炭水化物 35.9g	食物繊維 1.4g
食塩相当量 1.1g	添加糖分 4.5g

♠1.1 ♥0 ♣0 ♦2.9

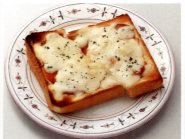

579 ピザトースト 341 kcal 4.3点

たんぱく質 16.6g	カリウム 307mg
脂質 12.6g	コレステロール 8mg
炭水化物 40.1g	食物繊維 2.3g
食塩相当量 2.9g	添加糖分 0g

♠1.2 ♥0.5 ♣0.1 ♦2.5

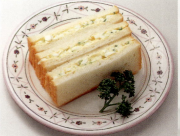

580 卵サンドイッチ 387 kcal 4.8点

たんぱく質 12.9g	カリウム 141mg
脂質 24g	コレステロール 266mg
炭水化物 28.6g	食物繊維 1.5g
食塩相当量 1.5g	添加糖分 0g

♠1.0 ♥0 ♣+ ♦3.8

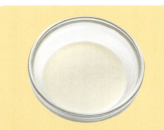

クリーム乳脂肪
18g=1.0点

たんぱく質 0.4g	食塩相当量 0g
脂質 8.1g	カリウム 14mg
炭水化物 0.6g	コレステロール 22mg

※脂肪分45.0%

581 ホイップクリーム 101 kcal 1.3点

たんぱく質 0.8g	カリウム 99mg
脂質 8.2g	コレステロール 22mg
炭水化物 6.3g	食物繊維 0.7g
食塩相当量 0g	添加糖分 1.5g

♠0 ♥0 ♣0.2 ♦1.0

582 ポタージュ 191 kcal 2.4点

たんぱく質 3.2g	カリウム 338mg
脂質 13.4g	コレステロール 37mg
炭水化物 14.1g	食物繊維 1.0g
食塩相当量 1.0g	添加糖分 0g

♠0.4 ♥0 ♣0.6 ♦1.4

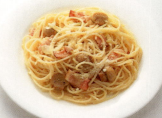

583 カルボナーラ 649 kcal 8.1点

たんぱく質 20.1g	カリウム 318mg
脂質 31.5g	コレステロール 290mg
炭水化物 67.1g	食物繊維 3.6g
食塩相当量 2.2g	添加糖分 0g

♠1.2 ♥0.0 ♣0.2 ♦5.7

家庭のおかずのカロリーガイド レシピ

20〜112ページの料理のレシピを、料理番号順に掲載してあります。
材料の分量は基本的に1人分で表示していますが、
作る量が少なくて作りにくい場合は、2人分、4人分など作りやすい
量で作ってください。

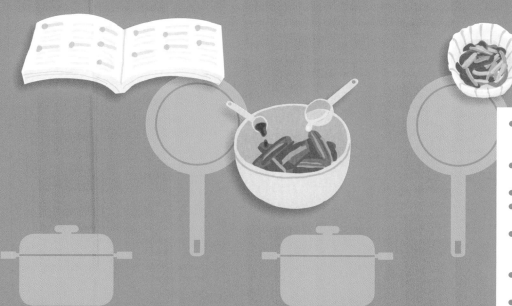
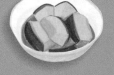

- 材料表の重量は、特に記載のない限り、皮や骨など食べられない部分（廃棄分）を除いた正味重量です。
- 材料表にあるミニスプーンは、小さじの1/5容量で、ミニスプーン1＝1mlです。
- 塩は「小さじ1＝6g」のものを使用しました。
- 塩の分量はできる限り小さじやミニスプーンなどの計量器具で計った量を明記しました。
- 電子レンジはすべて600Wを使用しています。ほかのW数の電子レンジを使用する場合は加熱時間を適宜加減して下さい。
- 「だし」は、こんぶと削りガツオからとったものを使用しています。
- 「小麦粉」は、すべて薄力粉を使っています。

第1群　卵料理（卵）

1 ［卵］ゆで卵（塩）

写真は20ページ

材料（1人分）

卵……1個　塩……ミニスプーン¼

作り方

❶卵は室温にもどしておく。なべに水、塩少量（分量外）、卵を入れて火にかけ、沸騰したら火を弱め、約10分ゆでる。
❷塩をふって食べる。

2 ［卵］温泉卵

写真は20ページ

材料（1人分）

卵……1個
だし……大さじ2
しょうゆ……ミニスプーン1
みりん……ミニスプーン1
塩……ミニスプーン⅙

作り方

❶卵は室温にもどしておく。
❷大きめのなべに80℃前後の湯をたっぷりと入れ、塩少量（分量外）を加え、卵を静かに入れて湯温を保ちながらふたをして25分くらいおく。
❸別なべにだしとしょうゆ、みりん、塩を合わせて中火にかけ、ひと煮して火を消す。
❹器に②の卵をそっと割り入れ、③をかける。

ポイント! 卵をほどよい半熟状に仕上げるには湯温を80℃前後に保つことがたいせつ。冷蔵庫から出したばかりの冷たい卵や少ない湯量では湯温が下がってしまいやすく、卵がかたまりにくい。

3 ［卵］卵豆腐

写真は20ページ

材料（1人分）

卵……1個
だし……¼カップ
塩……ミニスプーン½弱
しょうゆ……ミニスプーン⅔
みりん……ミニスプーン⅔

a しょうゆ……少量
a だし……大さじ1
a 塩……ミニスプーン⅙

青じそ……1枚

作り方

❶だしに塩としょうゆ、みりんを加えて調味する。
❷ボールに卵を割りほぐして、①を加え混ぜ、万能こし器を通してこす。
❸蒸気の上がった蒸し器に割り箸を2本並べ、その上に流し缶を置く。②の卵液を流し入れて表面の泡をスプーンですくい除く。
❹中火で2～3分、弱火にしてさらに15分蒸し、火を消してそのままさます。流し缶からとり出す。
❺器に青じそを敷いて④を盛り、aをかける。

4 ［卵］いり卵

写真は20ページ

材料（1人分）

卵……1個　砂糖……小さじ⅔
塩……ミニスプーン¼

作り方

❶ボールに卵を割り入れ、箸で卵白を切るように混ぜ、塩と砂糖を加える。
❷なべに①を入れて中火にかけ、卵がかたまりかけてきたら弱火にし、箸4～5本でよく混ぜながらぽろぽろになるまでいる。

5 ［卵］目玉焼き

写真は20ページ

材料（1人分）

卵……1個　塩……ミニスプーン¼
油……小さじ½　パセリ……少量

作り方

❶フライパンに油を入れて熱する。
❷小さなボールに卵を割り入れ、卵黄をこわさないように静かにフライパンに移し入れる。
❸火加減を中火から弱火にする。卵白がかたまってきたら、箸で周囲をはがし、卵黄が好みのかたさになるまで焼く。皿に盛り、塩をふって、パセリを添える。

ポイント! 卵黄を半熟状にしたいときには、卵白がおおむねかたまってきたところで湯少量を加え、すぐにふたをして1～2分蒸し焼きにする方法もある。こうすると卵黄の表面に白い膜ができる。

途中、一度フライ返しでひっくり返し、両面に焼き色をつける料理を、ターンオーバーエッグという。

6 ［卵］ポーチドエッグ

写真は20ページ

材料（1人分）

卵……1個　塩……ミニスプーン½弱
ほうれん草……70g　こしょう……少量
バター……小さじ1

作り方

❶深めの小なべにたっぷりの湯を静かに煮立て、塩と酢各少量（分量外）を入れる。
❷ボールに卵を割り入れ、卵黄をこわさないように静かに①の湯の中に落とし入れる。軽く煮立つ程度の火加減にし、卵白を箸で寄せるようにまとめながらゆでる。
❸卵黄が半熟状になったら穴じゃくしですくい、ふきんを敷いたざるにとる。
❹沸騰湯に塩少量（分量外）を入れ、ほうれん草をゆでて冷水にとり、水けを絞って3㎝長さに切る。フライパンに

卵料理（卵） 第1群

バターを熱してほうれん草を軽くいため、塩とこしょうで調味する。
❺皿に❹のほうれん草を盛り、❸の卵をのせる。

7 [卵] スクランブルエッグ
写真は20ページ

材料（1人分）
卵	1個
バター	大さじ½
a 塩	ミニスプーン¼
牛乳	大さじ½
こしょう	少量

作り方
❶ボールに卵を割りほぐし、aを加え混ぜる。
❷フライパンを火にかけ、バターを熱してとかし、①の卵液を流し入れる。周囲がかたまり始めたらスプーンなどで大きくすくい混ぜるようにしていためる。
❸卵が半熟状になったところですぐに火から下ろし、皿に盛る。

ポイント！ 和風のいり卵と違い、洋風のスクランブルエッグはふんわりとやわらかな状態にしたいので、卵液をフライパンに流し入れたら手早く混ぜ、半熟状に仕上げる。でき上がったらすぐに皿に盛りつけないとフライパンの余熱でかたまってしまうので注意。

8 [卵] オムレツ
写真は21ページ

材料（1人分）
卵	1個
牛乳	大さじ½
塩	ミニスプーン¼
バター	大さじ½
クレソン	少量

作り方
❶ボールに卵を割りほぐし、牛乳と塩を加え混ぜる。
❷フライパンにバターを熱し、①の卵液を一度に流し入れる。周囲が少しかたまり始めたら大きく混ぜ、半熟状になるまでさらに焼く。
❸フライパンを手前に傾けて卵を折りたたむようにして寄せ、合わせ目が下になるようにして形を整える。
❹皿に③を盛ってクレソンを添える。

ポイント！ 最初から最後まで強火で、卵液を入れてからでき上がりまで30〜40秒くらいで手早く焼くようにすると、表面はきれいな焼き色がつき、中は半熟状にふんわりと仕上がる。

9 [卵] 厚焼き卵
写真は21ページ

材料（1人分）
卵	1個
だし	大さじ1
砂糖	小さじ1
塩	ミニスプーン¼
しょうゆ	ミニスプーン½
油	小さじ1
おろし大根	20g
青じそ	1枚

作り方
❶ボールに卵を割りほぐし、だし、砂糖、塩、しょうゆを加えて泡立てないように混ぜる。
❷卵焼き器に油を入れて火にかけ、すみずみまで油を行きわたらせてから、余分な油をふきとる。
❸卵焼き器をいったんぬれぶきんの上に下ろし、①の卵液の⅓量を流し入れる。中火にかけて卵が半熟状になるまで焼き、向こう側から手前に向けてきっちりと巻き込む。
❹卵焼きを向こう側に移動させ、手前のあいたところに油を塗る。残りの卵液の½量を流し入れて焼き、先に巻いた卵を芯にして手前に巻く。
❺④の手順をくり返して残りの卵液も同様に焼く。卵焼きの表面に焼き色がついたら、熱いうちにすだれかアルミ箔で巻いて形を整える。あら熱がとれるまでおき、食べやすい大きさに切り分ける。
❻皿に青じそを敷き、卵焼きを盛る。おろし大根を添える。

ポイント！ 一度に卵を4個くらい使って焼いたほうがきれいに仕上がる。

10 [卵] 卵サラダ
写真は21ページ

材料（1人分）
卵	1個
トマト	50g
きゅうり	30g
レタス	25g
a 酢	大さじ½
油	大さじ½
塩	ミニスプーン⅔
こしょう	少量

作り方
❶卵はゆでて殻をむき、輪切りにする。トマトはくし形切りにし、きゅうりは斜め薄切りにする。レタスは食べやすい大きさに手でちぎり、冷水に放ってパリッとさせる。
❷器に①を彩りよく盛る。食べるときにaを混ぜ合わせたものをかける。

11 [卵] 揚げ卵
写真は21ページ

材料（1人分）
卵	1個
揚げ油	適量
塩	ミニスプーン¼

作り方
❶卵を小さな容器に割り入れる。
❷160℃の揚げ油に①を静かに入れ、木べらと箸を使って卵白を卵黄にかぶせるようにして包み込ませる。
❸こんがりとしたきつね色になるまでじっくりと揚げ、塩をふって食べる。

12 [卵] 茶わん蒸し
写真は21ページ

材料（1人分）
卵	½個
だし	⅓カップ
塩	ミニスプーン⅓
しょうゆ	ミニスプーン1
鶏ささ身	10g
エビ	小1尾
塩	ミニスプーン½
酒	小さじ½
生しいたけ	½枚
三つ葉	少量

115

♠ 第1群 卵料理（卵・ピータン） 乳・乳製品料理（普通牛乳・濃厚乳）

13 [卵] カニたま　写真は21ページ

材料（1人分）

卵	1½個
塩	ミニスプーン¼
酒	小さじ1
カニ水煮缶詰め	15g
ねぎ	10g
生しいたけ	½枚
ゆで竹の子	10g

あん
油	大さじ½
スープ	大さじ3
しょうゆ	小さじ⅓
砂糖	小さじ⅓
酢	小さじ⅓
かたくり粉	小さじ⅓

作り方

❶だしに塩としょうゆを加えて調味する。
❷ボールに卵を割りほぐして、①を加え混ぜ、万能こし器を通してこす。
❸鶏ささ身は筋を除き、そぎ切りにする。エビは背わたと殻を除く。それぞれに塩と酒をふる。
❹しいたけは石づきを除いて薄切りにし、三つ葉は2㎝長さに切る。
❺蒸し茶わんに③と④のしいたけを入れて②の卵液を注ぐ。蒸気の上がった蒸し器に入れ、中火で1〜2分、弱火にしてさらに12分ほど蒸す。火を消す前に④の三つ葉を散らして、ひと蒸しする。

カニたま 作り方
❶カニは汁をきり軟骨を除いてほぐす。
❷ねぎは斜め薄切り、しいたけは軸を除いてせん切り、竹の子もせん切りにする。
❸ボールに卵を割りほぐし、塩と酒で調味して①、②を加え混ぜる。
❹中華なべに油を熱し、③を一度に流し入れる。手早く混ぜて、半熟状に丸く形を整え、裏返してさっと焼き、皿に盛る。
❺別なべにあんのスープと調味料を煮立てる。かたくり粉を倍容量の水でとき、まわし入れてとろみをつけ、④にかける。

14 [ピータン] ピータン豆腐　写真は21ページ

材料（1人分）

ピータン	35g
もめん豆腐	100g
ねぎ	少量
しょうが	¼かけ

a
しょうゆ	小さじ⅔
酢	小さじ⅔
ごま油	小さじ½
砂糖	小さじ¼

香菜（しゃんつあい）……適量

作り方

❶ピータンはぬるま湯に15〜30分つけて泥を落とし、殻をむく。
❷①をくし形切りにし、さらに半分にし、10分ほどおいて特有のにおいを抜く。
❸ねぎ、しょうがはみじん切りにし、aと混ぜ合わせる。
❹豆腐を食べやすい大きさに切って皿に盛り、ピータンをのせる。③をかけ、香菜を散らす。

15 [普通牛乳] カフェオレ　写真は22ページ

材料（1人分）

普通牛乳……⅘カップ強(180g)　コーヒー……⅔カップ

作り方

牛乳を温め、熱いコーヒーとともにカップに注ぐ。

ポイント! カップはあらかじめ温めておくとよい。

16 [普通牛乳] ミルクココア　写真は22ページ

材料（1人分）

普通牛乳……⅘カップ強(180g)　砂糖……大さじ1
ココア……大さじ1

作り方

❶ココアと砂糖をカップの中でよく混ぜる。
❷①に少量の熱湯を少しずつ加えてよく練る。
❸沸騰直前まで温めた牛乳を加える。

17 [普通牛乳] バナナミルク　写真は22ページ

材料（1人分）

普通牛乳……⅘カップ強(180g)　砂糖……大さじ½
バナナ……½本

作り方

材料をすべてミキサーにかけ、混ぜ合わせる。

18 [濃厚乳] カフェオレ　写真は22ページ

材料（1人分）

濃厚乳……⅘カップ強(180g)　コーヒー……⅔カップ

作り方

濃厚乳を温め、熱いコーヒーとともにカップに注ぐ。

19 [濃厚乳] ミルクココア　写真は22ページ

材料（1人分）

濃厚乳……⅘カップ強(180g)　砂糖……大さじ1
ココア……大さじ1

作り方

❶ココアと砂糖をカップの中でよく混ぜる。
❷①に少量の熱湯を少しずつ加えてよく練る。
❸沸騰直前まで温めた濃厚乳を加える。

20 [濃厚乳] バナナミルク　写真は22ページ

材料（1人分）

濃厚乳……⅘カップ強(180g)　砂糖……大さじ½
バナナ……½本

作り方

材料をすべてミキサーにかけ、混ぜ合わせる。

乳・乳製品料理（低脂肪乳・プロセスチーズ・チェダーチーズ） 第1群 ♠

21 [低脂肪乳] カフェオレ
写真は22ページ

材料（1人分）
低脂肪乳……4/5カップ強(180g)　コーヒー…………2/3カップ

作り方
低脂肪乳を温め、熱いコーヒーとともにカップに注ぐ。

22 [低脂肪乳] ミルクココア
写真は22ページ

材料（1人分）
低脂肪乳……4/5カップ強(180g)　砂糖……………大さじ1
ココア…………大さじ1

作り方
❶ココアと砂糖をカップの中でよく混ぜる。
❷①に少量の熱湯を少しずつ加えてよく練る。
❸沸騰直前まで温めた低脂肪乳を加える。

23 [低脂肪乳] バナナミルク
写真は22ページ

材料（1人分）
低脂肪乳……4/5カップ強(180g)　砂糖……………大さじ1/2
バナナ……………1/2本

作り方
材料をすべてミキサーにかけ、混ぜ合わせる。

24 [プロセスチーズ] カナッペ
写真は23ページ

材料（1人分）
プロセスチーズ（1cm厚さ）……24g　きゅうり…………10g
ソーダクラッカー……3枚　スタッフドオリーブ…1個

作り方
❶プロセスチーズは三角形の3等分に切る。きゅうりは縦半分に切ってから斜め薄切りにする。オリーブは薄切りにする。
❷皿にクラッカーを並べ、①を彩りよくのせる。

25 [プロセスチーズ] チーズトースト
写真は23ページ

材料（1人分）
プロセスチーズ（またはミックスチーズ）…24g　食パン（6枚切り）……1枚
パセリ………………少量

作り方
❶チーズを薄く切って食パンにのせ、予熱したオーブントースターの中に入れ、チーズがとけるまで焼く。
❷2つに切って皿に盛り、パセリを添える。

26 [プロセスチーズ（ミックスチーズ）] ピザ
写真は23ページ

材料（1人分）
ミックスチーズ………35g　ピーマン……………5g
サラミソーセージ……10g　赤ピーマン…………5g
マッシュルーム水煮缶詰め………10g　ピザ台（市販品）……1枚(150g)
ピザソース（市販品）…大さじ1 1/2

作り方
❶サラミソーセージは薄い輪切りにする。マッシュルームは汁けをきって薄切りにする。
❷ピーマンと赤ピーマンは薄輪切りにする。
❸チーズは薄切りにする。
❹ピザ台にピザソースを塗り、①のサラミとマッシュルームを並べる。③のチーズを散らし、②のピーマンと赤ピーマンをのせる。オーブントースターか、200℃のオーブンで、チーズがとけるまで焼く。

ポイント! 具はシーフードにすれば低エネルギーになる。

27 [チェダーチーズ] クラッカーチーズ
写真は23ページ

材料（1人分）
チェダーチーズ………19g　ミニトマト……………1個
ソーダクラッカー……3枚　パセリ…………………少量

作り方
❶チェダーチーズは薄くスライスする。トマトは半月切りにする。
❷クラッカーにチーズをのせ、トマトとパセリをのせる。

28 [チェダーチーズ] サラダ
写真は23ページ

材料（1人分）
チェダーチーズ………19g
ベビーリーフ…………20g
トマト…………………20g
a { オリーブ油………大さじ1/2
　　酢………………小さじ1
　　塩………………ミニスプーン1/3
　　こしょう………少量 }

作り方
❶チェダーチーズは角切りにする。
❷ベビーリーフは水につけてパリッとさせる。
❸トマトはくし形切りにする。
❹②と③をaであえて器に盛り、①を散らす。

29 [チェダーチーズ] サンドイッチ
写真は23ページ

材料（1人分）
チェダーチーズ………19g　レタス…………2枚(20g)
ハム………1枚(20g)　バター……………大さじ1
きゅうり………………30g　食パン（10枚切り）…2枚
トマト…………………30g

作り方
❶バターを室温にもどし、食パンの片面に塗る。チェダーチーズは薄切りにする。
❷きゅうりは斜め薄切りにし、トマトは薄切りにする。レタスは手でちぎる。
❸①のパンにハム、チェダーチーズ、きゅうり、トマト、レタスをのせ、もう1枚のパンではさむ。
❹③をペーパータオルに包んで重石をしてなじませる。食べやすい大きさに切る。

117

♠ # 第1群　乳製品料理 （カテージチーズ・クリームチーズ・カマンベールチーズ）

♠ 第1群

30 ［カテージチーズ］ ディップ
写真は 24 ページ

材料（1人分）
カテージチーズ……… 38g	マヨネーズ………… 大さじ½
ピクルス…………… 20g	きゅうり………………… 50g

作り方
❶ピクルスはみじん切りにし、マヨネーズとともにカテージチーズに加えてよく混ぜ、ディップソースを作る。
❷きゅうりは縦4等分に切り、①を添える。

31 ［カテージチーズ］ チーズドレッシングのサラダ
写真は 24 ページ

材料（1人分）
カテージチーズ……… 38g	酢………………… 大さじ⅔
レタス…………… 30g	油………………… 大さじ⅔
玉ねぎ…………… 10g	塩…… ミニスプーン ½弱
クレソンの葉先……… 10g	

作り方
❶レタスは一口大にちぎる。玉ねぎは薄切りにする。水にさらして辛味をとり、水けを充分にきる。
❷カテージチーズに酢、油、塩を加えてよく混ぜ合わせ、ドレッシングを作る。
❸器に①とクレソンの葉先を盛り、②のチーズドレッシングをかける。

ポイント！ 野菜は好みのものでよいが、チーズドレッシングにこくがあるので、香りの強い野菜を組み合わせるとおいしい。酢と油を各大さじ½にすると 25kcal ほどエネルギーカットできる。

32 ［カテージチーズ］ フルーツサラダ
写真は 24 ページ

材料（1人分）
カテージチーズ……… 38g	りんご………………… 40g
パイナップル………… 50g	プルーン（乾）………… 1個
キウイフルーツ……… 40g	

作り方
❶パイナップルは皮と芯を除き、一口大に切る。
❷キウイフルーツは皮をむいていちょう切りにする。
❸りんごは芯を除き、皮つきのままいちょう切りにする。
❹プルーンは種を除き、4等分に切る。
❺①～④のくだものをカテージチーズであえて器に盛る。

ポイント！ カテージチーズは脂肪分が少なくさっぱりとしているので、くだものと相性がよい。
　くだものは好みのものを数種類組み合わせるとおいしい。生だけでなく、缶詰めやドライフルーツを利用してもよい。

33 ［クリームチーズ］ 生ハムロール
写真は 24 ページ

材料（1人分）
クリームチーズ……… 23g	パセリ………………少量
生ハム……………… 15g	

作り方
❶クリームチーズを生ハムで巻き、食べやすい大きさに切る。
❷皿に①を盛り、パセリを添える。

34 ［クリームチーズ］ ディップ
写真は 24 ページ

材料（1人分）
クリームチーズ……… 23g	きゅうり………………… 50g
マヨネーズ………… 大さじ1	

作り方
❶きゅうりは縦4等分に切る。
❷クリームチーズは室温においてやわらかくし、マヨネーズと混ぜる。
❸器に①を盛り、②を添える。

35 ［クリームチーズ］ ベイクドチーズケーキ
写真は 24 ページ

材料（8人分／直径 18㎝丸型）
タルト生地		フィリング	
小麦粉………… 100g		クリームチーズ… 185g
バター（食塩不使用）… 50g		砂糖………………… 30g
砂糖…………… 40g		サワークリーム…… 80g
とき卵……… 小½個分弱		卵黄…………… 1 ½個分
		レモンの搾り汁…大さじ½
		卵白…………… 1 ½個分
		砂糖………………… 40g

作り方
❶タルト生地を作る。ボールにバターを入れてやわらかくし、砂糖を加えてすり混ぜる。
❷①のボールにとき卵を2～3回に分けて加え、そのつどよく混ぜ合わせる。
❸②に小麦粉をふるって加え、切るように混ぜ、ひとまとまりになったら、ラップに包んで冷蔵庫で休ませる。
❹③をめん棒で3㎜厚さにのばし、型に敷く。180℃のオーブンで 15 ～ 20 分焼き、さましておく。
❺フィリングを作る。ボールにクリームチーズを入れてやわらかく練り、砂糖30g を加えてすり混ぜ、サワークリームも加え混ぜる。
❻⑤に卵黄、レモンの搾り汁を加えよく混ぜる。
❼別のボールで卵白に砂糖 40g を2～3回に分けて加え、しっかりとした角が立つまで泡立てる。
❽⑥に⑦を2～3回に分けて加え、均一に混ぜたら④に流し、160℃のオーブンで 40 ～ 50 分焼く。

36 ［カマンベールチーズ］ カナッペ
写真は 25 ページ

材料（1人分）
カマンベールチーズ… 26g	きゅうり………………… 10g
ソーダクラッカー…… 3枚	スタッフドオリーブ… 1個

作り方
❶カマンベールチーズときゅうりは薄いくし形切りにし、

乳製品料理 (カマンベールチーズ・粉チーズ・ヨーグルト（全脂無糖）) 第1群

オリーブは薄切りにする。
❷①をクラッカーの上にのせる。

37 [カマンベールチーズ] チーズ入りサラダ　写真は25ページ

材料（1人分）
- カマンベールチーズ… 26g
- ミニトマト………… 3個
- きゅうり…………… 25g
- ブロッコリー……… 50g
- a
  - 酢…………………大さじ½
  - 油…………………大さじ½
  - 塩………ミニスプーン⅔
  - こしょう……………少量

作り方
❶カマンベールチーズはくし形に切り、ミニトマトは縦半分に切り、きゅうりは縦4等分に切って2㎝長さに切る。沸騰湯に塩少量（分量外）を入れ、小房に分けたブロッコリーをゆで、水けをきっておく。
❷器に①を彩りよく盛る。食べるときにaを混ぜ合わせて、かける。

38 [カマンベールチーズ] フライ　写真は25ページ

材料（1人分）
- カマンベールチーズ… 26g
- 小麦粉………………大さじ½
- とき卵………………⅙個分
- パン粉………………大さじ3
- 揚げ油………………適量
- パセリ………………少量

作り方
❶カマンベールチーズはくし形切りにする。
❷①に小麦粉を薄くまぶし、とき卵、パン粉の順に衣をつける。
❸170℃の揚げ油で②のチーズを4～5分かけてカラリと色よく揚げる。
❹器に③を盛り、パセリを添える。

39 [粉チーズ] シーザーサラダ　写真は25ページ

材料（1人分）
- 粉チーズ……………大さじ1½
- レタス……………… 30g
- サニーレタス……… 30g
- フランスパン……… 10g
- オリーブ油…………小さじ1
- a
  - オリーブ油…………小さじ½
  - ウスターソース……小さじ¼
  - 粒マスタード………小さじ½
  - にんにくのみじん切り………¼かけ分
  - 塩………ミニスプーン¼
  - レモン汁……………小さじ1
  - こしょう……………少量

作り方
❶レタスとサニーレタスは手でちぎる。
❷フランスパンは角切りにし、オリーブ油を吸わせてフライパンできつね色にいため、粉チーズ小さじ1をまぶす。
❸aの材料をよく混ぜる。
❹①を③であえて器に盛り、②を散らし、残りの粉チーズをかける。

40 [粉チーズ] チーズリゾット　写真は25ページ

材料（1人分）
- 粉チーズ……………大さじ1½
- 玉ねぎ……………… 25g
- にんにく……………¼かけ
- 白ワイン……………大さじ1
- 顆粒ブイヨン………小さじ⅓
- 米……………………⅓カップ
- オリーブ油…………大さじ½
- 牛乳…………………⅓カップ
- 塩………ミニスプーン⅔
- こしょう……………少量
- パセリのみじん切り…少量

作り方
❶玉ねぎとにんにくはみじん切りにする。
❷小なべに水⅔カップ、白ワインと顆粒ブイヨンを入れて火にかけ、温めておく。
❸別のなべにオリーブ油、にんにく、玉ねぎを入れて弱火にかけ、香りが出るまでいためる。米を加えて焦がさないようにさらにいためる。
❹全体に油がまわったら②のスープを加え、沸騰するまでときどきかき混ぜる。
❺水分がなくなったら少しずつ数回に分けて牛乳を加え、かき混ぜながら弱火で15分ほど煮る。粉チーズ大さじ1を加え、塩とこしょうで味を調える。
❻器に盛り、残りの粉チーズとパセリのみじん切りをふる。

41 [ヨーグルト（全脂無糖）] ジャムヨーグルト　写真は26ページ

材料（1人分）
- ヨーグルト(全脂無糖)… 130g
- ブルーベリージャム…大さじ½
- チャービル…………少量

作り方
❶ヨーグルトはなめらかになるまでよく混ぜ、器に盛る。
❷ブルーベリージャムをのせ、チャービルを飾る。

ポイント! チャービルのかわりにミントの葉でもよい。

42 [ヨーグルト（全脂無糖）] ヨーグルトフルーツサラダ　写真は26ページ

材料（1人分）
- ヨーグルト(全脂無糖)… 130g
- 砂糖…………………小さじ1
- ラム酒………………少量
- パイナップル……… 50g
- いちご……………… 50g
- キウイフルーツ…… 50g

作り方
❶パイナップルは皮と芯を除き、一口大に切る。
❷いちごはへたを除いて縦4等分に切る。
❸キウイフルーツは皮をむいていちょう切りにする。
❹ヨーグルトに砂糖とラム酒を混ぜる。
❺①、②、③のくだものを合わせて器に盛り、④のヨーグルトソースをかける。

ポイント! パイナップルは缶詰めを使うと手軽に作れる。
ヨーグルトに加える砂糖は、くだものの甘味に合わせて加減する。子供向けにはラム酒は省いてもよい。

第1群 乳製品料理（ヨーグルト（全脂無糖）・スキムミルク）

43 ［ヨーグルト（全脂無糖）］ヨーグルトアイスクリーム

写真は26ページ

材料（1人分）

ヨーグルト(全脂無糖)…65g
バニラアイスクリーム…60g
ブルーベリージャム…大さじ½
ミント…適宜

作り方

❶ボールにヨーグルトとアイスクリームを入れ、均一になるまでよく混ぜる。金属容器に流し入れ、冷凍庫で4～5時間冷やし固める。
❷ディッシャーかスプーンですくって器に盛り、ブルーベリージャムをのせ、ミントの葉を添える。

44 ［スキムミルク］ホットミルク

写真は26ページ

材料（1人分）

スキムミルク…大さじ3⅔(22g)
熱湯…¾カップ

作り方

熱湯でスキムミルクをとかす。

45 ［スキムミルク］じゃが芋のミルク煮

写真は26ページ

材料（1人分）

じゃが芋…100g
a［スキムミルク…大さじ3⅔(22g)
顆粒ブイヨン…小さじ½
水…½カップ
バター…小さじ1
塩…ミニスプーン¼］
パプリカ…少量

作り方

❶じゃが芋は1㎝角に切り、ひたひたの水とともになべに入れ、火にかける。芋の周囲が透き通ってきたら、ゆで汁を捨ててaを加え、じゃが芋がやわらかくなるまで煮る。
❷器に①を盛り、パプリカをふる。

46 ［スキムミルク］クリームシチュー

写真は26ページ

材料（1人分）

［鶏胸肉(皮つき)…80g
塩…ミニスプーン⅓
こしょう…少量］
にんじん…20g
玉ねぎ…50g
ブロッコリー…40g
油…小さじ1
a［水…1カップ
顆粒ブイヨン…小さじ½
ロリエ…1枚］
b［スキムミルク…大さじ3⅔(22g)
塩…ミニスプーン¼
こしょう…少量］

作り方

❶鶏肉は一口大に切り、塩、こしょうで下味をつける。
❷にんじんは2～3㎜厚さのいちょう切りにし、玉ねぎは1㎝角に切る。
❸ブロッコリーは小房に分け、沸騰湯に塩少量（分量外）を加えてかためにゆで、ざるにとって水けをきる。
❹なべに油を熱し、①を焦がさないように焼き、肉の色が変わったら②の玉ねぎ、にんじん、aを加える。
❺煮立ったら火を弱めてアクを除き、野菜がやわらかくなるまで煮る。bを加え、5分ほど煮、最後にブロッコリーを加えひと煮する。

第2群 魚料理（アジ）

47 ［アジ］塩焼き

写真は27ページ

材料（1人分）

［アジ…1尾(正味100g)
塩…ミニスプーン½弱］
おろし大根…20g
青じそ…1枚
レモン(くし形切り)…⅛個

作り方

❶アジはうろことぜいご、えらを除き、盛りつけたとき裏になるほうの腹に切り目を入れてはらわたを出す。腹の中まで流水でよく洗う。
❷①の水けを腹の中までよくふきとって、身の部分に塩をふる。5～30分おいて出てきた汁けを軽くふきとる。
❸焼き網を火にかけて充分に熱し、②のアジを盛りつけたとき表（頭を左、腹を手前）になるほうから強火で焼く。
❹3～4分焼き、きれいな焼き色がついたら裏返す。中火にして中まで火を通す。
❺皿に青じそを敷いて④のアジをのせ、おろし大根とレモンを添える。

48 ［アジ］筒煮

写真は27ページ

材料（1人分）

アジ…1尾(正味100g)
ねぎ…15g
しょうが…¼かけ
a［しょうゆ…大さじ⅔
酒…大さじ½弱
砂糖…大さじ½弱］

作り方

❶アジはうろことぜいごを除き、頭を切り落として切り口からはらわたを除く。腹の中までよく水洗いしてから食べやすい大きさの筒切りにする。
❷ねぎは3～4㎝長さのぶつ切り、しょうがは薄切りにする。
❸浅なべに水¼カップ、aを入れて火にかけ、煮立ったら①のアジと②のねぎとしょうがを加える。
❹中火にして再び煮立ったら火を弱め、落としぶたをして約10分、煮汁がごく少量になるまで煮る。

ポイント！ 落としぶたをすることで、少ない煮汁でも全体にまわすことができる。

49 [アジ] 南蛮漬け
写真は27ページ

材料（1人分）
アジ	1尾（正味100g）
小麦粉	大さじ½
揚げ油	適量
ねぎ	30g
赤とうがらし	少量

a
水	大さじ2
しょうゆ	大さじ½
砂糖	大さじ½
酒	大さじ½
酢	大さじ½

作り方
❶アジはうろことぜいご、えらを除き、盛りつけたとき裏になるほうの腹に切り目を入れてはらわたを出す。腹の中まで流水でよく洗い、水けをふきとる。
❷ねぎはせん切りにし、赤とうがらしは種を除いて小口切りにする。
❸なべに水とa、②を入れ、中火にかけてひと煮立ちさせる。
❹①のアジに小麦粉をまぶしつけ、180℃の揚げ油で揚げる。揚げたての熱いうちに③のつけ汁に浸す。
❺ときどき返しながら30分ほどおいて味をなじませる。

50 [アジ] フライ
写真は27ページ

材料（1人分）
アジ	1尾（正味100g）
塩	ミニスプーン⅓
こしょう	少量
小麦粉	大さじ½
とき卵	¼個分
パン粉	大さじ2
揚げ油	適量
キャベツ	30g
レモン（くし形切り）	⅛個
パセリ	少量

作り方
❶アジは頭とはらわたを除いて水洗いし、開いて塩、こしょうをふる。小麦粉を薄くまぶし、とき卵、パン粉の順に衣をつける。
❷170℃の揚げ油で、①を4～5分かけてカラリと色よく揚げる。
❸キャベツはせん切りにし、冷水に放ってパリッとさせる。
❹③のキャベツの水けをきって皿に盛り、②をのせ、レモン、パセリを添える。

51 [アジ] たたき
写真は27ページ

材料（1人分）
アジ	1尾（正味65g）
小ねぎ	少量
しょうが	½かけ
大根	30g
青じそ	1枚

作り方
❶アジは三枚におろして腹骨をそぎとり、骨抜きで小骨をていねいに除く。
❷頭側から尾に向かって皮をむき、身を細かく刻む。
❸小ねぎは小口切りにし、しょうがはすりおろす。
❹大根はかつらむきにし、きっちりと巻き戻して端からせん切りにする。冷水に放ってパリッとさせ、水けをきる。
❺皿に④の大根を盛り、青じそを敷いて②のアジを盛る。③の小ねぎを散らしてしょうがをのせる。

52 [イワシ] 塩焼き
写真は28ページ

材料（1人分）
イワシ	1尾（正味45g）
塩	ミニスプーン⅓
おろし大根	20g
青じそ	1枚
レモン（くし形切り）	⅛個

作り方
❶イワシはうろこをこそげとって、盛りつけたとき裏になるほうの腹に切り目を入れてはらわたを除く。腹の中までよく洗い、水けをふきとって塩をふる。
❷焼き網を火にかけて熱し、イワシを盛りつけたとき表になるほうから焼く。ほどよい焼き目がついたら、裏返してさらに焼き、中まで火を通す。

魚料理（アジ・イワシ） 第2群 ♠

❸皿に青じそを敷いて②のイワシをのせ、おろし大根とレモンを添える。食べるときにレモンを搾りかける。
ポイント！ イワシは脂肪が多いので、焼くときに火加減が強すぎると焦げやすいので注意。

53 [イワシ] 梅煮
写真は28ページ

材料（1人分）
イワシ	1尾（正味45g）
ねぎ	15g
梅干し	½個

a
しょうゆ	小さじ1
酒	小さじ1
砂糖	小さじ⅔

作り方
❶イワシはうろこをこそげとって頭を切り落とす。はらわたを除き、腹の中までていねいに洗って水けをふきとる。
❷ねぎはぶつ切りにし、梅干しは細かくちぎる。
❸なべに水¼カップとa、②を入れて火にかけ、煮立ったら①を盛りつけたとき表になるほうを上にして入れる。
❹再び煮立ったら落としぶたをして火を弱め、汁がごく少量になるまで煮る。
❺あら熱がとれたら④のイワシを皿に盛り、手前にねぎを置き、梅干しをのせる。

54 [イワシ] かば焼き風
写真は28ページ

材料（1人分）
イワシ	1尾（正味45g）
小麦粉	大さじ½
油	小さじ1
しょうゆ	小さじ⅔
みりん	小さじ⅔
青じそ	1枚

作り方
❶イワシはうろこをこそげとって頭を切り落とす。はらわたを除いて水洗いし、水けをふきとる。手開きにして中骨を除き、腹骨をすきとる。
❷両面に小麦粉をまぶしつけ、余分な粉を払い落とす。
❸フライパンに油を熱し、②を入れて両面を焼く。焼き色がついて中まで火が通ったらしょうゆとみりんをまわし入

121

第2群 魚料理 (イワシ・ウナギかば焼き・サワラ)

れてからめる。
④皿に青じそを敷いて③のイワシを盛る。
ポイント さめてもおいしいので弁当にも向く。温かいごはんにのせてかば焼き丼にしてもおいしい。好みでさんしょうをふってもよい。

55 [イワシ] 刺し身   写真は28ページ

材料（1人分）
- イワシ……1尾（正味30g）
- 大根……30g
- 青じそ……1枚
- おろししょうが……少量

作り方
①イワシはうろこをこそげとり、頭を落とす。はらわたを除いて水洗いし、水けをふきとって三枚におろす。
②腹骨をそぎとって小骨をていねいに除く。頭側から尾に向かって皮をむき、一口大のそぎ切りにする。
③大根はかつらむきにし、きっちりと巻き戻して端からせん切りにする。冷水に放ってパリッとさせ、水けをきる。
④皿に③の大根を盛り、青じそを敷いて②のイワシを盛る。
⑤食べるときにおろししょうがを添える。

56 [イワシ] つみいれ   写真は28ページ

材料（1人分）
- イワシ…1½尾（正味90g）
- a
  - みそ……小さじ1
  - 酒……小さじ1
  - しょうがの搾り汁…少量
  - ねぎ……15g
  - とき卵……10g
- 油……大さじ½
- 青じそ……1枚
- おろし大根……20g

作り方
①イワシはうろこをこそげとって頭を切り落とす。はらわたを除いて水洗いし、水けをふきとる。手開きにして中骨を除き、腹骨をすきとる。
②皮をむいて、身を細かくたたき切る。

③フードプロセッサーに②のイワシ、aを入れて、なめらかになるまで撹拌する。
④③を3等分して木の葉形に作り、ナイフなどで葉脈の模様をつける。
⑤フライパンに油を熱し、④を入れ、両面を焼く。
⑥皿に青じそを敷いて⑤を盛り、おろし大根を添える。

57 [ウナギかば焼き] 卵とじ   写真は29ページ

材料（1人分）
- ウナギかば焼き……55g
- ねぎ……15g
- 卵……1個
- a
  - だし……⅓カップ
  - しょうゆ……小さじ1
  - 酒……小さじ½
  - 砂糖……小さじ1
  - 塩……ミニスプーン¼

作り方
①ウナギは1cm幅の短冊切りにする。
②ねぎは斜め切りにし、卵は割りほぐす。
③フライパンにaを入れて煮立て、②のねぎを加え煮る。
④③に①のウナギを加えて再び煮立ったら、とき卵をまわし入れ、ふたをして火を弱め、半熟状に仕上げる。

58 [ウナギかば焼き] ウ巻き   写真は29ページ

材料（1人分）
- ウナギかば焼き……55g
- 小ねぎ……少量
- 卵……1個
- a
  - 砂糖……小さじ½
  - 塩……ミニスプーン¼
- 油……小さじ1
- 青じそ……1枚

作り方
①ウナギは1cm角に切る。小ねぎは小口切りにする。
②卵は割りほぐし、①、aを加えてよく混ぜる。
③フライパンに油を熱し、②を流し入れ、スプーンで大きく混ぜ、半熟状になったら片側に巻き寄せて、焼き上げる。
④あら熱がとれたら、食べやすい大きさに切って、青じそ

とともに皿に盛る。

59 [ウナギかば焼き] うざく   写真は29ページ

材料（1人分）
- ウナギかば焼き……27g
- きゅうり……½本（50g）
- しょうが……¼かけ
- a
  - しょうゆ……小さじ¼
  - 酢……大さじ½
  - だし……大さじ½
  - 塩……ミニスプーン¼

作り方
①きゅうりは小口切りにして、塩少量（分量外）をふってしんなりしたら水けを絞る。
②ウナギは短冊切りにする。しょうがはせん切りにする。
③①と②をaであえる。

60 [サワラ] 塩焼き   写真は29ページ

材料（1人分）
- サワラ……1切れ（68g）
- 塩……ミニスプーン¼強
- 青じそ……1枚
- おろし大根……20g

作り方
①サワラは塩をふり、5分おく。焼き網を熱して、両面をこんがりと焼く。
②皿に青じそを敷いて①を盛り、おろし大根を添える。

61 [サワラ] 西京焼き   写真は29ページ

材料（1人分）
- サワラ……1切れ（68g）
- 青じそ……1枚
- a
  - 西京みそ……30g
  - 酒……小さじ1
  - みりん……小さじ1

作り方
①aは混ぜ合わせておき、サワラを汁けをふきとって2～3日漬け込む。
②焼き網を熱し、①のサワラをみそを落として置き、両面

122

をこんがりと焼く。
❸皿に青じそを敷いて②を盛る。

62 ［サワラ］甘酢あんかけ

写真は 29 ページ

材料（1人分）

- サワラ…… 1切れ(68g)
- 酒……小さじ½
- 塩……ミニスプーン¼強
- 小麦粉……大さじ½
- 揚げ油……適量
- ねぎ……15g
- にんじん……10g
- 三つ葉……10g
- a
  - しょうゆ……小さじ¼
  - 酢……大さじ½
  - 顆粒鶏がらだし……小さじ¼
  - 砂糖……小さじ1
  - 水……大さじ3
- 塩……少量
- こしょう……少量
- かたくり粉……小さじ½

作り方

❶サワラは一口大に切り、酒と塩で下味をつける。
❷ねぎは白髪ねぎにし、にんじんはせん切りにする。三つ葉は3cm長さに切っておく。
❸①に小麦粉を薄くまぶし、170～180℃の揚げ油でカラリと揚げる。
❹なべにａを煮立て②を加え、再び煮立ったら火を弱め、塩、こしょうで調味する。
❺かたくり粉を倍容量の水でとき、④にまわし入れ、とろみをつける。
❻皿に③のサワラを盛り、⑤をかける。

63 ［サケ（シロサケ）］ホイル焼き

写真は 30 ページ

材料（1人分）

- 生ザケ…… 1切れ(90g)
- 塩……ミニスプーン⅓強
- 玉ねぎ……20g
- 生しいたけ……1枚
- 油……小さじ¼
- レモン(くし形切り)…⅛個

作り方

❶サケは塩をふり、5分おく。玉ねぎ、しいたけは薄切りにする。
❷アルミ箔に油を薄く塗って、①のサケ、玉ねぎ、しいたけをのせて包む。
❸フライパンを熱して②を入れ、サケに火が通るまで蒸し焼きにする。
❹皿に③を盛り、レモンを添える。

64 ［サケ（シロサケ）］照り焼き

写真は 30 ページ

材料（1人分）

- 生ザケ…… 1切れ(90g)
- しょうゆ……小さじ1強
- みりん……小さじ1強
- 油……小さじ1
- 青じそ……1枚

作り方

❶しょうゆとみりんを合わせ、サケを浸す。途中裏返しながら20分ほどおき、味をしみ込ませる。
❷①のサケをとり出して汁けをふく。つけ汁はとりおく。
❸フライパンに油を熱し、②のサケを盛りつけたとき表になるほうを下にして入れ、焼く。きれいな焼き色がついたら裏返して中まで火を通す。
❹仕上がりぎわに②のつけ汁を加えて味をからめる。
❺皿に青じそを敷いて④のサケを盛る。

65 ［サケ（シロサケ）］南蛮漬け

写真は 30 ページ

材料（1人分）

- 生ザケ……1切れ(90g)
- 小麦粉……大さじ½
- 揚げ油……適量
- ねぎ……15g
- a
  - しょうゆ……大さじ½
  - 砂糖……大さじ½
  - 酒・酢……各大さじ½
  - 赤とうがらし(小口切り)……少量
  - 水またはだし……¼カップ

作り方

❶サケは厚さが半分になるように切り、小麦粉をまぶす。
❷ａをなべに入れて中火にかけ、煮立ったらバットに移す。
❸180℃の揚げ油で①のサケをカラリと揚げる。揚げたてを②のつけ汁に漬け込む。ときどき上下を返しながらしばらくおき、味をなじませる。
❹ねぎは4～5cm長さのぶつ切りにし、焼き網でこんがりと焼く。
❺皿に③のサケを盛り、④のねぎを添える。

66 ［サケ（シロサケ）］ムニエル

写真は 30 ページ

材料（1人分）

- 生ザケ…… 1切れ(90g)
- 塩……ミニスプーン⅓強
- こしょう……少量
- 小麦粉……大さじ½
- 油……大さじ¼
- バター……大さじ¼
- じゃが芋……50g
- クレソン……少量
- レモン(くし形切り)…⅛個

作り方

❶サケは塩とこしょうをふって5分おく。出てきた汁けをふきとり、小麦粉をまぶす。
❷フライパンに油とバターを熱し、サケを盛りつけたとき表になるほうを下にして入れ、フライパンを揺すりながら焼く。焼き色がついたら、裏返して中まで火を通す。
❸じゃが芋は皮をむいて一口大に切る。なべに水と塩少量（分量外）を入れ、じゃが芋を加えて火にかけ、やわらかくなるまでゆでる。湯を捨てて再度火にかけ、なべを揺すりながら水けをとばして粉吹き芋にする。
❹皿に②のサケを盛り、③の粉吹き芋とクレソン、レモンを添える。

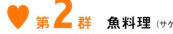

第2群 魚料理 (サケ・サバ)

67 マリネ [サケ（シロサケ）]
写真は30ページ

材料（1人分）
- 生ザケ……1切れ(90g)
- 塩……ミニスプーン1/3
- こしょう……少量
- 小麦粉……大さじ1/2
- 揚げ油……適量
- 玉ねぎ……40g
- 塩……ミニスプーン1/3

a:
- 酢……大さじ1/2
- 油……大さじ1/2
- 塩……ミニスプーン1/2弱
- こしょう……少量
- サニーレタス……10g

作り方
1. サケは一口大のそぎ切りにし、塩とこしょうをふって5分おく。
2. ①のサケの汁けをふきとり、小麦粉をまぶし、180℃の揚げ油でカラリと揚げる。
3. 玉ねぎは薄切りにし、塩をふってよくもみ、水洗いして水けを絞る。
4. aを混ぜ合わせて③の玉ねぎを混ぜる。②のサケに汁ごとかけ、しばらくおいて味をなじませる。
5. 皿にサニーレタスを敷いて④を盛る。

68 石狩なべ [サケ（シロサケ）]
写真は30ページ

材料（1人分）
- 生ザケ……1切れ(90g)
- もめん豆腐……75g
- ねぎ……15g
- 春菊……30g
- 生しいたけ……2枚
- 白菜……100g
- 赤みそ……大さじ2/3
- 白みそ……大さじ1 1/2
- だし……2カップ

作り方
1. サケ、豆腐は食べやすい大きさに切る。ねぎは斜め切りにし、春菊は葉先を手でちぎっておく。しいたけはかさに放射状に切り目を入れ、白菜はそぎ切りにする。
2. だしにみそをとかし、なべに全部の材料を入れて中火にかけ、煮立ったら火を弱めてアクをすくい除く。

---

column
68 石狩なべを低塩にアレンジ

石狩なべを低塩にするには、煮汁（だしとみそ）の分量を減らして、塩分を抑えます。少ない煮汁で煮るため、材料を一度に入れて煮込んでから食べるのではなく、材料を少しずつ加えて煮ながら食べるようにしましょう。

煮汁が少なくなり、煮詰まってきたらだしを適宜加えてのばします。食べるときにゆずの皮や搾り汁、七味を加えて風味を増すと、うす味の煮汁でも充分満足できます。

石狩なべの減塩レシピ
（色文字の材料が低塩アレンジ）

材料（1人分）
- 生ザケ……1切れ(90g)
- もめん豆腐……75g
- ねぎ……15g
- 春菊……30g
- 生しいたけ……2枚
- 白菜……100g
- 赤みそ……大さじ1/2
- 白みそ……大さじ1強
- だし……1 1/2カップ

➡**煮汁（だしとみそ）を減らした場合**
- エネルギー 275kcal（マイナス 26kcal）
- 塩分 2.9g（マイナス 1.0g）

---

69 フライ [サケ（シロサケ）]
写真は30ページ

材料（1人分）
- 生ザケ……1切れ(90g)
- 塩……ミニスプーン1/3強
- こしょう……少量
- 小麦粉……大さじ1/2
- とき卵……1/4個分
- パン粉……1/4カップ
- 揚げ油……適量
- レタス……15g
- パセリ……少量
- レモン（くし形切り）……1/8個

作り方
1. サケは塩とこしょうをふって5分おき、出てきた汁けをふきとる。小麦粉、とき卵、パン粉の順に衣をつけ、180℃の揚げ油でカラリと揚げる。
2. レタスは一口大にちぎる。
3. 皿に①のサケを盛り、②、パセリ、レモンを添える。

70 しめサバ [サバ]
写真は31ページ

材料（1人分）
- サバ……1切れ(75g)
- 塩……大さじ1/2
- しょうゆ……小さじ1
- 砂糖……小さじ1
- 酢……大さじ3/4
- みりん……小さじ1
- だし……小さじ1
- 大根……30g
- 青じそ……1枚

a: しょうゆ、砂糖、酢、みりん、だし

作り方
1. サバは三枚におろし、両面に塩をふってざるにのせ、しばらくおく。表面の塩がとけてきたら冷蔵庫に入れて半日ほどおき、身をしめる。
2. ①のサバの塩を洗い流し、ひたひたの酢（分量外）に30分浸す。aを合わせた中にサバをくぐらせて、6～7㎜厚さに切る。
3. 大根はかつらむきにし、きっちりと巻き戻して端からせん切りにする。冷水に放ってパリッとさせ、水けをきる。
4. 皿に③を盛り、青じそを敷いて②のサバを盛る。

魚料理 (サバ・サンマ) 第2群

71 [サバ] みそ煮
写真は31ページ

材料（1人分）
- サバ……1切れ(75g)
- a
  - 酒……大さじ1/2
  - 砂糖……大さじ1/2
  - しょうゆ……小さじ2/3
  - しょうがの薄切り……1/4かけ分
- みそ……小さじ2/3
- ししとうがらし……2本

作り方
1. サバは皮に十文字の切り目を入れる。
2. 浅なべに水1/4カップとaを入れて火にかけ、煮立ったら①のサバを皮を上にして入れる。
3. 再び煮立ったら落としぶたをし、中火にして10分ほど煮る。途中、なべを傾けて煮汁をすくってはサバにまわしかける。みそを少量の煮汁でといて加え、さらに4～5分煮る。
4. 器に盛り、焼き網で焼いたししとうがらしを添える。

ポイント! みそは長い時間煮ると香りがとんでしまうので、ほかの調味料とは別に、仕上げ直前に加える。

72 [サバ] 立田揚げ
写真は31ページ

材料（1人分）
- サバ……1切れ(75g)
- しょうゆ……小さじ1
- 酒……小さじ1
- しょうがの搾り汁……少量
- かたくり粉……大さじ1/2
- 揚げ油……適量
- 青じそ……1枚

作り方
1. サバは3等分のそぎ切りにする。
2. しょうゆ、酒、しょうがの搾り汁を合わせてつけ汁を作る。①のサバを浸し、ときどき上下を返しながら、20～30分おいて味をなじませる。
3. ②のサバの汁けをふきとってかたくり粉を全体にまぶしつけ、180℃の揚げ油でカラリと揚げる。
4. 皿に青じそを敷いて、揚げたての③を盛る。

ポイント! 立田揚げに使った揚げ油には、においが残りやすいので、新しいものでなく天ぷらなどに2～3度使用した油を使うと経済的。

73 [サバ] 甘酢あんかけ
写真は31ページ

材料（1人分）
- サバ……1切れ(75g)
- 塩……ミニスプーン1/3
- 酒……小さじ1
- かたくり粉……大さじ1/2
- 揚げ油……適量
- 甘酢あん
  - ねぎ……20g
  - にんじん……5g
  - さやえんどう……少量
  - しょうゆ……小さじ2/3
  - 砂糖……小さじ1/2
  - 酒……小さじ3/4
  - 酢……小さじ3/4
  - かたくり粉……小さじ1/2

作り方
1. サバは塩と酒をふって下味をつける。
2. サバの汁けをふきとってかたくり粉をまぶし、180℃の揚げ油でカラリと揚げる。
3. ねぎとにんじん、さやえんどうはせん切りにする。
4. 甘酢あんを作る。なべに水1/4カップ弱、しょうゆ、砂糖、酒を入れて火にかけ、③のねぎとにんじんを加えひと煮する。酢を加え、かたくり粉を倍容量の水でといてまわし入れ、とろみをつける。さやえんどうを加えて火を消す。
5. 皿に②のサバを盛り、④の甘酢あんをかける。

74 [サバ] ムニエル
写真は31ページ

材料（1人分）
- サバ……1切れ(75g)
- 塩……ミニスプーン1/3
- こしょう……少量
- 小麦粉……大さじ1/2
- 油……大さじ1/2
- じゃが芋……50g
- クレソン……少量
- レモン（くし形切り）……1/8個

作り方
1. サバは皮に十文字の切り目を入れ、塩とこしょうをふって5分おく。
2. サバの汁けを軽くふいて小麦粉を全体にまぶしつける。
3. フライパンに油を熱し、②のサバを皮を下にして入れる。強火で20～30秒焼き、弱火にしてきれいな焼き色がつくまで焼く。裏返して同様に最初は強火、その後は弱火で中まで火を通す。
4. じゃが芋は皮をむいて一口大に切る。なべに水と塩少量（分量外）を入れ、じゃが芋を加えて火にかけ、やわらかくなるまでゆでる。湯を捨てて再度火にかけ、なべを揺すりながら水けをとばして粉吹き芋にする。
5. 皿に③のサバを盛り、④とクレソン、レモンを添える。

75 [サンマ] 塩焼き
写真は32ページ

材料（1人分）
- サンマ……1尾(正味95g)
- 塩……ミニスプーン2/3
- おろし大根……20g
- すだち（くし形切り）……1/4個

作り方
1. サンマははらわたを除いて水洗いし、半分に切る。塩をふり、5～30分おく。焼き網を熱して、両面をこんがりと焼く。
2. 皿に①を盛り、おろし大根とすだちを添える。

76 [サンマ] 甘酢煮
写真は32ページ

材料（1人分）
- サンマ……1尾(正味95g)
- ねぎ……15g
- しょうが……1/4かけ
- こんぶ……5cm角
- a
  - 酢……大さじ1
  - 水……1/2カップ
  - 砂糖……小さじ1
  - しょうゆ……大さじ1/2
  - みりん……大さじ1/2

作り方
1. サンマは頭とはらわたを除いて水洗いし、半分に切る。

125

第2群　魚料理（サンマ・タイ・カレイ）

❷ねぎは4cm長さに切り、しょうがは皮をつけたまま薄切りにする。
❸浅なべにaを中火で煮立て、こんぶ、ねぎ、しょうがを入れる。
❹③に①のサンマを盛りつけたとき表になるほうを上にして入れ、再び煮立ったら火を弱め、ときどき煮汁をかけながら15〜20分煮る。

77 [サンマ] かば焼き風　写真は32ページ

材料（1人分）

サンマ… 1尾(正味95g)	油…………大さじ½
塩……ミニスプーン¼	a しょうゆ…… 小さじ1
小麦粉………大さじ½	みりん……… 小さじ1

作り方
❶サンマは頭を落として、腹から中骨に沿って尾まで開き、はらわたを除く。水洗いして水けをふき、小骨をとり除き、半分に切って塩をふる。
❷①の汁けをふいて、小麦粉を薄くまぶす。
❸フライパンに油を熱し、②を皮のほうを下にして入れ、焼き色がついたら裏返し、火を弱めて中まで火を通し、一度とり出す。
❹フライパンの余分な油をふきとり、aを入れて煮立て、③を戻し入れて手早く味をからめる。

78 [サンマ] 薬味ソースかけ　写真は32ページ

材料（1人分）

サンマ… 1尾(正味95g)	しょうゆ……… 小さじ1
塩……ミニスプーン¼	酒…………… 小さじ1
酒…………… 小さじ1	a 酢………… 小さじ½
小麦粉……… 大さじ½	砂糖……… 小さじ½
油…………… 大さじ½	ごま油…… 小さじ½
しょうが…………¼かけ	小ねぎ………………少量
にんにく…………¼かけ	

作り方
❶サンマは頭を落として、腹から中骨に沿って尾まで開き、はらわたを除く。水洗いして水けをふき、小骨をとり除き、半分に切って塩と酒で下味をつける。
❷①の汁けをふいて小麦粉を薄くまぶす。フライパンに油を熱し、サンマを入れてこんがりと焼き、火を弱めて中まで火を通す。
❸しょうが、にんにくはみじん切りにし、aと合わせる。
❹皿に②を盛り、③をかけ、小ねぎの小口切りを散らす。

79 [サンマ] 刺し身　写真は32ページ

材料（1人分）

| サンマ…… 1尾(正味70g) | 青じそ……………… 1枚 |
| 大根………………… 30g | すだち(くし形切り)…¼個 |

作り方
❶サンマは三枚におろし、皮をむいて食べやすい大きさに切る。
❷大根はかつらむきにし、きっちりと巻き戻して端からせん切りにする。冷水に放ってパリッとさせ、水けをきる。
❸皿に②と青じそ、①を盛り、すだちを添える。

80 [タイ（養殖）] 塩焼き　写真は33ページ

材料（1人分）

タイ……… 1切れ(90g)	青じそ……………… 1枚
塩……ミニスプーン⅓	すだち(くし形切り)…¼個
おろし大根………… 20g	

作り方
❶タイは皮に十文字の切り目を入れて塩をふり、5分おく。焼き網を熱して、両面をこんがりと焼く。
❷皿に青じそを敷いて①を盛り、おろし大根とすだちを添える。

81 [タイ（養殖）] 刺し身　写真は33ページ

材料（1人分）

タイ(刺し身用)……… 90g	小菊……………… 1輪
大根………………… 30g	わさび……………… 適量
青じそ……………… 1枚	

作り方
❶タイは薄切りにする。
❷大根はかつらむきにし、きっちりと巻き戻して端からせん切りにする。冷水に放ってパリッとさせ、水けをきる。
❸皿に②と青じそ、①を盛り、小菊とわさびを添える。

82 [タイ（養殖）] うしお汁　写真は33ページ

材料（1人分）

タイのあら	a しょうゆ………… 少量
…… 145g(正味90g)	塩……ミニスプーン⅔
ねぎ………………… 15g	木の芽……………… 適量
だし………………… 1㌕	

作り方
❶タイは熱湯をかけ、水洗いしておく。
❷ねぎは白髪ねぎにしておく。
❸なべに①、だしを入れて火にかけ、煮立ったらアクを除きながら弱火で5分ほど煮る。
❹③にaを加えて調味する。器に盛り、②の白髪ねぎ、木の芽をのせる。

83 [カレイ（マガレイ）] 煮つけ　写真は33ページ

材料（1人分）

カレイ… 小1尾(正味85g)	水……………………¼㌕
しょうが…………¼かけ	a しょうゆ…… 大さじ½
こんぶ……………… 5cm角	酒…………… 大さじ½
	砂糖………… 大さじ½

126

魚料理 (カレイ・カツオ（秋獲り）・メカジキ) 第2群

作り方
❶カレイはうろこをこそげとり、盛りつけたとき裏になるほうの腹に切り目を入れてはらわたを除く。よく洗って水けをふきとり、表になるほうに十文字の切り目を入れる。
❷しょうがは皮ごと薄切りにする。
❸なべにa、②のしょうが、こんぶを入れて火にかける。
❹煮立ったら①のカレイを表になるほうを上にして入れ、再び煮立ったら落としぶたをし、火を弱めて10分ほど煮る。ときどき煮汁をすくいかけながら、さらに10分ほど煮る。

84 [カレイ（マガレイ）] 中国風蒸し物　写真は33ページ

材料（1人分）
カレイ	…小1尾(正味85g)
塩	ミニスプーン1/3
酒	大さじ1/2
ねぎ	15g

a:
ごま油	小さじ1/2
酒	小さじ1
しょうゆ	小さじ1
砂糖	小さじ1/3

作り方
❶カレイはうろこをこそげとり、盛りつけたとき裏になるほうの腹に切り目を入れてはらわたを除く。よく洗って水けをふきとり、塩と酒で下味をつける。
❷ねぎは白髪ねぎにする。
❸耐熱容器に①を入れ、ラップをして電子レンジで2～3分加熱し、中まで火を通す。
❹皿に③を盛り、②をのせ、aを混ぜ合わせてかける。

85 [カレイ（マガレイ）] から揚げ　写真は33ページ

材料（1人分）
カレイ	…小1尾(正味85g)
塩	ミニスプーン1/2弱
小麦粉	大さじ1/2
揚げ油	適量
もみじおろし	20g
小ねぎ	少量

a:
ポン酢	小さじ1/2
しょうゆ	小さじ2/3
だし	大さじ1

作り方
❶カレイはうろこをこそげとり、盛りつけたとき裏になるほうの腹に切り目を入れてはらわたを除く。よく洗って水けをふきとり、軽く水けをふいて、小麦粉を薄くまぶしておく。
❷170～180℃の揚げ油で①をカラリと揚げる。
❸小ねぎは小口切りにする。
❹皿に②を盛り、③ともみじおろしを添える。食べるときにaをつける。

86 [カツオ（秋獲り）] 刺し身　写真は34ページ

材料（1人分）
カツオ(刺し身用)	100g
大根	30g
青じそ	1枚
おろししょうが	1/2かけ分

作り方
❶カツオは6～7mm厚さに切る。
❷大根はかつらむきにし、きっちりと巻き戻して端からせん切りにする。冷水に放ってパリッとさせ、水けをきる。
❸皿に②と青じそ、①を盛り、しょうがを添える。

87 [カツオ（秋獲り）] たたき　写真は34ページ

材料（1人分）
カツオ(刺し身用)	100g
おろししょうが	1/4かけ分
小ねぎ	少量

a:
ポン酢	小さじ1/2
しょうゆ	小さじ1

作り方
❶焼き網を熱して、カツオの表面をさっと焼き、冷水に入れて手早くさまし、6～7mm厚さに切る。
❷小ねぎは小口切りにする。
❸皿に①を盛り、しょうが、小ねぎをのせ、aを混ぜ合わせてかける。

88 [カツオ（秋獲り）] 中国風刺し身　写真は34ページ

材料（1人分）
カツオ(刺し身用)	100g
きゅうり	25g
ねぎ	10g
春巻きの皮	1/4枚
油	適量

a:
酢	小さじ1
豆板醤	小さじ1/3
ごま油	小さじ1/2
しょうゆ	小さじ1
おろししょうが	1/4かけ分
おろしにんにく	1/4かけ分

作り方
❶カツオは6～7mm厚さに切る。
❷きゅうりはせん切りにし、ねぎは白髪ねぎにする。
❸春巻きの皮は5mm幅の短冊切りにする。フライパンに油を熱し、春巻きの皮を揚げ焼きにする。
❹皿に②のきゅうり、①を盛り、②の白髪ねぎと③の春巻きの皮をのせる。食べるときにaを混ぜ合わせて、かける。

ポイント! 86、87、88をカツオ（春獲り）で作った場合の栄養価は128ページcolumn参照。

89 [メカジキ] 照り焼き　写真は34ページ

材料（1人分）
メカジキ	1切れ(100g)

a:
しょうゆ	大さじ1/2
みりん	大さじ1/2

油	小さじ1
おろし大根	20g
青じそ	1枚

作り方
❶カジキをaにつける。
❷フライパンに油を熱し、カジキを入れ（つけ汁はとっておく）、表面に焼き色がついたら弱火にし、中まで火を通す。フライパンの余分な油をふき、残りのつけ汁を加えてカジキにからめる。
❸皿に青じそを敷いて②のカジキを盛り、おろし大根を添える。

♥ 第2群　魚料理（メカジキ・タラ）

90 [メカジキ] ソテー
写真は34ページ

材料（1人分）
- メカジキ……1切れ(100g)
- 塩……ミニスプーン1/3
- こしょう……少量
- 小麦粉……大さじ1/2
- 油……大さじ1/2
- キャベツ……30g
- パセリ……少量

作り方
❶カジキは塩、こしょうをふり、小麦粉を薄くまぶす。
❷キャベツはせん切りにし、冷水に放ってパリッとさせる。
❸フライパンに油を熱し、①のカジキを盛りつけたとき表になるほうを下にして入れ、焼き色がついたら裏返して両面をこんがりと焼き、火を弱めて中まで火を通す。
❹皿に水けをきった②、③を盛り、パセリを添える。

91 [メカジキ] トマト煮
写真は34ページ

材料（1人分）
- メカジキ……1切れ(100g)
- 塩……ミニスプーン1/4
- こしょう……少量
- 小麦粉……大さじ1/2
- 油……大さじ1/2
- 玉ねぎ……30g
- にんにく……1/4かけ
- オリーブ油……小さじ1
- トマト水煮缶詰め……100g
- ロリエ……1/2枚
- タイム……ミニスプーン1/2
- 少量

作り方
❶玉ねぎ、にんにくはみじん切りにし、トマトの水煮は種を除いておく。
❷カジキは食べやすい大きさに切り、塩、こしょうをふり、小麦粉を薄くまぶす。
❸フライパンに油を熱し、②のカジキを入れ、焼き色がついたら裏返して同じようにこんがりと焼く。
❹なべにオリーブ油と①のにんにくを入れて弱火で熱し、香りが立ってきたら玉ねぎを加えていためる。
❺玉ねぎがしんなりしたら①のトマト、ロリエ、塩を加え、煮立ったら火を弱め、5分煮る。③を加え、さらに5分ほど煮る。
❻器に⑤を盛り、タイムを添える。

---

column
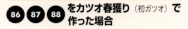
86 87 88 をカツオ春獲り（初ガツオ）で作った場合

カツオは秋獲り（戻りガツオ）のほうが春獲り（初ガツオ）にくらべて脂がのっているため、100g あたり50kcal ほど高くなります。また EPA や DHA などの脂肪酸、ビタミンDが豊富。一方春獲りは、低エネルギー・高たんぱく質になります。

カツオ秋獲り（戻りガツオ）で作った場合の栄養価

	点数	エネルギー	脂質	コレステロール
カツオ春獲り 100g	1.4点	114kcal	0.5g	60mg
86 刺し身	1.5点	121kcal	0.5g	60mg
87 たたき	1.6点	124kcal	0.5g	60mg
88 中国風刺し身	2.0点	164kcal	3.2g	60mg

89 メカジキの照り焼きを低エネルギーにアレンジ

作り方②でフライパン焼きにするところをグリルや焼き網で焼くと焼き油をカットでき、低エネルギーに仕上がります。ただし、焦げやすいので注意します。
➡グリルまたは網焼きにした場合
　エネルギー 165kcal（フライパン焼きよりマイナス57kcal）　塩分1.5g
※ 97 ブリの照り焼きも同様に、フライパン焼きをグリルや焼き網で焼くと低エネルギーになります。

---

92 [タラ] 煮つけ
写真は35ページ

材料（1人分）
- タラ……1切れ(110g)
- しょうが……1/4かけ
- こんぶ……3cm角
- a { 水……1/2カップ
- 砂糖……大さじ1/2
- しょうゆ……大さじ1/2
- 酒……大さじ1/2 }

作り方
❶しょうがは薄切りにする。
❷なべに①のしょうが、こんぶ、aを入れて煮立て、タラを盛りつけたとき表になるほうを上にして入れる。
❸再び煮立ったら火を弱め、煮汁をかけながら15分ほど煮、皿に盛る。

93 [タラ] チーズ焼き
写真は35ページ

材料（1人分）
- タラ……1切れ(110g)
- 塩……ミニスプーン1/4
- こしょう……少量
- 玉ねぎ……30g
- ピーマン……5g
- 赤ピーマン……5g
- プロセスチーズ（薄切り）……15g
- 油……小さじ1

作り方
❶タラは塩、こしょうで下味をつける。玉ねぎは薄切りにし、ピーマン、赤ピーマンはせん切りにする。
❷フライパンに油を熱し、①のタラを入れて焼き、八分通り火が通ったら、玉ねぎ、ピーマン、赤ピーマン、プロセスチーズをのせてふたをし、蒸し焼きにする。

魚料理 （タラ・ブリ・マグロ（赤身）・マグロ（とろ）） 第**2**群 ♥

94 ［タラ］ タラちり
写真は 35 ページ

材料（1人分）
タラ……	1切れ(110g)	水……………	2タッ
えのきたけ…………	20g	もみじおろし……	20g
もめん豆腐……	75g	a 小ねぎ（小口切り）…少量	
ねぎ…………	40g	ポン酢………	大さ½
春菊…………	50g	しょうゆ………	大さ½
こんぶ………	5㎝角		

作り方
❶えのきたけは根元を切り落として、ほぐす。もめん豆腐は食べやすい大きさに切り、ねぎは 1㎝幅の斜め切りにする。春菊は葉先を手でちぎる。

❷こんぶはぬれぶきんで汚れをふきとり、なべに敷き、分量の水を加えて火にかける。

❸②が煮立ったら、タラを食べやすい大きさに切って入れ、①をえのきたけ、もめん豆腐、ねぎ、春菊の順に加え、火を通す。aをつけて食べる。

95 ［ブリ］ 刺し身
写真は 35 ページ

材料（1人分）
ブリ……	1切れ(90g)	青じそ…………	1枚
大根…………	30g	わさび…………	適量

作り方
❶ブリは 7㎜厚さに切る。

❷大根はかつらむきにし、きっちりと巻き戻して端からせん切りにする。冷水に放ってパリッとさせ、水けをきる。

❸皿に②、青じそ、①を盛り、わさびを添える。

96 ［ブリ］ ブリ大根
写真は 35 ページ

材料（1人分）
ブリのあら…120g(正味 90g)		しょうゆ・酒…各大さ⅔	
大根…………	100g	a 砂糖…………	大さ½
しょうがの薄切り…¼かけ分		水…………	1タッ

作り方
❶ブリは食べやすい大きさに切り、熱湯をかける。

❷大根は大きめのそぎ切りにして下ゆでしておく。

❸なべに a、しょうがを入れて煮立て、①と②を加え、再び煮立ったら弱火にし、25 〜 30 分煮る。

97 ［ブリ］ 照り焼き
写真は 35 ページ

材料（1人分）
ブリ…………	1切れ(90g)	油……………	小さ1
a しょうゆ………	小さ1	おろし大根…………	20g
みりん…………	小さ1	青じそ…………	1枚

作り方
❶ブリをaにつける。

❷フライパンに油を熱し、ブリを盛りつけたとき表になるほうを下にして入れ（つけ汁は残しておく）、焼き色がついたら裏返し、火を弱めて中まで火を通す。

❸最後に残りのaをまわし入れて味をからめる。

❹皿に青じそを敷いてブリを盛り、おろし大根を添える。

98 ［マグロ（赤身）］ 刺し身
写真は 36 ページ

材料（1人分）
マグロ赤身(刺し身用)…	65g	青じそ…………	1枚
大根…………	30g	わさび…………	適量

作り方
❶マグロは 6 〜 7㎜厚さに切る。

❷大根はかつらむきにし、きっちりと巻き戻して端からせん切りにする。冷水に放ってパリッとさせ、水けをきる。

❸皿に②、青じそ、①を盛り、わさびを添える。

99 ［マグロ（赤身）］ 山かけ
写真は 36 ページ

材料（1人分）
マグロ赤身(刺し身用)…	65g	青じそ…………	1枚
山芋…………	50g	わさび…………	適量
a だし……大さ1½〜2			
しょうゆ………小さ1			
塩………ミニスプーン⅓			

作り方
❶山芋は皮をむき、すりおろす。aと混ぜ合わせる。

❷マグロは食べやすい大きさに切る。

❸器に青じそを敷き、②のマグロを盛る。①をかけてわさびを添える。

100 ［マグロ（赤身）］ カルパッチョ
写真は 36 ページ

材料（1人分）
マグロ赤身(刺し身用)…	65g	塩……………ミニスプーン½	
玉ねぎ…………	10g	こしょう…………	少量
にんにく…………	⅛かけ	チャービル…………	適宜
オリーブ油………大さ½			

作り方
❶マグロは薄くそぎ切りにし、器に並べる。

❷玉ねぎとにんにくはみじん切りにし、オリーブ油、塩、こしょうと混ぜる。

❸①のマグロに②をかけ、あればチャービルなどを飾る。

101 ［マグロ（とろ）］ ねぎとろ
写真は 36 ページ

材料（1人分）
マグロとろのすき身(刺し身用)		小ねぎ(小口切り)……	少量
…………	45g	わさび…………	適量
青じそ…………	1枚		

第2群　魚・魚介料理 (マグロ（とろ）・エビ)

作り方
❶マグロは包丁で軽くたたく。
❷器に青じそ、①のマグロを盛り、小ねぎをのせる。わさびを添える。

102 [マグロ（とろ）] 刺し身
写真は36ページ

材料（1人分）
マグロとろ（刺し身用）… 45g
大根……………………… 30g
青じそ…………………… 1枚
わさび…………………… 適量

作り方
❶マグロのとろは6〜7mm厚さに切る。
❷大根はかつらむきにし、きっちりと巻き戻して端からせん切りにする。冷水に放ってパリッとさせ、水けをきる。
❸皿に②、青じそ、①を盛り、わさびを添える。

103 [エビ] 塩焼き
写真は37ページ

材料（1人分）
エビ… 5尾（正味100g）
塩……………… ミニスプーン1/2
酒……………… 小さじ3/4
青じそ…………………… 1枚
レモン（くし形切り）… 1/8個

作り方
❶エビは背に切り目を入れて背わたを除き、塩と酒をふる。焼き網を充分に熱し、エビをのせて焼く。
❷皿に青じそを敷いて①のエビを盛り、レモンを添える。

104 [エビ] ガーリックいため
写真は37ページ

材料（1人分）
エビ… 5尾（正味100g）
塩……………… ミニスプーン1/2
こしょう………………… 少量
油……………… 大さじ2/3
にんにく………………… 1/2かけ
塩……………… ミニスプーン1/6
こしょう………………… 少量
白ワイン……… 大さじ1/2

作り方
❶エビは背に切り目を入れて背わたを除き、塩とこしょうをふっておく。
❷にんにくはみじん切りにする。
❸フライパンに油とにんにくを熱し、香りが出たらエビを加え、こんがりと焼く。八分通り火が通ったら塩とこしょう、白ワインで味をととのえる。

ポイント！ 油をオリーブ油にしてもおいしい（エネルギーは同じ）。

105 [エビ] チリソースいため
写真は37ページ

材料（1人分）
エビ… 5尾（正味100g）
塩……………… ミニスプーン1/4
酒……………… 小さじ1
油……………… 大さじ1/2
ねぎ……………………… 10g
しょうが………………… 1/4かけ
にんにく………………… 1/4かけ
かたくり粉……… 小さじ1/3
a
  トマトケチャップ… 大さじ2/3
  酒……………… 大さじ2/3
  しょうゆ……… 小さじ1
  砂糖…………… 小さじ1
  豆板醤………… 小さじ1/6

作り方
❶エビは背に切り目を入れて背わたを除き、尾の1節を残して殻をむく。
❷①のエビの腹側から切り目を入れて開き、長さを半分に切る。塩と酒で下味をつける。
❸ねぎ、しょうが、にんにくはみじん切りにする。
❹中華なべに油を熱し、火を弱めて③の香味野菜を入れて香りが立つまでいためる。強火にして②のエビを加え、色が変わるまでいためる。
❺④にaを加え、ひと混ぜして味をからめる。
❻かたくり粉を倍容量の水でとき、⑤にまわし入れてとろみをつける。火から下ろして皿に盛る。

ポイント！ エビは火が通りすぎると身が縮んでかたくなってしまうので、手早くいためる。

106 [エビ] 天ぷら
写真は37ページ

材料（1人分）
エビ…… 5尾（正味100g）
  小麦粉………… 大さじ1 1/2
  とき卵………… 1/6個分
  冷水…とき卵と合わせて1/8カップ
揚げ油…………………… 適量
おろし大根……………… 20g
おろししょうが………… 1/4かけ分

作り方
❶エビは背わたを除いて尾の1節を残して殻をむき、腹側に切り目を入れて筋を伸ばす。小麦粉小さじ1をまぶす。
❷ボールにとき卵と冷水を合わせ、残りの小麦粉を加え混ぜて衣を作る。エビの尾の部分を持って衣をからめる。170℃の揚げ油でカラリと揚げる。
❸皿に②を盛り、おろし大根とおろししょうがを添える。

107 [エビ] 卵いため
写真は37ページ

材料（1人分）
エビ… 5尾（正味100g）
塩……………… ミニスプーン1/3
酒……………… 小さじ1/2
しょうが………………… 1/4かけ
ねぎ……………………… 10g
ブロッコリー…………… 40g
卵………………………… 1個
油……………… 大さじ1
塩……………… ミニスプーン1/4
こしょう………………… 少量

作り方
❶エビは背に切り目を入れて背わたを除き、殻をむいて食べやすい大きさに切り、塩と酒をふる。
❷しょうがはせん切りにする。ねぎは斜めぶつ切りにする。ブロッコリーは小房に分け、塩少量（分量外）を加えた熱湯でゆでる。
❸卵は塩を加えてときほぐしておく。
❹フライパンに油大さじ1/2を熱し、③の卵を流し入れてスプーンで大きくかき混ぜる。半熟状に仕上げてとり出す。
❺④のフライパンに残りの油を熱し、エビをいため、エビの色が変わったら②を加えていためる。④の卵を戻し入れ、

塩とこしょうで調味する。

108 フライ ［エビ］
写真は37ページ

材料（1人分）
エビ…… 5尾（正味100g）	揚げ油…………………適量
塩………… ミニ スプーン1/3	キャベツ…………………30g
こしょう…………少量	パセリ…………………少量
小麦粉……………大さじ1/2	レモン（くし形切り）…1/8個
とき卵………………1/4個分	
パン粉………………1/6ガラ	

作り方
❶エビは背に切り目を入れて背わたを除き、尾の1節を残して殻をむく。腹側に2〜3か所切り目を入れ、塩、こしょうで下味をつける。

❷①のエビに小麦粉、とき卵、パン粉の順に衣をつけ、180℃の揚げ油でカラリと揚げる。

❸キャベツはせん切りにし、冷水に放ってパリッとさせ、ざるにあげて水けをきる。

❹皿に③のキャベツ、②のエビを盛り、パセリ、レモンを添える。

ポイント! エビの腹側に切り目を入れると加熱したときに身が丸まりにくい。

109 かき揚げ ［エビ］
写真は37ページ

材料（1人分）
エビ…… 5尾（正味100g）	小麦粉…………………1/4ガラ
ねぎ………………………10g	とき卵………………1/4個分
糸三つ葉……………………5g	塩………… ミニ スプーン1/4
小麦粉……………小さじ1	冷水………………大さじ2
	揚げ油…………………適量
	おろし大根……………20g
	おろししょうが…1/4かけ分

作り方
❶エビは殻と尾を取って、背わたを除き、1cm長さのぶつ切りにする。

❷ねぎは小口切りにする。三つ葉は2cm長さに切る。

❸ボールに①と②を入れて、小麦粉小さじ1を加え混ぜる。

❹卵と冷水を合わせて、小麦粉1/4ガラ、塩を加え混ぜて衣を作り、③にからめる。

❺170℃の揚げ油にスプーンで④の1/2量ずつをすくって落とし入れる。ときどき返しながら色よくからりと揚げる。

❻器に⑤を盛り、おろし大根とおろししょうがを添える。

110 刺し身 ［イカ（スルメイカ）］
写真は38ページ

材料（1人分）
イカの胴………………95g	青じそ……………………1枚
大根………………………30g	わさび…………………適量

作り方
❶イカは皮をむく。4cm長さの帯状に切り、さらに5mm幅の細切りにする。

❷大根はかつらむきにし、きっちりと巻き戻して端からせん切りにする。冷水に放ってパリッとさせ、水けをきる。

❸皿に②の大根と青じそ、①のイカを形よく盛り、わさびを添える。

111 バター焼き ［イカ（スルメイカ）］
写真は38ページ

材料（1人分）
イカの胴………………95g	バター…………………大さじ1/2
塩………… ミニ スプーン1/3	サニーレタス…………10g
こしょう…………少量	ミニトマト………………1個
酒………………小さじ1	

作り方
❶イカは皮をむく。表側に細かい斜め格子の切り目を入れて、さらに3〜4cm角に切る。

❷①のイカに塩、こしょう、酒で下味をつける。

❸フライパンにバターを熱し、②のイカを入れ、両面をさっと焼く。

❹皿にサニーレタス、ミニトマトを縦半分に切って盛り、手前に③のイカを盛る。

ポイント! イカは①のように切り目を入れると、見た目だけでなく、味が入りやすく、食べやすくなる。

イカは、加熱しすぎると身が縮んでかたくなるので、強火で両面をさっと焼く。

112 リング揚げ ［イカ（スルメイカ）］
写真は38ページ

材料（1人分）
イカの胴………………95g	水…………………大さじ1 2/3
a 小麦粉………大さじ2弱	揚げ油…………………適量
a かたくり粉……小さじ1/4	パセリ…………………少量
a 塩…………ミニ スプーン1/3	
a ベーキングパウダー…ミニ スプーン1/2	

作り方
❶イカは皮をむいて輪切りにする。

❷aを混ぜ合わせ、分量の水を少しずつ加え混ぜて、衣を作る。

❸①のイカに②の衣をつけ、180℃の揚げ油でカラリと揚げる。皿に盛り、パセリを添える。

ポイント! イカの皮は薄皮と裏の皮もていねいにむき、水けをふきとると揚げたときに油がはねにくい。食べるときに好みでレモンの搾り汁をかけてもよい。

113 刺し身 ［コウイカ］
写真は38ページ

材料（1人分）
コウイカ…………………90g	青じそ……………………1枚
大根………………………30g	わさび…………………適量

作り方
❶イカは食べやすい大きさに切る。

❷大根はかつらむきにし、きっちりと巻き戻して端からせ

魚介料理（エビ・イカ（スルメイカ）・コウイカ） 第2群

♥ 第2群　魚介料理（コウイカ・タコ（ゆで）・カニ水煮缶）

ん切りにする。冷水に放ってパリッとさせ、水けをきる。
❸皿に②、青じそ、①を盛り、わさびを添える。

114 [コウイカ] チリソースいため
写真は38ページ

材料（1人分）

コウイカ	90g
塩	ミニスプーン1/4
酒	小さじ1/2
ねぎ	1/4本(25g)
しょうが	1/4かけ
にんにく	1/4かけ

a	
トマトケチャップ	小さじ1
しょうゆ	小さじ1
豆板醬	小さじ1/3
酒	大さじ1/2
砂糖	小さじ1/2
水	大さじ1

油	大さじ1/2
かたくり粉	小さじ1

作り方
❶イカは鹿の子に切り目を入れ、短冊切りにし、塩と酒をふる。
❷ねぎとしょうが、にんにくはみじん切りにする。
❸フライパンに油としょうが、にんにくを入れて熱し、香りが出たらイカとねぎを加えていためる。
❹イカに八分通り火が通ったら、aを加え、再び煮立ったらかたくり粉を倍容量の水でといてまわし入れてとろみをつける。

115 [コウイカ] 天ぷら
写真は38ページ

材料（1人分）

コウイカ	90g
とき卵	1/8個分
冷水…とき卵と合わせて	1/2カップ
小麦粉	大さじ1 1/2
揚げ油	適量
おろし大根	20g
おろししょうが	1/4かけ分

作り方
❶イカは鹿の子に切り目を入れ、大きめの短冊切りにする。
❷卵と冷水を混ぜ合わせ、小麦粉を加え混ぜて衣を作り、①にからめる。

116 [タコ（マダコ・ゆで）] 刺し身
写真は39ページ

材料（1人分）

タコ（ゆで、刺し身用）	80g
大根	30g
青じそ	1枚
わさび	適量

作り方
❶タコは5mm厚さに切る。
❷大根はかつらむきにし、きっちりと巻き戻して端からせん切りにする。冷水に放ってパリッとさせ、水けをきる。
❸皿に②、青じそ、①を盛り、わさびを添える。

117 [タコ（マダコ・ゆで）] タコキムチ
写真は39ページ

材料（1人分）

タコ（ゆで、刺し身用）	80g
キムチ	50g
しょうゆ	ミニスプーン1

作り方
❶タコは5mm厚さに切る。
❷キムチは食べやすい大きさに切る。
❸①、②をしょうゆであえ、器に盛る。

118 [タコ（マダコ・ゆで）] から揚げ
写真は39ページ

材料（1人分）

タコ（ゆで、刺し身用）	80g

a	
しょうが	1/4かけ
にんにく	1/4かけ
しょうゆ	小さじ3/4
酒	小さじ1
砂糖	小さじ1/3

上新粉（またはかたくり粉）	大さじ2/3
揚げ油	適量
レタス	15g

作り方
❶aのしょうがとにんにくはみじん切りにし、残りのaと混ぜ合わせる。
❷タコは2cm幅のぶつ切りにし、①で下味をつける。
❸②の汁気を軽くふきとり、薄く上新粉をまぶし、170〜180℃の揚げ油でカラリと揚げる。
❹皿にレタスを敷いて③を盛る。

ポイント！ 上新粉を使うとカラリと揚がる。なければ小麦粉かかたくり粉にしてもよい（エネルギーは同じ）。

119 [カニ水煮缶（タラバガニ）] カニサラダ
写真は39ページ

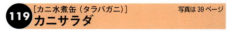

材料（1人分）

タラバガニ水煮缶	45g
レタス	25g
きゅうり	25g
マヨネーズ	大さじ1
チャービル	少量

作り方
❶カニは食べやすい大きさにほぐす。レタスは手でちぎって冷水に放ってパリッとさせる。きゅうりは斜め薄切りにする。
❷器に①のカニと野菜を彩りよく盛り、マヨネーズ、チャービルを添える。

120 [カニ水煮缶（タラバガニ）] ほうれん草とのグラタン
写真は39ページ

材料（1人分）

タラバガニ水煮缶	45g
玉ねぎ	30g
バター	大さじ1/2
小麦粉	大さじ1/2
牛乳	1/2カップ
塩	ミニスプーン2/3
こしょう	少量
ほうれん草	30g
バター	小さじ1

作り方
❶カニ缶は汁けをきる。玉ねぎは薄切りにする。ほうれん草は塩少量（分量外）を加えた熱湯でゆで、冷水にとってさまし、水けを絞って2cm長さに切る。

魚介料理 (カニ水煮缶・ホタテ貝（ゆで）) 第2群

❷なべにバターを入れて火にかけ、バターがとけたら、玉ねぎをいためる。玉ねぎがしんなりしてきたら小麦粉を加え、粉っぽさがなくなるまでいためる。

❸②に牛乳を少しずつ加え混ぜ、とろみがつくまで煮、塩とこしょうで味を調える。

❹③と①のカニとほうれん草を混ぜ合わせる。

❺耐熱容器に④を盛り、バターをちぎってのせ 220℃のオーブンで 20～25 分、焼き色がつくまで焼く。

121 ［カニ水煮缶（タラバガニ）］ クリームコロッケ
写真は 39 ページ

材料（1人分）

ベシャメルソース:
- バター……………大さじ2/3
- 小麦粉……………大さじ2/3
- 牛乳………………1/4カップ
- 生クリーム………大さじ1
- 塩…………ミニスプーン1/3
- こしょう…………少量

- 玉ねぎのみじん切り…1/8個分
- バター……………小さじ1/2

a:
- タラバガニ水煮缶…45g
- タラバガニ水煮缶の汁…少量
- 白ワイン…………大さじ1/2
- 小麦粉……………大さじ1
- とき卵……………1/4個分
- パン粉……………1/4カップ
- 揚げ油……………適量
- キャベツのせん切り…30g
- パセリ……………少量

作り方

❶ベシャメルソースを作る。なべにバターを熱し、小麦粉を加えてさらりとするまでいためる。温めた牛乳を一度に加えてかき混ぜ、生クリームと塩、こしょうを加えて煮詰め、火からおろす。表面に膜がはらないようにラップをかける。

❷なべにバターを熱し、玉ねぎを加えていため、しんなりしたらaを加えてさらにいためる。汁けがなくなったら火からおろし、あら熱をとって①に加え混ぜる。冷蔵庫か冷凍庫に入れて扱いやすいかたさになるまで冷やす。

❸②を1/2量ずつ俵型にまとめ、小麦粉、とき卵、パン粉の順に衣をつける。160～170℃の揚げ油でカラリと揚げる。

❹器に③を盛り、キャベツのせん切りとパセリを添える。

---

column

120 カニグラタンを低エネルギーにアレンジ

作り方⑤で焼き色をきれいにつけるためにのせるバター小さじ1 を省きます。

➡ バター小さじ1を省く
エネルギー 190kcal
（バターをのせたものよりマイナス 29kcal）
塩分 1.7g（同様にマイナス 0.1g）

121 カニクリームコロッケを低エネルギーにアレンジ

少しコクがなくなりますが、ベシャメルソースに入れる生クリームを省きます。さらに、作り方②で玉ねぎをバターでいためずにラップに包んで電子レンジで1分弱加熱し、バターを省きます。

➡ 生クリーム大さじ1とバター小さじ1/2を省く
エネルギー 311kcal（マイナス 77kcal）
塩分 1.4g（マイナス 0.1g）

122 ［ホタテ貝（ゆで）］ バター焼き
写真は 40 ページ

材料（1人分）

- ホタテ貝（ゆで）……80g
- バター……………大さじ1/2
- 塩…………ミニスプーン1/3
- こしょう…………少量
- レタス（手でちぎる）…15g
- トマト（くし形切り）…25g

作り方

❶フライパンにバターを入れて熱し、バターがとけかけたらホタテ貝を加えてこんがりと焼き、火を弱めて中まで火を通し、塩、こしょうで調味する。

❷皿に①を盛り、レタスとトマトを添える。

---

123 ［ホタテ貝（ゆで）］ 照り焼き
写真は 40 ページ

材料（1人分）

- ホタテ貝（ゆで）……80g
- しょうゆ…………小さじ1
- みりん……………小さじ1
- 油…………………大さじ1/2
- ししとうがらし……3本

作り方

❶ホタテ貝はしょうゆとみりんを合わせた汁に浸してしばらくおき、下味をつける。

❷フライパンに油を熱し、ししとうがらしをいためて皿に盛る。

❸②のあいたフライパンに①のホタテ貝を汁けをきって（つけ汁は捨てずにとりおく）入れ、フライパンを揺すりながら両面を焼く。中まで火が通ったらつけ汁をまわしかけて全体にからめる。

❹②の皿に③を盛り合わせる。

ポイント！ みりんじょうゆは焦げつきやすいので火が強すぎないように注意。つけ合わせにはししとうがらしのほかにピーマンなどでもよい。

124 ［ホタテ貝（ゆで）］ フライ
写真は 40 ページ

材料（1人分）

- ホタテ貝（ゆで）……80g
- 塩…………ミニスプーン1/4
- こしょう…………少量
- 小麦粉……………大さじ1/2
- とき卵……………1/4個分
- パン粉……………1/2カップ
- 揚げ油……………適量
- キャベツ…………30g
- クレソン…………少量
- レモン（くし形切り）…1/8個

作り方

❶ホタテ貝は塩、こしょうをふってしばらくおき、下味をつける。ペーパータオルなどで出てきた汁けをふく。

❷①に小麦粉、とき卵、パン粉の順に衣をつけ、180℃の揚げ油でカラリと揚げる。

❸キャベツはせん切りにし、水に放ってパリッとさせる。

❹皿に③と②を盛り、クレソン、レモンを添える。

 第2群

133

♥ 第2群 魚介料理 (ホタテ貝(貝柱)・カキ)

125 [ホタテ貝(貝柱)] 刺し身
写真は40ページ

材料(1人分)
- ホタテ貝(貝柱、生食用) ……… 90g
- 大根 ……… 30g
- 青じそ ……… 1枚
- わさび ……… 適量

作り方
1. ホタテ貝は厚みを2～3等分に切る。
2. 大根はかつらむきにし、きっちりと巻き戻して端からせん切りにする。冷水に放ってパリッとさせ、水けをきる。
3. 皿に②と青じそ、①のホタテを盛り、わさびを添える。

ポイント 冷凍品は冷蔵庫で自然解凍する。半解凍の状態のときに切るときれいにそぎ切りにすることができる。

126 [ホタテ貝(貝柱)] 青梗菜とのいため物
写真は40ページ

材料(1人分)
- ホタテ貝(貝柱) ……… 90g
- 塩 ……… ミニスプーン1/4
- 酒 ……… 小さじ1
- 青梗菜 ……… 100g
- 油 ……… 大さじ1/2
- にんにく(みじん切り) ……… 少量
- 塩 ……… ミニスプーン2/3
- こしょう ……… 少量

作り方
1. ホタテ貝は厚みを半分に切り、塩、酒で下味をつける。
2. 青梗菜は3cm長さに切り、根元の部分は6～8つ割りにする。
3. フライパンに油を熱し、にんにくを入れていため、①を加えていため。②を加えて強火で手早くいため、塩、こしょうで調味する。

127 [ホタテ貝(貝柱)] ほうれん草とのグラタン
写真は40ページ

材料(1人分)
- ホタテ貝(貝柱) ……… 90g
- 塩 ……… ミニスプーン1/4
- こしょう ……… 少量
- ほうれん草 ……… 70g
- 玉ねぎ ……… 30g
- 油 ……… 小さじ1
- 塩 ……… ミニスプーン1/6
- こしょう ……… 少量
- バター ……… 大さじ2/3
- 小麦粉 ……… 大さじ1
- 牛乳 ……… 1/2カップ
- 塩 ……… ミニスプーン1/3
- 生クリーム ……… 大さじ1
- ナツメグ ……… 少量

作り方
1. ホタテ貝は厚みを半分に切り、塩、こしょうをふる。
2. 沸騰湯に塩少量(分量外)を加えてほうれん草をゆで、冷水にとり、水けを絞って3cm長さに切る。
3. 玉ねぎは薄切りにする。
4. なべにバターを入れて火にかけ、バターがとけたら、小麦粉を加えていためる。温めた牛乳を加え混ぜ、塩、生クリーム、ナツメグを加えて、とろみがつくまで煮つめる。
5. フライパンに油を熱し、①のホタテをいため、こんがりとしてきたら③の玉ねぎを加えいため、玉ねぎがしんなりしたら、塩、こしょうをふる。
6. ⑤に1/2量の④を加え、混ぜ合わせる。
7. 耐熱容器に⑥、②を盛り、残りの④を注ぎ入れ、220℃のオーブンで20～25分焼き色がつくまで焼く。

128 [カキ] 生カキ
写真は41ページ

材料(1人分)
- カキ(生食用、殻つき) ……… 4個(正味65g)
- レモン(半月切り) ……… 1/8個
- パセリ ……… 適量

作り方
カキを皿に盛り、レモンとパセリを添える。

129 [カキ] カキなべ
写真は41ページ

材料(1人分)
- カキ ……… 90g
- 白菜 ……… 150g
- ねぎ ……… 1/2本(50g)
- もめん豆腐 ……… 1/4丁(75g)
- えのきたけ ……… 1/4袋(20g)
- 春菊 ……… 30g
- だし ……… 2カップ
- みそ ……… 大さじ2
- みりん ……… 大さじ1

作り方
1. カキはざるに入れてふり洗いする。豆腐はやっこに切る。
2. 白菜はそぎ切りにし、ねぎは1cm幅の斜め切りにする。えのきたけは根元を切り落として小房に分ける。春菊は食べやすい長さに切る。
3. なべにだしを入れて煮立て、白菜を入れ、少し火が通ってきたらみそをとき入れ、みりんを加える。残りの材料を加え、火が通ったところから食べる。

130 [カキ] フライ
写真は41ページ

材料(1人分)
- カキ ……… 65g
- 塩 ……… ミニスプーン1/4
- こしょう ……… 少量
- 小麦粉 ……… 大さじ1/2
- とき卵 ……… 1/4個分
- パン粉 ……… 大さじ2
- 揚げ油 ……… 適量
- キャベツ ……… 50g
- レモン(半月切り) ……… 1/8個

作り方
1. カキは水洗いして水けをきり、塩、こしょうをふる。
2. ①に小麦粉をまぶし、とき卵、パン粉の順に衣をつける。
3. 170℃の揚げ油で②のカキを4～5分かけてカラリと色よく揚げる。
4. キャベツはせん切りにし、冷水に放ってパリッとさせ、水けをきる。
5. 皿に④のキャベツ、③を盛り、レモンを添える。

魚介料理（アサリ）　魚加工品料理（ツナ油漬け缶・ツナ水煮缶）　第2群

131 [アサリ] 酒蒸し
写真は41ページ

材料（1人分）
- アサリ（殻つき）…… 200g（正味80g）
- 酒…… 大さじ1
- 小ねぎ…… 少量

作り方
❶アサリは薄い塩水（0.7～1.0%、分量外）に浸してしばらくおき、砂を吐かせる。
❷なべに①のアサリを入れて酒をふり、ふたをして中火にかける。
❸アサリの口が開いたら火から下ろす。器に盛って小ねぎを小口切りにして散らす。

132 [アサリ] アサリバター
写真は41ページ

材料（1人分）
- アサリ（殻つき）…… 200g（正味80g）
- にんにく…… ½かけ
- バター…… 大さじ½
- 白ワイン…… 大さじ1
- こしょう…… 少量
- パセリのみじん切り…… 適宜

作り方
❶アサリは薄い塩水（0.7～1.0%、分量外）に浸してしばらくおき、砂を吐かせる。
❷にんにくはみじん切りにする。
❸フライパンにバターとにんにくを入れて弱火にかけ、香りが出たらアサリ、白ワインを加えてふたをし、アサリの口が開くまで蒸し煮にする。
❹③にこしょうを加えてさっといためる。器に盛り、パセリのみじん切りをふる。

133 [アサリ] みそ汁
写真は41ページ

材料（1人分）
- アサリ（殻つき）…… 70g（正味27g）
- 水（またはだし）…… ¾カップ
- みそ…… 大さじ½強
- 酒…… 大さじ1
- 小ねぎ…… 少量

作り方
❶アサリは薄い塩水（0.7～1.0%、分量外）に浸してしばらくおき、砂を吐かせる。
❷なべに分量の水と①のアサリを入れて中火にかける。
❸煮立ってアサリの口が開いたら、火を弱めてアクをすくい取り、みそをとき入れて火を消す。

ポイント！ 0.7～1.0%の塩水は、水1カップに対して、塩小さじ¼～⅓。

134 [ツナ油漬け缶] サラダ
写真は42ページ

材料（1人分）
- ツナ油漬け缶…… 28g
- トマト…… ¼個（50g）
- きゅうり…… ¼本（25g）
- レタス…… 2枚
- ブロッコリー…… 40g
- a 酢…… 大さじ½
- 油…… 大さじ½
- 塩…… ミニスプーン½
- こしょう…… 少量

作り方
❶トマトはくし形切りにし、きゅうりは斜め薄切りにする。レタスは食べやすい大きさに手でちぎり、冷水に放ってパリッとさせ、水けをきる。ブロッコリーは小房に分け、沸騰湯に塩少量（分量外）を加えてゆで、水けをきっておく。
❷ツナの油をきり、①とともに器に彩りよく盛り、aを混ぜ合わせてかける。

135 [ツナ油漬け缶] かぼちゃとのサラダ
写真は42ページ

材料（1人分）
- ツナ油漬け缶…… 28g
- かぼちゃ…… 70g
- a マヨネーズ…… 大さじ⅔
- 塩…… ミニスプーン⅙
- こしょう…… 少量
- レタス…… 1枚

作り方
❶かぼちゃは1cm厚さのいちょう切りにし、ラップに包んで電子レンジで3～4分加熱する。
❷熱いうちにかぼちゃをつぶし、あら熱がとれたら、油をきったツナ缶、aと混ぜ合わせる。
❸器に②を盛り、手でちぎったレタスを添える。

136 [ツナ油漬け缶] ツナサンド
写真は42ページ

材料（1人分）
- ツナ油漬け缶…… 55g
- 玉ねぎ…… 10g
- a マヨネーズ…… 大さじ1
- 塩…… ミニスプーン¼
- こしょう…… 少量
- レタス…… 20g
- バター…… 大さじ½
- 食パン（10枚切り）…… 2枚

作り方
❶バターを室温にもどし、食パンの片面に塗る。
❷玉ねぎはみじん切りにし、塩少量（分量外）をふってしんなりしたら水洗いして水けを絞る。
❸ツナの油をきり、②の玉ねぎ、aと混ぜ合わせる。
❹①のパンに③、手でちぎったレタスをのせ、もう1枚のパンではさむ。
❺ペーパータオルに包んで、重石をしてなじませる。耳の部分を切り落とし、食べやすい大きさに切る。

137 [ツナ水煮缶] サラダ
写真は42ページ

材料（1人分）
- ツナ水煮缶…… 28g
- トマト…… ¼個（50g）
- きゅうり…… ¼本（25g）
- レタス…… 2枚
- a 酢…… 大さじ½
- 玉ねぎみじん切り…… 大さじ1
- 油…… 大さじ½
- 塩…… ミニスプーン½
- こしょう…… 少量

作り方
❶トマトはくし形切りにし、きゅうりは斜め薄切りにする。レタスは食べやすい大きさに手でちぎって、冷水に放ってパリッとさせておく。
❷ツナをあらくほぐし、aを加え混ぜる。

第2群

135

第2群　魚加工品料理 (ツナ水煮缶・サケ水煮缶・スモークサーモン・シラス干し・焼きちくわ)

❸器に①を彩りよく盛り、②をかける。

138 [ツナ水煮缶] かぼちゃとのサラダ
写真は42ページ

材料（1人分）
- かぼちゃ……… 70g
- 油……… 小さじ½
- 塩……… ミニスプーン⅙
- プロセスチーズ……… 15g
- a:
  - ツナ水煮缶（汁けをきる）……… 28g
  - マヨネーズ……… 小さじ1
  - こしょう……… 少量
  - レタス……… 15g

作り方
❶かぼちゃは1cm厚さのいちょう切りにし、ラップに包んで電子レンジで2分半加熱する。油と塩で下味をつける。
❷チーズは5mm角に切る。
❸①と②を混ぜ合わせ、aであえる。器に盛り、レタスを添える。

139 [ツナ水煮缶] ツナサンド
写真は42ページ

材料（1人分）
- ツナ水煮缶……… 55g
- 玉ねぎ……… 10g
- a:
  - マヨネーズ……… 大さじ1½
  - カレー粉……… 小さじ½
  - トマトケチャップ……… 小さじ1
  - 塩……… ミニスプーン½
  - こしょう……… 少量
- レタス……… 20g
- バター……… 大さじ½
- 食パン（10枚切り）……… 2枚

作り方
❶バターを室温にもどし、食パンの片面に塗る。
❷玉ねぎはみじん切りにし、塩少量（分量外）をふってしんなりしたら水洗いして水を絞る。
❸ツナの汁けをきり、②とaを混ぜ合わせる。
❹①のパンに③と手でちぎったレタスをのせ、もう1枚のパンではさむ。
❺ペーパータオルに包んで、重石をしてなじませる。耳の部分を切り落とし、食べやすい大きさに切る。

140 [サケ水煮缶] マヨネーズかけ
写真は43ページ

材料（1人分）
- サケ水煮缶……… 45g
- マヨネーズ……… 大さじ½
- レタス……… 10g
- こしょう……… 少量
- レモン（くし形切り）……… ⅛個

作り方
器にレタスを敷き、サケ缶を盛る。マヨネーズをかけ、こしょうをふり、レモンを添える。

141 [スモークサーモン] オニオンスライスレモン
写真は43ページ

材料（1人分）
- スモークサーモン……… 50g
- 玉ねぎ……… 30g
- レモン（くし形切り）……… ⅛個
- ケッパー……… 大さじ½
- パセリ……… 適宜

作り方
❶スモークサーモンは食べやすい大きさに切る。
❷玉ねぎは薄切りにして塩少量（分量外）でもんで辛味をとり、塩を流してから冷水につける。
❸器にスモークサーモンを並べ、玉ねぎの水けをよくきってのせ、レモンとケッパー、パセリを添える。

142 [シラス干し] シラスおろし
写真は43ページ

材料（1人分）
- シラス干し……… 10g
- 大根……… 90g
- 青じそ……… 1枚

作り方
❶大根はおろし金でおろして軽く汁けを絞る。
❷①のおろし大根にシラス干しを加え混ぜ、青じそを敷いた器に盛る。

143 [シラス干し] れんこんとのきんぴら
写真は43ページ

材料（1人分）
- シラス干し……… 10g
- れんこん……… 70g
- しょうゆ……… 小さじ1
- みりん……… 小さじ1
- 赤とうがらし……… ¼本
- 油……… 小さじ1

作り方
❶れんこんは3mm厚さに切り、酢水（分量外）にさらしてアクを除く。
❷フライパンに油を熱し、小口切りにした赤とうがらしを入れる。香りが出たらシラス干しを加えてパリッとするまでいため、水けをきったれんこんを加えていためる。
❸油がまわったらしょうゆとみりんを加え、汁けを飛ばすようにしていため上げる。

144 [シラス干し] 水菜とのサラダ
写真は43ページ

材料（1人分）
- シラス干し……… 10g
- 油……… 小さじ1
- 水菜……… 30g
- a:
  - 油……… 大さじ½
  - しょうゆ……… 小さじ½
  - 酢……… 大さじ½
  - 塩……… ミニスプーン¼

作り方
❶水菜は5cm長さに切る。
❷フライパンに油を熱し、シラス干しをカリカリになるまでいため、aと混ぜ合わせる。
❸器に水菜を盛り、②をかける。

145 [焼きちくわ] ちくわきゅうり
写真は44ページ

材料（1人分）
- ちくわ……… 30g
- きゅうり……… 25g

作り方
❶きゅうりは縦4等分に切り、ちくわの穴に詰める。
❷①を食べやすい長さに切って皿に盛る。

魚加工品料理（焼きちくわ・かまぼこ・さつま揚げ）　肉料理（牛もも肉）　第2群

146 [焼きちくわ] 野菜とのいため物
写真は44ページ

材料（1人分）
- ちくわ……30g
- キャベツ……60g
- 生しいたけ……1枚
- ピーマン……15g
- にんじん……20g
- 油……大さじ½
- a　酒……小さじ1
- a　塩……ミニスプーン½弱

作り方
❶ちくわは1cm幅の斜め切りにする。キャベツは3cm角に切り、しいたけは石づきを除いて薄切りにする。
❷ピーマンは1cm幅に切ってさらに半分に切り、にんじんは5mm幅の短冊切りにする。
❸フライパンに油を熱し、しいたけを入れていためる。油がまわったらにんじん、ピーマン、キャベツ、ちくわの順に加えていためる。
❹全体に油がまわったら、aを加えて調味する。

147 [焼きちくわ] 磯辺揚げ
写真は44ページ

材料（1人分）
- ちくわ……30g
- とき卵……⅙個分
- 冷水……大さじ1
- 小麦粉……大さじ1½
- 青のり……適量
- 揚げ油……適量

作り方
❶ちくわは長さを半分に切り、さらに縦半分にする。
❷卵と冷水を合わせ、小麦粉、青のりを加え混ぜて衣を作り、①にからめる。
❸170℃の揚げ油で②をカラリと揚げる。

148 [かまぼこ] チーズサンド
写真は44ページ

材料（1人分）
- かまぼこ……40g
- 青じそ……1枚
- プロセスチーズ（スライス）……18g

作り方
❶かまぼこは1.5cm厚さに切り、さらに厚みの半分のところに切り目を入れる。
❷青じそは縦半分に切り、プロセスチーズは4等分に切って、①の切り目に½量ずつはさむ。

149 [さつま揚げ] おでん
写真は44ページ

材料（1人分）
- さつま揚げ……60g
- ちくわ……45g
- 大根……150g
- こんにゃく……60g
- こんぶ……10cm角
- a　だし（こんぶのもどし汁）……1ダ
- a　しょうゆ……大さじ½
- a　みりん……大さじ½

作り方
❶さつま揚げとちくわは熱湯をかけて油抜きし、ちくわは斜め切りにする。大根は2.5cm幅の輪切りにして面とりをし、下ゆでをしておく。
❷こんにゃくは沸騰湯でゆでて、あら熱をとり、両面に格子状の切り目を入れて食べやすい大きさに切る。
❸こんぶは水につけてもどし、結んでおく。
❹なべにaを入れて火にかけ、煮立ちかけたら火を弱めて①、②、③の材料をすべて加える。煮立たせないぐらいの火力でふたをせず、味がなじむまでじっくりと煮る。途中汁が減ってきたら、水か湯を補う。

150 [牛もも肉] ソテー
写真は45ページ

材料（1人分）
- 牛もも薄切り肉……80g
- 塩……ミニスプーン½弱
- こしょう……少量
- 油……小さじ1
- トマト……50g
- クレソン……少量

作り方
❶牛肉は塩とこしょうをふる。フライパンに油を熱して肉を入れ、両面をさっと焼く。
❷皿に①を盛り、くし形切りにしたトマトとクレソンを添える。

151 [牛もも肉] しゃぶしゃぶ
写真は45ページ

材料（1人分）
- 牛もも薄切り肉……80g
- 白菜……100g
- 絹ごし豆腐……75g
- ねぎ……15g
- 春菊……30g
- えのきたけ……20g
- 大根……50g
- 赤とうがらし……少量
- 小ねぎ……少量
- a　ポン酢……大さじ½
- a　しょうゆ……大さじ1

作り方
❶牛肉は食べやすい大きさに切り、白菜はそぎ切りにする。
❷豆腐は食べやすい大きさに切る。ねぎは1cm幅の斜め切り、春菊は葉先を手でちぎる。えのきたけは根元を切り落とし、ほぐす。
❸もみじおろしを作る。大根は皮をむいて切り口に箸で穴をあけ、その中に種を除いた赤とうがらしを詰める。すりおろして汁をきる。
❹小ねぎは小口切りにする。aは合わせる。
❺なべに湯を沸かし、①、②を入れて火を通す。
❻aに③のもみじおろしと④の小ねぎを入れ、⑤をつけて食べる。

第2群

♥ 第2群 肉料理 (牛もも肉・牛肩肉)

152 [牛もも肉] 青椒肉絲
写真は45ページ

材料（1人分）
牛もも薄切り肉…… 80g
しょうゆ………… 小さじ½
酒………………… 小さじ½
かたくり粉……… 小さじ½
ピーマン………… 30g
ゆで竹の子……… 50g
油…………………… 大さじ½
にんにく（みじん切り）…¼かけ
a｛
しょうゆ………… 小さじ1
酒………………… 小さじ1
砂糖……………… 小さじ¼
甜麺醤…………… 小さじ1
｝

作り方
❶牛肉は細切りにし、しょうゆ、酒で下味をつけ、かたくり粉をまぶす。
❷ピーマンと竹の子はせん切りにする。
❸フライパンに油小さじ⅔を熱し、②のピーマンを入れてさっといためてとり出す。
❹③のあいたフライパンに残りの油を入れて、にんにくをいため、①の牛肉をほぐすようにいためる。肉がほぐれたら②の竹の子を加えいためる。全体に油がまわったら、aをまわし入れてさらにいため、ピーマンを戻し入れてひと混ぜする。

153 [牛肩肉] カキ油いため
写真は45ページ

材料（1人分）
牛肩薄切り肉…… 75g
しょうゆ………… 小さじ½
酒………………… 小さじ½
かたくり粉……… 小さじ½
青梗菜…………… 100g
油…………………… 大さじ½
a｛
カキ油…………… 大さじ½
しょうゆ………… 小さじ1
砂糖……………… 小さじ⅓
おろしにんにく…¼かけ分
｝

作り方
❶青梗菜は3cmの長さに切り、根元の部分は6つ割りに、芯の部分は斜めに切り落とす。
❷牛肉は一口大に切り、しょうゆ、酒で下味をつけ、かたくり粉をまぶす。
❸aを混ぜ合わせる。

---

❹フライパンに油小さじ1を熱し、①の青梗菜を根元のほうから順に入れて火が通るまでいため、とり出す。
❺④のあいたフライパンに残りの油を熱し、②の牛肉をほぐしながらいためる。肉の色が変わったら④の青梗菜を戻し入れ、③をまわし入れてひといためする。

154 [牛肩肉] ビーフストロガノフ
写真は45ページ

材料（1人分）
牛肩薄切り肉……… 75g
玉ねぎ…………… 70g
マッシュルーム水煮缶詰め… 30g
バター…………… 小さじ1
油………………… 小さじ1
塩…………… ミニスプーン½弱
こしょう………… 少量
赤ワイン………… 大さじ1
a｛
ドミグラスソース（市販品）
………………… 大さじ2
トマトケチャップ…大さじ1
塩………… ミニスプーン¼
こしょう………… 少量
｝
ディル…………… 少量

作り方
❶牛肉は一口大に切る。
❷玉ねぎは繊維に直角に5mm幅に切る。マッシュルームは汁けをきって薄切りにする。
❸フライパンにバターと油を熱し、玉ねぎを入れていためる。しんなりとしたら牛肉を加え、塩とこしょうをふる。
❹肉の色が変わったらマッシュルームを加え、赤ワインをまわし入れる。
❺aで調味し、全体がしんなりとしてきたら火を消す。
❻皿に盛って、ディルを飾る。

155 [牛肩肉] すき焼き
写真は45ページ

材料（1人分）
牛肩薄切り肉………… 75g
焼き豆腐………… 75g
しらたき………… 60g
ねぎ……………… 15g
春菊……………… 50g
a｛
しょうゆ……… 大さじ1½
みりん………… 大さじ1½
砂糖…………… 大さじ1
水……………… ⅓カップ
｝
牛脂……………… 少量

作り方
❶牛肉は食べやすい大きさに切り、豆腐は一口大に切る。
❷しらたきは熱湯でさっとゆでてから、ざく切りにする。
❸ねぎは1cm幅の斜め切りにし、春菊は茎のかたい部分を除き、食べやすい長さに切る。
❹なべにaを入れてひと煮立ちさせ、わりしたを作る。
❺すき焼きなべに牛脂を熱して脂を出し、①の牛肉をさっと焼く。④のわりしたを加えて煮立て、①の豆腐、②のしらたき、③の野菜を加えてひと煮する。

ポイント！ 牛脂は油に代えてもよい。材料はほかに生しいたけ、白菜なども合う。焼き豆腐は豆腐にしてもよい。

column
155 すき焼きを低塩にアレンジ

すき焼きを低塩にアレンジするには、わりした（材料表a）に赤ワインを加えて風味をプラスして、しょうゆや砂糖の量を減らすとおいしく減塩できます。

また、ねぎを玉ねぎに、春菊をクレソンかレタスにし、トマトをくし形切りにして加えると赤ワインの風味がよく合うすき焼きになります。

すき焼きの低塩レシピ
（色文字の材料が低塩アレンジ）

材料（1人分）
牛肩薄切り肉……… 75g
玉ねぎ…………… 50g
クレソンまたはレタス
………………… 10g
トマト…………… 80g
a｛
しょうゆ……… 大さじ1
砂糖…………… 大さじ½
赤ワイン……… ¼カップ
水……………… 大さじ1
｝

➡調味料を減らして赤ワイン風味に
エネルギー　295kcal（マイナス94kcal）
塩分 2.7g（マイナス1.4g）

肉料理 （牛ヒレ肉・牛バラ肉） 第2群

156 [牛ヒレ肉] たたき
写真は46ページ

材料（1人分）
- 牛ヒレ肉……120g
- a
  - しょうゆ……小さじ1
  - 酒……小さじ1/2
  - おろししょうが……1/4かけ分
  - おろしにんにく……1/4かけ分
- 油……小さじ1
- 小ねぎの小口切り……少量

作り方
❶ aを混ぜ合わせておく。
❷ フライパンに油を熱し、牛肉を入れ、好みの焼き加減に火を通す。火から下ろしたらすぐに①につける。
❸ ②を食べやすい大きさに切って器に盛り、残った汁をかけ、小ねぎを散らす。

157 [牛ヒレ肉] 洋風ステーキ
写真は46ページ

材料（1人分）
- 牛ヒレ肉……120g
- 塩……ミニスプーン1/2
- こしょう……少量
- 油……大さじ1/2
- クレソン……少量
- ミニトマト……1個

作り方
❶ 牛肉は塩、こしょうで下味をつけておく。
❷ フライパンに油を熱し、①の牛肉を入れて焼き、好みの焼き加減に火を通す。
❸ 皿に②を盛り、クレソンと半分に切ったトマトを添える。

158 [牛ヒレ肉] 和風ステーキ
写真は46ページ

材料（1人分）
- 牛ヒレ肉……120g
- 塩……ミニスプーン1/2
- こしょう……少量
- おろし大根……50g
- 油……大さじ1/2
- しょうゆ……小さじ2/3
- 酒……小さじ1
- クレソン……少量

作り方
❶ 牛肉は塩、こしょうで下味をつけておく。
❷ フライパンに油を熱し、①の牛肉を入れて焼き、好みの焼き加減に火を通す。しょうゆ小さじ1/3と酒をフライパンの端から入れ、香りをからめる。
❸ 皿に②を盛り、おろし大根をのせ、クレソンを添える。残りのしょうゆをかけて食べる。

159 [牛バラ肉] 焼き肉
写真は46ページ

材料（1人分）
- 牛バラ薄切り肉……95g
- a
  - しょうゆ……大さじ1/2
  - 酒……小さじ1
  - ねぎのみじん切り……小さじ1
  - しょうがの搾り汁……ミニスプーン1
  - おろしにんにく……ミニスプーン1/2
  - 一味とうがらし……少量
- なす……80g
- 玉ねぎ……50g
- ピーマン……15g
- 油……大さじ1
- 塩……ミニスプーン2/3弱

作り方
❶ 牛肉はaをからめてしばらくおき、味をなじませる。
❷ なすはへたを除いて縦半分に切り、細かい格子状の切り目を入れて、水にさらしてアクを除く。
❸ 玉ねぎは輪切りにし、大きければ2つに切る。ピーマンはへたと種を除き、食べやすい大きさに切る。
❹ フライパンに油大さじ1/2を熱し、②のなすの水けをふきとって入れ、③の玉ねぎとピーマンを加えて焼く。皿に盛り、塩をふる。
❺ ④のあいたフライパンに残りの油を熱し、①の牛肉の両面をさっと焼く。④の皿に盛り合わせる。

160 [牛バラ肉] ビーフシチュー
写真は46ページ

材料（1人分）
- 牛バラ肉（角切り）……95g
- 塩……ミニスプーン1/3
- こしょう……少量
- にんじん……40g
- ブロッコリー……50g
- ヤングコーン水煮缶……20g
- マッシュルーム水煮缶……30g
- 油……小さじ1
- 赤ワイン……大さじ2
- 水……1 1/2カップ
- ロリエ……1/4枚
- ドミグラスソース（市販品）……1/5カップ
- 塩……ミニスプーン1/2弱
- こしょう……少量

作り方
❶ 牛肉は塩、こしょうで下味をつける。
❷ にんじんは縦に4～6つ割りにし、シャトーにむく。沸騰湯に塩少量（分量外）を入れ、ブロッコリーを小房に分けて色よくゆでる。
❸ なべに油を熱して①の肉を入れ、表面に焼き色をつける。肉から出てきた余分な脂を捨て、赤ワイン、水、ロリエを加える。アクを除きながら30～40分、肉がやわらかくなるまで煮る。
❹ ③に②のにんじんを加え、ヤングコーンを汁けをきって加え、さらにマッシュルームを汁けをきって加える。にんじんがやわらかくなるまで煮る。
❺ ドミグラスソースを加え、塩、こしょうで調味する。
❻ ②のブロッコリーを加えてひと煮し、器に盛る。

161 [牛バラ肉] 肉じゃが
写真は46ページ

材料（1人分）
- 牛バラ肉……38g
- じゃが芋……150g
- 玉ねぎ……30g
- にんじん……25g
- さやえんどう……2枚
- 油……小さじ1
- だし（または水）……1/3カップ
- 砂糖……大さじ1/2
- 酒……小さじ1
- しょうゆ……大さじ1/2

作り方
❶ じゃが芋は皮をむいて一口大に切る。玉ねぎはくし形切

139

第2群 肉料理 （牛サーロイン肉・牛すじ・豚もも肉）

り、にんじんは乱切りにする。
❷沸騰湯に塩少量（分量外）を入れ、さやえんどうを筋を除いてゆでて、1cm幅の斜め切りにする。
❸牛肉は一口大に切る。
❹なべに油を熱し、①を玉ねぎ、じゃが芋、にんじんの順に入れていため、③の肉を加える。
❺肉の色が変わったらだしを加える。煮立ったら火を弱めてアクをすくって除き、ふたをして4～5分煮る。砂糖、酒を加えてじゃが芋に火が通るまで煮る。
❻しょうゆを加え、煮汁がほとんどなくなるまで煮、②のさやえんどうを加え、火を消す。

162 ［牛サーロイン肉］ ステーキ　写真は47ページ

材料（1人分）

牛サーロイン肉…	155g	油……………………	大さじ½
塩………………	ミニスプーン⅔	a 赤ワイン………	小さじ1
こしょう…………	少量	しょうゆ………	小さじ1
にんにく…………	½かけ	ベビーリーフ………	15g

作り方
❶牛肉は塩とこしょうをふる。にんにくは薄切りにする。
❷フライパンに油を熱し、牛肉の表面ににんにくを並べて入れ、強火で30秒、弱火で2分焼き、裏返して同様に焼く。aをふり、香りをつけて仕上げる。
❸器に②を盛り、ベビーリーフを添える。

163 ［牛すじ］ 煮込み　写真は47ページ

材料（1人分）

牛すじ……………	50g	砂糖………………	小さじ½
大根………………	60g	a しょうゆ………	小さじ1
にんじん…………	⅛本	酒…………………	大さじ½
ごぼう……………	⅛本	赤みそ……………	大さじ½
こんにゃく………	⅛枚	ねぎ（小口切り）……	10g
水…………………	2カップ		

作り方
❶牛すじは食べやすい大きさに切る。熱湯にねぎの青い部分としょうがの皮（分量外）を入れ、牛すじを加えて下ゆでする。よく水洗いして水けをきる。
❷大根とにんじんはいちょう切りにする。
❸ごぼうは5mm幅の斜め切りにし、水につけてアクを除く。こんにゃくは短冊切りにする。
❹なべに分量の水と①の牛すじを入れて火にかけ、沸騰したら弱火にして3～4時間煮る。途中煮汁が少なくなったら水を加える。
❺④に②と③を加え、アクを除いてから火を弱める。aの½量を加え、20～30分ほど煮る。
❻野菜がやわらかくなってきたら残りのaを加え、味がなじむまで煮る。
❼器に⑥を盛り、ねぎを散らす。

164 ［豚もも肉］ ソテー　写真は47ページ

材料（1人分）

豚もも肉…………	90g	キャベツ…………	30g
塩………………	ミニスプーン½	トマト……………	40g
こしょう…………	少量	クレソン…………	少量
油…………………	小さじ1		

作り方
❶豚肉は筋切りをし、塩とこしょうで下味をつける。
❷フライパンに油を熱して①を入れ、初めは強火で20～30秒焼き、弱火にしてきれいな焼き色がつくまで焼く。裏返して同様に火が通るまで焼く。
❸キャベツはせん切りにし、冷水に放ってパリッとさせ、水けをきる。トマトはくし形切りにする。
❹皿にキャベツのせん切り、②の肉を盛り、トマト、クレソンを添える。

165 ［豚もも肉］ 立田揚げ　写真は47ページ

材料（1人分）

豚もも肉…………	90g	かたくり粉………	大さじ½
a しょうゆ………	小さじ1	揚げ油……………	適量
酒…………………	小さじ¾	レタス……………	20g
しょうがの搾り汁…	小さじ¼	パセリ……………	少量

作り方
❶豚肉は一口大に切る。
❷aを合わせ、①の肉を30分ほど漬けて下味をつける。
❸②の肉の汁けをよくふきとり、全体にかたくり粉をまぶしつける。
❹180℃の揚げ油で③をカラリと揚げる。
❺皿に④を盛り、手でちぎったレタスとパセリを添える。

ポイント！ 下味のしょうゆが焦げやすいので油の温度には注意する。かたくり粉は薄くまんべんなくつけるときれいに揚がる。肉の汁けをよくふきとり、余分についた粉ははたき落とす。

166 ［豚もも肉］ 野菜とのいため物　写真は47ページ

材料（1人分）

豚もも薄切り肉…	90g	ピーマン…………	15g
塩………………	ミニスプーン⅓	キャベツ…………	60g
こしょう…………	少量	油…………………	大さじ½
玉ねぎ……………	30g	a 塩………………	ミニスプーン½
にんじん…………	20g	酒…………………	小さじ½

作り方
❶豚肉は食べやすい大きさに切り、塩とこしょうをふる。
❷玉ねぎは薄切りにし、にんじん、ピーマンはせん切りにする。キャベツは3cm角に切る。
❸フライパンに油を熱して①の肉を入れていため、肉の色が変わったら②を玉ねぎ、にんじん、ピーマン、キャベツの順に加えていためる。
❹全体に油がまわったら、aを加えて調味する。

肉料理（豚肩ロース肉・豚ロース肉） 第2群

167 [豚肩ロース肉] 回鍋肉
写真は 48 ページ

材料（1人分）

豚肩ロース薄切り肉	90g	にんにく	¼かけ
a 酒・水	各大さじ1½	甜麺醤	小さじ1
しょうが薄切り	½かけ分	b しょうゆ	大さじ½
キャベツ	70g	aの蒸し汁	大さじ2
ねぎ	¼本	豆板醤	小さじ⅓
しょうが	¼かけ	油	小さじ1

作り方

❶豚肉は4cm幅に切り、酒と水、しょうがの薄切りとともになべに入れて火にかける。沸騰したら弱火にし、ふたをして蒸し煮にする。肉をとり出し、蒸し汁をとり置く。
❷キャベツは塩少量（分量外）を加えた熱湯でゆで、3cm角に切る。ねぎは斜めに切る。しょうがとにんにくはみじん切りにする。
❸フライパンに油としょうが、にんにくを熱し、香りが出たら①の肉、ねぎの順に加えいためる。bを加え、香りが立ったらキャベツを加えてさっといため合わせる。

168 [豚肩ロース肉] しょうが焼き
写真は 48 ページ

材料（1人分）

豚肩ロース薄切り肉	90g	油	大さじ½
a しょうゆ	小さじ1	キャベツ	30g
酒	小さじ1	トマト	50g
しょうがの搾り汁	小さじ½	パセリ	少量

作り方

❶aを混ぜ合わせ、豚肉をからめるようにもみ込んで10分ほどおき、下味をつける。
❷フライパンに油を熱し、肉を汁気をよくきって（つけ汁は捨てずにとっておく）入れる。最初は強火で焼き、焼き色がついたら中火にして中まで火を通す。とっておいたつけ汁をまわし入れて肉にからめる。
❸キャベツはせん切りにし、冷水に放ってパリッとさせ、水けをきる。トマトはくし形切りにする。
❹皿にキャベツと②を盛り、トマト、パセリを添える。

169 [豚肩ロース肉] カレー
写真は 48 ページ

材料（1人分）

豚肩ロース肉	60g	じゃが芋	½個(50g)
塩	ミニスプーン⅓	油	大さじ½
こしょう	少量	a 水	1㌢弱
玉ねぎ	¼個(50g)	ロリエ	¼枚
にんじん	30g	カレールー（市販品）	20g

作り方

❶豚肉は4cm幅に切り、塩とこしょうをふる。
❷玉ねぎはくし形切りにし、にんじんは乱切りにする。じゃが芋は一口大に切る。
❸なべに油を熱し、①を入れていため、色が変わったら玉ねぎ、にんじん、じゃが芋の順に加えいためる。
❹aを加えて野菜がやわらかくなるまで弱火で煮る。
❺カレールーを加え、とろみがつくまで煮込む。

170 [豚ロース肉] しょうが焼き
写真は 48 ページ

材料（1人分）

豚ロース薄切り肉	90g	油	大さじ½
a しょうゆ	小さじ1	キャベツ	30g
酒	小さじ1	トマト	50g
しょうがの搾り汁	小さじ½	パセリ	少量

作り方

❶aを混ぜ合わせ、豚肉をからめるようにもみ込んで10分ほどおき、下味をつける。
❷フライパンに油を熱し、肉を汁気をよくきって（つけ汁は捨てずにとっておく）入れる。最初は強火で焼き、焼き色がついたら中火にして中まで火を通す。とっておいたつけ汁をまわし入れて肉にからめる。
❸キャベツはせん切りにし、冷水に放ってパリッとさせ、水けをきる。トマトはくし形切りにする。
❹皿にキャベツと②を盛り、トマト、パセリを添える。

171 [豚ロース肉] 酢豚
写真は 48 ページ

材料（1人分）

豚ロース肉切り身	1枚(90g)	ピーマン	15g
しょうゆ	小さじ⅔	油	大さじ½
酒	小さじ½	a トマトケチャップ	大さじ1⅓
かたくり粉	大さじ½	砂糖	小さじ1
揚げ油	適量	しょうゆ	小さじ1
玉ねぎ	40g	しいたけのもどし汁	大さじ1
にんじん	30g	酢	小さじ1
ゆで竹の子	30g	かたくり粉	小さじ½
干ししいたけ	1枚		

作り方

❶豚肉は2cm角に切る。しょうゆと酒をふって15分ほどおき、下味をつける。
❷①の肉の汁けを軽くふきとり、かたくり粉大さじ½をまぶす。180℃の揚げ油で肉をきつね色に揚げる。
❸玉ねぎはくし形切りにする。にんじんと竹の子は乱切りにし、にんじんは下ゆでする。しいたけはもどして一口大のそぎ切りにする。ピーマンは角切りにする。
❹aを混ぜ合わせる。
❺中華なべに油を熱し、③の玉ねぎ、にんじん、竹の子、しいたけの順に加えいためる。
❻⑤に③のピーマンを加えてひといためし、④を加える。煮立ったら、かたくり粉小さじ½を倍容量の水でとき、まわし入れる。全体にとろみがついたら②の肉を加えてからめ、皿に盛る。

第2群

141

♥ 第2群　肉料理 (豚ロース肉・豚ヒレ肉・豚バラ肉)

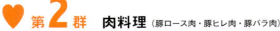

172 [豚ロース肉] 豚カツ　写真は48ページ

材料（1人分）
豚ロース肉切り身	1枚(90g)
塩	ミニスプーン2/3
こしょう	少量
小麦粉	大さじ1/2
とき卵	1/4個分
パン粉	1/4カップ
揚げ油	適量
キャベツ	30g
ミニトマト	1個
パセリ	少量

作り方
① 豚肉は筋切りをし、肉たたきなどでたたく。肉の形を元どおりにし、塩とこしょうで下味をつける。
② ①に小麦粉、とき卵、パン粉の順に衣をつけ、170℃の揚げ油でカラリと揚げる。
③ キャベツはせん切りにし、冷水に放ってパリッとさせ、水けをきる。
④ 皿に③のキャベツのせん切り、②の豚カツを盛り、半分に切ったミニトマト、パセリを添える。

173 [豚ヒレ肉] 立田揚げ　写真は49ページ

材料（1人分）
豚ヒレ肉	90g
しょうゆ	大さじ1/2
酒	小さじ1
かたくり粉	大さじ2/3
揚げ油	適量
パセリ	少量

作り方
① 豚肉は1cm厚さに切り、しょうゆ、酒で下味をつけて5分くらいおく。
② ①の汁けをふいてかたくり粉を薄くまぶす。
③ 170〜180℃の揚げ油で②をカラリと揚げる。
④ 皿に③を盛り、パセリを添える。

174 [豚ヒレ肉] トマト煮　写真は49ページ

材料（1人分）
豚ヒレ肉	90g
塩	ミニスプーン1/2弱
こしょう	少量
油	小さじ1
玉ねぎ	30g
にんにく	1/4かけ
オリーブ油	小さじ1
トマト水煮缶詰め	100g
ロリエ	1/2枚
塩	ミニスプーン2/3弱
ディル	少量

作り方
① 玉ねぎ、にんにくはみじん切りにし、トマトの水煮は種を除いておく。
② 豚肉は1cm厚さに切り、塩、こしょうで下味をつける。
③ フライパンに油を熱し、②の豚肉を入れ、焼き色がついたら裏返してこんがりと焼く。
④ なべにオリーブ油と①のにんにくのみじん切りを入れて弱火で熱し、香りが立ってきたら①の玉ねぎを加えていためる。
⑤ 玉ねぎがしんなりしたら①のトマト、ロリエ、塩を加え、煮立ったら火を弱め、5分煮る。③の肉を加え、さらに5分ほど煮る。
⑥ 器に⑤を盛り、ディルを添える。

175 [豚ヒレ肉] ヒレカツ　写真は49ページ

材料（1人分）
豚ヒレ肉	90g
塩	ミニスプーン2/3
こしょう	少量
小麦粉	大さじ1/2
とき卵	1/6個分
パン粉	大さじ2
揚げ油	適量
キャベツ	30g
パセリ	少量

作り方
① 豚肉は1.5cm厚さに切り、塩、こしょうで下味をつける。
② ①に小麦粉、とき卵、パン粉の順に衣をつけ、170℃の揚げ油で4〜5分かけてカラリと揚げる。
③ キャベツはせん切りにし、冷水に放ってパリッとさせ、水けをきる。
④ 皿に③のキャベツのせん切り、②のヒレカツを盛り、パセリを添える。

176 [豚バラ肉] 豚汁　写真は49ページ

材料（1人分）
豚バラ薄切り肉	20g
大根	70g
にんじん	20g
ごぼう	15g
ねぎ	10g
油	小さじ1/2
だし	1カップ強
みそ	大さじ1弱

作り方
① 大根とにんじんはそれぞれ3mm厚さのいちょう切りにする。ごぼうはたわしで皮をこそげるようにして洗い、斜め薄切りにして水にさらす。
② ねぎは5mm幅の斜め切りにする。
③ 豚肉は3cm幅に切る。
④ なべに油を熱して③の豚肉を入れていためる。肉の色が変わったら①の大根、にんじん、ごぼうを加えていためる。
⑤ 全体に油がまわったらだしを加え、アクをこまめに除きながら煮る。みそ大さじ1/2をとき入れ、さらに野菜がやわらかくなるまで煮る。
⑥ 残りのみそをとき入れ、②のねぎを加えて火を消す。

177 [豚バラ肉] 野菜とのいため物　写真は49ページ

材料（1人分）
豚バラ薄切り肉	20g
しょうゆ	小さじ1/3
酒	小さじ1/3
キャベツ	100g
玉ねぎ	50g
にんじん	15g
ピーマン	15g
油	大さじ2/3
塩	ミニスプーン1/2
こしょう	少量
しょうゆ	小さじ2/3

肉料理 （豚バラ肉・鶏もも肉（皮つき）） 第2群

179 ［鶏もも肉（皮つき）］ソテー
写真は50ページ

材料（1人分）

鶏もも肉（皮つき）	…80g
塩	…ミニスプーン1/2
こしょう	…少量
油	…大さじ1/2
キャベツ	…30g
クレソン	…少量

作り方

❶鶏肉は塩、こしょうで下味をつけておく。
❷キャベツはせん切りにし、冷水に放ってパリッとさせ、水けをきる。
❸フライパンに油を熱して①を入れ、色よく焼き、火を弱めて中まで火を通す。
❹皿に②のキャベツのせん切り、③の肉を盛り、クレソンを添える。

---

column
176 豚汁を低塩にアレンジ

具をいためる油をごま油に、仕上げに加えるみそを減らして代わりに練りごまを加えて風味をプラス。さらにだしの量も減らして、全体に汁の量を減らします。ごまの風味が効いて、うす味でも十分満足できる汁に仕上がります。

豚汁の低塩レシピ（色文字の材料が低塩アレンジ）
材料（1人分）

豚バラ薄切り肉	……20g
大根	……70g
にんじん	……20g
ごぼう	……15g
ねぎ	……10g
ごま油	…小さじ1/2
だし	…1カップ弱（180mℓ）
みそ	…大さじ2/3弱
練りごま	…小さじ1

➡エネルギー　180kcal（プラス11kcal）
　塩分1.5g（マイナス0.7g）

作り方（177）
❶豚肉は一口大に切り、しょうゆ、酒で下味をつける。
❷キャベツはざく切り、玉ねぎは繊維に直角に薄切りにする。にんじんは3mm厚さのいちょう切り、ピーマンは1.5cm角に切る。
❸中華なべに油を熱し、①の肉をいためる。肉の色が変わったら②の玉ねぎ、キャベツ、にんじん、ピーマンの順に加えいためる。塩、こしょうで調味し、野菜に火が通るまでいためる。しょうゆをなべ肌からまわし入れてひと混ぜし、火を消す。

178 ［豚バラ肉］角煮
写真は49ページ

材料（1人分）

豚バラかたまり肉	… 100g
油	……小さじ1
a { しょうゆ	…大さじ2/3
砂糖	…大さじ2/3
酒	…大さじ1/2
ねぎのぶつ切り	……20g
しょうがの薄切り	…1枚
ときがらし	…少量

作り方

❶フライパンに油を熱して豚肉を入れ、表面全体に焼き色をつける。
❷たっぷりの熱湯を沸かし、①の肉をさっとゆで、水けをふきとる。
❸厚手のなべに②を入れて、aを加え、水をひたひたに注いで中火にかける。煮立ったらアクをこまめに除きながら、肉が充分にやわらかくなるまで煮る。
❹器に盛ってときがらしをのせる。

---

180 ［鶏もも肉（皮つき）］照り焼き
写真は50ページ

材料（1人分）

鶏もも肉（皮つき）	…… 80g
a { しょうゆ	…大さじ1/2
みりん	…大さじ1/2
油	…小さじ1
しめじ	…30g
ししとうがらし	…3本

作り方

❶aを混ぜ合わせ、鶏肉を浸して1～2時間くらいおき、汁けを軽くふく。つけ汁はとっておく。
❷しめじは石づきを除き、小房に分ける。ししとうがらしは縦に1本切り目を入れる。
❸フライパンに油を熱し、①の肉を入れ両面色よく焼き、火を弱めて中まで火を通す。
❹③に火が通ったらフライパンのあいている所で②をいため、①のつけ汁を加えて味をからめる。
❺④の肉を食べやすい大きさに切って皿に盛り、しめじ、ししとうがらしを添える。

181 ［鶏もも肉（皮つき）］棒々鶏
写真は50ページ

材料（1人分）

鶏もも肉（皮つき）	…80g
塩	…ミニスプーン1/2弱
酒	…大さじ1/2
きゅうり	…25g
ねぎ	…15g
a { 練りごま	…大さじ2/3
砂糖	…小さじ1/4
酢	…小さじ1/2
しょうゆ	…小さじ3/4
豆板醤	…少量

作り方

❶鶏肉は塩、酒をふり、フォークなどで数か所穴をあける。耐熱容器に入れてラップをかけ、電子レンジで2～2分半加熱して中まで火を通す。ラップをかけたままあら熱をとってから包丁の背でたたき、手で細く裂いておく。
❷きゅうりはせん切りにし、冷水に放ってパリッとさせ、水けをきる。
❸ねぎはみじん切りにし、残りのaの材料と合わせておく。

143

♥ 第2群　肉料理（鶏もも肉（皮つき）・鶏胸肉（皮つき））

④皿に②のきゅうり、①を盛り、③のソースをかける。

---

182 [鶏もも肉（皮つき）] から揚げ
写真は 50 ページ

材料（1人分）

鶏もも肉（皮つき）…… 80g
a〔 しょうがの搾り汁…小さじ½
　 おろしにんにく…ミニスプーン⅔
　 しょうゆ…………小さじ1
　 酒………………小さじ½ 〕

b〔 小麦粉…………大さじ1
　 かたくり粉…… 大さじ¼ 〕
揚げ油…………………適量
レタス…………………15g

作り方

❶鶏肉は一口大に切り、aにつけて30分ほどおく。
❷bを混ぜたものを①に加え、全体にからめる。
❸170〜180℃に熱した油で②を揚げる。揚げぎわに温度を上げてカラリと仕上げる。
❹器に③を盛り、レタスを添える。

---

183 [鶏もも肉（皮つき）] トマト煮
写真は 50 ページ

材料（1人分）

〔 鶏もも肉（皮つき）… 80g
　 塩…………ミニスプーン½弱
　 こしょう………………少量 〕
小麦粉……………大さじ½
油………………… 大さじ½
玉ねぎ…………………30g

にんにく…………¼かけ
オリーブ油………小さじ1
トマト水煮缶詰め… 150g
ロリエ……………½枚
塩…………ミニスプーン⅔
クレソン………………少量

作り方

❶鶏肉は食べやすい大きさに切り、塩、こしょうで下味をつけ、小麦粉を薄くまぶす。
❷玉ねぎ、にんにくはみじん切りにし、トマトは種を除く。
❸フライパンに油を熱して①を入れ、焼き色がついたら裏返してこんがりと焼く。
❹なべにオリーブ油と②のにんにくを入れて弱火で熱し、香りが立ったら玉ねぎを加えていためる。
❺玉ねぎがしんなりしたら②のトマト、ロリエ、塩を加え

る。煮立ったら火を弱め、10分くらい煮て③の肉を加え、さらに5分ほど煮る。
❻皿に⑤を盛り、クレソンを添える。

---

184 [鶏もも肉（皮つき）] チキンカツ
写真は 50 ページ

材料（1人分）

〔 鶏もも肉（皮つき）… 80g
　 塩…………ミニスプーン½
　 こしょう………………少量 〕
〔 小麦粉…………大さじ½
　 とき卵…………⅛個分
　 パン粉…………大さじ2 〕

揚げ油……………適量
キャベツ…………30g
パセリ……………少量

作り方

❶鶏肉は塩、こしょうで下味をつける。
❷キャベツはせん切りにし、冷水に放ってパリッとさせ、水けをきる。
❸①に小麦粉を薄くまぶし、とき卵、パン粉の順に衣をつけ、170〜180℃の揚げ油でカラリと揚げる。
❹皿に②のキャベツのせん切り、③のチキンカツを盛り、パセリを添える。

---

185 [鶏もも肉（皮つき）] カレー
写真は 50 ページ

材料（1人分）

〔 鶏もも肉（皮つき）… 80g
　 塩…………ミニスプーン¼
　 こしょう………………少量 〕
玉ねぎ……………50g
にんじん…………30g

じゃが芋……………50g
油………………大さじ½
水…………………½カップ
ロリエ……………¼枚
カレールー（市販品）… 20g

作り方

❶鶏肉は一口大に切り、塩、こしょうで下味をつける。
❷玉ねぎはくし形切りにし、にんじんは乱切りにする。じゃが芋は一口大に切る。
❸なべに油を熱して①の肉をいため、色が変わったら②を

玉ねぎ、にんじん、じゃが芋の順に加えいためる。
❹分量の水とロリエを加えて野菜がやわらかくなるまで弱火で煮る。
❺カレールーを加え、とろみがつくまで煮込む。

---

186 [鶏胸肉（皮つき）] ホイル焼き
写真は 51 ページ

材料（1人分）

〔 鶏胸肉（皮つき）…… 80g
　 塩…………ミニスプーン½
　 こしょう………………少量 〕

玉ねぎ……………30g
ピーマン…………10g
油………………小さじ½

作り方

❶鶏肉は一口大に切って塩、こしょうで下味をつける。玉ねぎは薄切りに、ピーマンは細切りにする。
❷アルミ箔に油を薄く塗って、①の鶏肉、玉ねぎ、ピーマンをのせて包む。
❸熱したフライパンに②を入れ、肉に火が通るまで蒸し焼きにする。

---

187 [鶏胸肉（皮つき）] 焼きとり
写真は 51 ページ

材料（1人分）

鶏胸肉（皮つき）……… 80g
a〔 しょうゆ…………大さじ½
　 みりん……………大さじ½
　 ざらめ……………小さじ½ 〕

作り方

❶鶏肉は一口大に切る。
❷小なべにaを入れて煮立て、ざらめをとかす。
❸①を串に刺し、熱した焼き網にのせ、こんがりと焼く。
❹③の肉に八分通り火が通ったら②を塗り、再び焼く。これを数回くり返し、中まで火を通す。

肉料理（鶏胸肉（皮つき）） 第2群

188 [鶏胸肉（皮つき）] ソテー
写真は51ページ

材料（1人分）
- 鶏胸肉（皮つき）……80g
- 塩……ミニスプーン½
- こしょう……少量
- 油……大さじ½
- キャベツ……30g
- クレソン……少量

作り方
1. 鶏肉は塩、こしょうで下味をつける。
2. キャベツはせん切りにし、冷水に放ってパリッとさせ、水けをきる。
3. フライパンに油を熱して①の鶏肉を入れ、両面色よく焼き、火を弱めて中まで火を通す。
4. 皿に②のキャベツのせん切り、③の肉を盛り、クレソンを添える。

189 [鶏胸肉（皮つき）] 照り焼き
写真は51ページ

材料（1人分）
- 鶏胸肉（皮つき）……80g
- a
  - しょうゆ……大さじ½
  - みりん……大さじ½
- 油……小さじ1
- しめじ……30g
- ししとうがらし……3本

作り方
1. aを混ぜ合わせ、鶏肉を浸して1〜2時間くらいおき、汁けを軽くふく。つけ汁はとっておく。
2. しめじは石づきを除き、小房に分ける。ししとうがらしは縦に1本切り目を入れる。
3. フライパンに油を熱し、①の肉を両面色よく焼き、火を弱めて中まで火を通す。
4. ③に火が通ったら、フライパンのあいている所で②のしめじとししとうがらしをいためる。①のつけ汁を加えて味をからめる。
5. ④の鶏肉を食べやすい大きさに切って皿に盛り、しめじ、ししとうがらしを添える。

190 [鶏胸肉（皮つき）] 立田揚げ
写真は51ページ

材料（1人分）
- 鶏胸肉（皮つき）……80g
- a
  - しょうゆ……大さじ½
  - 酒……小さじ½
  - おろししょうが……¼かけ分
- かたくり粉……大さじ½
- 揚げ油……適量
- サニーレタス……1枚
- ミニトマト……1個

作り方
1. 鶏肉は一口大に切り、aをからめて下味をつける。
2. ①の汁を軽くふきとり、かたくり粉を薄くまぶし、170〜180℃の揚げ油でカラリと揚げる。
3. 皿に②を盛り、サニーレタスと縦半分に切ったミニトマトを添える。

191 [鶏胸肉（皮つき）] 薬味ソースかけ
写真は51ページ

材料（1人分）
- 鶏胸肉（皮つき）……80g
- 塩……ミニスプーン⅓
- こしょう……少量
- 小麦粉……大さじ⅔
- 揚げ油……適量
- しょうが……¼かけ
- にんにく……¼かけ
- 小ねぎ……少量
- a
  - しょうゆ……小さじ⅔
  - 酢……小さじ1
  - 砂糖……小さじ⅓
  - ごま油……小さじ¼

作り方
1. 鶏肉は一口大に切り、塩、こしょうで下味をつける。
2. ①に小麦粉を薄くまぶし、170〜180℃の揚げ油でカラリと揚げる。
3. 薬味ソースを作る。しょうが、にんにくはみじん切りにし、小ねぎは小口切りにし、aと合わせる。
4. 皿に②の肉を盛り、③の薬味ソースをかける。

192 [鶏胸肉（皮つき）] クリーム煮
写真は51ページ

材料（1人分）
- 鶏胸肉（皮つき）……80g
- 塩……ミニスプーン½弱
- こしょう……少量
- 小麦粉……大さじ½
- 油……大さじ½
- ブロッコリー……50g
- 玉ねぎ……30g
- ホールコーン缶詰め……30g
- a
  - 牛乳……⅓カップ
  - 塩……ミニスプーン½弱
  - 顆粒ブイヨン……小さじ⅓
  - バター……小さじ1
  - 小麦粉……小さじ1

作り方
1. ブロッコリーは小房に分け、沸騰湯に塩少量（分量外）を入れてかためにゆで、水けをきる。玉ねぎはくし形切りにして長さを半分にする。
2. バターと小麦粉を混ぜ合わせてブールマニエを作る。
3. 鶏肉は一口大に切り、塩、こしょうで下味をつけ、小麦粉を薄くまぶす。
4. フライパンに油を熱して③を入れ、焼き色がついたら裏返して同じようにこんがりと焼く。
5. ④に玉ねぎを加え、しんなりしたらaを加える。煮立ったら火を弱め、ブロッコリー、汁けをきったコーンを加え、ブールマニエをとかし入れ、とろみがつくまで煮る。

第2群

---

column
192 クリーム煮を低エネルギーにアレンジ

鶏肉は皮を除くとエネルギーダウンできます。
クリーム煮は、とろみ付けのブールマニエが高エネルギー。ブールマニエのバターがおいしさを引き立てますが、低エネルギーに仕上げたいときは、水どきかたくり粉で代用しましょう。

➡ 鶏肉の皮を除き、ブールマニエを水どきかたくり粉に変えた場合
  エネルギー　265kcal（マイナス109kcal）

第2群　肉料理 （鶏もも肉（皮なし）・鶏胸肉（皮なし）・手羽先）

193 ［鶏もも肉（皮なし）］ ソテー　写真は52ページ

材料（1人分）
鶏もも肉（皮なし）…100g	キャベツ…………30g
塩……………ミニスプーン1/3	ミニトマト…………1個
こしょう…………少量	パセリ…………少量
油……………大さじ1/2	

作り方
1. 鶏肉は塩、こしょうで下味をつける。
2. キャベツはせん切りにし、冷水に放ってパリッとさせ、水けをきる。
3. フライパンに油を熱し、①の鶏肉を入れて焼き、中まで火を通す。
4. 皿に②のキャベツのせん切り、③の肉を盛り、縦半分に切ったミニトマト、パセリを添える。

194 ［鶏もも肉（皮なし）］ から揚げ　写真は52ページ

材料（1人分）
鶏もも肉（皮なし）……100g	小麦粉…………大さじ1
a しょうがの搾り汁…小さじ1/2	b かたくり粉……大さじ1/4
おろしにんにく…ミニスプーン2/3	揚げ油…………適量
しょうゆ…………小さじ1	レタス…………15g
酒……………小さじ1/2	

作り方
1. 鶏肉は一口大に切り、aにつけて30分ほどおく。
2. bを混ぜたものを①に加え、全体にからめる。
3. 170～180℃に熱した油で②を揚げる。揚げぎわに温度を上げてカラリと仕上げる。
4. 器に③の肉を盛り、レタスを添える。

195 ［鶏もも肉（皮なし）］ チキンカツ　写真は52ページ

材料（1人分）
鶏もも肉（皮なし）…100g	揚げ油…………適量
塩……………ミニスプーン1/3	キャベツ…………30g
こしょう…………少量	クレソン…………少量
小麦粉…………大さじ1/2	
とき卵…………1/4個分	
パン粉…………大さじ3弱	

作り方
1. 鶏肉は塩、こしょうで下味をつける。
2. ①に小麦粉を薄くまぶし、とき卵、パン粉の順に衣をつける。170℃の揚げ油できつね色にカラリと揚げる。
3. キャベツはせん切りにし、冷水に放ってパリッとさせ、水けをきる。
4. 皿に③のキャベツのせん切り、②のチキンカツを盛り、クレソンを添える。

196 ［鶏胸肉（皮なし）］ 照り焼き　写真は52ページ

材料（1人分）
鶏胸肉（皮なし）……105g	油……………小さじ1
a しょうゆ………小さじ1	青じそ…………1枚
みりん…………小さじ1	

作り方
1. 鶏肉はそぎ切りにしてaに20～30分浸し、汁を軽くふきとる。つけ汁はとっておく。
2. フライパンに油を熱して、①の肉を両面色よく焼き、火を弱めて中まで火を通す。①のつけ汁をまわしかけて味をからめる。
3. 皿に青じそを敷いて②の肉を盛る。

197 ［鶏胸肉（皮なし）］ ソテー　写真は52ページ

材料（1人分）
鶏胸肉（皮なし）……105g	キャベツ…………30g
塩……………ミニスプーン1/3	トマト…………50g
こしょう…………少量	クレソン…………少量
油……………大さじ1/2	

作り方
1. 鶏肉は塩、こしょうで下味をつける。
2. キャベツはせん切りにし、冷水に放ってパリッとさせ、水けをきる。
3. フライパンに油を熱し、①の肉を焼き、中まで火を通す。
4. 皿に②のキャベツのせん切り、③の肉を盛り、トマトをくし形切りにし、クレソンとともに添える。

198 ［鶏胸肉（皮なし）］ 立田揚げ　写真は52ページ

材料（1人分）
鶏胸肉（皮なし）……105g	かたくり粉………大さじ1/2
a しょうゆ………小さじ1	揚げ油…………適量
酒……………小さじ2/3	サニーレタス……15g
しょうがの搾り汁…小さじ1/2	ミニトマト………1個

作り方
1. 鶏肉は一口大に切り、aをからめて下味をつける。
2. ①の肉にかたくり粉をまぶし、170℃の揚げ油でカラリと揚げる。
3. 皿に②を盛り、サニーレタスと縦半分に切ったミニトマトを添える。

199 ［手羽先］ 焼き物　写真は53ページ

材料（1人分）
手羽先……3本(正味105g)	酒……………小さじ1
塩……………ミニスプーン1/3	レモン(くし形切り)……1/8個
こしょう…………少量	

第2群

146

肉料理 （手羽先・鶏骨つき肉・鶏ささ身） 第2群

作り方
❶手羽先は塩とこしょうをふる。
❷焼き網を熱し、①の手羽先をこんがりと焼き、酒をふり中まで火を通す。
❸器に②を盛り、レモンを添える。

200 [手羽先] 煮物　写真は53ページ

材料（1人分）

手羽先……3本（正味105g）	しょうゆ……小さ1
ねぎ……15g	酒……小さ1
しょうが……¼かけ　a	砂糖……小さ⅔
油……小さ1	水……½カッ

作り方
❶ねぎは3cm長さのぶつ切り、しょうがは薄切りにする。
❷なべに油を熱し、手羽先の表面に焼き色をつける。
❸手羽先から出た余分な脂をペーパータオルでふきとり、①のねぎ、しょうがを加え、aを加えて汁けがなくなるまで煮る。

201 [手羽先] から揚げ　写真は53ページ

材料（1人分）

手羽先…3本（正味105g）	小麦粉……大さ⅔
塩……ミニ₃スプーン⅓	揚げ油……適量
こしょう……少量	

作り方
❶手羽先は塩、こしょうをふり、小麦粉を薄くまぶす。
❷170〜180℃の揚げ油で①の手羽先をカラリと揚げる。

202 [鶏骨つき肉] 煮物　写真は53ページ

材料（1人分）

鶏骨つきぶつ切り肉……170g（正味120g）	しょうゆ……大さ½
ねぎ……15g	酒……小さ1　a
しょうが……¼かけ	砂糖……小さ1
油……小さ1	水……1カッ
	八角……1個

作り方
❶ねぎは3cm長さに切る。しょうがは薄切りにする。
❷なべに油を熱し、①のしょうが、ねぎを入れていためる。香りが立ったら鶏肉を加え、表面に焼き色をつける。
❸②にaを加え、煮立ったら八角を加えて火を弱める。アクを除き、鶏肉がやわらかくなるまで煮る。

203 [鶏骨つき肉] スープ煮　写真は53ページ

材料（1人分）

鶏骨つきぶつ切り肉……170g（正味120g）	油……小さ1
塩……ミニスプーン⅓	水……1カッ
こしょう……少量	白ワイン……大さ½　a
キャベツ……100g	ロリエ……¼枚
玉ねぎ……¼個（50g）	塩……ミニスプーン⅓
にんじん……30g	こしょう……少量

作り方
❶鶏肉は塩とこしょうで下味をつける。
❷キャベツと玉ねぎはくし形切りにし、にんじんはシャトーにむく。
❸なべに油を熱し、①の肉を入れて焼き、色が変わったら玉ねぎを加えていためる。aを加え、沸騰したら火を弱め、アクを除く。
❹キャベツとにんじんを加え、塩とこしょうで調味する。野菜がやわらかくなるまで15〜20分煮る。

204 [鶏骨つき肉] 水たき　写真は53ページ

材料（1人分）

鶏骨つきぶつ切り肉……170g（正味120g）	生しいたけ……1枚（10g）
ねぎ……¼本（25g）	えのきたけ……¼袋
春菊……¼束（50g）	もめん豆腐……¼丁（75g）
白菜……½枚（50g）	ポン酢……大さ½
	しょうゆ……大さ½

作り方
❶なべに鶏肉を入れ、たっぷりの水を加えて中火にかける。沸騰したら火を弱めてアクを除きながら鶏肉がやわらかくなるまで15〜20分煮る。
❷ねぎは1cm幅の斜め切り、春菊は葉だけとって水にさらす。白菜はそぎ切り、しいたけは石づきを除いて飾り包丁を入れる。えのきたけは根元を除いて小房に分ける。
❸豆腐は食べやすい大きさに切る。
❹①のなべに②と③を加えて煮る。ポン酢としょうゆを混ぜ合わせたものにつけて食べる。

205 [鶏ささ身] 塩焼き　写真は54ページ

材料（1人分）

鶏ささ身……75g	青じそ……1枚
塩……ミニスプーン⅓	レモン（くし形切り）…⅙個
酒……小さ1	

作り方
❶鶏ささ身は筋を除き、塩と酒で下味をつける。
❷焼き網を熱し、①をのせて両面を焼き、中まで火を通す。
❸皿に青じそを敷いて②を盛り、レモンを添える。

206 [鶏ささ身] 刺し身（たたき）　写真は54ページ

材料（1人分）

鶏ささ身……75g	小ねぎ（小口切り）……少量
おろし大根……30g	しょうゆ……小さ1弱

第2群

147

♥ 第2群　肉料理（鶏ささ身・牛タン・牛レバー・豚レバー）

作り方
❶鶏ささ身は筋を除き、沸騰湯に酒少量（分量外）を入れた中でさっとゆで、氷水にとる。
❷①のささ身が完全にさめたら水けをふきとり、1cm幅のそぎ切りにして皿に盛る。おろし大根と小ねぎをのせ、しょうゆをかける。

207 [鶏ささ身] フライ　写真は54ページ

材料（1人分）
鶏ささ身……………75g
塩……………ミニスプーン1/3
こしょう……………少量
小麦粉…………大さじ1/2
とき卵………………1/4個分
パン粉…………大さじ3弱
揚げ油………………適量
ミニトマト…………1個
レタス………………10g
クレソン……………少量

作り方
❶鶏ささ身は筋を除き、塩とこしょうで下味をつける。
❷①のささ身に小麦粉、とき卵、パン粉の順に衣をつける。
❸170℃の揚げ油で②をきつね色にカラリと揚げる。
❹皿に③を盛り、縦半分に切ったミニトマト、大きくちぎったレタス、クレソンを添える。

208 [牛タン] 塩焼き　写真は54ページ

材料（1人分）
牛タン（薄切り）……45g
塩……………ミニスプーン1/4
レモン（くし形切り）…1/8個

作り方
❶フライパンを熱し、牛タンに塩をふって焼き、中まで火を通す。
❷皿に①を盛り、レモンを添える。

209 [牛レバー] カレーソテー　写真は54ページ

材料（1人分）
牛レバー……………60g
塩……………ミニスプーン1/3
こしょう……………少量
a 小麦粉…………大さじ1/2
　カレー粉………小さじ1/4
ピーマン……………15g
玉ねぎ………………30g
油………………大さじ1/2
塩……………ミニスプーン1/4
こしょう……………少量

作り方
❶レバーは薄切りにして、流水にさらして血抜きし、塩とこしょうで下味をつける。
❷ピーマン、玉ねぎは1cm幅に切る。
❸aを混ぜ合わせ、①のレバーの水けをふいてまぶす。
❹フライパンに油を熱し、③を入れて両面を色よく焼き、火を弱めて中まで火を通す。
❺④のレバーに火が通ったら、フライパンのあいている所に、②のピーマン、玉ねぎを入れていため、塩、こしょうで調味する。

210 [豚レバー] 香り揚げ　写真は55ページ

材料（1人分）
豚レバー……………65g
a おろししょうが…1/4かけ分
　おろしにんにく…1/4かけ分
　しょうゆ………大さじ1/2
　酒………………小さじ2/3
　砂糖……………小さじ1/2
かたくり粉………大さじ2/3
揚げ油………………適量
サニーレタス………15g
ミニトマト…………1個

作り方
❶レバーは薄切りにして、流水にしばらくさらして血抜きし、aを混ぜ合わせたものに浸す。
❷①のレバーの汁けをきってかたくり粉をまぶし、170℃の揚げ油でカラリと揚げる。
❸皿に②を盛り、サニーレタス、縦半分に切ったミニトマトを添える。

211 [豚レバー] レバーいため　写真は55ページ

材料（1人分）
豚レバー……………65g
しょうがの搾り汁…少量
酒……………………少量
にら…………………20g
もやし………………80g
油………小さじ1・大さじ1/2
しょうゆ………大さじ1/2
砂糖………………小さじ1/3
酒…………………小さじ1

作り方
❶レバーは薄切りにして、流水にしばらくさらして血抜きし、しょうがの搾り汁と酒で下味をつける。
❷にらは3cm長さに切り、もやしはひげ根をとる。
❸フライパンに油小さじ1を熱し、①のレバーを入れていためる。レバーに火を通し、皿にとり出す。
❹フライパンをきれいにし、残りの油大さじ1/2を熱し、②のにらともやしを手早くさっといためる。
❺レバーを戻し入れ、ひと混ぜしてしょうゆ、砂糖、酒で調味する。

ポイント！ 野菜をシャッキリと仕上げるには、強火で手早くいためる。

212 [豚レバー] みそいため　写真は55ページ

材料（1人分）
豚レバー……………65g
しょうがの搾り汁…少量
酒……………………少量
キャベツ……………70g
玉ねぎ………………30g
にんじん……………20g
ピーマン……………15g
油………小さじ1・大さじ1/2
みそ………………大さじ1/2
酒………………大さじ2/3
a 砂糖……………小さじ1/2
　塩……………ミニスプーン1/2弱
　しょうゆ………………少量

作り方
❶レバーは薄切りにして、流水にしばらくさらして血抜きし、しょうがの搾り汁と酒で下味をつける。
❷キャベツはざく切り、玉ねぎは薄切り、にんじんは5mm

肉料理（鶏レバー・砂肝・スペアリブ） 第2群

幅の短冊切り、ピーマンは1.5cm角に切る。
❸aを合わせ混ぜる。
❹フライパンに油小さじ1を熱し、①のレバーを入れていためる。レバーに火を通し、皿にとり出す。あいたフライパンに残りの油大さじ½を加え、②の野菜を加えて手早くいためる。
❺レバーを戻し入れ、③をまわし入れてひと混ぜする。

213 [鶏レバー] 焼きとり
写真は55ページ

材料（1人分）
鶏レバー……… 70g　塩……… ミニスプーン⅓

作り方
❶レバーは流水にしばらくさらして血抜きし、筋や脂肪の部分を除いて一口大に切る。
❷①を串に刺して塩をふり、焼き網を熱した上にのせて、焦がさないようにときどき返しながら中まで火を通す。

214 [鶏レバー] 甘辛煮
写真は55ページ

材料（1人分）
鶏レバー……… 70g
ねぎのぶつ切り… 15g
しょうがの薄切り… ½かけ分
a ┃ しょうゆ……… 大さじ½
　 ┃ 砂糖……… 小さじ1

作り方
❶レバーは流水にしばらくさらして血抜きし、筋や脂肪の部分を除いて一口大に切る。ねぎ、しょうがとともにゆで、煮立ったら湯を捨てる。
❷①にaとひたひたの水を加えて中火にかけ、煮汁がごく少量になるまで煮る。

215 [鶏レバー] ガーリックソテー
写真は55ページ

材料（1人分）
鶏レバー……… 70g
にんにくの薄切り… ½かけ分
油……… 大さじ½
塩……… ミニスプーン⅓
こしょう……… 少量
しょうゆ……… ミニスプーン1
クレソン……… 少量

作り方
❶レバーは流水にしばらくさらして血抜きし、筋や脂肪の部分を除いて一口大に切る。
❷フライパンに油を熱し、にんにくを入れていためる。にんにくがきつね色に色づいて香りが立ったら、①のレバーを水けをふきとって加え、手早くいためる。
❸②のレバーに塩とこしょうをふってひと混ぜし、仕上げになべ肌に沿ってしょうゆをまわし入れる。
❹器に③を盛ってクレソンを添える。

216 [砂肝] 焼き砂肝
写真は56ページ

材料（1人分）
砂肝……… 85g　塩……… ミニスプーン½弱

作り方
❶砂肝はかたい部分を除き、食べやすい大きさに切る。
❷①を串に刺し、塩をふり、焼き網を熱した上にのせて、焦がさないようにときどき返しながら中まで火を通す。

217 [砂肝] にんにくいため
写真は56ページ

材料（1人分）
砂肝……… 85g
にんにく……… ¼かけ
油……… 大さじ½
塩……… ミニスプーン½弱
こしょう……… 少量

作り方
❶砂肝はかたい部分を除き、食べやすい大きさに切る。
❷にんにくはあらみじんに切る。
❸フライパンに油を入れ、②のにんにくを加えて熱し、香りが立ったら①を加えていため、中まで火を通す。
❹仕上げに塩、こしょうで調味する。

218 [砂肝] マリネ
写真は56ページ

材料（1人分）
砂肝……… 85g
a ┃ オリーブ油……… 大さじ1
　┃ 白ワイン……… 小さじ1
　┃ 塩……… ミニスプーン⅔
　┃ にんにく……… ¼かけ
　┃ バジル……… 1～2枚
　┃ ロリエ……… 1枚

作り方
❶砂肝はかたい部分を除き、食べやすい大きさに切る。
❷にんにくはみじん切りにし、バジルは手でちぎって残りのaと混ぜる。
❸沸騰湯にロリエを入れ、①の砂肝を加えてゆで、水けをきって②に浸す。味がなじむまで1～2時間おく。

ポイント！ マリネ液を残せば、エネルギー、塩分とも下げられる。

219 [スペアリブ] 豆豉蒸し
写真は56ページ

材料（1人分）
スペアリブ……… 120g（正味80g）
酒……… 小さじ1
塩……… ミニスプーン½弱
ねぎ……… 10g
a ┃ 豆豉……… 小さじ1
　┃ しょうゆ……… 小さじ1
　┃ 酒……… 小さじ1
　┃ ごま油……… 小さじ⅓

作り方
❶スペアリブは酒、塩で下味をつける。
❷耐熱容器に①のスペアリブを並べ、aを混ぜ合わせたものをかけ、ねぎを白髪ねぎにしてのせる。ラップをし、電子レンジで2～2分半加熱する。

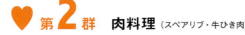

第2群 肉料理 （スペアリブ・牛ひき肉）

ポイント！ 電子レンジ加熱のさい、途中とり出してスペアリブを裏返し味をからめる。

220 [スペアリブ] オーブン焼き
写真は56ページ

材料（1人分）
スペアリブ …… 120g（正味80g）
a ┃ 低糖度オレンジマーマレード …… 大さじ2/3
　┃ しょうゆ …… 大さじ1/2
　┃ 白ワイン …… 小さじ1
クレソン …… 少量

作り方
❶ a を混ぜ合わせ、スペアリブを20分浸す。
❷ 天板にオーブンシートを敷き、汁けをきった①を並べる。200℃のオーブンに入れ、ときどきつけ汁を塗り20～25分焼く。
❸ 皿に②のスペアリブを盛り、クレソンを添える。

221 [スペアリブ] 煮込み
写真は56ページ

材料（1人分）
スペアリブ …… 120g（正味80g）
ねぎ …… 15g
しょうが …… 1/4かけ
油 …… 小さじ1
a ┃ しょうゆ …… 大さじ2/3
　┃ 酒 …… 大さじ2/3
　┃ 砂糖 …… 大さじ1/2
　┃ 水 …… 1カップ

作り方
❶ ねぎは3cm長さ、しょうがは薄切りにする。
❷ なべに油を熱し、①のねぎ、しょうがを入れていため、香りが立ったらスペアリブを加え表面に焼き色をつける。
❸ ②に a を入れて煮立ったら、火を弱め、アクを除き、肉がやわらかくなるまで煮る。

222 [牛ひき肉] ミートボール
写真は57ページ

材料（1人分）
a ┃ 牛ひき肉 …… 70g
　┃ 玉ねぎ（みじん切り） …… 25g
　┃ パン粉 …… 大さじ2
　┃ とき卵 …… 1/4個分
　┃ 塩 …… ミニスプーン1/3
油 …… 小さじ1
b ┃ 水 …… 大さじ1 1/2
　┃ 顆粒ブイヨン …… ミニスプーン1/2
　┃ しょうゆ …… 小さじ1/3
　┃ 酒 …… 小さじ1/2
　┃ トマトケチャップ …… 大さじ1/2
　┃ 砂糖 …… 小さじ1/3
クレソン …… 少量

作り方
❶ a をよく混ぜ合わせ、3等分して丸める。
❷ フライパンに油を熱して①を入れ、ころがすようにして焼き、中まで火を通す。b を混ぜ合わせて加え、味をからめる。
❸ 皿に②を盛り、クレソンを添える。

223 [牛ひき肉] ミートソース
写真は57ページ

材料（作りやすい量／4人分）
牛ひき肉 …… 280g
玉ねぎ …… 150g
にんじん …… 70g
セロリ …… 50g
にんにく …… 1かけ
赤ワイン …… 2/3カップ
トマト水煮缶 …… 300g
顆粒ブイヨン …… 小さじ1/2
ロリエ …… 1枚
水 …… 1 1/2カップ
塩 …… 小さじ2/3
こしょう …… 少量
油 …… 大さじ2
パセリのみじん切り …… 少量

作り方
❶ 玉ねぎとにんじん、セロリ、にんにくはすべてみじん切りにする。
❷ トマトの水煮は種を除いてあらく刻む。
❸ なべに油とにんにく、玉ねぎを入れて弱火にかけ、香りが出たらにんじんとセロリを加えてよくいためる。
❹ ひき肉を加えてさらにいため、肉がバラバラになったら、ワインを加え、汁けがなくなるまで煮る。
❺ ②と顆粒ブイヨン、ロリエを加え、水を加える。アクを除きながら、弱めの中火で煮詰め、塩とこしょうで調味する。仕上げにパセリのみじん切りを散らす。

224 [牛ひき肉] ハンバーグ
写真は57ページ

材料（1人分）
a ┃ 牛ひき肉 …… 70g
　┃ 玉ねぎ …… 25g
　┃ パン粉 …… 大さじ2
　┃ 牛乳 …… 大さじ1/2
　┃ とき卵 …… 1/4個分
　┃ 塩 …… ミニスプーン1/2
　┃ ナツメグ …… 少量
油 …… 小さじ1/2・小さじ1
にんじん …… 30g
b ┃ 水 …… 大さじ1 2/3
　┃ バター …… 小さじ1/3
　┃ 砂糖 …… 小さじ1/3
　┃ 塩 …… ミニスプーン1/3
　┃ こしょう …… 少量
ブロッコリー …… 40g
c ┃ トマトケチャップ …… 大さじ1
　┃ ウスターソース …… 大さじ1/2
　┃ ときがらし …… 少量

作り方
❶ 玉ねぎはみじん切りにし、油小さじ1/2でいため、さます。
❷ パン粉は牛乳に浸しておく。
❸ ひき肉に①、②、残りの a を加えてよく練り混ぜ、小判形にまとめる。
❹ にんじんはシャトーにむき、b と一緒になべに入れる。中火にかけて煮立ったら弱火にして汁けがほとんどなくなるまで煮る。
❺ 沸騰湯に塩少量（分量外）を入れ、ブロッコリーを小房に分けてゆでる。
❻ c を混ぜてソースを作る。
❼ フライパンに油小さじ1を熱して③を入れ、ふたをして強火で20～30秒焼いて火を弱め、2～3分焼く。裏返して同様に焼く。
❽ 皿に⑦のハンバーグを盛って⑥のソースをかけ、④のにんじんと⑤のブロッコリーを添える。

肉料理（豚赤身ひき肉・豚ひき肉） 第2群

225 [豚赤身ひき肉] 焼きギョーザ
写真は57ページ

材料（1人分）
- 豚赤身ひき肉…………45g
- おろししょうが…¼かけ分
- にら………………10g
- 白菜………………100g
- a
  - 酒……………小さじ½
  - 顆粒鶏がらだし…小さじ⅓
  - かたくり粉……小さじ⅔
  - ごま油…………小さじ1
  - こしょう………少量
  - 塩……………ミニスプーン½
- ギョーザの皮………6枚
- 油……………小さじ1

作り方
❶にらは5mm幅に切る。白菜はみじん切りにし、塩少量（分量外）をふってしんなりしたら水けをよく絞る。
❷ひき肉とおろししょうが、①、aを粘りが出るまでよく混ぜ合わせてたねを作る。
❸ギョーザの皮1枚に②のたねを⅙量包み、残りも同様に包む。
❹フライパンに油を熱し、③を並べ、底がきつね色になってきたら水¼カップを加えてふたをし、蒸し焼きにする。水分が少なくなってきたらふたを取り、パリッとするまで焼く。
❺器に④を盛る。

---

column
225 焼きギョーザを低エネルギーにアレンジ

ギョーザのたねの材料aのごま油を小さじ1→小さじ½に減らし、フライパン焼きではなくゆでて水ギョーザにすると低エネルギーに。
➡水ギョーザにすると
　エネルギー　234kcal（マイナス56kcal）

---

226 [豚赤身ひき肉] ポテトコロッケ
写真は57ページ

材料（1人分）
- 豚赤身ひき肉………45g
- 玉ねぎ……………20g
- 油…………小さじ1
- 塩………ミニスプーン⅓
- こしょう…………少量
- じゃが芋…………100g
- a
  - 塩………ミニスプーン⅙
  - こしょう………少量
  - ナツメグ………少量
- 小麦粉……………大さじ1
- とき卵……………¼個分
- パン粉……………¼カップ
- 揚げ油……………適量
- キャベツ…………30g
- パセリ……………少量

作り方
❶じゃが芋は一口大に切って水につけてアクを除く。玉ねぎはみじん切りにする。
❷フライパンに油を熱し、ひき肉を加えていため、色が変わったら玉ねぎを加えていため、塩とこしょうをふる。
❸じゃが芋にひたひたの水を加えてゆでる。やわらかくなったらゆで汁を捨て、水けを飛ばして粉吹き芋にし、マッシャーなどでつぶしてあら熱をとる。
❹③にaと②を加え混ぜる。あら熱がとれたら円盤形にまとめ、小麦粉、とき卵、パン粉の順に衣をつける。
❺170～180℃の油で④をカラリと揚げる。
❻キャベツはせん切りにし、冷水に放ってパリッとさせ、水けをきる。
❼器に⑤のコロッケを盛り、⑥のキャベツのせん切りとパセリを添える。

---

227 [豚赤身ひき肉] 肉団子
写真は57ページ

材料（1人分）
- 豚赤身ひき肉………68g
- おろししょうが…¼かけ
- ねぎ（みじん切り）…10g
- a
  - かたくり粉……小さじ1
  - しょうゆ……ミニスプーン1
  - とき卵………⅛個分
  - 塩………ミニスプーン⅓
- 揚げ油……………適量
- b
  - しょうゆ………小さじ½
  - 酢………………小さじ1
  - 砂糖……………小さじ1
  - かたくり粉……小さじ¼
  - 水………………大さじ1
- ねぎ（白髪ねぎ）……5g
- レタス……………10g

作り方
❶aを粘りが出るまでよく混ぜ、4等分にして丸める。
❷160～170℃の揚げ油で①を揚げ、中まで火を通す。
❸bをよく混ぜて火にかけ、とろみがついたら②の団子を加えて味をからめる。
❹器にレタスを敷き、③を盛り、白髪ねぎを添える。

---

228 [豚ひき肉] 肉団子
写真は58ページ

材料（1人分）
- 豚ひき肉……………70g
- おろししょうが…¼かけ
- ねぎ（みじん切り）…10g
- a
  - かたくり粉……小さじ1
  - しょうゆ……ミニスプーン1
  - とき卵………⅛個分
  - 塩………ミニスプーン¼
- 揚げ油……………適量
- b
  - しょうゆ………小さじ½
  - 酢………………小さじ1
  - 砂糖……………小さじ1
  - かたくり粉……小さじ¼
  - 水………………大さじ1
- ねぎ（白髪ねぎ）……10g
- レタス……………10g

作り方
❶aを粘りが出るまでよく混ぜ、3等分にして丸める。
❷160～170℃の揚げ油で①を揚げ、中まで火を通す。
❸bをよく混ぜて火にかけ、とろみがついたら②の団子を加えて味をからめる。
❹器にレタスを敷き、③を盛り、白髪ねぎを添える。

♥ 第2群　肉料理（豚ひき肉）

229 ［豚ひき肉］シューマイ
写真は58ページ

材料（1人分）

豚ひき肉…………… 70g	シューマイの皮（市販品）… 3枚
玉ねぎ…………… 50g	グリーンピース（冷凍または水煮缶）
かたくり粉………… 大さじ⅔	…………… 3粒
しょうがの搾り汁…少量	パセリ…………… 少量
しょうゆ………… 小さじ¼	ときがらし………… 少量

a: しょうがの搾り汁…少量／しょうゆ…小さじ¼／塩…ミニスプーン¼／砂糖…小さじ¼／ごま油…小さじ⅔

作り方
❶玉ねぎはみじん切りにし、ふきんでよく汁けをふきとってかたくり粉を混ぜる。
❷ひき肉に①の玉ねぎとaを加えてよく練り混ぜ、3等分する。
❸②をシューマイの皮で包み、ひだを寄せるようにして形作る。同様に計3個を作り、それぞれにグリーンピースをのせる。
❹蒸気の上がった蒸し器で③を10分蒸す。
❺皿に④を盛り、パセリとときがらしを添える。

230 ［豚ひき肉］肉みそ
写真は58ページ

材料（1人分）

豚ひき肉…………… 70g	しょうゆ………… 大さじ½
ゆで竹の子………… 20g	甜麺醤………… 小さじ1
ねぎ…………… 10g	豆板醤………… 小さじ⅓
にんにく………… ¼かけ	砂糖………… 小さじ½
しょうが………… ¼かけ	酒………… 大さじ1
油…………… 小さじ1	水………… ¼カップ
	かたくり粉………… 小さじ½

作り方
❶竹の子とねぎ、にんにく、しょうがはみじん切りにする。
❷フライパンに油とにんにく、しょうがを入れて熱し、香

りが出たら豚ひき肉を加えていためる。
❸肉の色が変わったら、竹の子とねぎを加え、全体に混ざったらaを加え、汁けが少なくなるまで煮る。かたくり粉を倍容量の水でといて加え、とろみをつける。

231 ［豚ひき肉］なすとのいため物
写真は58ページ

材料（1人分）

豚ひき肉…………… 70g	しょうゆ………… 大さじ½
なす…………… 150g	酒………… 小さじ1
しょうが………… ¼かけ	砂糖………… 小さじ½
にんにく………… ¼かけ	赤とうがらし（小口切り）
油…………… 大さじ⅔	…………… 少量

作り方
❶なすはへたを落として縦半分に切り、さらに1cm幅の斜め切りにして水にさらす。
❷しょうがとにんにくはみじん切りにする。
❸中華なべに油を熱し、②のにんにくとしょうがを入れていためる。香りが立ったらひき肉を加え、肉の色が変わるまでいためる。
❹①のなすの水けをふきとって加え、強火で手早くいためる。しんなりとして少し焦げ目がついてきたらaを加えて汁けが少なくなるまでいためる。

232 ［豚ひき肉］春雨の辛味いため
写真は58ページ

材料（1人分）

豚ひき肉…………… 70g	しょうゆ………… 小さじ1
しょうが………… ¼かけ	豆板醤………… 小さじ⅓
にんにく………… ¼かけ	酒………… 小さじ1
ねぎ………… ¼本（25g）	塩………… ミニスプーン⅓
春雨………… 20g	砂糖………… 小さじ⅓
ごま油………… 小さじ1	顆粒鶏がらだし…小さじ¼
	水………… ¼カップ

作り方
❶しょうが、にんにく、ねぎはみじん切りにする。
❷春雨は熱湯でゆでて水けをきり、食べやすい長さに切る。
❸フライパンにごま油とにんにく、しょうがを熱し、香りが出たら豚ひき肉をいためる。肉の色が変わったらねぎを加えていため、春雨とaを加えて汁けをとばすようにいためる。

233 ［豚ひき肉］じゃが芋のそぼろ煮
写真は58ページ

材料（1人分）

豚ひき肉…………… 70g	しょうゆ………… 大さじ½
じゃが芋………… 100g	砂糖………… 大さじ½
さやいんげん… 1本（5g）	酒………… 大さじ½
油…………… 小さじ1	かたくり粉………… 小さじ½
だし…………… 1カップ	

作り方
❶じゃが芋は皮をむき、一口大に切って水にさらしてアクを除く。さやいんげんは下ゆでをして5mm幅の斜め切りにする。
❷なべに油を熱し、ひき肉をいため、パラパラになったらじゃが芋を加えていためる。
❸じゃが芋の表面が透明になったらだしを加え、沸騰したら火を弱めてアクを除き、じゃが芋がやわらかくなるまで煮る。
❹aを加えて味がなじむまで10～15分煮る。かたくり粉を倍容量の水でといて加えてとろみをつけ、①のいんげんを加えて火を消す。

第2群

234 [豚ひき肉] 焼きギョーザ

写真は58ページ

材料（1人分）

豚ひき肉……70g
おろししょうが…¼かけ分
にら……10g
白菜……80g
a［酒……小さじ½
顆粒鶏がらだし…小さじ⅓
かたくり粉……小さじ⅔
ごま油……小さじ¼
こしょう……少量
塩……ミニスプーン½］
ギョーザの皮……6枚
油……小さじ1

作り方

❶にらは5㎜幅に切る。白菜はみじん切りにし、塩少量（分量外）をふってしんなりしたら水けをよく絞る。
❷ひき肉とおろししょうが、①、aを粘りが出るまでよく混ぜ合わせてたねを作る。
❸棒ギョーザを作る。ギョーザの皮1枚に②のたね⅙量を細長くのせ、皮の両端を折りたたんで重なったところに水をつけて棒状に包む。残りも同様に包む。
❹フライパンに油を熱し、③を並べ、底がきつね色になってきたら水¼カップを加えてふたをし、蒸し焼きにする。水分が少なくなってきたらふたをとり、パリッとするまで焼く。
❺器に④を盛る。

235 [牛豚ひき肉] ミートローフ

写真は59ページ

材料（作りやすい量／5人分）

牛豚ひき肉……325g
玉ねぎ……½個(100g)
ミックスベジタブル…⅓カップ
a［卵……1個
パン粉……½カップ
ナツメグ……少量
塩……小さじ⅔
こしょう……少量］
ルッコラ……2株(20g)

作り方

❶玉ねぎはみじん切りにし、ラップに包み電子レンジに3分かけ、あら熱をとる。
❷ボールに①を入れ、ひき肉とaを加え、粘りが出るまでよく混ぜ、ミックスベジタブルを加え混ぜる。
❸パウンド型にサラダ油（分量外）を薄く塗り、②の生地を空気を抜きながら詰める。
❹180℃のオーブンで40～45分焼く。
❺さめてから型からはずし、1～2㎝厚さに切り分けて器に盛り、ルッコラを添える。

236 [牛豚ひき肉] ドライカレー

写真は59ページ

材料（1人分）

牛豚ひき肉……65g
玉ねぎ……20g
にんじん……20g
ピーマン……15g
油……大さじ½
カレー粉……小さじ1
塩……ミニスプーン⅔
こしょう……少量
パセリ……少量

作り方

❶玉ねぎ、にんじん、ピーマンはみじん切りにする。
❷フライパンに油を熱し、ひき肉を入れていため、肉の色が変わったら、①を玉ねぎ、にんじん、ピーマンの順に加えていためる。
❸②にカレー粉と水大さじ1を加え、弱火で汁けがなくなるまでいため、塩、こしょうで調味する。
❹皿に③を盛り、パセリを添える。

237 [牛豚ひき肉] 肉団子

写真は59ページ

材料（1人分）

a［牛豚ひき肉……65g
ねぎ(みじん切り)…10g
おろししょうが…¼かけ分
とき卵……⅛個
しょうゆ……ミニスプーン1
かたくり粉……小さじ1
塩……ミニスプーン¼］
揚げ油……適量
b［しょうゆ……小さじ½
酢……小さじ1
砂糖……小さじ1
かたくり粉……小さじ¼
水……大さじ1］
レタス……15g

作り方

❶aを粘りが出るまでよく混ぜ、一口大に丸める。
❷160℃の揚げ油で①を揚げ、中まで火を通す。
❸bをよく混ぜて火にかけ、とろみがついたら②の肉団子を加えて味をからめる。
❹皿にレタスを敷き、③を盛りつける。

238 [牛豚ひき肉] ピーマン肉詰め

写真は59ページ

材料（1人分）

牛豚ひき肉……65g
玉ねぎ……20g
パン粉……大さじ1½
塩……ミニスプーン⅓強
こしょう……少量
ピーマン……1個(30g)
小麦粉……小さじ1
油……大さじ½

作り方

❶玉ねぎはみじん切りにする。
❷ひき肉に①とパン粉、塩、こしょうを加えてよく混ぜる。
❸ピーマンは縦半分に切って、種を除く。内側に小麦粉をふって②を½量ずつ詰める。
❹フライパンに油を熱し、ひき肉のほうを下にして中火で焼き、焼き色がついたら裏返して焼き色をつける。弱火にしてふたをし、5～6分焼く。

♥ 第2群 肉料理 （牛豚ひき肉・鶏ひき肉）

239 [牛豚ひき肉] ミートソース
写真は59ページ

材料（作りやすい量／4人分）
牛豚ひき肉	260g	顆粒ブイヨン	小さじ½
玉ねぎ	150g	ロリエ	1枚
にんじん	70g	水	1½カップ
セロリ	50g	塩	小さじ⅔
にんにく	1かけ	こしょう	少量
赤ワイン	⅔カップ	油	大さじ2
トマト水煮缶	300g		

作り方
❶玉ねぎとにんじん、セロリ、にんにくはみじん切りにする。トマトの水煮は種を除いてあらく刻む。
❷なべに油とにんにく、玉ねぎを入れて弱火にかけ、香りが出たらにんじんとセロリを加えてよくいためる。
❸ひき肉を加えてさらにいため、肉がパラパラになったら、ワインを加え、汁けがなくなるまで煮る。
❹①のトマトと顆粒ブイヨン、ロリエを加え、水を加える。アクを除きながら、弱めの中火で煮詰め、塩とこしょうで調味する。

240 [牛豚ひき肉] ハンバーグ
写真は59ページ

材料（1人分）
牛豚ひき肉	65g	トマトケチャップ	大さじ½ (b)
玉ねぎ	30g	ウスターソース	大さじ½ (b)
パン粉 (a)	大さじ1	ブロッコリー	50g
とき卵 (a)	¼個分	にんじん	30g
塩 (a)	ミニスプーン½	バター	小さじ½ (c)
ナツメグ (a)	少量	砂糖	小さじ½ (c)
油	大さじ½	水	¼カップ弱 (c)

作り方
❶玉ねぎはみじん切りにし、ラップに包んで電子レンジで1分加熱し、あら熱をとっておく。沸騰湯に塩少量（分量外）を入れ、ブロッコリーを小房に分けてさっとゆで、水

けをきっておく。
❷にんじんはシャトーにむき、cとともに小なべに入れて火にかける。煮立ったら弱火でにんじんがやわらかくなるまで煮る。
❸ボールに①の玉ねぎ、a、ひき肉を入れて粘りが出るまでよく混ぜ、小判形にまとめる。
❹フライパンに油を熱し、③を入れて焼き、中まで火を通し、とり出す。
❺④のあいたフライパンにbを煮立ててソースを作る。
❻皿に④、①のブロッコリー、②のにんじんを盛る。ハンバーグに⑤のソースをかける。

241 [牛豚ひき肉] メンチカツ
写真は59ページ

材料（1人分）
牛豚ひき肉	65g	小麦粉	大さじ½
玉ねぎ	¼個(50g)	とき卵	¼個分
生パン粉	大さじ1½	パン粉	¼カップ
牛乳 (a)	大さじ½	揚げ油	適量
砂糖 (a)	小さじ½	キャベツ(せん切り)	30g
ウスターソース (a)	小さじ¼	パセリ	少量
塩 (a)	ミニスプーン⅔		
こしょう (a)	少量		

作り方
❶玉ねぎはみじん切りにし、aのほかの材料とよく混ぜる。
❷小判型に丸め、真ん中を少しくぼませ、小麦粉、とき卵、パン粉の順に衣をつける。
❸165～175℃の揚げ油で4～5分かけてゆっくりと、中まで火を通す。
❹器に盛り、キャベツとパセリを添える。

column

241 メンチカツを低エネルギーにアレンジ

　油揚げしないでオーブン焼きに。小判形にまとめたメンチカツのたねにパン粉大さじ1を片面にふり、油小さじ½をかけて220℃のオーブンで15～20分焼きます。揚げ油をカットでき、衣も少量のパン粉だけなので低エネルギーに仕上がります。

➡油揚げをオーブン焼きにすると
　エネルギー　237kcal（マイナス144kcal）

242 [鶏ひき肉] 松風焼き
写真は60ページ

材料（1人分）
鶏ひき肉	70g	油	適量
みそ (a)	大さじ½	けしの実	少量
砂糖 (a)	小さじ1	青じそ	1枚
塩 (a)	ミニスプーン⅙		
酒 (a)	大さじ½		
かたくり粉 (a)	小さじ1		
とき卵 (a)	¼個分		

作り方
❶鶏ひき肉にaを加え、よく練り混ぜる。
❷アルミ箔に薄く油を塗り、①を1cm厚さの四角形に広げる。表面に格子状に浅い切り込みを入れ、けしの実をふる。
❸200℃のオーブンで②を15分ほど焼く。
❹あら熱がとれてから一口大に切り分け、青じそを敷いた皿に盛る。

ポイント！ 1～2人分ならオーブントースターで焼いてもよい。予熱してから入れて焼き、途中で表面が焦げるようならアルミ箔でおおう。

肉料理（鶏ひき肉・鶏胸ひき肉）　肉加工品料理（ロースハム）　第2群

243 つくね ［鶏ひき肉］
写真は60ページ

材料（1人分）

鶏ひき肉	70g
とき卵	1/4個
ねぎのみじん切り	10g
a おろししょうが	1/4かけ分
酒	大さじ1/4
塩	ミニスプーン1/3
かたくり粉	大さじ1/2
油	大さじ1/2
b しょうゆ	小さじ1
b みりん	小さじ1
小松菜	30g

作り方
❶ aを粘りが出るまでよく混ぜ、3個の丸形にまとめる。
❷ フライパンに油を熱し、①を両面色よく焼き、中まで火を通し、皿にとり出す。
❸ ②のフライパンの余分な油をふきとり、bを加えて温め、②のつくねを戻し入れて味をからめる。
❹ 器に③を盛り、ゆでて3cm長さに切った小松菜を添える。

244 そぼろ ［鶏ひき肉］
写真は60ページ

材料（1人分）

鶏ひき肉	45g
a しょうゆ	小さじ2/3
a 砂糖	小さじ1
a しょうがの搾り汁	少量
さやいんげん	1本

作り方
❶ なべに鶏ひき肉とaを入れてよく混ぜ合わせる。中火にかけ、箸4～5本で混ぜながらパラパラになるまでいる。
❷ 沸騰湯に塩少量（分量外）を入れ、さやいんげんを筋を除いてゆで、5mm幅の斜め切りにする。
❸ 器に①を盛り、②を散らす。

245 卵と野菜とのいため物 ［鶏胸ひき肉（皮なし）］
写真は60ページ

材料（1人分）

鶏胸ひき肉	70g
もやし	50g
にら	20g
しょうが	1/4かけ
油	大さじ1/2
卵	1個
a 塩	ミニスプーン1/6
a 塩	ミニスプーン2/3
a こしょう	少量

作り方
❶ もやしは時間があればひげ根をとり除く。にらは3cm長さに切る。しょうがはせん切りにする。
❷ 卵は塩を加えてときほぐす。
❸ フライパンに油を熱し、しょうがと鶏胸ひき肉を加えていためる。肉の色が変わったら、にらともやしを加えて強火でいため、aで調味する。
❹ 仕上がりに②の卵を加え、手早く混ぜて仕上げる。

246 つくね ［鶏胸ひき肉（皮なし）］
写真は60ページ

材料（1人分）

鶏胸ひき肉	70g
とき卵	1/4個
ねぎのみじん切り	10g
a おろししょうが	1/4かけ分
酒	大さじ1/4
塩	ミニスプーン1/3
かたくり粉	大さじ1/2
油	大さじ1/2
b しょうゆ	小さじ1
b みりん	小さじ1
小松菜	30g

作り方
❶ aを粘りが出るまでよく混ぜ、3個の丸形にまとめる。
❷ フライパンに油を熱し、①を両面色よく焼き、中まで火を通し、皿にとり出す。
❸ ②のフライパンの余分な油をふき取り、bを加えて温め、②のつくねをもどし入れて味をからめる。
❹ 器に③を盛り、ゆでて3cm長さに切った小松菜を添える。

247 つくねなべ ［鶏胸ひき肉（皮なし）］
写真は60ページ

材料（1人分）

鶏胸ひき肉	70g
卵	1/4個
おろししょうが	1/4かけ分
a ねぎのみじん切り	10g
酒	大さじ1/4
塩	ミニスプーン1/3
かたくり粉	大さじ1/2
だし	1 1/2カップ
b しょうゆ	大さじ1
b みりん	小さじ1
塩	小さじ1/2
もめん豆腐	1/4丁（75g）
水菜・えのきたけ	各30g
ねぎ	1/4本（25g）
白菜	100g

作り方
❶ 豆腐はやっこに切る。水菜は10cm長さに切る。えのきたけは根元を切り落として小房に分ける。ねぎは1cm幅の斜め切りにし、白菜は食べやすい大きさに切る。
❷ aをよく混ぜ合わせてつくねを作る。
❸ bをなべに入れて煮立て、②をスプーンで落として煮、中まで火を通す。①を加え、火が通ったところから食べる。

248 ソテー ［ロースハム］
写真は61ページ

材料（1人分）

ロースハム薄切り	40g
油	小さじ1
こしょう	少量
パセリ	少量

作り方
フライパンに油を熱し、ハムを入れて両面をさっと焼き、こしょうをふる。皿に盛り、パセリを添える。

ポイント！ 好みでマスタードを添えてもよい。

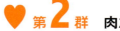

第2群 肉加工品料理（ロースハム・生ハム・ベーコン）

249 [ロースハム] サラダ　写真は61ページ

材料（1人分）
- ロースハム薄切り …… 40g
- レタス …… 20g
- トマト …… 40g
- きゅうり …… 25g
- クレソン …… 少量
- a 酢 …… 大さじ½
- a 油 …… 大さじ½
- a 塩 …… ミニスプーン½弱

作り方
① ハムは半分に切る。レタスは手でちぎり、トマトはくし形切り、きゅうりは薄切りにする。
② 器に①を盛り合わせ、クレソンを添える。aを混ぜ合わせてドレッシングを作り、かける。

250 [ロースハム] ハムエッグ　写真は61ページ

材料（1人分）
- ロースハム薄切り …… 2枚
- 卵 …… 1個
- 塩 …… ミニスプーン⅙
- こしょう …… 少量
- 油 …… 小さじ1

作り方
① フライパンに油を熱し、ハムを焼く。焼き色が少しついたらハムの上に卵を割り入れる。
② 周囲がかたまってきたらフライ返しで形を整え、塩としょうをふり、好みのかたさになるまで火を通す。

251 [生ハム] クレソンとマスタード添え　写真は61ページ

材料（1人分）
- 生ハム …… 15g
- クレソン …… 5g
- 粒入りマスタード …… 小さじ½

作り方
① 生ハムは食べやすい大きさに切る。
② 器に①とクレソンを盛り、マスタードを添える。

252 [生ハム] オニオンマリネ　写真は61ページ

材料（1人分）
- 生ハム …… 15g
- 玉ねぎ …… 50g
- ルッコラ …… 15g
- a 酢 …… 小さじ1
- a オリーブ油 …… 大さじ½
- a 白ワイン …… 小さじ1
- a 塩 …… ミニスプーン⅓
- a こしょう …… 少量

作り方
① 玉ねぎは薄切りにし、塩少量（分量外）をふってしんなりしたら水で流し、水けを絞る。ルッコラは根元を切り落とし、食べやすい長さに切る。
② aを混ぜ合わせて玉ねぎ、生ハムを食べやすい長さに切って加え、冷蔵庫で2～3時間冷やして味をなじませる。
③ 器にルッコラを敷き、②を盛りつける。

253 [生ハム] ポテトサラダ　写真は61ページ

材料（1人分）
- 生ハム …… 15g
- じゃが芋 …… 80g
- 玉ねぎ …… 15g
- a 酢 …… 小さじ1
- a 砂糖 …… 小さじ⅙
- a 塩 …… 小さじ1
- マヨネーズ …… 大さじ⅔
- パセリのみじん切り …… 少量

作り方
① じゃが芋は皮をむき、一口大に切り、水にさらしてアクを除く。
② 玉ねぎは薄切りにして塩少量（分量外）をふってしんなりしたら水洗いし、水けを絞る。
③ aを混ぜ合わせておく。
④ なべにじゃが芋とひたひたの水、塩少量（分量外）を加えて火にかけ、煮立ったら火を弱め、やわらかくなるまでゆでる。ゆで汁を捨て再び火にかけ、なべをゆすって粉を吹かせる。熱いうちに、③を加え混ぜて味をなじませる。
⑤ ④がさめたら玉ねぎ、マヨネーズを加え生ハムを食べやすい大きさにちぎって加え、混ぜ合わせる。
⑥ 器に盛り、パセリのみじん切りを散らす。

254 [ベーコン] ソテー　写真は62ページ

材料（1人分）
- ベーコン …… 40g
- パセリ …… 少量

作り方
① フライパンを熱し、ベーコンを焼き、こんがりとしてきたらとり出す。
② 皿に①を盛り、パセリを添える。

255 [ベーコン] ほうれん草とのいため物　写真は62ページ

材料（1人分）
- ベーコン …… 40g
- ほうれん草 …… 50g
- 油 …… 小さじ1
- 塩 …… ミニスプーン⅙
- こしょう …… 少量

作り方
① ベーコンは1cm幅に切る。沸騰湯に塩少量（分量外）を入れ、ほうれん草をゆでる。冷水にとり、水けを絞って3cm長さに切る。
② フライパンに油を熱し、①のベーコンを入れていため、こんがりとしてきたらほうれん草を加える。
③ 全体に油がまわったら、塩、こしょうで調味する。

256 [ベーコン] ベーコンエッグ　写真は62ページ

材料（1人分）
- ベーコン …… 40g
- 卵 …… 1個
- 油 …… 小さじ1
- 塩 …… ミニスプーン⅙
- こしょう …… 少量

作り方
① フライパンに油を熱してベーコンを入れ、こんがりとしてきたら卵を割り入れる。

肉加工品料理（ウインナソーセージ）　豆製品料理（もめん豆腐））　第**2**群

❷卵を好みのかたさに焼き、塩、こしょうをふる。

❷フライパンに油を熱し、①を入れて中まで火が通るように焼く。
❸皿に②を盛り、粒入りマスタードとクレソンを添える。

257 [ウインナソーセージ] ゆでソーセージ
写真は62ページ

材料（1人分）
ウインナソーセージ… 38g　クレソン………………少量
粒入りマスタード…小さじ½

作り方
❶ウインナソーセージは縦に1本切り目を入れる。80℃くらいに沸かした湯の中に入れ、2〜3分ゆでる。
❷皿に①を盛り、粒入りマスタードとクレソンを添える。

ポイント！ トマトケチャップを添えてもよい。

260 [もめん豆腐] 冷ややっこ
写真は63ページ

材料（1人分）
もめん豆腐………… 110g　おろししょうが…¼かけ分
ねぎ（小口切り）……… 10g

作り方
❶豆腐は冷やして適当な大きさに切り、器に盛る。
❷①の器にねぎとしょうがを添える。

262 [もめん豆腐] 湯豆腐
写真は63ページ

材料（1人分）
もめん豆腐………… 110g　水………………… 2カップ
ねぎ………………… 30g　もみじおろし……… 20g
春菊………………… 50g　小ねぎ（小口切り）……少量
えのきたけ………… 40g　a｛しょうゆ………… 大さじ½
こんぶ……………… 適量　　ポン酢…………… 大さじ½

作り方
❶豆腐は食べやすい大きさに切る。
❷ねぎは1cm幅の斜め切りにする。春菊は茎のかたい部分をとり除く。えのきたけは根元を切り落としてほぐす。
❸土なべにこんぶを敷き、分量の水を入れて火にかける。煮立ったら①と②を入れて火が通るまで煮る。
❹aを合わせてもみじおろしと小ねぎを加える。
❺③を④につけて食べる。

258 [ウインナソーセージ] スープ煮
写真は62ページ

材料（1人分）
ウインナソーセージ… 38g　　水………………… ⅔カップ
にんじん…………… 20g　a｛顆粒ブイヨン…… ミニスプーン1
キャベツ…………… 50g　　塩……………… ミニスプーン½
玉ねぎ……………… 30g　　こしょう………………少量

作り方
❶ウインナソーセージは食べやすい大きさに切る。にんじんは5mm厚さのいちょう切りにし、キャベツは3cm角に切り、玉ねぎは薄切りにする。
❷なべにaと①のにんじん、玉ねぎを入れて火にかけ、煮立ったらキャベツ、ウインナソーセージを加え、火を弱めて5分ほど煮る。

261 [もめん豆腐] 豆腐サラダ
写真は63ページ

材料（1人分）
もめん豆腐………… 110g　　酢………………… 大さじ½
貝割れ菜…………… 5g　　しょうゆ………… 小さじ1
海藻（わかめなど）… 10g　a｛ごま油…………… 小さじ½
グリーンリーフ…… 20g　　こしょう………………少量
　　　　　　　　　　　　　砂糖……………… 小さじ¼

作り方
❶豆腐はペーパータオルに包んで水けをきり、食べやすい大きさに切る。
❷貝割れ菜は根を切り除く。海藻は水につけてもどし、水けをきって食べやすい大きさに切る。グリーンリーフは冷水に放ってパリッとさせ、水けをきって食べやすい大きさにちぎる。
❸器に①、②を彩りよく盛り、aを合わせてかける。

263 [もめん豆腐] 豆腐ステーキ
写真は63ページ

材料（1人分）
もめん豆腐………… 110g　赤とうがらし……… ¼本
塩………………… 小さじ⅙　オリーブ油……… 大さじ½
こしょう………………少量　バジル…………… 2枚
にんにく…………… ¼かけ

作り方
❶豆腐はペーパータオルで包み、電子レンジで1分半加熱して水きりする。厚みを半分に切る。
❷豆腐に塩とこしょうをふる。にんにくは薄切りに、赤とうがらしは小口切りにする。
❸オリーブ油とにんにくを弱火にかけ、にんにくがきつね色になったらとり出し、赤とうがらしを加えてさっといためる。
❹③に豆腐を加え、両面をこんがりと焼き、仕上がりぎわに手でちぎったバジルを加える。
❺器に④を盛り、③のにんにくを散らす。

259 [ウインナソーセージ] ソテー
写真は62ページ

材料（1人分）
ウインナソーセージ… 38g　粒入りマスタード…小さじ½
油………………… 小さじ1　クレソン……………少量

作り方
❶ウインナソーセージは縦に1本切り目を入れる。

第2群

157

♥ 第2群　豆製品料理 （もめん豆腐・絹ごし豆腐）

264 ［もめん豆腐］揚げ出し豆腐
写真は 63 ページ

材料（1人分）

もめん豆腐…………	110g	だし……………	大さじ3
かたくり粉………	大さじ⅔	a しょうゆ………	小さじ1
揚げ油……………	適量	みりん…………	小さじ1
おろししょうが…	¼かけ分	小ねぎ…………	少量

作り方

❶豆腐はペーパータオルに包んで、電子レンジで1分加熱して水きりする。

❷小ねぎは小口切りにする。

❸①の水けをふきとり、全体にかたくり粉をまぶしつけ、180℃の揚げ油でうっすらと色づくまで揚げる。

❹小なべにaを合わせ入れ、火にかけて煮立てる。

❺器に③の揚げ豆腐を盛り、②とおろししょうがをのせる。熱い④の汁をかける。

265 ［もめん豆腐］麻婆豆腐
写真は 63 ページ

材料（1人分）

もめん豆腐…………	110g	水………………	大さじ2
豚ひき肉…………	40g	顆粒鶏がらだし…	小さじ⅓
ねぎ………………	15g	みそ……………	小さじ½
しょうが…………	¼かけ	a しょうゆ………	小さじ⅔
にんにく…………	¼かけ	砂糖……………	小さじ½
油…………………	大さじ½	豆板醤…………	ミニスプーン1
		かたくり粉……	小さじ⅓

作り方

❶豆腐はペーパータオルに包んで、電子レンジで1分加熱して水きりをし、一口大に切る。

❷ねぎ、しょうが、にんにくはみじん切りにする。

❸aを混ぜ合わせる。

❹フライパンに油を熱して②をいため、香りが立ったら豚ひき肉を加える。肉がパラパラになったら③を加え、煮立ったら①の豆腐を加えて1～2分煮る。かたくり粉を倍容量の水でとき、まわし加えてとろみをつける。

266 ［もめん豆腐］肉豆腐
写真は 63 ページ

材料（1人分）

もめん豆腐…………	110g	油………………	小さじ1
豚ロース薄切り肉……	50g	だし（または水）…	¼カップ
玉ねぎ……………	50g	しょうゆ………	大さじ½
しらたき…………	30g	a 砂糖…………	大さじ½
さやえんどう……	3枚	酒………………	小さじ1

作り方

❶豆腐は食べやすい大きさに切り、豚肉は3cm幅に切る。

❷玉ねぎは繊維に直角に1cm幅に切り、しらたきは沸騰湯でさっとゆでてアクを除き、食べやすい長さに切る。

❸沸騰湯に塩少量（分量外）を入れてさやえんどうを筋を除いてゆでる。

❹なべに油を熱し、②の玉ねぎを入れていため、しんなりしたら豚肉を加えていためる。

❺肉の色が変わったら、だしを加える。煮立ったらアクを除き、a、②のしらたき、①の豆腐を加え、火を弱めて10～15分煮る。

❻器に⑤を盛り、③のさやえんどうを彩りよく飾る。

267 ［絹ごし豆腐］冷ややっこ
写真は 64 ページ

材料（1人分）

絹ごし豆腐…………	140g	削りガツオ……………	少量
ねぎ………………	10g		
しょうが…………	¼かけ		

作り方

豆腐は冷やして器に盛る。ねぎを小口切り、しょうがをすりおろしてのせ、削りガツオをのせる。

268 ［絹ごし豆腐］豆腐サラダ
写真は 64 ページ

材料（1人分）

絹ごし豆腐……………	140g	ごま油…………	小さじ½
海藻ミックス（市販品）乾	10g	酢………………	大さじ½
グリーンリーフ……	20g	a しょうゆ………	小さじ1
		こしょう………	少量
		砂糖……………	小さじ¼

作り方

❶海藻ミックスは水に浸してもどし、水けをきっておく。

❷豆腐はペーパータオルに包んで水けをきり、食べやすい大きさに切る。

❸グリーンリーフは冷水に放ってパリッとさせ、水けをきって食べやすい大きさにちぎる。

❹器に①、②、③を彩りよく盛り、aを合わせてかける。

269 ［絹ごし豆腐］湯豆腐
写真は 64 ページ

材料（1人分）

絹ごし豆腐…………	140g	水………………	2カップ
ねぎ………………	30g	もみじおろし…	20g
春菊………………	50g	小ねぎ（小口切り）…	少量
えのきたけ………	40g	a ポン酢………	大さじ½
こんぶ……………	適量	しょうゆ………	大さじ½

作り方

❶豆腐は食べやすい大きさに切る。

❷ねぎは1cm幅の斜め切りにし、春菊は葉先を手でちぎっておく。えのきたけは根元を切り落としてほぐす。

❸土なべにこんぶを敷き、分量の水を入れて火にかける。煮立ったら①と②を入れて火が通るまで煮る。

❹aを合わせてもみじおろしと小ねぎを加える。

❺③を④につけて食べる。

豆製品料理（絹ごし豆腐・厚揚げ） 第2群

270 [絹ごし豆腐] 揚げ出し豆腐
写真は64ページ

材料（1人分）
- 絹ごし豆腐……… 140g
- かたくり粉……… 大さじ1
- 揚げ油…………… 適量
- a
  - だし……………… 大さじ3
  - しょうゆ………… 小さじ1
  - みりん…………… 小さじ1
- 小ねぎ…………… 少量
- おろししょうが… ¼かけ分

作り方
1. 豆腐はペーパータオルに包んで、電子レンジで1分半加熱して水きりをし、2つに切る。
2. 小ねぎは小口切りにする。
3. ①の水けをふきとり、全体にかたくり粉をまぶしつけ、170～180℃の揚げ油でうっすらと色づくまで揚げる。
4. 小なべにaを合わせて入れ、火にかけて煮立てる。
5. 器に③の揚げ豆腐を盛り、②とおろししょうがをのせる。熱い④の汁をかける。

271 [絹ごし豆腐] 麻婆豆腐
写真は64ページ

材料（1人分）
- 絹ごし豆腐……… 140g
- 豚ひき肉………… 40g
- ねぎ……………… 15g
- しょうが………… ¼かけ
- にんにく………… ¼かけ
- 油………………… 大さじ½
- a
  - 赤みそ…………… 小さじ½
  - しょうゆ………… 小さじ1
  - 砂糖……………… 小さじ½
  - 水………………… 大さじ2
  - 顆粒鶏がらだし… 小さじ⅓
  - 豆板醤…………… ミニスプーン1
  - かたくり粉……… 小さじ½
- 小ねぎ（小口切り）…… 少量

作り方
1. 豆腐はペーパータオルに包んで、電子レンジで1分半加熱して水きりをし、あらくくずす。
2. ねぎ、しょうが、にんにくはみじん切りにする。
3. aを混ぜ合わせる。
4. フライパンに油を熱して②をいため、香りが立ったら豚ひき肉を加える。
5. 肉がパラパラになったら③を加え、煮立ったら①の豆腐を加えて1～2分煮る。かたくり粉を倍容量の水でといてまわし加え、とろみをつける。
6. 器に⑤を盛り、小ねぎを散らす。

272 [絹ごし豆腐] 肉豆腐
写真は64ページ

材料（1人分）
- 絹ごし豆腐……… 140g
- 豚ロース薄切り肉… 50g
- 玉ねぎ…………… 50g
- しらたき………… 30g
- さやえんどう…… 3枚
- 油………………… 小さじ1
- だし（または水）… ¼カップ
- a
  - しょうゆ………… 大さじ½
  - 砂糖……………… 大さじ½
  - 酒………………… 小さじ1

作り方
1. 豆腐は食べやすい大きさに切り、豚肉は3cm幅に切る。
2. 玉ねぎは繊維に直角に1cm幅に切り、しらたきは沸騰湯でさっとゆでてアクを除き、食べやすい長さに切る。
3. 沸騰湯に塩少量（分量外）を加え、さやえんどうを筋を除いてゆでる。
4. なべに油を熱し、②の玉ねぎを入れていため、しんなりしたら①の豚肉を加えていためる。
5. ④の肉の色が変わったら、だしを加える。煮立ったらアクを除き、a、②のしらたき、①の豆腐を加え、火を弱めて10～15分煮る。
6. 器に⑤を盛り、③のさやえんどうを彩りよく飾る。

273 [絹ごし豆腐] なめことみつ葉とのみそ汁
写真は64ページ

材料（1人分）
- 絹ごし豆腐……… 70g
- なめこ…………… 20g
- 三つ葉…………… 10g
- だし……………… ⅔カップ
- みそ……………… 大さじ⅔

作り方
1. 豆腐は1cm角に切り、三つ葉は2cm長さに切る。
2. なめこは水で洗い、水けをきる。
3. なべにだし、②のなめこを入れて火にかけ、煮立ったら火を弱めて、①の豆腐を加える。
4. みそをとき入れて、ひと煮立ちしたら火を消し、三つ葉を散らす。

274 [厚揚げ] 網焼き
写真は65ページ

材料（1人分）
- 厚揚げ…………… 55g
- ししとうがらし… 2本
- おろし大根……… 30g

作り方
1. 厚揚げは焼き網を熱した上にのせて両面を焼く。
2. ししとうがらしは縦に1本切り目を入れ、網焼きして、2つに切る。
3. ①の厚揚げを食べやすい大きさに切り、②とおろし大根を添える。

275 [厚揚げ] 煮物
写真は65ページ

材料（1人分）
- 厚揚げ…………… 55g
- にんじん………… 10g
- 小松菜…………… 30g
- a
  - だし……………… ⅓カップ
  - しょうゆ………… 小さじ1
  - みりん…………… 小さじ1

作り方
1. 厚揚げは熱湯をかけて油抜きをし、1cm厚さに切る。
2. にんじんは梅型で抜いてねじり梅にする。
3. 沸騰湯に塩少量（分量外）を入れ、小松菜をゆでて冷水にとり、水けを絞って3cm長さに切る。
4. なべにaを入れて火にかけ、①の厚揚げと②のにんじんを加え、中火で10分ほど煮る。
5. ③の小松菜を加えてひと煮する。
6. 器に⑤を彩りよく盛り合わせる。

ポイント! ねじり梅は、梅型で抜いた花弁と花弁の間から中央に向かって切り込みを入れ、1つの切り込みから隣ま

第2群

159

♥ 第2群　豆製品料理（厚揚げ・油揚げ・がんもどき）

で斜めに浅くそぎとる切り方。これを5回くり返す。

---

276 ［厚揚げ］中国風いため物
写真は65ページ

材料（1人分）
厚揚げ……………… 55g	油………………大さじ½	
玉ねぎ……………… 20g		みそ…………………大さじ1
キャベツ…………… 70g	a	しょうゆ…………小さじ⅔
にんじん…………… 10g		酒…………………小さじ1
ピーマン…………… 15g		砂糖………………小さじ⅓
きくらげ……………少量		

作り方
❶厚揚げは熱湯をかけて油抜きをし、一口大に切る。
❷玉ねぎはくし形切り、キャベツは一口大に切り、にんじんとピーマンはそれぞれ7～8mm幅の短冊切りにする。
❸きくらげは水につけてもどし、石づきを除いて一口大に切る。
❹aは混ぜ合わせておく。
❺フライパンに油を熱し、②の玉ねぎ、キャベツ、にんじん、ピーマン、③のきくらげの順に入れていため合わせ、厚揚げを加えてひと混ぜする。④をまわし入れ、やや強火でいためる。

---

277 ［油揚げ］網焼き
写真は65ページ

材料（1人分）
油揚げ………… 1枚(20g)	おろししょうが………少量
青じそ……………… 1枚	

作り方
❶焼き網を熱した上に油揚げをのせて両面を焼く。
❷①の油揚げを食べやすい大きさに切り、青じそを敷いた皿に盛り、おろししょうがを添える。

---

278 ［油揚げ］小松菜との煮浸し
写真は65ページ

材料（1人分）
油揚げ………… 1枚(20g)		だし………………⅓ﾀﾞ
小松菜……………… 80g	a	しょうゆ…………小さじ1
		みりん……………小さじ1

作り方
❶油揚げは熱湯をかけて油抜きをし、一口大に切る。
❷小松菜は3cm長さに切る。
❸なべにaを入れて煮立て、①の油揚げと②の小松菜を入れてさっと煮る。

---

279 ［油揚げ］袋煮
写真は65ページ

材料（1人分）
油揚げ………… ½枚(10g)		だし………………½ﾀﾞ
卵…………………… 1個		しょうゆ…………小さじ1
	a	砂糖………………小さじ1
		塩…………ミニ スプーン⅓
		酒…………………大さじ½
	ほうれん草…………… 40g	

作り方
❶油揚げは熱湯をかけて油抜きをし、袋に開く。
❷油揚げの中に卵を割り入れ、つまようじで口をとめる。
❸小なべにaを入れて煮立て、②を入れて火を弱めて静かに10分ほど煮る。
❹沸騰湯に塩少量（分量外）を入れ、ほうれん草をゆでて冷水にとり、水けを絞って3cm長さに切る。③に加え、ひと煮立ちしたら火を消して器に盛る。

---

280 ［がんもどき］刻みこんぶとの煮物
写真は66ページ

材料（1人分）
がんもどき… 小3個(70g)		しょうゆ…………小さじ1
刻みこんぶ(生)……… 30g	a	砂糖………………大さじ½
だし(または水)……⅓ﾀﾞ		酒…………………小さじ1

作り方
❶がんもどきは熱湯をかけて油抜きをする。
❷こんぶは水洗いして水けをきり、食べやすい長さに切る。
❸なべにだしとaを入れて火にかけ、煮立ったら①のがんもどき、②のこんぶを加えて味がなじむまで煮る。

---

281 ［がんもどき］含め煮
写真は66ページ

材料（1人分）
がんもどき… 小3個(70g)		だし………………⅓ﾀﾞ
小松菜……………… 30g		しょうゆ…………小さじ1
	a	砂糖………………大さじ½
		酒…………………大さじ½

作り方
❶がんもどきは熱湯をかけて油抜きをする。
❷沸騰湯に塩少量（分量外）を入れ、小松菜をゆでて冷水にとり、水けを絞って3cm長さに切る。
❸なべにaを入れて煮立て、①のがんもどきを加え、再び煮立ったら弱火にし、約10分煮る。
❹器に③のがんもどき、②の小松菜を盛り、煮汁をかける。

---

282 ［がんもどき］里芋との煮物
写真は66ページ

材料（1人分）
がんもどき… 小3個(70g)		しょうゆ…………小さじ1
里芋………………… 70g		酒…………………大さじ½
だし……………… ⅓ﾀﾞ	a	砂糖………………大さじ½
大根の葉……………適量		塩…………ミニ スプーン⅙

豆製品料理 (凍り豆腐・おから) 第2群

作り方
❶がんもどきは半分に切り、熱湯をかけて油抜きをする。里芋は洗って皮を厚めにむき、塩少量（分量外）をふり、もんでぬめりをとり、ゆでる。
❷なべにだしを入れて火にかけ、煮立ったらa、里芋とがんもどきを加えて火を弱め、落としぶたをし、芋がやわらかくなるまで煮る。
❸沸騰湯に塩少量（分量外）を入れ、大根の葉をゆでて冷水にとり、水けを絞って7mm長さに切る。
❹器に②を盛り、③を散らす。

283 [凍り豆腐] 含め煮
写真は66ページ

材料（1人分）
凍り豆腐	1枚(15g)	だし	½カップ
にんじん	10g	砂糖	小さじ1
小松菜	30g	しょうゆ	小さじ¼
		塩	ミニスプーン½

（にんじん・小松菜欄に a）

作り方
❶凍り豆腐はボールに入れ、たっぷりの熱湯をかけて落としぶたをし、中心がやわらかくなるまでもどす。水けをきっちりと絞り、食べやすい大きさに切る。
❷にんじんはねじり梅（159ページ **275** ポイント! 参照）にする。
❸沸騰湯に塩少量（分量外）を入れ、小松菜をゆでて冷水にとり、水けを絞って3cm長さに切る。
❹なべにaを入れて火にかけ、煮立ったら①の凍り豆腐と②のにんじんを加える。
❺再び煮立ったら火を弱めて20分煮、味を含ませる。③を加えてひと煮する。

284 [凍り豆腐] 豚肉とにらのいため煮
写真は66ページ

材料（1人分）
凍り豆腐	1枚(15g)	だし（または水）	大さじ2
豚もも薄切り肉	20g	しょうゆ	小さじ1
にら	40g	みりん	大さじ½
油	大さじ½	酒	大さじ½

作り方
❶凍り豆腐はボールに入れ、たっぷりの熱湯をかけて落としぶたをし、中心がやわらかくなるまでもどす。水けをきっちりと絞り、5mm幅の短冊切りにする。
❷豚肉を一口大に切り、にらは3cm長さに切る。
❸フライパンに油を熱し、豚肉を入れて色が変わるまでいためる。①の凍り豆腐を加えていため合わせる。
❹にらを加えていため合わせ、全体に油がまわったらaを加えてひと煮し、凍り豆腐に味をなじませる。

285 [凍り豆腐] 鶏ささ身との卵とじ
写真は66ページ

材料（1人分）
凍り豆腐	1枚(15g)	だし	½カップ
鶏ささ身	30g	砂糖	小さじ1
三つ葉	10g	しょうゆ	大さじ½
		とき卵	1個分

作り方
❶凍り豆腐はボールに入れ、たっぷりの熱湯をかけて落としぶたをし、中心がやわらかくなるまでもどす。水けをきっちりと絞り、食べやすい大きさに切る。
❷鶏ささ身は筋を除いてそぎ切りにする。
❸三つ葉は3〜4cm長さに切る。
❹なべにaを入れて火にかけ、煮立ったら①の凍り豆腐と②の鶏ささ身を入れる。再び煮立ったら火を弱め、10分ほど煮る。
❺三つ葉を散らし入れ、とき卵をまわし入れる。火を弱めてふたをし、卵を半熟状に仕上げる。

286 [おから] サクラエビ入りおから
写真は67ページ

材料（1人分）
おから	35g	油	小さじ1
サクラエビ	大さじ1	だし	¼カップ
にんじん	10g	砂糖	大さじ½
しょうが	¼かけ	しょうゆ	小さじ1
生しいたけ	1枚	酒	小さじ1
ねぎ	10g	さやいんげん	1本

作り方
❶にんじん、しょうがはせん切りにし、しいたけは石づきを除いて薄切りにする。ねぎは小口切りにする。
❷沸騰湯に塩少量（分量外）を入れ、さやいんげんをゆで、水けをきって斜め5mm幅に切る。
❸なべに油を熱し、しょうがを入れ、香りが立ったらねぎ、にんじん、しいたけ、サクラエビの順に加えていため、全体に油がまわってしんなりしたら、おからを加え、いためる。
❹③にa、②を加え、汁けをとばすように煮る。

287 [おから] 牛肉入りおから
写真は67ページ

材料（1人分）
おから	35g	しょうゆ	小さじ1
牛肩薄切り肉	25g	みりん	小さじ1
ねぎ	10g	砂糖	小さじ1
しらたき	30g	だし	¼カップ
油	小さじ1		

作り方
❶牛肉は食べやすい大きさに切り、ねぎは小口切りにする。
❷しらたきは沸騰湯でゆでて、食べやすい長さに切る。
❸なべに油を熱して①の牛肉とねぎ、②のしらたきを入れていため、肉の色が変わったら、おからを加える。全体に油がまわったらaを加え、汁けをとばすように煮る。

第2群

♥ 第2群　豆製品料理（おから・豆乳）　豆料理（大豆）

288 ［おから］おからバーグ
写真は67ページ

材料（1人分）
a	おから…………35g		油…………小さじ1
	鶏ひき肉………50g	b	しょうゆ………小さじ1
	ねぎ……………20g		みりん…………小さじ1
	しょうが………¼かけ		おろし大根………30g
	にんじん………10g		青じそ……………1枚
	とき卵…………15g		
	酒…………小さじ½		
	塩……ミニスプーン⅙		

作り方
❶ねぎ、しょうが、にんじんはみじん切りにする。
❷aを粘りが出るまでよく混ぜ、2等分にし、丸形にする。
❸フライパンに油を熱し、②を両面色よく焼き、中まで火を通す。皿にいったんとり出す。
❹③のフライパンの余分な油をペーパータオルでふきとり、bを入れて煮立てる。③を戻して味をからめる。
❺皿に青じそを敷き、④を盛り、おろし大根を添える。

289 ［豆乳（無調整）］ソイラテ
写真は67ページ

材料（1人分）
無調整豆乳…………85g	コーヒー（浸出液）……½カップ

作り方
コーヒー（エスプレッソか、濃い目にいれたもの）に、温めた豆乳を加え混ぜる。

290 ［豆乳（無調整）］みそ汁
写真は67ページ

材料（1人分）
無調整豆乳…………85g	だしまたは水………½カップ
じゃが芋…………50g	白みそ…………大さじ½
玉ねぎ……………20g	赤みそ…………大さじ½
ほうれん草………15g	

作り方
❶ほうれん草は塩少量（分量外）を加えた熱湯でゆで、水にとって冷まし水けを絞って3cm長さに切る。じゃが芋は食べやすい大きさに切り、水につけてアクを除く。玉ねぎは薄切りにする。
❷なべにだしとじゃが芋、玉ねぎを入れて火にかける。じゃが芋がやわらかくなったら、豆乳を加えて2～3分煮、みそをとき入れる。ほうれん草を加え、沸騰する直前に火を消す。

291 ［豆乳（無調整）］アサリとのチャウダー
写真は67ページ

材料（1人分）
無調整豆乳…………85g			油…………小さじ1
アサリ（殻つき）…100g（正味40g）			顆粒ブイヨン……小さじ¼
酒…………小さじ1		a	水……………⅓カップ
じゃが芋…………40g			ロリエ…………¼枚
玉ねぎ……………20g		塩……ミニスプーン⅓	
にんじん…………15g		こしょう…………少量	
ブロッコリー………30g		b	小麦粉…………大さじ½
			バター…………大さじ½

作り方
❶アサリは塩水（分量外）につけて砂抜きする。よく洗ってなべに入れ、酒をふって蒸し煮にする。アサリと蒸し汁を分けておく。
❷じゃが芋と玉ねぎは角切りにし、にんじんはいちょう切りにする。
❸ブロッコリーは小房に分け、塩少量（分量外）を加えた熱湯でかためにゆでる。
❹bはよく混ぜ合わせる。
❺なべに油を熱し、じゃが芋と玉ねぎ、にんじんをいため、しんなりしたらaとアサリの蒸し汁を加えて、野菜がやわらかくなるまで煮る。
❻豆乳を加えて煮立ちかけたら④を加えてとろみをつけ、アサリとブロッコリーを加え、塩とこしょうを加える。

292 ［大豆（ゆで）］五目豆
写真は68ページ

材料（1人分）
大豆（ゆで）…………45g	こんぶ………3～4cm角
れんこん…………25g	砂糖…………大さじ⅓
ごぼう……………25g	しょうゆ………大さじ½
にんじん…………20g	

作り方
❶れんこんとごぼうは乱切りにして、水にさらしてアクを除き、さっと下ゆでする。
❷にんじんは8mm角に切り、こんぶはぬれぶきんで表面をふいて1cm角に切る。
❸なべに大豆、①、②を入れる。かぶるくらいの水を入れ、砂糖を加えて中火から弱火で20分ほど煮る。
❹③にしょうゆを加えて煮汁がなくなるまで煮る。

ポイント! 乾燥大豆を使う場合は4倍容量の水につけて一晩おき、つけ水ごとなべに入れて中火でやわらかくなるまでゆでる。途中豆が水から出ないよう差し水をする。

293 ［大豆（ゆで）］サラダ
写真は68ページ

材料（1人分）
大豆（ゆで）…………45g			酢…………大さじ1
きゅうり…………50g		a	油…………大さじ½
ミニトマト…………5個			塩……ミニスプーン1弱
玉ねぎ……………25g			こしょう…………少量
グリーンリーフ………15g			

作り方
❶きゅうりは縦に6つ割りにして種をそぎとり、1cm幅に切る。
❷ミニトマトはくし形切りにする。
❸玉ねぎはみじん切りにし、aと混ぜ合わせる。
❹①、②、大豆を混ぜ合わせ、③であえる。
❺器にグリーンリーフを敷き、④を盛る。

豆料理（大豆・納豆・いんげん豆） **第2群**

294 [大豆（ゆで）] ポークビーンズ
写真は68ページ

材料（1人分）

大豆（ゆで）	45g
豚ヒレ肉	25g
玉ねぎ	30g
にんじん	30g
にんにく	¼かけ
a 油	小さじ1
トマト水煮缶詰め	100g
砂糖	小さじ¼
塩	ミニスプーン½弱
パセリ（みじん切り）	少量

作り方

❶玉ねぎ、にんじん、豚肉は8mm～1cm角に切る。
❷トマトの水煮は種を除いてざく切りにする。
❸なべに油を熱し、たたいてつぶしたにんにくを入れていため、香りが立ったら①を玉ねぎ、にんじん、豚肉の順に加えいためる。
❹③に②のトマト、ａを加える。
❺煮立ったら大豆を加え、火を弱めて汁けがほとんどなくなるまで煮る。
❻器に⑤を盛り、パセリを散らす。

295 [納豆] にら納豆
写真は68ページ

材料（1人分）

納豆	40g
にら	20g
しょうゆ	小さじ⅔

作り方

❶にらは沸騰湯に塩少量（分量外）を入れ、さっとゆでて冷水にとり、水けを絞って1cm長さに切る。
❷納豆は包丁でたたき、よく混ぜ、粘りが出たらしょうゆをかけ、さらに混ぜる。
❸①のにらと②の納豆を混ぜ合わせて器に盛る。

296 [納豆] 納豆
写真は68ページ

材料（1人分）

納豆	40g
小ねぎ	少量
とうがらし	少量

作り方

❶小ねぎは小口切りにする。
❷器に納豆を入れ、①のねぎとからしをのせる。
❸食べるときにしょうゆ（分量外、27ページ参照）を加え、よく混ぜる。

297 [納豆] マグロ納豆
写真は68ページ

材料（1人分）

マグロの赤身（刺し身用）	40g
とうがらし	少量
ひき割り納豆	40g
しょうゆ	小さじ1
青じそ	1枚

作り方

❶マグロは一口大の角切りにし、しょうゆ小さじ½とからしであえる。
❷納豆はしょうゆ小さじ½をかけて混ぜ、①のマグロをあえる。青じそを敷いた器に盛る。

298 [いんげん豆（ゆで）] いんげん豆の甘煮
写真は69ページ

材料（1人分）

いんげん豆（ゆで）	55g
a 水	¼カップ
砂糖	大さじ1
酒	大さじ½
塩	ミニスプーン⅙

作り方

なべにａを入れて煮立て、白いんげん豆を加え20～30分煮て、味をなじませる。

299 [いんげん豆（ゆで）] いんげん豆とトマトのサラダ
写真は69ページ

材料（1人分）

いんげん豆（ゆで）	55g
トマト	50g
a 酢	大さじ½
油	大さじ½
白ワイン	小さじ½
にんにく	¼かけ
バジル	1枚
塩	ミニスプーン⅓
こしょう	少量
チャービル	少量

作り方

❶トマトは1cm角に切り、にんにく、バジルはみじん切りにする。
❷ａを混ぜ合わせ、トマト、いんげん豆をあえ、味がなじむまでおく。器に盛り、チャービルをのせる。

 第2群

第2群 豆料理（きんとき豆・ひよこ豆）

300 ［きんとき豆（ゆで）］きんとき豆のチリコンカーン

写真は 69 ページ

材料（1人分）

- きんとき豆(ゆで)…… 55g
- 牛豚ひき肉…………… 40g
- 玉ねぎ………………… 30g
- にんにく……………¼かけ
- 油……………………大さじ½
- a
  - トマト水煮缶詰め… 100g
  - ロリエ………………½枚
  - 顆粒ブイヨン……小さじ¼
  - 砂糖………………小さじ¼
  - チリパウダー………少量
- 塩……………………ミニスプーン¼
- こしょう………………少量
- パセリ(みじん切り)…少量

作り方

❶玉ねぎ、にんにくはみじん切りにし、トマトの水煮は種を除く。

❷なべに油を熱し、にんにくを入れ、香りが立ったらひき肉を加えいため、色が変わったら、玉ねぎを加えいためる。玉ねぎがしんなりしたらaを加え、煮立ったら火を弱め、きんとき豆を加え、10～15分ほど煮、塩、こしょうで調味する。

❸器に②を盛り、パセリを散らす。

301 ［ひよこ豆（ゆで）］スープ

写真は 69 ページ

材料（1人分）

- ひよこ豆(ゆで)……… 45g
- キャベツ……………… 30g
- 玉ねぎ………………… 20g
- にんじん……………… 15g
- a
  - 水…………………… 1カップ
  - 顆粒ブイヨン……小さじ¼
  - ロリエ………………¼枚
- 塩……………………ミニスプーン⅓
- こしょう………………少量
- にんにくのみじん切り…¼かけ分
- 油……………………小さじ1

作り方

❶キャベツは2cm角に、玉ねぎは薄切りにし、にんじんはせん切りにする。

❷なべに油とにんにくのみじん切りを熱し、香りが出たらひよこ豆と玉ねぎ、にんじんを加えていためる。玉ねぎが少し透明になってきたら、キャベツとaを加える。煮立ったら火を弱め、野菜がやわらかくなるまで煮る。

❸塩とこしょうで味をととのえて火を消す。

302 ［ひよこ豆（ゆで）］サラダ

写真は 69 ページ

材料（1人分）

- ひよこ豆(ゆで)……… 45g
- ロースハム…… ½枚(10g)
- きゅうり……………… 30g
- 玉ねぎ………………… 10g
- a
  - 酢…………………小さじ1
  - サラダ油…………大さじ½
  - 塩…………………ミニスプーン½
  - こしょう……………少量
  - 砂糖…………ミニスプーン⅔弱

作り方

❶ハムときゅうりは角切りにする。

❷玉ねぎはみじん切りにし、塩少量（分量外）をふってしんなりしたら水洗いし、水けを絞る。

❸①と②、ひよこ豆を混ぜ合わせてaであえる。

303 ［ひよこ豆（ゆで）］トマトカレー煮

写真は 69 ページ

材料（1人分）

- ひよこ豆(ゆで)……… 45g
- ロースハム…… 1枚(20g)
- 玉ねぎ………………… 30g
- にんじん……………… 20g
- にんにく……………¼かけ
- 油……………………大さじ½
- カレー粉……………小さじ½
- トマト水煮缶詰め…… 100g
- a
  - 顆粒ブイヨン……小さじ¼
  - ロリエ………………½枚
  - 塩…………………ミニスプーン⅔
  - 水…………………¼カップ

作り方

❶ハムは短冊に切る。玉ねぎはくし形切りにして長さを半分に切る。

❷にんじんは斜め切りに、にんにくはみじん切りにする。トマトの水煮は種を除いておく。

❸なべに油とにんにくを熱し、香りが出たらハム、玉ねぎ、にんじん、ひよこ豆の順に加えていためる。

❹全体に油がまわったら、カレー粉を加えて香りが立つまでいため、aを加える。煮立ちかけたらトマトを加え弱火で15分ほど煮る。

第3群 野菜料理（ほうれん草）

304 ［ほうれん草］お浸し

写真は 70 ページ

材料（1人分）

- ほうれん草…………… 80g
- だし…………………大さじ½
- しょうゆ……………小さじ⅔
- 削りガツオ……………少量

作り方

❶ほうれん草は水洗いし、根元の太いものには十文字の切り込みを入れる。

❷たっぷりの沸騰湯に、塩少量（分量外）を入れ、①のほうれん草を根元のほうから入れてゆでる。

❸②を冷水にとり、水けを絞って3cm長さに切る。

❹だしとしょうゆを合わせて割りじょうゆを作り、½量を③のほうれん草にかけて軽く汁けを絞る。

❺器に④を盛って削りガツオをのせ、残りの割りじょうゆをかける。

305 ［ほうれん草］ナムル

写真は 70 ページ

材料（1人分）

- ほうれん草…………… 80g
- いり白ごま…………小さじ⅓
- a
  - しょうゆ…………小さじ⅔
  - ごま油……………小さじ¼
  - おろしにんにく……少量

作り方

❶ほうれん草は水洗いし、根元の太いものには十文字の切り込みを入れる。

❷たっぷりの沸騰湯に、塩少量（分量外）を入れ、①のほうれん草を根元のほうから入れてゆでる。

❸②を冷水にとり、水けを絞って3cm長さに切る。

❹③をaであえる。器に盛り、いり白ごまを散らす。

ポイント! お好みで一味とうがらしを加えても。

野菜料理 (ほうれん草) 第3群

306 [ほうれん草] ごまあえ
写真は70ページ

材料（1人分）
- ほうれん草……80g
- 白ごま……大さじ½
- しょうゆ……小さじ⅔
- 砂糖……小さじ⅔
- だし……大さじ½

作り方
1. ほうれん草は水洗いし、根元の太いものには十文字の切り込みを入れる。
2. たっぷりの沸騰湯に、塩少量（分量外）を入れ、①のほうれん草を根元のほうから入れてゆでる。
3. ②を冷水にとり、水けを絞って3cm長さに切る。
4. 白ごまは香ばしくいり、包丁で刻むか、すり鉢であらくする。少量とりおく。
5. ④にしょうゆと砂糖、だしを加えて混ぜ、③のほうれん草をあえ、器に盛る。とりおいたごまをふる。

307 [ほうれん草] バターソテー
写真は70ページ

材料（1人分）
- ほうれん草……80g
- バター……小さじ1
- 塩……ミニスプーン¼
- こしょう……少量

作り方
1. ほうれん草は水洗いし、根元の太いものには十文字の切り込みを入れる。
2. たっぷりの沸騰湯に、塩少量（分量外）を入れ、①のほうれん草を根元のほうから入れてゆでる。
3. ②を冷水にとり、水けを絞って3cm長さに切る。
4. フライパンにバターを熱し、③のほうれん草を入れてさっといためる。
5. 全体にバターがまわったら、塩、こしょうで調味して皿に盛る。

308 [ほうれん草] にんにくいため
写真は70ページ

材料（1人分）
- ほうれん草……80g
- にんにく……¼かけ
- 油……小さじ1
- 塩……ミニスプーン½弱
- こしょう……少量

作り方
1. ほうれん草は水洗いし、根元の太いものには十文字の切り込みを入れる。
2. たっぷりの沸騰湯に、塩少量（分量外）を入れ、①のほうれん草を根元のほうから入れてゆでる。
3. ②を冷水にとり、水けを絞って3cm長さに切る。
4. にんにくはみじん切りにする。
5. フライパンに油とにんにくを熱し、香りが立ったら③のほうれん草を加えていため、塩、こしょうで調味する。

309 [ほうれん草] 白あえ
写真は70ページ

材料（1人分）
- ほうれん草……80g
- もめん豆腐……50g
- 練り白ごま……小さじ1
- 砂糖……小さじ⅔
- しょうゆ……ミニスプーン¼
- 塩……ミニスプーン½
- だし……大さじ½

作り方
1. ほうれん草は水洗いし、根元の太いものには十文字の切り込みを入れる。
2. たっぷりの沸騰湯に、塩少量（分量外）を入れ、①のほうれん草を根元のほうから入れてゆでる。
3. ②を冷水にとり、水けを絞って3cm長さに切る。
4. 豆腐はゆでて水けを絞り、練りごま、砂糖、しょうゆ、塩、だしを加えてよくすり混ぜ、③をあえる。

310 [ほうれん草] ベーコンとのサラダ
写真は70ページ

材料（1人分）
- ほうれん草……80g
- ベーコン……20g
- 油……小さじ1
- 酢……小さじ1
- 塩……ミニスプーン⅙
- こしょう……少量

作り方
1. ほうれん草は葉先のやわらかい部分を摘み、冷水に放って、水けを充分にきって器に盛る。
2. ベーコンは細切りにする。
3. フライパンに油を熱して②のベーコンを入れ、焦がさないように弱火でカリカリになるまでいためる。
4. ③を火から下ろし、酢と塩、こしょうを加えて混ぜ、手早く①のほうれん草にかける。

第3群

♣ 第3群　野菜料理 (小松菜・春菊・青梗菜)

311 [小松菜] からしあえ
写真は71ページ

材料（1人分）
- 小松菜………… 100g
- 練りがらし……… 小さじ1/3
- だし……………… 小さじ1
- しょうゆ………… 小さじ1

作り方
❶小松菜は根を切り捨てて水洗いし、根元の太いものには十文字の切り込みを入れる。
❷たっぷりの沸騰湯に塩少量（分量外）を入れ、①を根元のほうから入れてゆでる。
❸②をざるにあげてから冷水にとり、手早くさまして水けを絞り、3cm長さに切る。
❹練りがらしにだしとしょうゆを加えて混ぜる。
❺④の1/2量を③にかけて軽くあえ混ぜ、汁けを絞る。残りの④をかけてあえ、器に盛る。

312 [小松菜] ソテー
写真は71ページ

材料（1人分）
- 小松菜………… 100g
- 油………………… 大さじ1/2
- 塩………………… ミニスプーン1/2強
- こしょう………… 少量

作り方
❶小松菜は根を切り捨てて水洗いし、3cm長さに切る。
❷フライパンに油を熱し、小松菜を根元のほうから入れて強火でいためる。
❸全体に油がまわったら塩、こしょうで調味する。

313 [小松菜] 厚揚げとの煮浸し
写真は71ページ

材料（1人分）
- 小松菜………… 100g
- 厚揚げ…………… 50g
- a[だし……………… 1/4カップ
-    しょうゆ………… 大さじ1/2
-    みりん…………… 大さじ1/2]

作り方
❶小松菜は根を切り捨てて水洗いし、3cm長さに切る。厚揚げは熱湯をかけて油抜きをし、一口大に切る。
❷なべにaを入れて火にかけ、煮立ったら①を加えてさっと煮る。

314 [春菊] お浸し
写真は71ページ

材料（1人分）
- 春菊……………… 75g
- a[しょうゆ………… 小さじ2/3
-    だし……………… 大さじ2/3]

作り方
❶沸騰湯に塩少量（分量外）を入れ、春菊の葉先を手でちぎって入れ、さっとゆでる。冷水にとって水けを絞り、3cm長さに切る。
❷aを混ぜ合わせ、①を浸す。

315 [春菊] ごまあえ
写真は71ページ

材料（1人分）
- 春菊……………… 75g
- a[練り白ごま……… 小さじ1
-    砂糖……………… 小さじ1/3
-    しょうゆ………… 小さじ2/3
-    だし……………… 大さじ2/3
-    いり白ごま……… 小さじ1/3]

作り方
❶沸騰湯に塩少量（分量外）を入れ、春菊の葉先を手でちぎって入れ、さっとゆでる。冷水にとってさまし、水けを絞って3cm長さに切る。
❷練りごまはよくすり混ぜて香りを出し、残りのaを加えて混ぜ合わせ、①を加えてあえる。
❸器に②を盛り、いり白ごまをふる。

316 [春菊] イカとのサラダ
写真は71ページ

材料（1人分）
- 春菊……………… 75g
- イカ（刺し身用）…… 50g
- a[酢………………… 大さじ1/2
-    油………………… 小さじ1
-    ごま油…………… 小さじ1
-    しょうゆ………… ミニスプーン1
-    塩………………… ミニスプーン1/2
-    おろしにんにく…… 少量
-    おろししょうが…… 少量]

作り方
❶春菊は葉先のやわらかいところを摘み、冷水に放つ。
❷イカは食べやすい大きさに切る。
❸①の水けをきり、②のイカとともに器に盛り、aを混ぜ合わせてかける。

317 [青梗菜] お浸し
写真は72ページ

材料（1人分）
- 青梗菜…………… 90g
- a[だし……………… 大さじ1
-    しょうゆ………… 小さじ2/3]

作り方
❶青梗菜は3cm長さに切り、根元の部分は3つ割りにし、芯の部分は斜めに切り落とす。沸騰湯に塩少量（分量外）を入れ、青梗菜を根元のほうから入れてゆでる。冷水にとって水けを絞る。
❷①の青梗菜をaの割りじょうゆであえて器に盛る。

318 [青梗菜] ソテー
写真は72ページ

材料（1人分）
- 青梗菜…………… 90g
- 油………………… 大さじ1/2
- 塩………………… ミニスプーン1/2
- こしょう………… 少量

作り方
❶青梗菜は3cm長さに切り、根元の部分は4つ割りにし、

野菜料理 (青梗菜・にら・モロヘイヤ) 第3群

芯の部分は斜めに切り落とす。
❷フライパンに油を熱し、青梗菜を根元のほうから入れる。強火で手早くいため、塩とこしょうで調味する。

319 [青梗菜] ミルク煮
写真は72ページ

材料（1人分）
青梗菜	90g
ロースハム	1枚(20g)
油	小さじ1
牛乳	1/3カップ
塩	ミニスプーン1/2弱
砂糖	小さじ1/2
かたくり粉	小さじ2/3

作り方
❶青梗菜は3cm長さに切り、根元の部分は6つ割りにし、芯の部分は斜めに切り落とす。
❷ハムは食べやすい大きさに切る。
❸フライパンに油を熱し、青梗菜を根元のほうから入れていためる。全体に油がまわったら牛乳、塩、砂糖、❷のハムを加え、中火で青梗菜がやわらかくなるまで煮る。
❹かたくり粉を倍容量の水でといてまわし入れ、とろみがついたら火を消して器に盛る。

320 [にら] お浸し
写真は72ページ

材料（1人分）
にら	40g
しょうゆ	小さじ1/2
だし	大さじ1/2
削りガツオ	少量

作り方
❶沸騰湯に塩少量（分量外）を入れ、にらをさっとゆでる。冷水にとって水けを絞り、3cm長さに切る。
❷器に❶を盛り、しょうゆとだしを合わせたものをかけ、削りガツオをのせる。

321 [にら] もやしとのにんにくいため
写真は72ページ

材料（1人分）
にら	40g
もやし	50g
にんにく	1/4かけ
油	小さじ1
塩	ミニスプーン2/3弱

作り方
❶にらは3cm長さに切り、もやしはひげ根を除く。にんにくはみじん切りにする。
❷フライパンに油、にんにくを入れて熱し、香りが立ったら、にら、もやしを加えいため、全体に油がまわったら塩を加えて調味する。

322 [にら] 卵とじ
写真は72ページ

材料（1人分）
にら	40g
サクラエビ	大さじ1
卵	1個
a { だし	1/4カップ
しょうゆ	小さじ1
みりん	小さじ1

作り方
❶にらは3cm長さに切る。卵は割りほぐす。
❷フライパンにaを入れて煮立て、❶のにらを加える。
❸再び煮立ったら、サクラエビを加え、❶の卵をまわし入れ、ふたをして火を弱め、半熟状に仕上げる。

323 [モロヘイヤ] お浸し
写真は73ページ

材料（1人分）
モロヘイヤ	70g
a { しょうゆ	小さじ2/3
だし	大さじ2/3
削りガツオ	1g

作り方
❶モロヘイヤは塩少量（分量外）を加えた熱湯でさっとゆで、冷水にとって水けを絞り、3cm長さに切る。
❷❶をaであえて器に盛り、削りガツオをかける。

324 [モロヘイヤ] にんにくいため
写真は73ページ

材料（1人分）
モロヘイヤ	70g
にんにく	1/4かけ
油	小さじ1
塩	ミニスプーン1/2弱
こしょう	少量

作り方
❶モロヘイヤは3cm長さに切る。
❷にんにくはみじん切りにする。
❸フライパンに油と❷を入れて弱火にかけ、香りが出てきたら❶を加えて強火でいため、塩とこしょうで調味する。

325 [モロヘイヤ] スープ
写真は73ページ

材料（1人分）
モロヘイヤ	30g
にんにく	1/2かけ
油	小さじ1
水	2/3カップ
顆粒ブイヨン	小さじ1/3
塩	ミニスプーン1/2
こしょう	少量

作り方
❶モロヘイヤは塩少量（分量外）を加えた熱湯でゆでて、冷水にとってさまし、水を絞って細かく切る。
❷にんにくは薄切りにする。
❸なべに油とにんにくを入れて弱火にかけ、にんにくがきつね色になったらとり出す。
❹❸のなべに分量の水と顆粒ブイヨンを加え、中火にする。沸騰したらモロヘイヤを加え、塩とこしょうで味をととのえる。❸のにんにくチップを加えて火を消す。

第3群

167

第3群　野菜料理（さやいんげん・ブロッコリー・オクラ）

326 ［さやいんげん］お浸し

写真は73ページ

材料（1人分）

さやいんげん…………50g　しょうゆ…………小さじ½
だし…………大さじ½　削りガツオ…………少量

作り方

❶沸騰湯に塩少量（分量外）を入れ、さやいんげんを筋を除いてからゆでる。ざるにとって手早くさまし、3cm長さに切る。
❷だしとしょうゆを合わせた中に①をあえて混ぜ、器に盛って削りガツオをのせる。

327 ［さやいんげん］煮物

写真は73ページ

材料（1人分）

さやいんげん…………50g　しょうゆ…………小さじ1
だし…………¼カップ　みりん…………小さじ1

作り方

❶沸騰湯に塩少量（分量外）を入れ、さやいんげんを筋を除いてからゆでる。ざるにとって手早くさまし、3cm長さに切る。
❷なべにだし、しょうゆ、みりんを入れて煮立て、①のさやいんげんを入れて中火から弱火で味がなじむまで煮る。

328 ［さやいんげん］ごまあえ

写真は73ページ

材料（1人分）

さやいんげん…………50g　しょうゆ…………小さじ⅔
黒ごま…………大さじ½　砂糖…………小さじ½
だし…………大さじ½

作り方

❶沸騰湯に塩少量（分量外）を入れ、さやいんげんを筋を除いてからゆでる。ざるにとって手早くさまし、3cm長さに切る。
❷黒ごまは香ばしくいってすり（少量とりおく）、しょうゆと砂糖、だしを加えてさらにすり混ぜる。
❸②で①をあえて器に盛り、残しておいたごまをふる。

329 ［ブロッコリー］塩ゆで（マヨネーズ）

写真は74ページ

材料（1人分）

ブロッコリー…………75g　マヨネーズ…………大さじ½

作り方

❶沸騰湯に塩少量（分量外）を入れ、ブロッコリーを小房に切り分け、ゆでる。ざるにとり、手早くあおいでさます。
❷器に①のブロッコリーを盛り、マヨネーズを添える。

ポイント! ブロッコリーは水にとらず、ざるにあげたら手早くあおいでさますとよい。

330 ［ブロッコリー］にんにくこしょういため

写真は74ページ

材料（1人分）

ブロッコリー…………75g　油…………小さじ1
にんにく…………¼かけ　塩…………ミニスプーン⅓
しょうが…………¼かけ　こしょう…………少量

作り方

❶沸騰湯に塩少量（分量外）を入れ、ブロッコリーを小房に切り分け、ゆでる。ざるにとり、手早くさます。
❷にんにくとしょうがはみじん切りにする。
❸フライパンに油とにんにく、しょうがを入れて弱火にかけ、香りが出てきたら火を強めてブロッコリーを加えていため、塩とこしょうで味をととのえる。

331 ［ブロッコリー］バターソテー

写真は74ページ

材料（1人分）

ブロッコリー…………75g　塩…………ミニスプーン¼
バター…………大さじ½　こしょう…………少量

作り方

❶沸騰湯に塩少量（分量外）を入れ、ブロッコリーを小房に切り分け、ゆでる。ざるにとり、手早くあおいでさます。
❷フライパンにバターを熱し、①のブロッコリーをいためて塩、こしょうで調味する。

332 ［オクラ］お浸し

写真は74ページ

材料（1人分）

オクラ…………55g
a［だし…………大さじ½
　しょうゆ…………小さじ½］

作り方

❶オクラは塩少量（分量外）をふって板ずりし、沸騰湯でさっとゆでる。冷水にとってさまし、3等分に切る。
❷aを合わせ、①をあえる。

333 ［オクラ］刻みオクラ

写真は74ページ

材料（1人分）

オクラ…………55g　だし…………大さじ½
しょうゆ…………小さじ½　いり白ごま…………小さじ⅓

作り方

❶オクラは塩少量（分量外）をふって板ずりし、沸騰湯でさっとゆでる。冷水にとってさまし、小口切りにしてしょうゆとだしと合わせておく。
❷器に①を盛り、いり白ごまを散らす。

334 ［オクラ］トマト煮

写真は74ページ

材料（1人分）

オクラ…………55g
豚ひき肉…………25g
玉ねぎ…………30g
にんにく…………¼かけ
油…………大さじ½
a［トマト水煮缶詰め…100g
　ロリエ…………½枚
　顆粒ブイヨン……小さじ⅓
　砂糖…………小さじ¼
　カレー粉…………小さじ⅕］
塩…………ミニスプーン¼
こしょう…………少量

野菜料理 （グリーンアスパラガス・かぼちゃ） 第3群

作り方
❶オクラは塩少量（分量外）をふって板ずりし、沸騰湯でさっとゆで、冷水にとってさます。玉ねぎ、にんにくはみじん切りにし、トマトの水煮は種を除いておく。
❷なべに油、にんにくを入れて熱し、香りが立ったらひき肉を加えていためる。肉の色が変わったら、玉ねぎを加えいためる。
❸玉ねぎがしんなりしたらaを加え、煮立ったら火を弱め、10～15分ほど煮る。①のオクラを加えて塩、こしょうで調味する。

335 ［グリーンアスパラガス］ ソテー　写真は75ページ

材料（1人分）
グリーンアスパラガス… 3本(50g)　塩……… ミニスプーン1/3
油………… 小さじ1　こしょう……… 少量

作り方
❶グリーンアスパラガスは根元のかたい部分とはかまを除き、乱切りにする。
❷フライパンに油を熱し、アスパラの根元に近い部分から順に入れて強火でいため、塩とこしょうで味をととのえる。

336 ［グリーンアスパラガス］ 塩ゆで（マヨネーズ）　写真は75ページ

材料（1人分）
グリーンアスパラガス… 3本(50g)　マヨネーズ……… 大さじ1/2

作り方
❶グリーンアスパラガスは根元のかたい部分とはかまを除き、塩少量（分量外）を加えた熱湯でゆでて水けをきる。
❷①を食べやすい長さに切って器に盛り、マヨネーズを添える。

337 ［グリーンアスパラガス］ きんぴら風　写真は75ページ

材料（1人分）
グリーンアスパラガス… 3本(50g)　油……… 小さじ1
しめじ……… 30g　｜しょうゆ……… 小さじ1
赤とうがらし……… 1/4本　a｜みりん……… 小さじ1

作り方
❶グリーンアスパラガスははかまを除いて1cm幅の斜め切りにする。しめじは石づきをとって小房に分ける。
❷赤とうがらしは小口切りにする。
❸フライパンに油と赤とうがらしを熱し、アスパラガスとしめじを加えいためる。アスパラガスに八分通り火が通ったらaを加えて汁けをとばすようにしていためる。

338 ［かぼちゃ］ 煮物　写真は75ページ

材料（1人分）
かぼちゃ……… 90g
　｜だし……… 1/3カップ
a｜しょうゆ……… 小さじ1
　｜酒……… 大さじ1/2
　｜砂糖……… 大さじ1/2

作り方
❶かぼちゃは種をスプーンでくりぬいて除き、食べやすい大きさに切って面とりをする。
❷なべにaを入れ、①を皮を下にして並べる。中火にかけ、煮立ったら火を弱めて汁がごく少量になるまで煮る。

339 ［かぼちゃ］ ポタージュ　写真は75ページ

材料（1人分）
かぼちゃ……… 90g　顆粒ブイヨン……… 小さじ1/3
玉ねぎ……… 30g　塩……… ミニスプーン1/4
バター……… 小さじ1　こしょう……… 少量
水……… 1/2カップ　生クリーム……… 大さじ1/2
牛乳……… 1/2カップ　パセリ(みじん切り)… 少量

作り方
❶かぼちゃは種をスプーンでくりぬいて除き、皮をそぎ落とし、一口大に切る。玉ねぎは薄切りにする。
❷なべにバターを熱し、玉ねぎをいためる。しんなりとしたらかぼちゃを加え、周囲がやわらかくなるまでいためる。
❸分量の水と牛乳、顆粒ブイヨンを加え、煮立ったらアクを除き、火を弱める。かぼちゃがやわらかくなるまで煮る。
❹③を煮汁ごとミキサーに入れ、なめらかになるまで撹拌する。
❺④をなべに戻して火にかけ、煮立つ直前に塩とこしょうで味をととのえ、生クリームを加える。器に盛り、パセリを散らす。

340 ［かぼちゃ］ 天ぷら　写真は75ページ

材料（1人分）
かぼちゃ……… 90g　揚げ油……… 適量
｜とき卵……… 1/4個分
｜冷水……… 大さじ2
｜小麦粉……… 大さじ3弱

作り方
❶かぼちゃは種をスプーンでくりぬいて除き、8mmくらいの厚さに切る。
❷①のかぼちゃの水けをふきとって少量の小麦粉（分量外）をまぶす。
❸とき卵と冷水を合わせた中に小麦粉をふり入れ、さっくりと混ぜて衣を作る。
❹かぼちゃに衣をつけ、170℃の揚げ油で中まで火が通るように揚げる。

♣ 第3群　野菜料理 (ピーマン・ジャンボピーマン(赤)・にんじん)

341 [ピーマン] 網焼き　写真は76ページ

材料（1人分）
- ピーマン……… 70g
- 削りガツオ……… 少量
- しょうゆ……… 小さじ1/2

作り方
① ピーマンは縦半分に切ってへたと種を除く。
② 焼き網を充分に熱した上に①のピーマンをのせ、強火で手早く両面を焼く。
③ 器に②を盛って削りガツオをのせる。しょうゆをかける。

342 [ピーマン] ソテー　写真は76ページ

材料（1人分）
- ピーマン……… 70g
- 油……… 大さじ1/2
- 塩……… ミニスプーン1/2弱
- こしょう……… 少量

作り方
① ピーマンは縦半分に切ってへたと種を除き、さらに縦に2～4つに切る。
② フライパンに油を熱し、ピーマンを入れて手早くいためる。全体に油がまわったら塩とこしょうで調味する。

343 [ピーマン] みそいため　写真は76ページ

材料（1人分）
- ピーマン……… 70g
- 油……… 大さじ1/2
- いり白ごま……… 小さじ1/3
- a
  - みそ……… 小さじ2/3
  - 酒……… 小さじ1
  - しょうゆ……… ミニスプーン1
  - 砂糖……… 小さじ1

作り方
① ピーマンは縦半分に切ってへたと種を除き、一口大の乱切りにする。aを混ぜ合わせておく。
② フライパンに油を熱し、①のピーマンを入れていためる。しんなりとしたらaを加えてからめる。
③ 器に②を盛り、いり白ごまをふる。

344 [ジャンボピーマン(赤)] マリネ　写真は76ページ

材料（1人分）
- ジャンボピーマン(赤)… 50g
- a
  - オリーブ油……… 小さじ1
  - 白ワイン……… 小さじ1/2
  - にんにくのみじん切り… 1/4かけ
  - 塩……… ミニスプーン1/3
  - こしょう……… 少量

作り方
① ピーマンはへたと種を除く。
② 熱した焼き網にのせて焼き色をつける。
③ aをよく混ぜ合わせ、②を漬ける。味がなじんだら食べやすい大きさに切る。

345 [ジャンボピーマン(赤)] ソテー　写真は76ページ

材料（1人分）
- ジャンボピーマン(赤)… 50g
- 油……… 大さじ1
- a
  - 塩……… ミニスプーン1/4
  - こしょう……… 少量

作り方
① ピーマンはへたと種を除いて食べやすい大きさに切る。
② フライパンに油を熱し、①をいため、油がまわったらaを加えて手早くいためる。

346 [ジャンボピーマン(赤)] バーニャカウダ　写真は76ページ

材料（1人分）
- ジャンボピーマン(赤)… 50g
- かぼちゃ……… 40g
- ソース〈作りやすい量／8人分〉
  - にんにく……… 1/2個(50g)
  - アンチョビフィレ… 10g
  - オリーブ油……… 1/4カップ
  - 牛乳……… 1/4カップ
  - 生クリーム……… 1/4カップ
  - 塩……… 小さじ1/3
  - こしょう……… 少量

作り方
① ソースを作る。にんにくは皮をむいて縦半分に切って芽を除く。小なべに入れてかぶるくらいの水を加え、やわらかくなるまでゆでる。
② ①のゆで汁を捨て、牛乳を加えて汁けがなくなるまで煮、フォークなどでつぶす。
③ なべにみじん切りにしたアンチョビとオリーブ油を入れて火にかけ、ふつふつしてきたら②を加えてよく混ぜる。
④ ③に生クリームと塩、こしょうを加えて仕上げる。器に1人分大さじ2をとり分ける。
⑤ ピーマンはへたと種を除いてスティック状に切る。かぼちゃは皮つきのまま薄く切り、電子レンジで1分～1分半加熱する。
⑥ 器にピーマンとかぼちゃを盛り、ソースをつけながら食べる。

ポイント！ ソースは冷凍保存できる。

347 [にんじん] 甘煮　写真は77ページ

材料（1人分）
- にんじん……… 70g
- a
  - だし……… 1/3カップ
  - しょうゆ……… 小さじ1/4
  - 砂糖……… 小さじ1
  - 塩……… ミニスプーン1/6

野菜料理 （にんじん・トマト） 第3群

作り方
① にんじんは5～6mm厚さの輪切りにする。
② なべに①のにんじんとaを入れて中火にかける。
③ 煮立ったら火を弱め、15～20分、汁けが少なくなるまで煮る。

348 [にんじん] グラッセ　写真は77ページ

材料（1人分）

にんじん	70g

a
水	1/3カップ
バター	小さじ1
砂糖	小さじ1
塩	ミニスプーン1/6

作り方
① にんじんは縦に4～6つに割り、シャトーにむく。
② なべにaと①のにんじんを入れて中火にかける。
③ 煮立ったら火を弱め、15～20分、汁けが少なくなるまで煮る。

349 [にんじん] サラダ　写真は77ページ

材料（1人分）

にんじん	70g
塩	ミニスプーン2/3弱

a
酢	大さじ1/2
油	大さじ1/2
砂糖	小さじ1/3

チャービル	少量

作り方
① にんじんはせん切りにして塩をふり、しんなりしたら水けを絞る。
② aを混ぜ合わせて①にかけ、しばらくおいて味をなじませる。器に盛り、チャービルを添える。

350 [にんじん] えのきたけとのきんぴら　写真は77ページ

材料（1人分）

にんじん	70g
えのきたけ	25g
油	小さじ1

a
しょうゆ	小さじ1
みりん	小さじ1
赤とうがらし(小口切り)	少量

作り方
① にんじんはせん切り、えのきたけは根元を切り落として半分に切る。
② なべに油を熱し、①をいためる。aを加えて汁けがなくなるまでいためる。

351 [にんじん] ポタージュ　写真は77ページ

材料（1人分）

にんじん	70g
玉ねぎ	20g
にんにく	少量
バター	小さじ1

a
水	1/2カップ
顆粒ブイヨン	小さじ1/4
牛乳	1/2カップ

塩	ミニスプーン1/3
こしょう	少量
パセリ（みじん切り）	少量

作り方
① にんじんは輪切りにする。
② 玉ねぎは薄切りにし、にんにくはみじん切りにする。
③ なべにバターを熱し、②のにんにく、玉ねぎを入れていため、玉ねぎが透き通ったら、①のにんじんを加える。
④ 全体に油がまわったらaを加え、にんじんがやわらかくなるまで煮る。
⑤ ④をミキサーにかけてなめらかにする。なべに戻して火にかけ、煮立つ直前に塩、こしょうで調味する。
⑥ 器に⑤を盛り、パセリを散らす。

352 [にんじん] かき揚げ　写真は77ページ

材料（1人分）

にんじん	70g	とき卵	1/4個分
小麦粉	大さじ1/2	冷水	大さじ2
		小麦粉	大さじ2 1/2
揚げ油	適量		

作り方
① にんじんはせん切りにし、小麦粉をまぶす。
② とき卵と冷水を合わせた中に小麦粉をふり入れ、さっくりと混ぜて衣を作り、①に加える。
③ 180℃の揚げ油に②を1/2量ずつまとめてそっと落とし入れ、衣がうっすらと色づくまで揚げる。

353 [にんじん] にんじんミルク　写真は77ページ

材料（1人分）

にんじん	45g	牛乳	1カップ
レモンの搾り汁	小さじ1/2	はちみつ	大さじ2/3

作り方
① にんじんは適当な大きさに切る。
② にんじんとその他の材料をミキサーにかけて混ぜる。

354 [トマト] トマト（塩・こしょう）　写真は78ページ

材料（1人分）

トマト	125g	こしょう	少量
塩	ミニスプーン1/4		

作り方
① トマトは包丁の刃先でへたをくりぬくようにして除き、縦に5mm厚さに切り、皿に並べる。
② ①に塩とこしょうをふる。

第3群

171

♣ 第3群　野菜料理（トマト・ミニトマト・ししとうがらし）

355 [トマト] チーズ焼き
写真は78ページ

材料（1人分）
- トマト……………125g
- 油…………………少量
- チーズ（ミックスチーズ）…15g
- パセリ……………少量

作り方
1. トマトは包丁の刃先でへたをくりぬくようにして除き、1cm厚さの輪切りにする。
2. アルミ箔に薄く油を塗り、①のトマトを並べる。チーズとパセリをちぎってのせ、200℃のオーブンでチーズがとけるまで焼く。

356 [トマト] マリネ
写真は78ページ

材料（1人分）
- トマト……………125g
- a:
  - 玉ねぎ（みじん切り）…20g
  - 酢………………大さじ½
  - 油………………大さじ½
  - 白ワイン………小さじ½
  - 塩……………ミニスプーン½弱
  - こしょう………少量
- パセリ（みじん切り）…少量

作り方
1. トマトは包丁の刃先でへたをくりぬくようにして除き、乱切りにする。
2. aを混ぜ合わせてマリネ液を作る。
3. 器にトマトを盛ってマリネ液をかけ、パセリを散らす。

357 [ミニトマト] スープ
写真は78ページ

材料（1人分）
- ミニトマト…5〜6個（60g）
- セロリ……………10g
- セロリの葉………適宜
- a:
  - 水……………⅔カップ
  - 顆粒ブイヨン…小さじ⅓
- 塩…………………小さじ⅙
- こしょう…………少量

作り方
1. ミニトマトはへたを除いて、縦半分に切る。
2. セロリは筋を除いて薄切りにする。セロリの葉は手でちぎっておく。
3. なべにaとセロリを入れて煮立て、火が通ったらミニトマト、セロリの葉を加えてさっと煮る。塩とこしょうで味をととのえて仕上げる。

358 [ミニトマト] にんにくいため
写真は78ページ

材料（1人分）
- ミニトマト…5〜6個（60g）
- にんにく………¼かけ
- 油………………小さじ1
- 塩……………ミニスプーン⅓
- こしょう………少量

作り方
1. ミニトマトはへたを除いて十字に切り目を入れる。
2. にんにくはみじん切りにする。
3. フライパンに油とにんにくを入れて弱火にかけ、香りが出てきたらトマトを加えて強火でいため、塩とこしょうで味をととのえる。

359 [ミニトマト] バジルマリネ
写真は78ページ

材料（1人分）
- ミニトマト…5〜6個（60g）
- バジル……………1枚
- にんにく………¼かけ
- オリーブ油………大さじ½
- 塩……………ミニスプーン⅓

作り方
1. バジルとにんにくはみじん切りにする。オリーブ油と塩と混ぜ合わせる。
2. トマトはへたを除いて十字に切り目を入れ、①に加えて味をなじませる。

360 [ししとうがらし] 焼きししとうがらし
写真は79ページ

材料（1人分）
- ししとうがらし…8本（30g）
- 塩……………ミニスプーン⅙

作り方
1. ししとうがらしはへたを除いて切り目を入れる。4本ずつ串に刺し、熱した焼き網でこんがりと焼く。
2. 器にししとうがらしを盛る。食べるときに塩をふる。

361 [ししとうがらし] きんぴら
写真は79ページ

材料（1人分）
- ししとうがらし…8本（30g）
- ちりめんじゃこ……小さじ1
- 油…………………小さじ1
- a:
  - しょうゆ………小さじ½
  - みりん…………小さじ½

作り方
1. ししとうがらしはへたを除いて切り目を入れる。
2. フライパンに油とちりめんじゃこを入れて弱火にかける。ちりめんじゃこがカリカリになったら、①とaを加え味をからめるようにいためる。

362 [ししとうがらし] みそいため
写真は79ページ

材料（1人分）
- ししとうがらし…8本（30g）
- 油…………………小さじ1
- a:
  - みそ……………小さじ⅔
  - しょうゆ………小さじ¼
  - 酒………………小さじ1
  - 砂糖……………小さじ½

作り方
1. ししとうがらしはへたを除いて切り目を入れておく。
2. aは混ぜ合わせておく。
3. フライパンに油を熱し、ししとうがらしを加える。全体に油がまわったらaを加え、汁けをとばすようにいためる。

野菜料理（枝豆・キャベツ） 第3群

363 [枝豆] 塩ゆで
写真は79ページ

材料（1人分）
- 枝豆（さやつき）…… 110g（正味60g）
- 塩…… ミニスプーン1/2弱

作り方
1. 枝豆はさやの端を切り、沸騰湯に塩少量（分量外）を入れてゆでる。
2. 器に①を盛り、塩をふる。

364 [枝豆] しょうゆ煮
写真は79ページ

材料（1人分）
- 枝豆（さやつき）…… 110g（正味60g）
- a ┌ だし…… 1/4カップ
  ├ しょうゆ…… 小さじ1
  └ みりん…… 小さじ1

作り方
1. 枝豆はさやの端を切り、沸騰湯に塩少量（分量外）を入れて、かためにゆでる。
2. aを煮立てて火から下ろし、あら熱がとれたら①を加え、味を含ませる。

365 [枝豆] エビとのいため煮
写真は79ページ

材料（1人分）
- 枝豆（さやつき）…… 110g（正味60g）
- むきエビ…… 80g
- 塩…… ミニスプーン1/4
- 酒…… 小さじ1
- ねぎ…… 15g
- しょうが…… 1/4かけ
- 油…… 大さじ1/2
- 水…… 大さじ3
- a ┌ 顆粒鶏がらだし…… 小さじ1/3
  └ 塩…… ミニスプーン1/4
- こしょう…… 少量
- かたくり粉…… 小さじ1

作り方
1. 枝豆は沸騰湯に塩少量（分量外）を入れ、かためにゆでてさやから出しておく。むきエビは背わたを除いて塩、酒で下味をつける。
2. ねぎは1cm幅の斜め切り、しょうがはせん切りにする。
3. フライパンに油と②のしょうがを熱し、①のエビを入れていためる。色が変わったら、①の枝豆、②のねぎを加えてさっといため、さらにaを加えて煮立ったら、塩、こしょうで調味する。
4. かたくり粉を倍容量の水でとき、③にまわし加えてとろみをつける。

366 [キャベツ] 浅漬け風
写真は80ページ

材料（1人分）
- キャベツ…… 70g
- しょうが…… 1/4かけ
- 青じそ…… 2枚
- a ┌ 酢…… 小さじ1/2
  ├ だし（または水）…… 大さじ1
  └ 塩…… ミニスプーン1/2弱

作り方
1. キャベツは太めのせん切りにして、塩少量（分量外）をふる。しんなりしたら水洗いして水けを絞る。青じそとしょうがはせん切りにする。
2. aの調味料を混ぜ、①を加え混ぜ、しばらくおいて味をなじませる。

367 [キャベツ] わかめとのお浸し
写真は80ページ

材料（1人分）
- キャベツ…… 70g
- わかめ……（もどして）10g
- a ┌ だし…… 大さじ1/2
  └ しょうゆ…… 小さじ1/2

作り方
1. キャベツは塩湯（分量外）でゆで、しんなりとしたらざるに広げてさまし、一口大に切って水けを絞る。
2. わかめは筋を除いて一口大に切る。
3. ①と②を合わせて器に盛り、aをかける。

368 [キャベツ] スープ煮
写真は80ページ

材料（1人分）
- キャベツ…… 70g
- 玉ねぎ…… 1/4個
- ロースハム…… 1/2枚（10g）
- a ┌ 水…… 1/2カップ
  ├ 顆粒ブイヨン…… 小さじ1/3
  ├ 塩…… ミニスプーン1/2弱
  └ こしょう…… 少量

作り方
1. キャベツ、玉ねぎはくし形切り、ハムは4等分に切る。
2. なべに①、aを入れ、ふたをして中火にかけ、煮立ったら弱火にして15分煮る。

369 [キャベツ] コールスローサラダ
写真は80ページ

材料（1人分）
- キャベツ…… 70g
- にんじん…… 10g
- 塩…… ミニスプーン1
- 酢…… 小さじ1
- 油…… 大さじ1/2
- こしょう…… 少量

作り方
1. キャベツ、にんじんはせん切りにし、塩をふってしばらくおき、汁を絞る。
2. ①に酢、油、こしょうを加えて混ぜ、器に盛る。

ポイント！ 汁を絞ると、塩分は40％ぐらい減る。

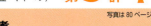

♣ 第3群 野菜料理 (キャベツ・もやし)

370 [キャベツ] ハムとのいため物
写真は80ページ

材料（1人分）
キャベツ	70g	塩	ミニスプーン½弱
ロースハム	1枚(20g)	こしょう	少量
油	小さじ1		

作り方
❶キャベツは一口大に、ハムは食べやすい大きさに切る。
❷フライパンに油を熱して①を入れていため、全体に油がまわったら、塩とこしょうで調味する。

371 [キャベツ] せん切りキャベツ
写真は80ページ

材料（1人分）
キャベツ………… 35g

作り方
キャベツはせん切りにし、器に盛る。

372 [キャベツ] ロールキャベツ
写真は80ページ

材料（1人分）
キャベツ	100g	水	1カップ
a	牛豚ひき肉	70g	顆粒ブイヨン	小さじ⅓
	とき卵	10g	ロリエ	1枚
	パン粉	大さじ2	塩	ミニスプーン⅓
	塩	ミニスプーン⅓	こしょう	少量
	こしょう	少量		

作り方
❶沸騰湯に塩少量（分量外）を加え、キャベツの葉を1枚ずつはがしてさっとゆで、水けをきる。
❷aを粘りが出るまでよく混ぜ合わせ、2等分にし、俵形にまとめる。
❸①のキャベツの葉を広げ、②を中央に置いて巻きながら包む。巻き終わりを下にしてなべに並べ、分量の水、顆粒ブイヨン、ロリエを加えて火にかける。

❹③が煮立ったらアクを除いて火を弱め、約30分煮、塩、こしょうで調味する。

373 [もやし] わかめとの酢の物
写真は81ページ

材料（1人分）
もやし	100g	酢	大さじ½
わかめ（もどして）	10g	a	砂糖	小さじ¼
		塩	ミニスプーン⅓

作り方
❶もやしはひげ根をとり除き、沸騰湯でさっとゆでる。ざるにあげて手早くあおいでさます。
❷わかめは筋を除いて一口大に切る。
❸aを混ぜ合わせる。
❹①と②を合わせて器に盛り、③をかける。

ポイント! もやしはひげ根をとり除いて使うと上品に仕上がる。ゆでたあと、水をかけ、ざるに広げてさますとよい。

374 [もやし] ナムル
写真は81ページ

材料（1人分）
もやし	100g	しょうが	少量
a	しょうゆ	小さじ⅔	にんにく	少量
	砂糖	小さじ⅙	グリーンリーフ	10g
	ごま油	小さじ½		

作り方
❶もやしはひげ根をとり除き、沸騰湯でさっとゆでる。ざるにあげて手早くあおいでさます。
❷しょうがとにんにくはすりおろす。
❸aと②を混ぜ合わせる。
❹①のもやしを③であえ、しばらくおいて味をなじませる。
❺皿にグリーンリーフを敷いて④を盛る。

375 [もやし] 中国風酢の物
写真は81ページ

材料（1人分）
もやし	100g	酢	大さじ½
きゅうり	40g	砂糖	小さじ⅓
きくらげ	少量	a	しょうゆ	小さじ½
		塩	ミニスプーン⅓
		豆板醤	ミニスプーン1
		ごま油	小さじ½

作り方
❶もやしはひげ根をとり除き、沸騰湯でさっとゆでる。ざるにあげて手早くあおいでさます。
❷きゅうりはせん切りにする。
❸きくらげは水につけてもどし、石づきを除いて一口大に切る。
❹aを混ぜ合わせる。
❺もやしときゅうり、きくらげを④であえ混ぜる。

376 [もやし] カレーサラダ
写真は81ページ

材料（1人分）
もやし	100g	サニーレタス	10g
カレー粉	大さじ½	パセリ（みじん切り）	少量
a	酢	大さじ½		
	油	大さじ½		
	塩	ミニスプーン⅔弱		
	こしょう	少量		

作り方
❶もやしはひげ根をとり除く。
❷沸騰湯にカレー粉を入れ、もやしを加えてゆでる。もやしにカレーの色が移り、火が通ったらざるにあげて手早くあおいでさます。
❸aを合わせてドレッシングを作り、②にからめる。
❹器にサニーレタスを敷いて③を盛り、パセリを散らす。

377 ［もやし］にらとのいため物

写真は81ページ

材料（1人分）

もやし……100g
にら……30g
油……大さじ½
塩……ミニスプーン⅔
こしょう……少量

作り方

❶もやしはひげ根をとり除き、にらは3cm長さに切る。
❷フライパンに油を熱し、①のもやしとにらを入れ、強火でさっといため合わせる。
❸全体に油がまわったら塩とこしょうで調味し、皿に盛る。

378 ［もやし］チャンプルー

写真は81ページ

材料（1人分）

もやし……100g
もめん豆腐……75g
にら……20g
油……大さじ½
塩……ミニスプーン⅔
こしょう……少量
しょうゆ……小さじ½

作り方

❶もやしはひげ根をとり除く。豆腐はペーパータオルに包んで電子レンジで1分加熱し、水きりをする。にらは3cm長さに切る。
❷フライパンに油を熱し、①のもやし、にらを入れていため、油がまわったら、豆腐を手で大きくくずして加える。
❸全体に油がまわったら、塩、こしょう、しょうゆを加えて調味する。

379 ［もやし］油揚げとのみそ汁

写真は81ページ

材料（1人分）

もやし……50g
油揚げ……¼枚
だし……¾カップ
赤みそ……大さじ⅔

作り方

❶もやしはひげ根をとり除く。油揚げは熱湯をかけて油抜きをし、短冊切りにする。
❷なべにだしを入れて火にかけ、煮立ちかけたら①を加え、ひと煮立ちしたらみそをとき入れる。沸騰する直前に火を消し、器に盛る。

380 ［大根］紅白なます

写真は82ページ

材料（1人分）

大根……90g
にんじん……10g
a 酢……大さじ⅔
a 砂糖……小さじ1
a 塩……ミニスプーン½弱

作り方

❶大根とにんじんはせん切りにする。塩少量（分量外）をふり、しんなりとしたら水洗いして水けを絞る。
❷aを混ぜて合わせ酢を作り、①をあえる。

381 ［大根］浅漬け風

写真は82ページ

材料（1人分）

大根……90g
レモンの絞り汁……⅛個分
しょうゆ……大さじ½
みりん……大さじ½
赤とうがらし……¼本

作り方

❶大根は拍子木切りにする。
❷レモンの絞り汁、しょうゆ、みりんを混ぜ、赤とうがらしの小口切りを加え、①の大根をつけ、30分以上おいて味をなじませる。

382 ［大根］サラダ

写真は82ページ

材料（1人分）

大根……90g
貝割れ菜……10g
a 酢……大さじ½
a 油……大さじ½
a しょうゆ……小さじ⅓
a 塩……ミニスプーン⅓
a こしょう……少量

作り方

❶大根はせん切りにし、貝割れ菜は根を切り除く。
❷aを合わせてドレッシングを作る。
❸①の大根と貝割れ菜を混ぜて器に盛り、②をかける。

383 ［大根］生しいたけとのソテー

写真は82ページ

材料（1人分）

大根……90g
生しいたけ……2枚
油……大さじ½
a しょうゆ……小さじ⅔
a 塩……ミニスプーン¼
a こしょう……少量

作り方

❶大根は7～8mm幅の短冊切りにし、しいたけは軸を除いて薄切りにする。
❷フライパンに油を熱し、①の大根としいたけを入れていため、全体に油がまわったら、aを加えて調味する。

384 ［大根］五色なます

写真は82ページ

材料（1人分）

大根……90g
にんじん……10g
油揚げ……¼枚
生しいたけ……1枚
三つ葉……5g
油……小さじ1
a 酢……大さじ⅔
a しょうゆ……小さじ½
a 砂糖……小さじ1
練り白ごま……小さじ1

作り方

❶大根は7～8mm幅の短冊切りにし、にんじんはせん切

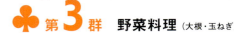

♣ 第3群　野菜料理（大根・玉ねぎ）

りにする。
❷油揚げは熱湯をかけて油抜きをし、せん切りにする。しいたけは軸を除いて薄切りにする。
❸沸騰湯に塩少量（分量外）を入れて三つ葉をさっとゆで、冷水にとって水気を絞り、3cm長さに切る。
❹なべに油を熱し、①、②を加えていため、しんなりしたらaを加え味をなじませる。
❺さめてから練りごまを混ぜ、③の三つ葉を加える。

385 [大根] 煮物　　写真は82ページ

材料（1人分）
大根…………… 150g
a ┌ だし………… ½カップ
　│ 砂糖………… 大さじ½
　│ しょうゆ…… 大さじ½
　└ さやいんげん… 少量

作り方
❶大根は1.5cm厚さに切り、厚めに皮をむき、半月切りにする。
❷たっぷりの沸騰湯で①を5分ほどゆで、湯をきる。
❸②にaを加えて中火にかけ、煮立ったら弱火にして大根がやわらかくなるまで煮る。
❹沸騰湯に塩少量（分量外）を入れ、さやいんげんを筋を除いてゆで、斜め切りにする。
❺③に④を散らし入れてひと煮し、器に盛る。

386 [大根] ふろふき大根　　写真は82ページ

材料（1人分）
大根…………… 150g
こんぶ………… 少量
a ┌ 赤みそ……… 大さじ½
　│ 砂糖………… 小さじ1
　└ みりん……… 小さじ½
けしの実……… 少量

作り方
❶大根は3cm厚さの輪切りにし、厚めに皮をむき、面とりをし、裏側に十文字の隠し包丁を入れる。
❷なべにこんぶを敷いて①をのせ、かぶるくらいの水を注ぐ。米少量（分量外）を加えて弱火にかけ、落としぶたをして30～40分、大根がやわらかくなるまで煮る。
❸別なべにaを入れて弱火にかけ、木じゃくしで混ぜながらぽってりとなるまで練り混ぜる。
❹皿に②の大根を盛って③のみそをかけ、けしの実をふる。

387 [玉ねぎ] スライス（しょうゆ）　　写真は83ページ

材料（1人分）
玉ねぎ………… 90g　　しょうゆ……… 小さじ1
削りガツオ…… 少量

作り方
❶玉ねぎは薄切りにし、冷水に放ってパリッとさせる。
❷①の玉ねぎの水けを充分にきって器に盛り、削りガツオをのせる。
❸食べるときにしょうゆをかける。

ポイント！ しょうゆを酢じょうゆにかえてもよい（28ページ参照）。

388 [玉ねぎ] オーブン焼き　　写真は83ページ

材料（1人分）
玉ねぎ………… 90g　　塩……… ミニスプーン½
オリーブ油…… 小さじ1

作り方
❶玉ねぎは1cm厚さの輪切りにする。
❷天板に①をのせ、オリーブ油をかけて塩をふり、200℃のオーブンで10～15分焼く。

389 [玉ねぎ] スライス（和風ドレッシング）　　写真は83ページ

材料（1人分）
玉ねぎ………… 90g
a ┌ 酢…………… 小さじ1
　│ しょうゆ…… 小さじ⅔
　└ 油…………… 小さじ1
パセリ（みじん切り）… 少量

作り方
❶玉ねぎは薄切りにし、冷水に放ってパリッとさせる。
❷aを混ぜ合わせて和風ドレッシングを作る。
❸①の玉ねぎの水けを充分にきって器に盛り、②のドレッシングをかけ、パセリを散らす。

390 [玉ねぎ] スープ　　写真は83ページ

材料（1人分）
玉ねぎ………… 90g　　顆粒ブイヨン… 小さじ½
バター………… 大さじ½　こしょう……… 少量
小麦粉………… 大さじ⅔　粉チーズ……… 小さじ½
湯……………… 1カップ　パセリ（みじん切り）… 少量

作り方
❶玉ねぎは薄切りにする。
❷なべにバターを熱して①の玉ねぎを入れ、弱火で焦がさないように混ぜながらじっくりといためる。
❸全体が褐色に色づいてきたら小麦粉をふり入れて、粉っぽさがなくなるまでさらにいためる。
❹湯に顆粒ブイヨンをとかす。
❺③に④を少しずつ混ぜながら注ぎ入れる。中火にして煮立ったらアクを除き、火を弱めて⅔量になるまで煮る。こしょうで調味する。
❻器に⑤を盛り、粉チーズ、パセリをふる。

野菜料理（玉ねぎ・なす） 第3群

391 [玉ねぎ] 豚肉との煮物
写真は83ページ

材料（1人分）
玉ねぎ	90g	しょうゆ	小さじ1
豚肩ロース肉	25g	砂糖	小さじ1
油	小さじ1	a 塩	ミニスプーン1/6
だし	1/4カップ	酒	小さじ1

作り方
❶玉ねぎはくし形切りにする。
❷豚肉は5cm幅に切る。
❸なべに油を熱し、②の豚肉を加えていためる。肉の色が変わったら、①の玉ねぎを入れていため、しんなりしたらだしを加える。
❹煮立ったらアクを除き、aを加え、火を弱めて煮汁がほとんどなくなるまで煮る。

392 [玉ねぎ] リング揚げ
写真は83ページ

材料（1人分）
玉ねぎ	90g	水	1/4カップ
a 小麦粉	30g	揚げ油	適量
かたくり粉	大さじ1	パセリ	少量
塩	ミニスプーン2/3		
砂糖	ミニスプーン2/3		
ベーキングパウダー	ミニスプーン1		
油	小さじ1		

作り方
❶玉ねぎは1cm厚さの輪切りにし、バラバラにする。
❷aを混ぜ合わせ、分量の水を少しずつ加え混ぜ、①の玉ねぎにからめる。
❸180℃の揚げ油で②を1つずつ揚げる。皿に盛り、パセリを飾る。

393 [玉ねぎ] サクラエビとのかき揚げ
写真は83ページ

材料（1人分）
玉ねぎ	90g	とき卵	1/4個分
サクラエビ	5g	冷水	大さじ2
小麦粉	大さじ1/2	小麦粉	大さじ2 1/2
		揚げ油	適量

作り方
❶玉ねぎは薄切りにし、サクラエビを加え、小麦粉大さじ1/2をまぶす。
❷とき卵と冷水を合わせた中に小麦粉をふり入れ、さっくりと混ぜて衣を作り、①に加え混ぜる。
❸180℃の揚げ油に②を1/3量ずつまとめ入れ、カラリと揚げる。
❹皿に③を盛る。

394 [なす] 焼きなす
写真は84ページ

材料（1人分）
なす	100g	おろししょうが	1/4かけ分
削りガツオ	少量		

作り方
❶なすは焼いたあとに皮がむきやすいように、皮に少し切り目を入れる。焼き網を充分に熱した上にのせる。熱が逃げないようになすにアルミ箔をかぶせ、箸でまめにひっくり返しながら強火で焼く。
❷なすの皮がすっかり焦げ、箸で押してやわらかくなり、中まで火が通ったら冷水にさっとつける。へたの側から皮を手早くむき、水けを軽く絞る。へたを落として食べやすい大きさに切る。
❸皿に盛り、削りガツオをかけ、おろししょうがをのせる。
ポイント！ 食べるときにかける調味料をしょうゆではなく、酢じょうゆにするとおいしく減塩できる。

395 [なす] お浸し
写真は84ページ

材料（1人分）
なす	100g	しょうゆ	小さじ2/3
おろししょうが	1/4かけ分	だし	大さじ2/3

作り方
❶なすはへたを除いて縦半分に切り、水にさらしてアクを除き、水けをきる。
❷なべに湯を沸かし、①を皮を下にして入れ、落としぶたをして5分ほどゆでる。
❸火を消してそのままあら熱がとれるまでおき、さます。
❹③のなすの汁けを絞り、冷蔵庫で冷やす。
❺おろししょうが、しょうゆ、だしを混ぜ合わせてかけ汁を作る。
❻④のなすを食べやすい大きさに切って器に盛り、⑤のかけ汁をかける。
ポイント！ なすはアクが強いので、切った端から水にさらす。

396 [なす] 煮物
写真は84ページ

材料（1人分）
なす	100g	砂糖	小さじ1強
だし	1/4カップ	しょうゆ	小さじ1強

作り方
❶なすはへたを除いて縦半分に切り、皮に細かい格子状の切り目を入れる。水にさらしてアクを除き、水けをきる。
❷なべにだしと砂糖、しょうゆを入れて煮立て、なすを皮が下になるように並べ入れる。火を弱め、やわらかくなるまで煮る。

第3群

♣ 第3群 野菜料理 (なす・きゅうり)

397 [なす] いため煮
写真は84ページ

材料（1人分）
なす‥‥‥‥‥‥‥ 100g
油‥‥‥‥‥‥‥ 大さじ½
しょうゆ‥‥‥‥ 小さじ1強
みりん‥‥‥‥‥‥ 小さじ1
いり白ごま‥‥‥‥ 小さじ½

作り方
❶なすはへたを除いて縦半分に切り、1cm幅の斜め切りにする。水にさらしてアクを除き、水けをふきとる。
❷しょうゆとみりんは混ぜ合わせる。
❸フライパンに油を熱し、なすを入れていためる。しんなりとして少し焦げ色がついてきたら、②をまわし入れて味をからめる。
❹器に③を盛り、いり白ごまをふる。

ポイント! なすは少し多めの油で少し焦げ色がつくくらいまでしっかりといためてから、調味料を加える。

398 [なす] なべしぎ
写真は84ページ

材料（1人分）
なす‥‥‥‥‥‥‥ 100g
ピーマン‥‥‥‥‥ ½個
油‥‥‥‥‥‥‥ 大さじ½
a｛みそ‥‥‥‥‥‥‥ 小さじ1
しょうゆ‥‥‥‥ 小さじ½
酒‥‥‥‥‥‥‥ 小さじ1
砂糖‥‥‥‥‥‥ 小さじ1
だし‥‥‥‥‥‥ 大さじ1

作り方
❶なすはへたを除いて1cm厚さの輪切りにし、水にさらしてアクを除き、水けをふきとる。ピーマンは縦半分に切ってへたと種を除き、2cm幅の斜め切りにする。
❷aを混ぜ合わせる。
❸なべに油を熱し、①のなす、ピーマンを入れていため、全体に油がまわったら②を加え、汁けがなくなるまでいためる。

399 [なす] 素揚げ
写真は84ページ

材料（1人分）
なす‥‥‥‥‥‥‥ 100g
揚げ油‥‥‥‥‥‥ 適量
青じそ‥‥‥‥‥‥‥ 1枚
おろししょうゆ‥ ¼かけ分

作り方
❶なすはへたを除いて縦半分に切り、皮に細かい格子状の切り目を入れる。水にさらしてアクを除き、水けをふきとる。
❷170℃の揚げ油で①のなすを2〜3分揚げる。
❸皿に青じそを敷いて②のなすを盛り、おろししょうゆを添える。

400 [なす] 天ぷら
写真は84ページ

材料（1人分）
なす‥‥‥‥‥‥‥ 50g
揚げ油‥‥‥‥‥‥ 適量
とき卵‥‥‥‥‥ ⅙個分
冷水‥‥‥卵と合わせて⅛カップ
小麦粉‥‥‥‥ 大さじ1½
おろし大根‥‥‥‥‥ 20g
おろししょうゆ‥ ¼かけ分

作り方
❶なすはへたを除いて7mm厚さに切り、水にさらしてアクを除く。
❷とき卵と冷水を合わせた中に小麦粉をふり入れ、さっくりと混ぜて衣を作り、①のなすにからめる。
❸170℃の揚げ油で②をカラリと揚げる。
❹器に③を盛り、おろし大根とおろししょうゆを添える。

401 [きゅうり] 塩もみ
写真は85ページ

材料（1人分）
きゅうり‥‥‥‥‥ 100g
塩‥‥‥‥‥‥ ミニスプーン1弱

作り方
❶きゅうりは小口から薄切りにして、塩をふり、しばらくおいてしんなりとさせる。
❷①をさっと水で流してかたく絞り、器に盛る。

ポイント! 塩もみしてから水で流すと、塩分は40%くらい減る。

402 [きゅうり] 梅肉あえ
写真は85ページ

材料（1人分）
きゅうり‥‥‥‥‥ 100g
梅干し‥‥‥‥‥‥‥ ½個
しょうゆ‥‥‥‥ ミニスプーン1弱

作り方
❶きゅうりはまな板にのせ、塩少量（分量外）をふってころがし、板ずりにする。包丁の柄でたたき、手で食べやすい大きさに割る。
❷梅干しは手であらくちぎってしょうゆと混ぜ、①のきゅうりをあえる。

403 [きゅうり] ピクルス
写真は85ページ

材料（1人分）
きゅうり‥‥‥‥‥ 100g
a｛酢‥‥‥‥‥‥‥ 大さじ2
白ワインまたは水‥大さじ2
塩‥‥‥‥‥‥ ミニスプーン1
砂糖‥‥‥‥‥‥ 小さじ1
ロリエ‥‥‥‥‥‥ ½枚
粒こしょう‥‥‥‥ 少量

作り方
❶きゅうりは縦半分に切って種を除き、4cm幅の斜め切り

野菜料理（きゅうり・ズッキーニ） 第3群

にする。
❷耐熱容器にaを入れてラップをし、電子レンジで1分加熱する。①のきゅうりを加えてひと混ぜし、そのまま冷まして味を含ませる。

404 ［きゅうり］ もろきゅう　写真は85ページ

材料（1人分）
きゅうり	100g	もろみみそ	15g

作り方
❶きゅうりは食べやすい大きさに切る。
❷皿にきゅうりを盛って、もろみみそを添える。

405 ［きゅうり］ ごま酢あえ　写真は85ページ

材料（1人分）
きゅうり	100g	練り白ごま	小さじ1
塩	ミニスプーン½	砂糖	小さじ½
		酢	小さじ1
		いり白ごま	小さじ¼

作り方
❶きゅうりは縦4つ割りにして種を除く。斜め薄切りにして塩をふり、しんなりとしたら汁けをかたく絞る。
❷aを混ぜ合わせる。
❸①を②であえて器に盛り、いり白ごまをふる。
ポイント！ あえてから時間をおくと水っぽくなりやすいので、食べる直前にあえる。

406 ［きゅうり］ 甘酢いため　写真は85ページ

材料（1人分）
きゅうり	100g	酢	大さじ½
にんじん	5g	砂糖	小さじ½
しょうが	少量	塩	ミニスプーン⅔
油	小さじ1	赤とうがらし	少量

作り方
❶きゅうりは縦4つ割りにして種を除き、3cm長さに切る。
❷にんじんとしょうがはせん切りにする。
❸赤とうがらしは種を除いて小口切りにし、残りのaと混ぜ合わせる。
❹フライパンに油を熱し、②のしょうがを入れていためる。香りが立ったら②のにんじん、①のきゅうりを加えて大きく混ぜながらいためる。③をまわし入れて強火でいため合わせる。

407 ［きゅうり］ サラダ　写真は85ページ

材料（1人分）
きゅうり	100g	パセリ（みじん切り）	少量
酢	大さじ½		
油	大さじ½		
塩	ミニスプーン½		
こしょう	少量		

作り方
❶きゅうりは皮をしま目にむいてから、やや厚めの小口切りにする。
❷aを混ぜ合わせてドレッシングを作る。
❸器に①のきゅうりを盛り、②のドレッシングをかけ、パセリを散らす。

408 ［ズッキーニ］ ガーリックいため　写真は86ページ

材料（1人分）
ズッキーニ	60g	塩	ミニスプーン⅓
にんにく	¼かけ	こしょう	少量
オリーブ油	大さじ½		

作り方
❶ズッキーニは輪切りにする。
❷にんにくはみじん切りにする。
❸フライパンにオリーブ油とにんにくを入れて弱火にかけ、香りが出てきたらズッキーニを加えて中火でいため、塩とこしょうで味をととのえる。

409 ［ズッキーニ］ カポナータ　写真は86ページ

材料（1人分）
ズッキーニ	60g	トマト水煮缶詰め	50g
なす	30g	ロリエ	¼枚
玉ねぎ	10g	砂糖	小さじ¼
にんにく	¼かけ	顆粒ブイヨン	小さじ¼
オリーブ油	大さじ⅔		
塩	ミニスプーン⅔		
こしょう	少量		

作り方
❶玉ねぎとにんにくはみじん切りにし、トマトの水煮は種を除いておく。
❷ズッキーニは5mm厚さの輪切りにする。なすは5mm厚さの輪切りにして塩少量（分量外）をふり、ペーパータオルで水分をふき取る。
❸なべにオリーブ油小さじ1とにんにく、玉ねぎを入れて弱火にかける。にんにくの香りが出たらaを加え、煮立ったら火を弱め、10～15分煮る。
❹残りのオリーブ油をフライパンに熱し、なすとズッキーニに焼き色をつけて火を通す。③に加えてひと煮し、塩とこしょうで味をととのえる。

410 ［ズッキーニ］ マリネ　写真は86ページ

材料（1人分）
ズッキーニ	60g	トマト	小¼個（30g）
オリーブ油	大さじ½	オリーブ油	小さじ1
		白ワイン	小さじ1
		塩	ミニスプーン½
		こしょう	少量
		にんにく	¼かけ

第3群

作り方

❶トマトは種を除いて小さめの角切りにする。にんにくはみじん切りにし、ほかのａと混ぜ合わせておく。
❷ズッキーニは輪切りにする。フライパンにオリーブ油を熱し、焼き色をつけて火を通す。
❸②を熱いうちに①に漬け、味がなじむまでおいておく。

411 ［ゴーヤ］お浸し

写真は 86 ページ

材料（１人分）

- ゴーヤ……………………70g
- しょうゆ…………小さじ½
- みりん………………小さじ¼
- 削りガツオ……………適量

作り方

❶ゴーヤは縦半分に切って種を除き、斜め薄切りにして熱湯でゆでて水けをきる。
❷①をしょうゆとみりん、削りガツオであえる。

412 ［ゴーヤ］きんぴら

写真は 86 ページ

材料（１人分）

- ゴーヤ…………………… 70g
- 油……………………小さじ１
- ａ しょうゆ…………小さじ⅔
- ａ みりん……………小さじ⅔
- 赤とうがらし…………¼本

作り方

❶ゴーヤは縦半分に切って種を除き、５mm厚さに切る。赤とうがらしは小口切りにする。
❷フライパンに油を熱して赤とうがらしをいため、香りが出たらゴーヤを加えていためる。全体に油がまわったらａを加え、味をからめるようにいためる。

413 ［ゴーヤ］チャンプルー

写真は 86 ページ

材料（１人分）

- ゴーヤ…………………… 70g
- 豚もも薄切り肉…… 30g
- 塩……………………ミニスプーン¼
- 酒……………………少量
- もめん豆腐………… 100g
- ねぎ……………… ¼本(25g)
- にんじん……………… 10g
- 卵……………………………½個
- 油…………………………大さじ½
- ａ しょうゆ…………小さじ１
- ａ 酒……………………小さじ１
- ａ 塩……………………小さじ⅕
- ａ こしょう……………少量
- 削りガツオ… ¼袋(1.25g)

作り方

❶豚肉は食べやすい大きさに切り、塩と酒をふる。ゴーヤは縦半分に切って種を除き、斜め５mm幅に切る。にんじんはせん切りにし、ねぎは小口切りにする。
❷豆腐はペーパータオルに包んで水切りし、手であらくほぐす。
❸卵はときほぐしておく。
❹フライパンに油を熱し、豚肉をいため、肉の色が変わったらゴーヤ、にんじん、ねぎ、豆腐の順に加えて全体に油がまわるまでいためる。
❺ａを加えて調味し、とき卵を流し入れて大きくかき混ぜ、さっと火を通す。仕上がりに削りガツオを加える。

414 ［セロリ］スープ煮

写真は 87 ページ

材料（１人分）

- セロリ……………… 100g
- ａ 水……………………⅓カップ
- ａ 顆粒ブイヨン……小さじ¼
- ａ 塩……………………ミニスプーン⅙
- ａ こしょう……………少量

作り方

❶セロリは筋を除き、食べやすい大きさに切る。
❷なべにａを入れて煮立て、①のセロリを加えて弱火にして 10 分くらい煮る。

415 ［セロリ］スティック（マヨネーズ）

写真は 87 ページ

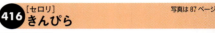

材料（１人分）

- セロリ……………… 100g
- マヨネーズ…………大さじ½

作り方

❶セロリは筋を除き、8cm長さの棒状に切る。
❷器に①のセロリを盛り、マヨネーズを添える。

416 ［セロリ］きんぴら

写真は 87 ページ

材料（１人分）

- セロリ……………… 100g
- 油……………………小さじ１
- ａ しょうゆ………大さじ½弱
- ａ みりん…………大さじ½弱
- ａ 赤とうがらし………少量

作り方

❶セロリは筋を除き、葉の部分とともにせん切りにする。赤とうがらしは種を除いて小口切りにする。
❷フライパンに油を熱して、①のセロリの茎を入れていため、全体に油がまわったらセロリの葉、ａを加え、味をからめるようにいため上げる。

417 ［ねぎ］焼き浸し

写真は 87 ページ

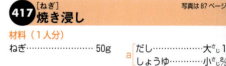

材料（１人分）

- ねぎ…………………… 50g
- ａ だし………………大さじ１
- ａ しょうゆ…………小さじ⅔

作り方

❶ねぎは 5cm長さのぶつ切りにする。
❷焼き網を熱して①のねぎを焼き、熱いうちにａに浸して味をなじませる。

野菜料理 (ねぎ・白菜・かぶ) 第3群

418 [ねぎ] スープ煮
写真は87ページ

材料（1人分）
- ねぎ……… 50g
- a
  - 水……… 1/4ｶｯﾌﾟ
  - 顆粒ブイヨン…… 小さじ1/4
  - 白ワイン……… 小さじ1
  - 塩……… ミニスプーン1/2
  - こしょう……… 少量

作り方
1. ねぎは5cm長さのぶつ切りにする。
2. なべにaを入れて煮立て、ねぎを加え弱火で10分煮る。

419 [ねぎ] エリンギとのいため物
写真は87ページ

材料（1人分）
- ねぎ……… 50g
- エリンギ……… 50g
- 油……… 大さじ1/2
- a
  - しょうゆ……… 小さじ1/2
  - 塩……… ミニスプーン1/6
  - こしょう……… 少量

作り方
1. ねぎは斜め薄切りにし、エリンギは細長く裂く。
2. フライパンに油を熱し、エリンギを入れていため、しんなりしたらねぎを加える。
3. 全体に油がまわったら、aを加えて調味する。

420 [白菜] お浸し
写真は88ページ

材料（1人分）
- 白菜……… 100g
- a
  - だし……… 大さじ1
  - しょうゆ……… 小さじ2/3

作り方
1. 白菜は塩（分量外）を加えた沸騰湯でゆでてざるにとり、手早くあおいでさます。ざく切りにして水けを絞る。
2. aを混ぜ合わせる。
3. 器に①の白菜を盛り、②をかける。

421 [白菜] 甘酢いため
写真は88ページ

材料（1人分）
- 白菜……… 100g
- にんじん……… 5g
- しょうが……… 少量
- 油……… 小さじ1
- a
  - 酢……… 大さじ1/2
  - 砂糖……… 小さじ1/2
  - 塩……… ミニスプーン2/3
  - 赤とうがらし……… 少量

作り方
1. 白菜は軸は2～3等分の幅で4～5cm長さのそぎ切りにし、葉はざく切りにする。
2. にんじんとしょうがはせん切りにする。
3. 赤とうがらしは種を除いて小口切りにし、残りのaと混ぜ合わせる。
4. フライパンに油を熱し、しょうがを入れていためる。香りが立ったら②のにんじん、①の白菜を加えて大きく混ぜながらいためる。③をまわし入れて強火でいため合わせる。

422 [白菜] ミルク煮
写真は88ページ

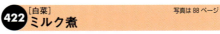

材料（1人分）
- 白菜……… 100g
- ロースハム……… 1/2枚(10g)
- 油……… 小さじ1
- a
  - 牛乳……… 1/4ｶｯﾌﾟ
  - 塩……… ミニスプーン1/2
  - 砂糖……… 小さじ1/2
  - 酒……… 小さじ1/2
- かたくり粉……… 小さじ1/2

作り方
1. 白菜は大きめのそぎ切りにする。
2. ハムを一口大に切る。
3. なべに油を熱し、白菜を軸、葉の順に入れていためる。
4. 白菜がしんなりとしてきたら②のハムを加えていため合わせる。
5. aを加え、煮立ったら火をやや弱めて白菜がやわらかくなるまで煮る。
6. かたくり粉を倍容量の水でといて⑤にまわし入れ、大きく混ぜてとろみがついたら火から下ろす。

423 [かぶ] 菊花かぶ
写真は88ページ

材料（1人分）
- かぶ……… 75g
- 2％の塩水……… 適量
- a
  - だし……… 大さじ1/2
  - 酢……… 大さじ1/2
  - 砂糖……… 小さじ1/2
  - 赤とうがらし……… 少量
  - こんぶ（せん切り）…… 少量

作り方
1. かぶは茎を除いて皮をむき、葉つき側を下にして切り離さないように細かい格子状の深い切り込みを入れる。葉つき側を上にして90度回転させ、同様に包丁目を入れる。
2. ①のかぶを塩水につけてしばらくおき、しんなりとしたら汁けをかたく絞り、一口大に切る。
3. 赤とうがらしは種を除いて小口切りにし、残りのaと混ぜ合わせる。
4. ③に②のかぶをつけ、20～30分おいて味をなじませる。

ポイント! 2％の塩水は、水1ｶｯﾌﾟに対して塩小さじ2/3を加えたもの。

424 [かぶ] わかめとの酢の物
写真は88ページ

材料（1人分）
- かぶ……… 75g
- 塩……… ミニスプーン1/2
- わかめ……（もどして）10g
- a
  - 酢……… 大さじ1
  - 砂糖……… 小さじ2/3
  - 塩……… ミニスプーン1/3

作り方
1. かぶは茎を除いて皮をむき、薄切りにする。塩をふってしんなりとしたら汁けを絞る。わかめは一口大に切る。
2. aを混ぜ合わせて、①のかぶとわかめをあえる。

♣ 第3群　野菜料理 （かぶ・レタス・スナップえんどう・カリフラワー）

425 [かぶ] 煮物　写真は88ページ

材料（1人分）
- かぶ……75g
- だし……1/3カップ
- しょうゆ……小さじ1
- みりん……小さじ1強

作り方
1. かぶは茎を少し残して皮をむき、縦半分に切る。
2. なべにだし、しょうゆ、みりんを入れて火にかけ、煮立ったら①のかぶを加える。中火にして、かぶがやわらかくなるまで15分ほど煮る。

426 [レタス] わかめとのスープ　写真は89ページ

材料（1人分）
- レタス……60g
- わかめ……（もどして）15g
- 水……2/3カップ
- 顆粒ブイヨン……小さじ1/4
- 塩……ミニスプーン1/4
- こしょう……少量

作り方
1. レタスは手でちぎり、わかめは一口大に切る。
2. なべに分量の水、顆粒ブイヨンを入れて煮立て、①をわかめ、レタスの順に加える。ひと煮立ちしたら、塩、こしょうで調味する。

427 [レタス] 中国風あえ物　写真は89ページ

材料（1人分）
- レタス……60g
- a [ごま油……小さじ1/2
- 酢……大さじ1/2
- 塩……ミニスプーン1/3
- いり白ごま……小さじ1/3]

作り方
1. レタスは一口大にちぎり、塩少量（分量外）をふってしんなりさせ、水洗いし、水けを絞る。
2. aを合わせ、①をあえて器に盛る。いり白ごまをふる。

428 [レタス] サラダ　写真は89ページ

材料（1人分）
- レタス……60g
- きゅうり……1/4本（25g）
- ミニトマト……2個（20g）
- a [酢……大さじ1/2
- 油……大さじ1/2
- 塩……ミニスプーン1/2弱
- こしょう……少量]

作り方
1. レタスは手でちぎる。きゅうりは3mm厚さの輪切りに、ミニトマトはへたを除いてくし形切りにする。
2. 器に①を盛り、混ぜ合わせたaをかける。

429 [スナップえんどう] ドレッシングあえ　写真は89ページ

材料（1人分）
- スナップえんどう……8本（55g）
- a [粒マスタード……小さじ1/3
- 塩……ミニスプーン1/4
- こしょう……少量
- 油……小さじ1/2]

作り方
1. スナップえんどうはへたと筋を除き、塩少量（分量外）を加えた熱湯でゆで、ざるにあげて手早くさます。
2. ①を混ぜ合わせたaであえる。

430 [スナップえんどう] ソテー　写真は89ページ

材料（1人分）
- スナップえんどう……8本（55g）
- 油……小さじ1
- 塩……ミニスプーン1/4
- こしょう……少量

作り方
1. スナップえんどうはへたと筋を除き、塩少量（分量外）を加えた熱湯でゆで、ざるにあげて手早くさます。
2. フライパンに油を熱し、スナップえんどうをさっといためる。全体に油がまわったら塩とこしょうで調味する。

431 [スナップえんどう] 塩ゆで（マヨネーズ）　写真は89ページ

材料（1人分）
- スナップえんどう……8本（55g）
- マヨネーズ……大さじ1/2

作り方
1. スナップえんどうはへたと筋を除き、塩少量（分量外）を加えた熱湯でゆで、ざるにあげて手早くさます。
2. 器に盛り、マヨネーズを添える。

432 [カリフラワー] カレーピクルス　写真は90ページ

材料（1人分）
- カリフラワー……60g
- a [酢……大さじ1・1/3
- 白ワイン……大さじ2/3
- 水……大さじ2/3
- 塩……ミニスプーン2/3
- こしょう……少量
- 砂糖……小さじ1/2
- カレー粉……小さじ1/2]

作り方
1. カリフラワーは小さめの小房に分けておく。
2. 耐熱ボールにaを入れてラップをし、電子レンジで1分加熱する。①を加えて再びラップをし、電子レンジでさらに1分加熱する。あら熱をとってから冷蔵庫に入れて味をなじませる。

433 [カリフラワー] スープ煮　写真は90ページ

材料（1人分）
- カリフラワー……60g
- ロースハム……1/2枚（10g）
- a [水……1/4カップ
- 顆粒ブイヨン……小さじ1/4
- 塩……ミニスプーン1/4
- こしょう……少量]

作り方
1. ハムは6等分に切る。

野菜料理 (カリフラワー・竹の子・ごぼう) 第3群 ♣

❷カリフラワーは小房に分け、塩少量（分量外）を加えた熱湯でかためにゆで、ざるにとって水けをきる。
❸なべにaを煮立て、カリフラワーとハムを加え、煮立ったら火を弱めてさっと煮る。

434 [カリフラワー] 塩ゆで（マヨネーズ）
写真は90ページ

材料（1人分）
カリフラワー……60g　マヨネーズ……大さじ½

作り方
❶沸騰湯に塩少量（分量外）を入れ、カリフラワーを小房に分けてゆで、水けをきっておく。
❷器に①のカリフラワーを盛り、マヨネーズを添える。

435 [竹の子（ゆで）] 若竹煮
写真は90ページ

材料（1人分）
ゆで竹の子……80g
わかめ……（もどして）20g
a｜しょうゆ……小さじ⅓
　｜みりん……大さじ½
　｜塩……ミニスプーン½弱
　｜だし……¼カップ
木の芽……適量

作り方
❶竹の子、わかめは食べやすい大きさに切る。
❷なべにaを煮立て、①を加えて味がなじむまで煮る。
❸器に②を盛り、木の芽を飾る。

436 [竹の子（ゆで）] 木の芽あえ
写真は90ページ

材料（1人分）
ゆで竹の子……80g
こんにゃく……30g
a｜だし……¼カップ
　｜しょうゆ……小さじ¼
　｜みりん……小さじ½
b｜木の芽……4～5枚
　｜ほうれん草の葉先……10g
　｜白みそ……大さじ½
　｜砂糖……小さじ½
木の芽……適量

作り方
❶竹の子は1cm角に切る。こんにゃくはゆでてアクを除き、1cm角に切る。aで下煮する。
❷沸騰湯に塩少量（分量外）を入れ、ほうれん草をゆで、冷水にとり水けを絞っておく。
❸bをフードプロセッサーにかけてペースト状にする。
❹①の汁けをきり、③であえて器に盛り、木の芽を飾る。

437 [竹の子（ゆで）] じか煮
写真は90ページ

材料（1人分）
ゆで竹の子……80g　削りガツオ……少量
a｜しょうゆ……小さじ1
　｜砂糖……小さじ1
　｜だし……¼カップ

作り方
❶竹の子は1cm厚さのいちょう切りにする。
❷なべにaを煮立て、①を加えて煮汁がほとんどなくなるまで煮る。
❸②をいった削りガツオであえる。

438 [ごぼう] たたきごぼう
写真は91ページ

材料（1人分）
ごぼう……60g
a｜だし……¼カップ
　｜しょうゆ……小さじ⅓
b｜練り白ごま……小さじ1
　｜酢……小さじ1
　｜砂糖……小さじ⅔
　｜しょうゆ……小さじ⅓

作り方
❶ごぼうはたわしでよくこすって洗い、皮をこそげとる。4cm長さに切って、太いものは包丁の柄でたたいて割り、酢水（分量外）にさらしてアクを除く。
❷なべにaと水けをきったごぼうを入れて中火にかける。
❸ごぼうの色が変わり、中まで火が通ったら火を消し、そのまますます。
❹bを混ぜ合わせてあえ衣を作る。
❺③のごぼうの汁をきり、④であえて器に盛る。

439 [ごぼう] きんぴら
写真は91ページ

材料（1人分）
ごぼう……60g
油……小さじ1
a｜砂糖……小さじ½
　｜しょうゆ……小さじ1
　｜酒……小さじ1
　｜赤とうがらし……少量

作り方
❶ごぼうはたわしでこすって洗い、皮をこそげとる。太めのせん切りにし、酢水（分量外）にさらしてアクを除き、水けをきる。
❷赤とうがらしは種を除いて小口切りにする。
❸なべに油を熱し、ごぼうを入れていため、しんなりとしたらaを加えて汁けがなくなるまでいためる。

440 [ごぼう] サラダ
写真は91ページ

材料（1人分）
ごぼう……60g
にんじん……15g
マヨネーズ……大さじ⅔
しょうゆ……小さじ⅓
チャービル……少量

作り方
❶ごぼうはたわしでよくこすって洗い、皮をこそげとる。4cm長さの太めのせん切りにし、酢水（分量外）にさらしてアクを除く。
❷にんじんは4cm長さのせん切りにする。
❸ごぼうの水けをきり、沸騰湯ににんじんとともに入れてゆで、ざるにあげて水けをきる。
❹③がさめたら、マヨネーズとしょうゆであえる。
❺器に④を盛り、チャービルをのせる。

第3群

183

♣ 第3群　野菜料理（れんこん・とうもろこし・そら豆）

441 [れんこん] 酢ばす
写真は91ページ

材料（1人分）

れんこん	60g
a	だし……大さじ2 酢……大さじ1 砂糖……小さじ1 塩……小さじ1/3弱 赤とうがらし……少量

作り方
❶れんこんは皮をむいて2〜3mm厚さの輪切りにし、酢水（分量外）にさらしてアクを除き、水けをきる。
❷赤とうがらしは種を除いて小口切りにする。
❸沸騰湯に酢少量（分量外）を入れ、れんこんを加える。れんこんが透き通ってきたらざるにあげて水けをきる。
❹❸のれんこんが熱いうちに混ぜ合わせたaに漬ける。

ポイント！ 漬け汁をできるだけ残せば、砂糖と塩の摂取量は半分ほどになる。

442 [れんこん] 煮物
写真は91ページ

材料（1人分）

れんこん	60g
a	だし……1/4カップ 酒……大さじ1/2 しょうゆ……小さじ2/3 砂糖……小さじ2/3

作り方
❶れんこんは皮をむいて乱切りにし、酢水（分量外）にさらしてアクを除き、水けをきる。
❷なべにaを入れて煮立て、❶のれんこんを加える。弱火で汁けが少なくなるまで煮る。

443 [れんこん] きんぴら
写真は91ページ

材料（1人分）

れんこん	60g
油	小さじ1
a	砂糖……小さじ1/2 しょうゆ……小さじ2/3 みりん……小さじ2/3 赤とうがらし……少量

作り方
❶れんこんは皮をむいて2〜3mm厚さの半月切りにし、酢水（分量外）にさらしてアクを除き、水けをきる。
❷赤とうがらしは種を除いて小口切りにする。
❸なべに油を熱し、❶のれんこんを入れていため、油がまわったらaを加えて汁けがなくなるまでいためる。

444 [とうもろこし（缶詰め）] バターコーン
写真は92ページ

材料（1人分）

ホールコーン缶詰め	50g
バター	小さじ1
塩	ミニスプーン1/2
こしょう	少量
パセリ	少量

作り方
❶フライパンにバターを熱し、バターがとけかけたら汁けをきったホールコーンを入れる。
❷全体にバターがまわったら塩、こしょうで調味する。
❸皿に❷を盛り、パセリを添える。

445 [とうもろこし（缶詰め）] コーンサラダ
写真は92ページ

材料（1人分）

ホールコーン缶詰め	50g
レタス	25g
きゅうり	25g
トマト	50g
a	酢……大さじ1/2 油……大さじ1/2 塩……ミニスプーン1/2弱 こしょう……少量
パセリ	少量

作り方
❶レタスは手でちぎり、冷水に放ってパリッとさせる。きゅうりは斜め薄切りにし、トマトはくし形切りにする。
❷器に❶を彩りよく盛り、ホールコーンを汁けをきって盛る。aを混ぜ合わせてかけ、パセリを添える。

446 [とうもろこし（缶詰め）] コーンスープ
写真は92ページ

材料（1人分）

コーンクリーム缶詰め	40g
ホールコーン缶詰め	10g
牛乳	3/4カップ
顆粒ブイヨン	小さじ1/2
塩	ミニスプーン1/2
こしょう	少量
パセリ	少量

作り方
❶なべに牛乳、顆粒ブイヨン、コーンクリームを入れ、ホールコーンを汁けをきって加える。火にかけ、煮立ったら火を弱めて2〜3分煮る。塩、こしょうで調味する。
❷器に盛り、パセリをちぎってのせる。

447 [そら豆] 塩ゆで
写真は92ページ

材料（1人分）

そら豆（さやから出して）	67g
塩	ミニスプーン1/4

作り方
そら豆はさやから出して包丁で切り目を入れ、沸騰湯に塩少量（分量外）を加えてゆでる。ざるにあげ、塩をふる。

448 [そら豆] 甘煮
写真は92ページ

材料（1人分）

そら豆（さやから出して）	67g
a	砂糖……小さじ1 塩……ミニスプーン1/6 だし……1/4カップ しょうゆ……小さじ1/4

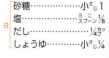

野菜料理 (切り干し大根) 果物料理 (アボカド) 第3群

作り方
❶そら豆はさやから出して薄皮に包丁で切り目を入れ、塩少量（分量外）を加えた熱湯でかためにゆでる。
❷小なべにaの調味料を煮立て、①を加えて火を消し、そのままさましながら味を含める。

449 [そら豆] エビとのかき揚げ
写真は92ページ

材料（1人分）

そら豆(さやと薄皮を除いて)… 50g	とき卵……………… 1/4個分
むきエビ……………… 40g	冷水……………… 大さじ1
a 塩……………… ミニスプーン1/6	小麦粉…………… 大さじ2 1/2
酒……………… 小さじ1/2	塩………………… ミニスプーン1/3
ねぎ……………… 10g	揚げ油…………………… 適量

作り方
❶そら豆はさやから出し、薄皮も除く。
❷むきエビは背わたを除いて1cm幅に切り、塩と酒をふっておく。ねぎは1cm幅のぶつ切りにする。
❸ボールに①と②、小麦粉小さじ1をふり入れ、軽く混ぜる。
❹卵と水を合わせ混ぜ、残りの小麦粉と塩を加えて切るようにして混ぜ、③にからめる。
❺170～180℃に熱した油に④をスプーンですくって落とし入れる。ときどき返しながら2～3分、色よく揚げる。

450 [切り干し大根] なます
写真は93ページ

材料（1人分）

切り干し大根……… 10g	しょうゆ……… 小さじ1/2
にんじん……………… 5g	酢……………… 大さじ1
しょうが……………… 2g	a 塩…………… ミニスプーン1/3
ちりめんじゃこ……… 5g	砂糖…………… 小さじ1/2
	だし………… 大さじ1 1/2

作り方
❶切り干し大根は熱湯に1分つけ、その後水につけてもどし、水けを絞り、食べやすい長さに切る。
❷にんじんは細いせん切りにし、塩を軽くふり（分量外）、しんなりしたら水洗いして水けを絞る。しょうがはせん切りにする。
❸①と②、ちりめんじゃこをaであえ、味がなじむまでしばらくおく。

ポイント！ 切り干し大根は、熱湯につけてから水につけてもどすと、しゃきしゃきとした歯ごたえが楽しめる。

451 [切り干し大根] 辛味煮
写真は93ページ

材料（1人分）

切り干し大根……… 10g	豆板醤………… 小さじ1/3
にんじん……………… 10g	油……………… 小さじ1
生しいたけ…… 1枚(10g)	水……………… 1/3カップ
ねぎ………………… 5g	しょうゆ……… 小さじ1
しょうが………… 1/4かけ	a 酒…………… 大さじ1/2
にんにく………… 1/4かけ	砂糖………… 小さじ1/3

作り方
❶切り干し大根は水につけてもどし、水けを絞り、食べやすい長さに切る。
❷にんじんはせん切りに、しいたけはそぎ切りに、ねぎは5cm長さで細く切る。しょうがとにんにくはみじん切りにする。
❸なべに油としょうがとにんにくを入れて弱火にかける。香りが出たらにんじんをいため、油がまわったら豆板醤を加えいためる。
❹豆板醤の香りが立ったら①としいたけを加えていため、全体に油がまわったら、水を加える。煮立ったらaを加え、再び煮立ったら弱火にして10～15分、汁けがほとんどなくなるまで煮る。ねぎを加え混ぜて火を消す。

452 [切り干し大根] 煮物
写真は93ページ

材料（1人分）

切り干し大根……… 10g	だし…………… 1/3カップ
にんじん……………… 5g	しょうゆ……… 大さじ1/2
油揚げ………… 1/4枚(5g)	a 砂糖………… 大さじ1/2
サクラエビ…………… 3g	酒……………… 小さじ1
油……………… 小さじ1	

作り方
❶切り干し大根は水につけてもどし、水けを絞り、食べやすい長さに切る。
❷にんじんはせん切りにし、油揚げは熱湯をかけて油抜きをし、短冊に切る。
❸なべに油を熱し、にんじんと油揚げをいため、全体に油がまわったら切り干し大根とサクラエビを加えていためる。だしを加えて煮立ったらaを加え、弱火にして10～15分、汁けがほとんどなくなるまで煮る。

453 [アボカド] のりわさび
写真は93ページ

材料（1人分）

アボカド……… 1/4個(40g)	わさび………………… 少量
のり…………………… 適量	

作り方
アボカドは縦半分に切って種と皮を除き、くし形切りにしてのりを巻く。器に盛り、わさびを添える。

454 [アボカド] マリネ
写真は93ページ

材料（1人分）

アボカド……… 1/4個(40g)	にんにくのみじん切り… 1/4かけ分
トマト……………… 50g	オリーブ油…… 大さじ1/2
玉ねぎ……………… 15g	a 塩…………… ミニスプーン1/2
	こしょう……………… 少量
	レモン汁……… 小さじ1/2

第3群

185

第3群 果物料理（アボカド） 芋料理（じゃが芋）

作り方
❶玉ねぎはみじん切りにし、塩少量（分量外）をふってしんなりしたら水洗いし、水けを絞る。
❷アボカドは種と皮を除き、角切りにする。トマトは種を除いて角切りにする。
❸aの材料を混ぜ合わせる。
❹❸に❶と❷を加え混ぜ、冷蔵庫で20〜30分おいて味をなじませる。

455 [アボカド] サラダ　写真は93ページ

材料（1人分）
アボカド	¼個（40g）	マヨネーズ	大さじ½
むきエビ	30g	粒マスタード	小さじ⅓
酒	小さじ1	a 塩	ミニスプーン⅓
ベビーリーフ	20g	レモン汁	小さじ½
		こしょう	少量

作り方
❶アボカドは種と皮を除き、乱切りにする。ベビーリーフは水につけてパリッとさせる。
❷むきエビは酒をふって、酒いりして火を通し、さます。
❸aの材料をよく混ぜ合わせる。
❹器に❶と❷を彩りよく盛り、aをかける。

456 [じゃが芋] 粉吹き芋　写真は94ページ

材料（1人分）
じゃが芋	110g	こしょう	少量
塩	ミニスプーン¼	パセリ	少量

作り方
❶じゃが芋は皮をむいて一口大に切り、水にさらしてアクを除く。
❷なべに水けをきった❶のじゃが芋を入れ、水をひたひたになるまで加える。0.5％の塩水になるように塩（分量外）を加えて中火にかけ、煮立ったら火を弱めてじゃが芋がやわらかくなるまでゆでる。
❸湯を捨てて再度中火にかけ、なべを揺すりながらじゃが芋を焦がさないようにして残った水けをとばし、芋に粉を吹かせる。
❹塩とこしょうで調味し、皿に盛ってパセリを添える。

ポイント！ 0.5％の塩水は、水1カップに対して塩スプーン1弱を加えたもの。

457 [じゃが芋] 甘辛煮　写真は94ページ

材料（1人分）
じゃが芋	110g	しょうゆ	大さじ½弱
だし	⅓カップ	a みりん	大さじ½
		さやいんげん	少量

作り方
❶じゃが芋は皮をむいて一口大に切り、水にさらしてアクを除く。
❷沸騰湯に塩少量（分量外）を入れ、さやいんげんを筋を除いてゆで、3mm幅の斜め切りにする。
❸なべにだし、水けをきった❶のじゃが芋を入れ、中火にかける。
❹煮立ったらアクを除き、じゃが芋が少しやわらかくなったらaを加え、汁けがなくなるまで中火から弱火で煮る。
❺煮汁がなくなり、じゃが芋に火が通ったら強火にして焦がさないようになべを揺すりながら汁けをとばし、芋に粉を吹かせる。
❻❷のさやいんげんを散らし入れて器に盛る。

458 [じゃが芋] フライドポテト　写真は94ページ

材料（1人分）
じゃが芋	110g	塩	ミニスプーン½弱
揚げ油	適量	パセリ	少量

作り方
❶じゃが芋はよく洗って皮つきのままくし形切りにする。水にさらしてアクを除き、水けをよくきる。
❷160〜170℃の揚げ油で❶のじゃが芋をきつね色になるまで揚げる。
❸❷の油をきって塩をふる。
❹皿に❸のじゃが芋を盛り、パセリを添える。

459 [じゃが芋] ベークドポテト　写真は94ページ

材料（1人分）
じゃが芋	110g	バター	大さじ⅔

作り方
❶じゃが芋は皮つきのままよく洗ってアルミ箔に包む。
❷180〜190℃のオーブンに❶を入れ、途中何度か向きを変えながら、竹串がすっと通るまで約30分焼く。
❸皿に❷のじゃが芋を盛り、バターをのせる。

460 [じゃが芋] クリーム煮　写真は94ページ

材料（1人分）
じゃが芋	110g	塩	ミニスプーン¼
a 牛乳	½カップ	ナツメグ	少量
顆粒ブイヨン	小さじ½	パセリ（みじん切り）	少量

作り方
❶じゃが芋は皮をむいて1.5cm角に切り、水にさらしてアクを除く。なべにじゃが芋、ひたひたの水を入れて火にかけ、芋の周囲が透き通ったらゆで汁を捨て、aを加える。
❷煮立ちかけたら火を弱め、じゃが芋がやわらかくなり、煮汁がほとんどなくなるまで煮、塩、ナツメグで調味する。器に盛り、パセリを散らす。

芋料理（じゃが芋・さつま芋） 第3群

461 ［じゃが芋］ポテトサラダ
写真は94ページ

材料（1人分）
- じゃが芋 …………… 110g
- にんじん …………… 10g
- a
  - 油 ………… 小さじ1
  - 酢 ………… 小さじ1
- きゅうり …………… 20g
- マヨネーズ ……… 大さじ2/3

作り方
1. じゃが芋は皮をむいて一口大に切り、水にさらしてアクを除く。
2. にんじんは2mm厚さのいちょう切りにする。
3. なべに水けをきった①のじゃが芋を入れ、水をひたひたになるまで加える。塩少量（分量外）を加えて中火にかけ、煮立ったら火を弱め、にんじんを加えじゃが芋がやわらかくなるまでゆでる。
4. 湯を捨てて再度中火にかけ、なべを揺すりながら芋やにんじんを焦がさないようにして残った水けをとばし、芋に粉を吹かせる。aをからめてさます。
5. きゅうりは小口から薄切りにし、塩少量（分量外）をふってしんなりとさせる。水で流し、汁けを絞る。
6. ④と⑤を混ぜ、マヨネーズであえる。

462 ［じゃが芋］コロッケ
写真は94ページ

材料（1人分）
- じゃが芋 …………… 110g
- 牛ひき肉 …………… 20g
- 玉ねぎ ……………… 20g
- 油 ………… 小さじ1/2
- 塩 ……… ミニスプーン1/2弱
- こしょう …………… 少量
- こしょう …………… 少量
- ナツメグ …………… 少量
- 小麦粉 …………… 大さじ2/3
- とき卵 ……………… 1/6個分
- パン粉 ……………… 1/4カップ
- 揚げ油 ……………… 適量
- キャベツ …………… 30g
- パセリ ……………… 少量

作り方
1. じゃが芋は皮をむいて一口大に切り、水にさらしてアクを除く。玉ねぎはみじん切りにする。
2. フライパンに油を熱し、ひき肉を入れていため、色が変わったら①の玉ねぎを加えていため、塩、こしょうをふる。
3. じゃが芋はひたひたの水と塩少量（分量外）を加えてゆで、やわらかくなったらゆで汁を捨て、水けをとばして粉吹き芋にし、マッシャーなどでつぶしてあら熱をとる。②を加え、こしょうとナツメグをふる。
4. ③のあら熱がとれたら丸形にまとめ、小麦粉、とき卵、パン粉の順に衣をつける。
5. 170〜180℃の揚げ油で④をカラリと揚げる。
6. 皿にせん切りのキャベツ、⑤を盛り、パセリを添える。

463 ［さつま芋（皮つき）］焼き芋
写真は95ページ

材料（1人分）
- さつま芋 …………… 80g

作り方
さつま芋はよく洗って皮つきのままアルミ箔に包む。170℃のオーブンで30〜40分、やわらかくなるまで焼く。

464 ［さつま芋（皮つき）］ふかし芋
写真は95ページ

材料（1人分）
- さつま芋 …………… 80g
- 塩 ……… ミニスプーン1/4

作り方
1. さつま芋はよく洗って水けをふきとり、皮つきのまま蒸気の上がった蒸し器に入れ、20〜25分ほど蒸す。
2. ①のさつま芋がやわらかくなり、竹串がすっと通るようになったら皿にとって熱いうちに塩をふる。

465 ［さつま芋（皮つき）］甘煮
写真は95ページ

材料（1人分）
- さつま芋 …………… 80g
- だし ………………… 1/3カップ
- 砂糖 ………… 大さじ1/2
- しょうゆ ……… 小さじ1/2
- 酒 …………… 小さじ1

作り方
1. さつま芋はよく洗って皮つきのまま1cm厚さの輪切りにし、水にさらしてアクを除く。
2. なべに①のさつま芋とだしを入れて中火にかけ、煮立ったら砂糖としょうゆ、酒を加えて弱火にし、煮汁がごく少量になるまで煮る。

466 ［さつま芋（皮つき）］サラダ
写真は95ページ

材料（1人分）
- さつま芋 …………… 80g
- レーズン ………… 小さじ1
- a
  - 砂糖 ………… 小さじ1/2
  - クリームチーズ … 大さじ1
  - 牛乳 ………… 小さじ1
  - 塩 ……… ミニスプーン1/6

作り方
1. さつま芋はよく洗って皮つきのまま食べやすい大きさに切り、水にさらしてアクを除く。
2. なべに①のさつま芋とひたひたの水を入れて火にかける。煮立ったら火を弱めてさつま芋がやわらかくなるまでゆで、余分なゆで汁を捨てて水けをとばし、あら熱をとる。
3. ②とレーズンをaであえる。

467 ［さつま芋（皮つき）］大学芋
写真は95ページ

材料（1人分）
- さつま芋 …………… 80g
- 揚げ油 ……………… 適量
- 砂糖 ………………… 大さじ1
- しょうゆ ……… 小さじ1/3
- いり黒ごま …………… 少量

作り方
1. さつま芋はよく洗って皮つきのまま一口大に切る。水にさらしてアクを除き、水けをふきとる。
2. 170℃の揚げ油で①のさつま芋を、ときどき混ぜながらきつね色になって中に火が通るまで揚げる。
3. なべに砂糖としょうゆを入れて火にかけ、砂糖がとろりとみつ状になったら②を入れてからめる。

第3群

187

♣ 第3群　芋料理（さつま芋・里芋・長芋）

❹器に③を盛り、いり黒ごまをふる。

ポイント！ 熱いみつを揚げたての熱いさつま芋にからめるのがコツ。

468 ［さつま芋（皮つき）］りんごとの重ね煮
写真は95ページ

材料（1人分）
さつま芋	55g	バター	小さじ1
りんご	50g	水	大さじ2
砂糖	小さじ1		

作り方
❶さつま芋はよく洗って皮つきのまま2〜3mm厚さの輪切りにし、水にさらしてアクを除く。

❷りんごは皮つきのまま2〜3mm厚さのいちょう切りにする。

❸浅なべの内側にバター小さじ1（分量外）を塗り、①のさつま芋の½量と②のりんごの½量を並べて重ね、砂糖とバター各½量をのせる。同じようにくり返し、2層に重ねる。

❹③に水を加え、落としぶたをして中火から弱火で煮汁がごく少量になるまで煮る。

469 ［さつま芋（皮つき）］天ぷら
写真は95ページ

材料（1人分）
さつま芋	55g	揚げ油	適量
とき卵	⅛個分		
冷水	大さじ1½		
小麦粉	大さじ1½		

作り方
❶さつま芋はよく洗って皮つきのまま5〜6mm厚さの輪切りにする。水にさらしてアクを除き、水けをふきとる。

❷とき卵と冷水を合わせた中に小麦粉をふり入れ、さっくりと混ぜて衣を作る。

❸①のさつま芋に衣をつけ、170℃の揚げ油でときどき返しながらうすいきつね色に色づくまでゆっくりと揚げる。

470 ［里芋］含め煮
写真は96ページ

材料（1人分）
里芋	140g	砂糖	大さじ½
だし	½カップ	酒	小さじ1
		塩	ミニスプーン½
		しょうゆ	小さじ⅓
		さやえんどう	3枚

a：砂糖・酒・塩・しょうゆ

作り方
❶里芋は皮をむき、大きいものは2つに切って水洗いする。

❷たっぷりの沸騰湯で①の里芋を3分くらいゆで、水でぬめりを洗い流す。

❸なべに②の里芋とだしを入れて中火にかけ、煮立ったらaを加えて中火から弱火で煮汁がごく少量になり、里芋がやわらかくなるまでゆっくりと煮含める。

❹沸騰湯に塩少量（分量外）を入れ、さやえんどうを筋を除いてゆでる。

❺器に③の里芋を盛り、④のさやえんどうを添える。

ポイント！ 里芋のぬめりが好きならば、下ゆでせずに煮てもよい。里芋は下ゆでするときに吹きこぼれやすいので、火加減に注意する。

471 ［里芋］煮ころがし
写真は96ページ

材料（1人分）
里芋	140g	砂糖	大さじ½
だし	½カップ	しょうゆ	小さじ1強
		酒	小さじ1

作り方
❶里芋は皮をむき、大きいものは2つに切って水洗いする。

❷たっぷりの沸騰湯で①の里芋を3分くらいゆで、水でぬめりを洗い流す。

❸なべに②の里芋とだしを入れて中火にかけ、煮立ったら砂糖としょうゆ、酒を2度に分けて加え、中火から弱火で煮汁がごく少量になり、里芋がやわらかくなるまで

ゆっくりと煮含める。

❹やや強火にして煮汁を煮つめ、里芋にからめるようにして照りをつける。

472 ［里芋］イカとの煮物
写真は96ページ

材料（1人分）
里芋	140g	砂糖	大さじ⅔
イカ	50g	しょうゆ	大さじ⅔
だし	½カップ	酒	大さじ½
		さやいんげん	少量

作り方
❶里芋は皮をむき、大きいものは2つに切って水洗いする。

❷たっぷりの沸騰湯で①の里芋を3分くらいゆで、水でぬめりを洗い流す。

❸イカはわたを除いて水洗いし、胴は1cm幅の輪切りにし、げそは3cm長さに切る。

❹なべに②の里芋とだしを入れて中火にかけ、煮立ったら③のイカを加えてひと混ぜする。砂糖としょうゆ、酒を2度に分けて加え、中火から弱火で里芋がやわらかくなるまでゆっくりと煮る。

❺やや強火にして煮汁を煮つめ、里芋にからめるようにして照りをつける。

❻沸騰湯に塩少量（分量外）を加え、さやいんげんを筋を除いてゆで、7〜8mm幅の斜め切りにする。⑤に散らし入れ、さっと煮て器に盛る。

473 ［長芋］とろろ汁
写真は96ページ

材料（1人分）
長芋	60g	青のり	少量
だし	½カップ弱		
塩	ミニスプーン½		
しょうゆ	小さじ⅓		

a：だし・塩・しょうゆ

芋料理（長芋）　芋加工品料理（板こんにゃく・しらたき）　きのこ料理（きのこ類）　第3群

作り方
① 長芋は皮をむいて目の細かいおろし金ですりおろす。
② ①の長芋にaを加えて混ぜ、調味する。
③ 器に②を盛り、青のりをふる。

474 ［長芋］ わかめとの酢の物
写真は96ページ

材料（1人分）
長芋 …………………… 60g
わかめ……（もどして）20g
a ┌ 酢 ……………… 大さじ½
　├ だし …………… 大さじ½
　└ 塩 ………… ミニスプーン⅓

作り方
① 長芋は皮をむいてせん切りにし、わかめは一口大に切る。
② aを混ぜ合わせて合わせ酢を作る。
③ 器に①の長芋とわかめを盛り、②の合わせ酢をかける。

475 ［長芋］ たたき（梅肉）
写真は96ページ

材料（1人分）
長芋 …………………… 60g
梅干し ……………… ¼個分
しょうゆ ………… 小さじ½
みりん …………… 小さじ½
青じそ ………………… 2枚

作り方
① 長芋は皮をむき、包丁の柄でたたき、食べやすい大きさに割る。
② 梅干しは種を除いて包丁で細かくたたき、しょうゆとみりんを混ぜる。
③ 器に①を盛り、②をかけ、青じそのせん切りを飾る。

476 ［板こんにゃく］ 田楽
写真は97ページ

材料（1人分）
板こんにゃく ………… 80g
a ┌ 赤みそ ………… 大さじ½
　├ 砂糖 …………… 小さじ1
　└ 酒 ……………… 小さじ1

作り方
① こんにゃくは沸騰湯でゆでてアクを除き、食べやすい大きさに切る。
② 小なべにaを合わせて入れる。火にかけて練り上げる。
③ 皿に①のこんにゃくを盛り、②をかける。

477 ［板こんにゃく］ 土佐煮
写真は97ページ

材料（1人分）
板こんにゃく ………… 80g
だし ………………… ½カップ
a ┌ みりん ……… 大さじ½弱
　├ しょうゆ …… 大さじ½弱
　└ 削りガツオ ……… 少量

作り方
① こんにゃくは沸騰湯でゆでてアクを除き、一口大にスプーンでちぎる。
② なべにだしを煮立て、①とaを入れて煮、味を含ませる。
③ 煮汁がほとんどなくなるまで煮とばし、削りガツオを加え混ぜる。

478 ［板こんにゃく］ いため煮
写真は97ページ

材料（1人分）
板こんにゃく ………… 80g
油 ………………… 小さじ1
a ┌ しょうゆ ……… 小さじ1
　├ 砂糖 …………… 小さじ1
　└ だし …………… 大さじ2

作り方
① こんにゃくは沸騰湯でゆでてアクを除き、細かい格子状に切り目を入れ、食べやすい大きさの角切りにする。
② なべに油を熱し、①のこんにゃくを入れていため、全体に油がまわったら、aを加えて煮汁がなくなるまで煮る。

479 ［しらたき］ きんぴら
写真は97ページ

材料（1人分）
しらたき ……………… 70g
油 ………………… 小さじ1
a ┌ しょうゆ …… 小さじ1強
　├ みりん ……… 小さじ1強
　├ 赤とうがらし ……… 少量
　└ いり白ごま …… 小さじ⅓

作り方
① しらたきは沸騰湯でさっとゆでてアクを除き、水けをきって食べやすい長さに切る。赤とうがらしは種を除いて小口切りにする。
② フライパンに①のしらたきを入れてからいりし、水けをとばし、とり出す。
③ ②のフライパンに油を熱し、しらたきを戻し入れていため、aを加えて味をからめる。
④ 器に③を盛り、いり白ごまをふる。

480 ［きのこ類］ しいたけの網焼き
写真は98ページ

材料（1人分）
生しいたけ …………… 45g
青じそ ………………… 1枚
おろし大根 …………… 20g
しょうゆ ………… 小さじ⅓

作り方
① しいたけは石づきを除き、焼き網を充分に熱した上にのせて両面を焼く。
② 皿に青じそを敷いてしいたけを盛り、おろし大根を添え、しょうゆをかける。

481 ［きのこ類］ しめじのおろしあえ
写真は98ページ

材料（1人分）
しめじ ………………… 50g
a ┌ おろし大根 ……… 50g
　├ だし …………… 大さじ½
　├ 酢 ……………… 小さじ½
　└ 塩 ………… ミニスプーン⅓

第3群

♣ 第3群 きのこ料理 (きのこ類)

作り方

❶しめじは石づきを除き、小房に分け、沸騰湯でさっとゆでてあら熱をとる。
❷残りのaを混ぜ合わせておく。
❸①のしめじを②であえて器に盛る。

482 [きのこ類] なめこのおろしあえ
写真は98ページ

材料（1人分）

なめこ	50g	みりん	小さじ½
しょうゆ	小さじ⅔	おろし大根	50g

作り方

❶なめこは沸騰湯でさっとゆでて湯をきり、しょうゆとみりんであえる。
❷器になめこを盛り、おろし大根をのせる。

483 [きのこ類] なめこ汁
写真は98ページ

材料（1人分）

なめこ	30g	だし	⅔カップ
三つ葉	少量	みそ	大さじ½強

作り方

❶三つ葉は1.5cm長さに切る。
❷なべにだしを入れて煮立て、なめこを加え、みそをとき入れる。①の三つ葉を散らし入れて火を消す。

484 [きのこ類] 干ししいたけの含め煮
写真は99ページ

材料（1人分）

干ししいたけ	10g	干ししいたけのもどし汁+水	½カップ
		a しょうゆ	小さじ1
		砂糖	小さじ1
		酒	小さじ1

作り方

❶干ししいたけは水につけてもどし、4等分に切る。
❷なべにa、①を入れて煮立ったら火を弱め、煮汁がほとんどなくなるまで煮る。

485 [きのこ類] まいたけと小松菜の煮浸し
写真は99ページ

材料（1人分）

まいたけ	50g	だし	¼カップ
小松菜	80g	a しょうゆ	大さじ½弱
		みりん	小さじ1

作り方

❶まいたけは石づきを除き、小房に分ける。
❷沸騰湯に塩少量（分量外）を入れ、小松菜をかためにゆで、冷水にとってさまし、水けを絞って3cm長さに切る。
❸なべにaを入れて煮立て、①のまいたけを加える。しんなりしたら②の小松菜を加え、ひと煮する。

486 [きのこ類] エリンギのにんにくいため
写真は99ページ

材料（1人分）

エリンギ	50g	塩	ミニスプーン¼
にんにく	¼かけ	こしょう	少量
オリーブ油	小さじ1	パセリのみじん切り	少量

作り方

❶エリンギは斜めに5mm厚さに切る。にんにくはみじん切りにする。
❷フライパンにオリーブ油とにんにくを熱し、香りが出たらエリンギを加えいため、しんなりしたら塩とこしょうをふっていため上げる。
❸器に②を盛り、パセリのみじん切りを散らす。

487 [きのこ類] しいたけとしめじのバターソテー
写真は99ページ

材料（1人分）

しいたけ	20g	塩	ミニスプーン¼
しめじ	30g	こしょう	少量
バター	大さじ½		

作り方

❶しいたけは石づきを除いて縦半分に切る。しめじは石づきを除いて小房に分ける。
❷フライパンにバターを熱し、バターがとけかけたら①を入れていため、火が通ったら塩とこしょうで調味する。

488 [きのこ類] えのきたけとしめじのホイル焼き
写真は99ページ

材料（1人分）

えのきたけ	35g	バター	大さじ½
しめじ	45g	レモン（くし形切り）	⅛個
塩	ミニスプーン⅓		

作り方

❶えのきたけとぶなしめじはそれぞれ石づきを除き、小房に分ける。
❷アルミ箔に①をのせ、塩とバターを散らしてぴっちりと包む。焼き網で約5分焼き、皿に盛ってレモンを添える。

489 [きのこ類] えのきたけとしめじのきんぴら
写真は99ページ

材料（1人分）

えのきたけ	30g	しょうゆ	小さじ1
しめじ	30g	a みりん	小さじ1
		赤とうがらし	¼本
		油	小さじ1

作り方

❶えのきたけは根元を切り落とし、小房に分ける。しめじは石づきを除いて小房に分ける。
❷赤とうがらしは小口切りにする。

きのこ料理（きのこ類・松たけ）　海藻料理（わかめ）　第3群

❸フライパンに油を熱してえのきたけとしめじをいため、全体に油がまわったらaを加えいため上げる。

490 [きのこ類] マッシュルームのマリネ　写真は99ページ

材料（1人分）

マッシュルーム	70g		酢	大さじ½
ピーマン	10g		油	大さじ½
赤ピーマン	10g	a	白ワイン	小さじ1
玉ねぎ	20g		塩	ミニスプーン½
			こしょう	少量

作り方

❶マッシュルームは石づきを除いて縦半分に切る。ピーマン、赤ピーマンは5mm角に、玉ねぎはみじん切りにする。
❷aは混ぜ合わせてマリネ液を作る。
❸②に①を加えてあえ混ぜ、20〜30分おく。

491 [きのこ類] しいたけの天ぷら　写真は99ページ

材料（1人分）

生しいたけ	45g	揚げ油	適量
とき卵	⅙個分		
冷水	大さじ1		
小麦粉	大さじ1½		

作り方

❶しいたけは石づきを除く。
❷とき卵と冷水を合わせ、小麦粉を加えて混ぜ、衣を作る。①のしいたけのかさの裏の部分に衣をつける。
❸170℃の揚げ油で②のしいたけをときどき返しながらカラリと揚げる。

492 [松たけ] ホイル焼き　写真は100ページ

材料（1人分）

松たけ	70g	すだち	¼個
酒	小さじ½		

作り方

❶松たけは石づきを除く。
❷アルミ箔に①の松たけをのせ、酒をふって包む。焼き網を熱した上にのせて焼く。
❸皿に②を盛り、松たけを手で裂き、すだちを添える。

493 [松たけ] 天ぷら　写真は100ページ

材料（1人分）

松たけ	70g	揚げ油	適量
とき卵	⅙個分	すだち	¼個
冷水	大さじ1		
小麦粉	大さじ1½		

作り方

❶松たけは石づきを除いて7mm幅の薄切りにする。
❷とき卵と冷水を合わせ、小麦粉を混ぜて衣を作り、①の松たけにからめる。
❸170℃の揚げ油で②をカラリと揚げる。
❹皿に③を盛り、すだちを添える。

494 [松たけ] すまし汁　写真は100ページ

材料（1人分）

松たけ	35g	三つ葉	少量
だし	1カップ		
しょうゆ	ミニスプーン1弱		
塩	ミニスプーン½		

作り方

❶松たけは石づきを除いて長さを半分にし、薄切りにする。
❷なべにaを入れて中火にかけ、煮立ちかけたら、①の松たけを加えてひと煮する。
❸器に②を盛り、三つ葉を1cm長さに切って散らす。

495 [わかめ（塩蔵・塩抜き）] きゅうりとの酢の物　写真は100ページ

材料（1人分）

わかめ（もどして）	40g		酢	大さじ½
きゅうり	50g	a	だし	大さじ½
塩	ミニスプーン⅔		砂糖	小さじ⅙
水	少量		塩	ミニスプーン¼

作り方

❶わかめは一口大に切る。
❷きゅうりは薄い輪切りにし、塩と水をふってしんなりとしたら汁を絞る。
❸①のわかめと②のきゅうりを混ぜ、aを混ぜ合わせたものをかける。

496 [わかめ（塩蔵・塩抜き）] サラダ　写真は100ページ

材料（1人分）

わかめ（もどして）	40g		酢	大さじ½
トマト	50g		油	大さじ½
きゅうり	25g	a	しょうゆ	小さじ½
レタス	25g		塩	ミニスプーン⅙
			こしょう	少量

作り方

❶わかめは、食べやすい大きさに切る。トマトはくし形切りにし、きゅうりは斜め薄切りにする。レタスは食べやすい大きさにちぎって、冷水に放ってパリッとさせておく。
❷器に①のわかめと野菜を彩りよく盛る。食べるときにaを混ぜ合わせたものをかける。

♣ 第3群　海藻料理 （わかめ・ひじき・刻みこんぶ）

497 [わかめ（塩蔵・塩抜き）] スープ
写真は100ページ

材料（1人分）
- わかめ……（もどして）20g
- ねぎ…………………10g
- a
  - 顆粒ブイヨン……小さじ1/4
  - 水……………………2/3カップ
  - しょうゆ…………小さじ1/3
  - こしょう………………少量

作り方
❶わかめは食べやすい長さに切る。ねぎはせん切りにする。
❷なべにaを入れて煮立て、①を加えてひと煮立ちさせる。

498 [ひじき（乾）] 煮物
写真は101ページ

材料（1人分）
- ひじき（乾）……………10g
- にんじん…………………10g
- 油揚げ……………………1/4枚
- a
  - だし………………1/4カップ
  - しょうゆ…………小さじ1強
  - 砂糖………………小さじ1
  - 酒…………………小さじ1
  - サクラエビ………………2g

作り方
❶ひじきは水につけてもどし、水けをきる。
❷にんじんは5mm幅の短冊切りにする。
❸油揚げは熱湯をかけて油抜きをし、にんじんと同様の大きさに切る。
❹なべにaを入れて煮立て、①のひじきと②のにんじん、③の油揚げを加えて煮汁がごく少量になるまで煮る。
❺④にサクラエビを加えてひと煮する。

499 [ひじき（乾）] 白あえ
写真は101ページ

材料（1人分）
- ひじき（乾）……………10g
- さやいんげん……………2本
- にんじん…………………10g
- a
  - だし………………1/4カップ
  - しょうゆ…………小さじ1/4
- b
  - もめん豆腐………………30g
  - 練り白ごま………小さじ1
  - 砂糖………………小さじ1
  - しょうゆ…………小さじ1/2

作り方
❶ひじきは水につけてもどし、ゆでて水けをきる。
❷沸騰湯に塩少量（分量外）を入れ、さやいんげんを筋を除いてさっとゆで、水けをきって斜め薄切りにする。にんじんはせん切りにする。
❸aを煮立て、①と②をさっと煮る。
❹豆腐はペーパータオルに包んで電子レンジで20秒加熱し、水けをきる。
❺豆腐を手でくずして、残りのbと混ぜ合わせる。
❻③を⑤であえる。

500 [ひじき（乾）] トマトとのマリネ
写真は101ページ

材料（1人分）
- a
  - ひじき（乾）……………10g
  - しょうゆ…………小さじ1/2
  - トマト………小1個（60g）
  - バジル……………………2枚
  - にんにく…………………1/4かけ
  - オリーブ油………大さじ1/2
  - 白ワイン…………小さじ1
  - 塩………………ミニスプーン1/3
  - こしょう………………少量

作り方
❶ひじきは水でもどしてよく洗う。熱湯でさっとゆでて水けをきり、しょうゆをふる。トマトはくし形切りにする。
❷バジルは手でちぎる。にんにくはみじん切りにし、他のaと混ぜ合わせる。
❸①を②であえ、冷蔵庫に入れて味がなじむまでおく。

501 [刻みこんぶ（生）] 煮物
写真は101ページ

材料（1人分）
- 刻みこんぶ（生）………45g
- にんじん…………………30g
- 油揚げ……………………1/4枚
- だし（または水）……1/2カップ
- a
  - しょうゆ…………大さじ1/2
  - 砂糖………………小さじ1/2
  - 酒…………………小さじ1

作り方
❶刻みこんぶは水洗いして水けをきり、食べやすい長さに切る。
❷にんじんはせん切りにし、油揚げは熱湯をかけて油抜きをし、7〜8mm幅の短冊切りにする。
❸なべにだし、aを入れて煮立て、①の刻みこんぶ、②を加えて煮る。煮立ったら弱火にし、味がなじむまで煮る。

502 [刻みこんぶ（生）] じゃことのきんぴら
写真は101ページ

材料（1人分）
- 刻みこんぶ（生）………45g
- ちりめんじゃこ…大さじ1/2
- 油…………………小さじ1
- a
  - しょうゆ…………小さじ1
  - みりん……………小さじ1

作り方
❶刻みこんぶは水洗いして水けをきり、食べやすい長さに切る。
❷フライパンに油を熱し、①を入れていため、全体に油がまわったらちりめんじゃこ、aを加え、味をからめるようにいため上げる。

503 [刻みこんぶ（生）] さつま芋との煮物
写真は101ページ

材料（1人分）
- 刻みこんぶ（生）………45g
- さつま芋…………………50g
- a
  - しょうゆ…………小さじ1
  - 砂糖………………大さじ1/2
  - 酒…………………小さじ1

作り方

❶さつま芋はよく洗い、皮をつけたまま乱切りにし、水につけてアクをとる。刻みこんぶは水洗いして水けをきり、食べやすい長さに切る。

❷なべにさつま芋とひたひたの水を入れ、沸騰したら火を弱め、さつま芋の表面が透明になるぐらいまで煮る。

❸②にａを加え、煮立ったら弱火にして10～15分ほど煮る。仕上がりに刻みこんぶを加えてひと煮する。

504 ［胚芽精米］ごはん

写真は102ページ

材料（１人分）

胚芽精米……………… 65g
（½合弱または⅓カップ＋大さじ1）

作り方

米は炊く30分以上前にといでざるにあげて水けをきる。炊飯釜に入れ、普通に水加減して炊く。

505 ［胚芽精米］グリーンピースごはん

写真は102ページ

材料（４人分）

胚芽精米…………… 280g
（２合弱または１⅔カップ）
酒……………………大さじ1
グリーンピース…… 65g
塩………………大さじ⅓強

作り方

❶なべに水２カップと塩を入れて煮立たせ、グリーンピースを入れてゆで、水けをきっておく。ゆで汁はとっておく。

❷米は炊く30分以上前にといでざるにあげ、水けをきっておく。

❸②の米に①のグリーンピースのゆで汁、酒を加えて普通に水加減し、炊き上げる。

❹炊き上がったら①のグリーンピースを加えて蒸らす。

506 ［胚芽精米］五目炊き込みごはん

写真は102ページ

材料（４人分）

胚芽精米…………… 280g
（２合弱または１⅔カップ）
油揚げ…………………１枚
にんじん……………… 30g
こんにゃく…………… 60g
ごぼう………………… 80g
生しいたけ……………２枚
鶏胸肉(皮なし)…… 100g
a しょうゆ……… 大さじ⅔
a みりん……………大さじ⅔
a だし………………１カップ
a 塩…………………小さじ⅓
a 酒…………………小さじ1
さやいんげん………… 15g

作り方

❶米はといでざるにあげ、水けをきる。

❷油揚げは熱湯をかけて油抜きし、５㎜幅の短冊切りにする。にんじんも５㎜幅の短冊に切る。こんにゃくは沸騰湯でゆで、５㎜幅の短冊切りにする。

❸ごぼうは笹がきにし、水にさらしてアクを除く。しいたけは薄切りにし、鶏肉は食べやすい大きさに切る。

❹沸騰湯に塩少量（分量外）を加え、さやいんげんを筋を除いてゆで、５㎜幅の斜め切りにする。

❺なべにａと鶏肉を入れて火にかけ、沸騰したらアクを除き、②、③を加えてにんじんとごぼうがやわらかくなるまで煮る。具と煮汁を別々にする。

❻①の米に、⑤の煮汁に水を加えて２½カップにして注ぎ、普通に炊く。炊き上がったら⑤の具を加えて蒸らす。全体が均一になるように混ぜる。

❼器に⑥を盛り、④のさやいんげんを散らす。

507 ［胚芽精米］栗ごはん

写真は103ページ

材料（４人分）

胚芽精米…………… 280g
（２合弱または１⅔カップ弱）
栗…………………18～20個
塩…………………小さじ½強
酒……………………大さじ2

作り方

❶米は炊く30分以上前にといでざるにあげ、水けをきる。

❷栗は鬼皮と渋皮をむき、大きいものは２つに切り、水にさらす。

❸①の米に塩と酒を加えて普通に水加減し、②の栗を加えて普通に炊く。

508 ［胚芽精米］おかゆ

写真は103ページ

材料（１人分）

胚芽精米…………… 45g
（¼合強または¼カップ）
水……………… 1½～2カップ
塩………………… ミニスプーン⅔

作り方

❶米は炊く１時間ほど前にといで水けをきっておく。

❷なべに米と水を入れて強火にかけ、沸騰したらとろ火にして50分から１時間炊く。塩を加えて調味する。

509 ［胚芽精米］パエリヤ

写真は103ページ

材料（４人分）

胚芽精米…………… 360g
（２½合または２¼カップ）
鶏もも肉(皮なし)… 150g
エビ……………………４尾
イカ………………… 150g
ムール貝………………8個
白ワイン…………大さじ2
ピーマン……………… 60g
赤ピーマン…………… 60g
にんにく……………1かけ
水……………… 1¼カップ強
顆粒ブイヨン……小さじ1
オリーブ油…………大さじ2
サフラン………ひとつまみ
塩…………………ミニスプーン1強
こしょう………………少量
パセリ…………………少量

作り方

❶サフランは湯180㎖に入れて色出しする。米はといでざるにあげ、水けをきっておく。

❷なべに分量の水、顆粒ブイヨンを入れて煮立たせ、火を消す。

❸エビは背わたを除き、尾の先を切り落として中の水を出す。鶏肉は食べやすい大きさに切り、イカは１㎝幅の輪切りにする。

❹ムール貝は白ワインをふり、酒蒸しにし、蒸し汁はとっておく。
❺ピーマンと赤ピーマンは種を除いて、太めのせん切りにする。にんにくはみじん切りにする。
❻フライパンにオリーブ油と⑤のにんにくを入れて火にかけ、香りが立ったら③の鶏肉、エビ、イカを加え、焼き色がつくまでいためる。
❼⑥に⑤のピーマン、赤ピーマンを入れていため、塩、こしょうで調味する。
❽⑦に①の米を加えて全体に油がなじむまでいためる。
❾米が透き通ったら②と①のサフランを色出しした湯、④のムール貝の蒸し汁を加える。炊飯器に入れて普通に炊く。炊き上がりにムール貝を加え蒸らす。
❿皿に⑨を盛り、パセリをみじん切りにして散らす。

510 ［胚芽精米（ごはん）］おにぎり

写真は103ページ

材料（1人分）

胚芽精米ごはん…… 100g
梅干し……小½個
塩……ミニスプーン¼
のり……少量
青じそ……1枚

作り方

❶手に塩をつけ、炊きたてのごはんに梅干しをのせて好みの形に握る。のりを巻き、しっかりと押さえる。
❷皿に青じそを敷き、②を盛る。

511 ［胚芽精米（ごはん）］いなりずし

写真は104ページ

材料（1人分）

胚芽精米ごはん…… 100g
油揚げ……1枚
a
- しょうゆ……小さじ1
- 酒……小さじ1
- 砂糖……小さじ1
- 水……¼カップ

b
- 酢……大さじ½
- 塩……ミニスプーン½
- 砂糖……小さじ⅓

作り方

❶油揚げは熱湯をかけて油抜きし、箸をころがしてから半分に切り、袋状に開く。なべにaを煮立て、油揚げを加えて弱火で煮汁がほとんどなくなるまで煮る。
❷普通に水加減して炊いた炊きたてのごはんにbを加え、切るようにして混ぜ合わせる。全体に味がなじんだら2等分にし、①に詰める。

512 ［胚芽精米（ごはん）］ちらしずし

写真は104ページ

材料（1人分）

胚芽精米ごはん…… 200g
a
- 酢……大さじ1⅓
- 砂糖……大さじ½
- 塩……小さじ⅓弱

- にんじん……15g
- 塩……ミニスプーン$\frac{1}{12}$
- 砂糖……小さじ⅓
- だし……少量

- エビ……1尾
- 塩……ミニスプーン$\frac{1}{12}$

- 干ししいたけ……1枚
- かんぴょう…… 2〜3g
- 干ししいたけのもどし汁……適量
- しょうゆ……小さじ½
- 砂糖……小さじ½

- 卵……½個
- 塩……ミニスプーン$\frac{1}{12}$
- 油……小さじ¼

さやえんどう……1枚

作り方

❶小なべにaを入れて中火でさっと煮、炊きたてのごはんにふりかける。うちわであおぎ、さましながら手早く混ぜ合わせる。
❷にんじんはせん切りにし、塩、砂糖、だしを加えてさっと煮る。
❸干ししいたけとかんぴょうは水につけてもどす。小なべにしいたけとかんぴょう、かぶるくらいの干ししいたけのもどし汁としょうゆ、砂糖を入れてやわらかくなるまで煮る。しいたけはせん切りにし、かんぴょうは細かく刻む。
❹卵は塩を加えてときほぐす。フライパンに油を熱し、卵を流し入れて薄く広げて薄焼き卵を焼く。細く切る。
❺エビは背わたを除いて塩をふり、ゆでてから殻をむく。
❻沸騰湯に塩（分量外）を入れ、さやえんどうを筋を除いてゆで、ざるにとってさまし、せん切りにする。
❼①に②と③を混ぜて皿に盛り、④と⑤を彩りよくのせて⑥を散らす。

513 ［胚芽精米（ごはん）］チャーハン

写真は104ページ

材料（1人分）

胚芽精米ごはん…… 200g
焼き豚……25g
ねぎ……15g
生しいたけ……10g
グリーンピース（冷凍）… 20g
- 卵……½個
- 塩……ミニスプーン⅙
- 油……小さじ½

油……大さじ⅔
塩……ミニスプーン⅔
こしょう……少量
しょうゆ……小さじ½

作り方

❶焼き豚は1cm幅に切り、ねぎはみじん切りにする。しいたけは石づきを除いて薄切りにする。
❷グリーンピースは熱湯をかけて解凍する。
❸卵は塩ミニスプーン⅙を加えてときほぐす。フライパンに油小さじ½を熱し、卵を入れ手早くいため、皿にとる。
❹③のあいたフライパンに油大さじ⅔を熱して①のねぎを入れていため、香りが立ったら、しいたけ、焼き豚、ごはんの順に加えいためる。塩ミニスプーン⅔とこしょうで調味し、②のグリーンピースと③の卵を加え混ぜる。しょうゆをなべ肌からまわし入れて香りをつけ、皿に盛る。

514 ［胚芽精米（ごはん）］いためピラフ

写真は104ページ

材料（1人分）

胚芽精米ごはん…… 200g
- 鶏胸肉（皮つき）……50g
- 塩……ミニスプーン⅙

玉ねぎ……20g
グリーンピース（冷凍）… 20g
油……大さじ½
バター……大さじ½
トマトケチャップ…大さじ1
塩……ミニスプーン1
こしょう……少量

作り方

❶鶏肉は1～2cm角に切り、塩をふる。玉ねぎはみじん切りにする。
❷グリーンピースは熱湯をかけて解凍する。
❸フライパンに油とバターを熱し、①の玉ねぎを入れていためる。しんなりとしたら鶏肉を加えていためる。
❹③にごはんを加えてほぐすようにいため、トマトケチャップと塩を加えて手早くいためる。
❺④に②のグリーンピースを加えてひと混ぜし、こしょうで調味し、皿に盛る。

515 ［精白米］ごはん

写真は102ページ

材料（1人分）

精白米……65g
（½合弱または⅓カップ+大さじ⅔）

作り方

504 胚芽精米 ごはんと同じ。

516 ［精白米］グリーンピースごはん

写真は102ページ

材料（4人分）

精白米……280g
（1⅔合弱または2⅓カップ弱）
酒……大さじ1
グリーンピース……65g
塩……小さじ½

作り方

505 胚芽精米 グリーンピースごはんと同じ。

517 ［精白米］五目炊き込みごはん

写真は102ページ

材料（4人分）

精白米……280g
（2合弱または1⅔カップ）
油揚げ……1枚
にんじん……30g
鶏胸肉（皮なし）……100g
a しょうゆ……大さじ⅔
a みりん……大さじ⅔
a だし……1カップ
a 塩……小さじ⅓
a 酒……小さじ1
こんにゃく……60g
ごぼう……80g
生しいたけ……2枚
さやいんげん……15g

作り方

506 胚芽精米 五目炊き込みごはんと同じ。

518 ［精白米］栗ごはん

写真は103ページ

材料（4人分）

精白米……280g
（1⅔合弱または2⅓カップ弱）
栗……18～20個
塩……小さじ½強
酒……大さじ2

作り方

507 胚芽精米 栗ごはんと同じ。

519 ［精白米］おかゆ

写真は103ページ

材料（1人分）

精白米……45g
（¼合強または¼カップ）
水……1½～2カップ
塩……ミニスプーン⅔

作り方

508 胚芽精米 おかゆと同じ。

520 ［精白米］パエリヤ

写真は103ページ

材料（4人分）

精白米……360g
（2½合弱または2¼カップ弱）
鶏もも肉（皮なし）…150g
エビ……4尾
イカ……150g
ムール貝……8個
白ワイン……大さじ2
ピーマン……60g
赤ピーマン……60g
にんにく……1かけ
水……1½カップ弱
顆粒ブイヨン……小さじ1
オリーブ油……大さじ2
サフラン……ひとつまみ
塩……ミニスプーン1強
こしょう……少量
パセリ……少量

作り方

509 胚芽精米 パエリヤと同じ。

521 ［精白米（ごはん）］おにぎり

写真は103ページ

材料（1人分）

精白米ごはん……100g
梅干し……小½個
塩……ミニスプーン¼
のり……少量
青じそ……1枚

作り方

510 胚芽精米 おにぎりと同じ。

522 ［精白米（ごはん）］いなりずし

写真は104ページ

材料（1人分）

精白米ごはん……100g
油揚げ……1枚
a しょうゆ……小さじ1
a 酒……小さじ1
a 砂糖……小さじ1
a 水……¼カップ
b 酢……大さじ½
b 塩……ミニスプーン½
b 砂糖……小さじ⅓

作り方

511 胚芽精米 いなりずしと同じ。

523 ［精白米（ごはん）］ちらしずし

写真は104ページ

材料（1人分）

精白米ごはん……200g
a 酢……大さじ1⅓
a 砂糖……大さじ½
a 塩……小さじ⅓弱
干ししいたけ……1枚
かんぴょう……2～3g
干ししいたけのもどし汁…適量
しょうゆ……小さじ½
砂糖……小さじ½

◆ 第4群 穀類料理（精白米・玄米）

にんじん	15g
塩	ミニスプーン½
砂糖	小さじ⅓
だし	少量

卵	½個
塩	ミニスプーン½
油	小さじ¼
エビ	1尾
塩	ミニスプーン½
さやえんどう	1枚

作り方
512 胚芽精米 ちらしずしと同じ。

524 [精白米（ごはん）] チャーハン
写真は104ページ

材料（1人分）

精白米ごはん	200g
焼き豚	25g
ねぎ	15g
生しいたけ	10g
グリーンピース（冷凍）	20g

卵	½個
塩	ミニスプーン⅙
油	小さじ½
油	大さじ⅔
塩	ミニスプーン⅔
こしょう	少量
しょうゆ	小さじ½

作り方
513 胚芽精米 チャーハンと同じ。

525 [精白米（ごはん）] いためピラフ
写真は104ページ

材料（1人分）

精白米ごはん	200g
［鶏胸肉（皮つき）	50g
［塩	ミニスプーン⅙
玉ねぎ	20g
グリーンピース（冷凍）	20g

油	大さじ½
バター	大さじ½
トマトケチャップ	大さじ1
塩	ミニスプーン1
こしょう	少量

作り方
514 胚芽精米 いためピラフと同じ。

526 [玄米] ごはん
写真は102ページ

材料（1人分）

玄米	69g
（½合弱または⅓カップ＋大さじ1）	

作り方
米は炊く2～3時間以上前にといで水につけておく。炊飯釜に入れ、水加減を普通よりも1割増しにして炊く。

527 [玄米] グリーンピースごはん
写真は102ページ

材料（4人分）

玄米	280g
（2合弱または1⅔カップ）	
酒	大さじ1

グリーンピース	65g
塩	大さじ⅓強

作り方
505 胚芽精米 グリーンピースごはんと同じ（水加減を1割増やす）。

528 [玄米] 五目炊き込みごはん
写真は102ページ

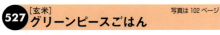

材料（4人分）

玄米	265g
（2合弱または1⅔カップ）	
油揚げ	1枚
にんじん	30g
こんにゃく	60g
ごぼう	80g
生しいたけ	2枚

鶏胸肉（皮なし）	100g
しょうゆ	大さじ⅔
みりん	大さじ⅔
a ［だし	1カップ
塩	小さじ⅓
酒	小さじ1
さやいんげん	15g

作り方
506 胚芽精米 五目炊き込みごはんと同じ。

529 [玄米] 栗ごはん
写真は103ページ

材料（4人分）

玄米	280g
（2合弱または1⅔カップ）	
栗	18～20個

塩	小さじ½強
酒	大さじ2

作り方
507 胚芽精米 栗ごはんと同じ（水加減を1割増やす）。

530 [玄米] おかゆ
写真は103ページ

材料（1人分）

玄米	45g
（¼合強または¼カップ）	

水	4カップ
塩	ミニスプーン⅔

作り方
❶米は炊く2～3時間以上前にといで水けをきっておく。
❷なべに米と水を入れて強火にかけ、沸騰したらとろ火にして50分から1時間炊く。塩を加えて調味する。

531 [玄米] パエリヤ
写真は103ページ

材料（4人分）

玄米	360g
（2½合または2¼カップ）	
鶏もも肉（皮なし）	150g
エビ	4尾
イカ	150g
［ムール貝	8個
［白ワイン	大さじ2
ピーマン	60g
赤ピーマン	60g

にんにく	1かけ
［水	1⅓カップ強
［顆粒ブイヨン	小さじ1
オリーブ油	大さじ2
サフラン	ひとつまみ
塩	ミニスプーン1強
こしょう	少量
パセリ	少量

作り方
509 胚芽精米 パエリヤと同じ。

第4群

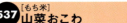 穀類料理（玄米・もち米） **第4群**

532 [玄米（ごはん）] おにぎり
写真は103ページ

材料（1人分）
- 玄米ごはん……… 100g
- 梅干し………… 小 1/2個
- 塩……………… ミニスプーン 1/4
- のり…………………少量
- 青じそ………………1枚

作り方
510 胚芽精米 おにぎりと同じ。

533 [玄米（ごはん）] いなりずし
写真は104ページ

材料（1人分）
- 玄米ごはん……… 100g
- 油揚げ…………… 1枚
- a [しょうゆ…… 小さじ1
       酒………… 小さじ1
       砂糖……… 小さじ1
       水………… 1/4カップ]
- b [酢………… 大さじ1/2
       塩………… ミニスプーン 1/2
       砂糖……… 小さじ1/3]

作り方
511 胚芽精米 いなりずしと同じ。

534 [玄米（ごはん）] ちらしずし
写真は104ページ

材料（1人分）
- 玄米ごはん……… 200g
- a [酢………… 大さじ1 1/3
       砂糖……… 大さじ1/2
       塩………… 小さじ1/3弱]
- にんじん………… 15g
- 塩……………… ミニスプーン 1/2
- 砂糖…………… 小さじ1/3
- だし…………………少量
- 干ししいたけ……… 1枚
- かんぴょう…… 2～3g
- 干ししいたけのもどし汁… 適量
- しょうゆ……… 小さじ1/2
- 砂糖………… 小さじ1/2
- 卵………………… 1/2個
- 塩……………… ミニスプーン 1/2
- 油……………… 小さじ1/4
- エビ……………… 1尾
- 塩……………… ミニスプーン 1/2
- さやえんどう……… 1枚

作り方
512 胚芽精米 ちらしずしと同じ。

535 [玄米（ごはん）] チャーハン
写真は104ページ

材料（1人分）
- 玄米ごはん……… 200g
- 焼き豚……………… 25g
- ねぎ………………… 15g
- 生しいたけ………… 10g
- グリーンピース(冷凍)… 20g
- 卵………………… 1/2個
- 塩……………… ミニスプーン 1/6
- 油……………… 小さじ1/2
- 油……………… 大さじ2/3
- 塩……………… ミニスプーン 2/3
- こしょう……………少量
- しょうゆ……… 小さじ1/2

作り方
513 胚芽精米 チャーハンと同じ。

536 [玄米（ごはん）] いためピラフ
写真は104ページ

材料（1人分）
- 玄米ごはん……… 200g
- 鶏胸肉（皮つき）…… 50g
- 塩……………… ミニスプーン 1/6
- 玉ねぎ……………… 20g
- グリーンピース(冷凍)… 20g
- 油……………… 大さじ1/2
- バター………… 大さじ1/2
- トマトケチャップ… 大さじ1
- 塩……………… ミニスプーン 1
- こしょう……………少量

作り方
514 胚芽精米 いためピラフと同じ。

537 [もち米] 山菜おこわ
写真は105ページ

材料（6人分）
- もち米…………… 390g
- ぜんまい（ゆで）……… 90g
- わらび（ゆで）……… 90g
- a [しょうゆ…… 小さじ1
       酒………… 小さじ1
       塩………… 小さじ1弱]
- b [しょうゆ…… 大さじ1
       酒………… 大さじ2]

作り方
❶もち米は炊く30分以上前にといでざるにあげ、水けをきる。
❷ぜんまいとわらびは食べやすい長さに切り、aに浸して下味をつける。
❸炊飯器に①を入れ、bを加えて240mlに水加減し、20～30分おく。②をのせて炊き上げる。
❹③を蒸らしてから全体をかき混ぜる。

538 [もち米] 赤飯
写真は105ページ

材料（6人分）
- もち米…………… 390g
- あずき……………… 65g
- 水…………… 2 3/4カップ弱
- a [塩………… 大さじ1/3強
       酒………… 大さじ1]
- いり黒ごま……… 小さじ1

作り方
❶あずきはさっと洗い、分量の水に浸して半日ほどおく。
❷①をつけ汁ごと火にかけ、煮立ったら5～6分ゆでてさます。ゆで汁と水を合わせて270mlにする。
❸もち米は炊く30分以上前にといでざるにあげ、水けをきっておく。
❹炊飯器に③を入れ、②のあずきとゆで汁、aを加えて、炊き上げる。
❺器に④を盛り、いり黒ごまをふる。

◆ 第4群 穀類料理 (もち米・もち・そば)

539 [もち米] おはぎ
写真は105ページ

材料(12個分)
もち米‥‥‥‥‥‥2ﾀﾞ　　つぶあん(市販品)‥500g
砂糖‥‥‥‥‥‥大さじ2

作り方
❶もち米はとぎ、炊飯器に入れて普通に水加減し、1時間以上おいてから炊く。
❷炊き上がったら砂糖を加え混ぜ、すりこ木などでつぶしてもち状にする。
❸②を12等分にして丸める。つぶあんも12等分にする。
❹手のひらにつぶあんを広げ、もちをのせてあんで包み、形をととのえる。

ポイント! ラップの上にあんを広げ、その上にもちをのせて包むと作りやすい。

540 [もち] 磯辺焼き
写真は105ページ

材料(1人分)
もち‥‥‥‥‥‥105g　　のり‥‥‥‥‥‥適量
しょうゆ‥‥‥‥小さじ1

作り方
❶もちは焼き網かオーブントースターでこんがりと中がやわらかくなるまで焼く。
❷①にしょうゆをつけて、のりを巻く。

541 [もち] 安倍川
写真は105ページ

材料(1人分)
もち‥‥‥‥‥‥105g

a ┌ きな粉‥‥‥‥‥大さじ2
　├ 砂糖‥‥‥‥‥‥大さじ½
　└ 塩‥‥‥‥‥‥ミニスプーン⅙

作り方
❶もちは水にぬらして1個ずつラップに包み、2個いっしょに電子レンジで50秒加熱する。
❷aを混ぜ合わせ、①にまぶす。

542 [もち] 雑煮
写真は105ページ

材料(1人分)
もち‥‥‥‥‥‥105g
鶏もも肉(皮つき)‥‥30g
小松菜‥‥‥‥‥‥50g
生しいたけ‥‥‥‥1枚
にんじん‥‥‥‥‥10g

a ┌ だし‥‥‥‥‥‥1ﾀﾞ
　├ 塩‥‥‥‥‥‥ミニスプーン½弱
　├ 酒‥‥‥‥‥‥小さじ1
　└ しょうゆ‥‥‥‥小さじ½

作り方
❶沸騰湯に塩少量(分量外)を入れ、小松菜を根元のほうからゆでる。ざるにあげてから冷水にとってさまし、水けを絞って3cm長さに切る。
❷鶏肉は食べやすい大きさに切る。しいたけは軸を除いてかさに放射状の切り目を入れる。にんじんはねじり梅(159ページ275 **ポイント!** 参照)にする。
❸もちは焼き網かオーブントースターでこんがりと焼く。
❹なべにaを入れて煮立て、②の鶏肉を加える。
❺再び煮立ちかけたら、②のしいたけとにんじんを加え、火を弱めて鶏肉に火が通るまで煮る。
❻器に③を盛り、⑤の汁を注ぎ、鶏肉、しいたけ、にんじん、①の小松菜を添える。

543 [そば(乾)] ざるそば
写真は106ページ

材料(1人分)
そば(乾)‥‥‥‥‥70g　　刻みのり‥‥‥‥‥少量

a ┌ だし‥‥‥‥‥‥½ﾀﾞ
　├ しょうゆ‥‥‥‥大さじ1
　└ みりん‥‥‥‥‥大さじ1

作り方
❶なべにaを入れて煮立てる。あら熱がとれたら、冷蔵庫でよくひやす。
❷干しそばは熱湯でゆで、水にとってさまして水けをきる。ざるに盛り、刻みのりを散らす。①をつけて食べる。

544 [そば(乾)] おろしそば
写真は106ページ

材料(1人分)
そば(乾)‥‥‥‥‥70g　　おろし大根‥‥‥‥100g
　　　　　　　　　　　　　貝割れ菜‥‥‥‥‥20g

a ┌ だし‥‥‥‥‥‥½ﾀﾞ
　├ しょうゆ‥‥‥‥大さじ1
　└ みりん‥‥‥‥‥大さじ1

作り方
❶なべにみりんを入れて火にかけ、アルコール分をとばす。だしとしょうゆを加えてひと煮し、火を消してそのままさます。
❷貝割れ菜は根元を切り落とす。
❸たっぷりの沸騰湯でそばをゆでて冷水にとり、手早くさましてざるにあげ、水けをきって器に盛る。
❹③のそばに①の汁を注ぎ、おろし大根と貝割れ菜をのせる。

ポイント! 好みで温かく仕上げてもよい。その場合、汁は545 かけそばのかけ汁と同様に作る。

穀類料理 (そば・うどん) 第4群

545 かけそば [そば(乾)]
写真は106ページ

材料（1人分）
- そば(乾)……………70g
- ねぎ(小口切り)………10g
- だし……………1½カップ
- しょうゆ………大さじ1⅓
- みりん…………大さじ1⅓

作り方
❶なべにみりんを入れて火にかけ、アルコール分をとばす。だしとしょうゆを加えてひと煮する。
❷たっぷりの沸騰湯でそばをゆで、冷水にとり水けをきる。①の汁で温め、器に盛り、ねぎをのせる。

546 とろろそば [そば(乾)]
写真は106ページ

材料（1人分）
- そば(乾)……………70g
- 大和芋………………50g
- a だし……………¼カップ
- a しょうゆ………大さじ1
- a みりん…………大さじ1
- 刻みのり………………少量

作り方
❶aを煮立て、さましておく。
❷大和芋は皮をむいてすりおろす。大和芋にaを少量ずつ混ぜてのばす。
❸たっぷりの沸騰湯でそばをゆで、冷水にとってさまし水けをきる。
❹ざるにそばを盛り、刻みのりを散らし、②を添える。

547 たぬきそば [そば(乾)]
写真は106ページ

材料（1人分）
- そば(乾)……………70g
- ほうれん草……………30g
- にんじん………………5g
- 揚げ玉…………………10g
- だし……………1½カップ
- a しょうゆ………大さじ1⅓
- a みりん…………大さじ1⅓
- 塩………………………少量

作り方
❶沸騰湯に塩少量（分量外）を入れ、ほうれん草を根元のほうからゆでる。冷水にとってさまし、水けを絞って3cm長さに切る。にんじんはねじり梅（159ページ **275 ポイント!** 参照）にする。
❷なべにaを入れて煮立たせ、①のにんじんを加え、やわらかくなるまで煮る。
❸たっぷりの沸騰湯でそばをゆで、冷水にとって水けをきる。②の汁で温め、器に盛る。①のほうれん草、②のにんじん、揚げ玉をのせる。

548 天ぷらそば [そば(乾)]
写真は106ページ

材料（1人分）
- そば(乾)……………70g
- エビ………………2尾(40g)
- a 小麦粉…………大さじ1½
- a とき卵………………10g
- a 水………………大さじ1
- 揚げ油…………………適量
- だし……………1½カップ
- b しょうゆ………大さじ1⅓
- b みりん…………大さじ1⅓
- ねぎ(小口切り)………10g

作り方
❶エビは尾の部分を残して殻をむき、背わたを除いて腹側に切り目を入れる。尾の先の部分を切り落とし、水を出す。
❷aを混ぜて衣を作り、水分をふきとったエビにからめ、180℃の揚げ油でカラリと揚げる。
❸そばは熱湯でゆで、冷水にとって水けをきる。
❹bを煮立て、そばを加えて温める。器にそばを盛り、汁を注ぎ、天ぷら、ねぎをのせる。

549 かけうどん [うどん]
写真は107ページ

材料（1人分）
- うどん(ゆで)………225g
- だし……………1½カップ
- a しょうゆ………大さじ1⅓
- a みりん…………大さじ1⅓
- ほうれん草……………30g
- ねぎ(小口切り)………10g

作り方
❶沸騰湯に塩少量（分量外）を入れ、ほうれん草を根元のほうからゆでる。冷水にとってさまし、水けを絞って3cm長さに切る。
❷なべにaを入れて煮立たせる。
❸たっぷりの沸騰湯でうどんを温め、湯をきり、器に盛る。②の汁を注ぎ、①のほうれん草、ねぎをのせる。

550 煮込みうどん [うどん]
写真は107ページ

材料（1人分）
- うどん(ゆで)………225g
- だし……………1½カップ
- しょうゆ………大さじ1⅓
- みりん…………大さじ1⅓
- ほうれん草……………30g
- 生しいたけ……………1枚
- ちくわ…………………30g
- 鶏胸肉(皮つき)………30g
- ねぎ(薄い斜め切り)……5g

作り方
❶なべにみりんを入れて火にかけ、アルコール分をとばす。だしとしょうゆを加えてひと煮する。
❷沸騰湯に塩少量（分量外）を入れ、ほうれん草を根元のほうからゆでる。冷水にとってさまし、水けを絞って2cm長さに切る。
❸しいたけは軸を除き、かさに放射状の切り目を入れる。ちくわは斜め切りにし、鶏肉は一口大に切る。
❹なべに①の汁を入れて火にかけ、煮立ったら③のしいたけとちくわ、鶏肉を加えて肉に火が通るまで煮る。
❺④にうどんを加えて大きく混ぜ、さっと煮て器に盛り、ねぎと②のほうれん草をのせる。

第4群

第4群 穀類料理（うどん・そうめん・中華めん（生））

551 ［うどん］きつねうどん

写真は 107 ページ

材料（1人分）

- うどん(ゆで)……… 225g
- 油揚げ………… 1枚(20g)
- a
  - だし………………… ¼カップ
  - しょうゆ………… 小さじ½
  - みりん…………… 小さじ½
  - 砂糖……………… 小さじ½
- b
  - だし……………… 1½カップ
  - しょうゆ……… 大さじ1⅓
  - みりん………… 大さじ1⅓
- ねぎ(小口切り)……… 10g

作り方

❶油揚げは熱湯をかけて油抜きし、食べやすい大きさに切る。なべにaを煮立て、油揚げを加えて弱火にし、味を含ませるようにして煮る。

❷なべにbを入れて煮立てる。

❸うどんをさっとゆでて器に盛り、②を注ぎ、①とねぎをのせる。

552 ［うどん］カレーうどん

写真は 107 ページ

材料（1人分）

- うどん(ゆで)……… 225g
- 鶏もも肉(皮なし)…… 60g
- ねぎ……………………… 20g
- だし…………………… 1½カップ
- a
  - しょうゆ……… 大さじ1⅓
  - みりん………… 大さじ1⅓
- カレー粉…………… 小さじ1
- かたくり粉………… 大さじ½

作り方

❶鶏肉は食べやすい大きさに切り、ねぎは斜め薄切りにする。

❷なべにだしとaを加えて煮立て、¼カップをとりおく。

❸②のなべに鶏肉を加えて火を通し、ねぎを加えてひと煮する。

❹とりおいた②のだしにかたくり粉とカレー粉を加え混ぜ、③に加えてとろみをつける。

❺うどんは熱湯でさっとゆでて器に盛り、④をかける。

553 ［うどん］焼きうどん

写真は 107 ページ

材料（1人分）

- うどん(ゆで)……… 225g
- 豚もも薄切り肉……… 50g
- キャベツ………………… 60g
- にんじん………………… 15g
- 玉ねぎ…………………… 20g
- 油…………………… 大さじ⅔
- しょうゆ…………… 大さじ1
- 塩………………… ミニスプーン⅙
- 酒…………………… 大さじ½

作り方

❶豚肉は一口大に切る。

❷キャベツは一口大に切り、にんじんはいちょう切りに、玉ねぎは薄切りにする。

❸フライパンに油を熱し、①の豚肉を入れていためる。肉の色が変わったら②の野菜を加え、いためる。

❹③の野菜がしんなりとしたら、うどんをほぐしながら加えていためる。全体に油がまわったらしょうゆ、塩、酒をまわしかけて調味する。

ポイント! ゆでうどんがくっついてほぐれにくいときには、さっと水か湯にくぐらせるとよい。

554 ［そうめん］冷やしそうめん

写真は 107 ページ

材料（1人分）

- そうめん……………… 88g
- a
  - だし………………… ⅓カップ
  - しょうゆ………… 大さじ½
  - みりん…………… 大さじ½
- 小ねぎ………………… 10g

作り方

❶小ねぎは小口切りにする。

❷なべにaを煮立て、さましておく。

❸そうめんは沸騰湯でゆでて、冷水にとってさまし、器に盛る。①、②を添える。

555 ［中華めん（生）］ラーメン

写真は 108 ページ

材料（1人分）

- 中華めん(生)……… 110g
- 焼き豚…………………… 2枚
- ほうれん草…………… 50g
- ねぎ……………………… 10g
- a
  - 水…………………… 2カップ
  - 顆粒鶏がらだし…… 小さじ⅔
  - 酒………………… 小さじ1
  - しょうゆ………… 小さじ2
  - ごま油…………… 小さじ1
  - 塩……………… ミニスプーン⅙
  - こしょう………… 少量

作り方

❶沸騰湯に塩少量（分量外）を入れ、ほうれん草を根元からゆでる。冷水にとり、水けを絞って3cm長さに切る。

❷ねぎは小口切りにする。

❸なべにaを入れ、煮立てる。

❹中華めんを沸騰湯でゆで、湯をきって器に盛る。③のスープを注ぎ、①、②、焼き豚をのせる。

556 ［中華めん（生）］タンメン

写真は 108 ページ

材料（1人分）

- 中華めん(生)……… 110g
  - 豚もも薄切り肉…… 50g
  - 塩……………… ミニスプーン¼
  - 酒………………… 小さじ½
- キャベツ……………… 50g
- ねぎ…………………… 15g
- きくらげ………… 2～3個
- にんじん……………… 10g
- しょうが…………… ¼かけ
- 油………………… 大さじ½
- 塩……………… ミニスプーン¼
- こしょう…………… 少量
- a
  - 水………………… 1½カップ
  - 顆粒ブイヨン…… 小さじ½
  - 塩………………… 小さじ½

作り方

❶キャベツは3cm角に切る。ねぎは斜め薄切りにし、にんじんとしょうがはそれぞれせん切りにする。きくらげは水でもどして石づきを除く。

❷豚肉は3cm幅に切って塩と酒をふる。

❸なべに油としょうがを熱し、香りが出たら豚肉を加えて

いためる。肉の色が変わったらキャベツとにんじんを加えていため、全体に油が回ったらねぎときくらげを加えていため、塩とこしょうで調味する。
❹なべにａを入れて温めておく。中華めんは熱湯に入れて表示の時間通りにゆで、水けをきる。器にａを注いだところにめんを加え、③をのせる。

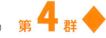

557 ［中華めん（生）］冷やし中華

写真は 108 ページ

材料（１人分）

中華めん(生)	110g	a 水	¼カップ
ごま油	小さじ¼	a 中国風顆粒だし	小さじ¼
ロースハム	1枚	a しょうゆ	大さじ1
きゅうり	50g	a 酢	大さじ1
もやし	30g	a 砂糖	小さじ1
卵	½個	a ごま油	小さじ½
塩	ミニスプーン⅙		
油	小さじ¼		

作り方

❶ハムは細切りにする。
❷きゅうりは斜め薄切りにしてせん切りにする。
❸もやしはひげ根を除き、沸騰湯に塩少量（分量外）を入れてさっとゆでる。ざるにあげて手早くあおいでさます。
❹卵は塩を加えてときほぐす。フライパンに油を熱し、卵を流し入れて薄く広げて薄焼き卵を焼く。細く切る。
❺中華めんは沸騰湯でゆで、冷水にとって洗う。水けをきってごま油をふり混ぜる。
❻ａを混ぜ合わせてかけ汁を作る。
❼皿に⑤の中華めんを盛り、①、②、③、④を彩りよくのせる。食べるときに⑥のかけ汁をかける。

ポイント！ 具はほかに焼き豚、ゆでエビ、鶏肉、クラゲ、糸かんてん、しいたけなど好みのものでよい。食べるときに練りがらしを添えてもよい。

558 ［中華めん（焼きそば用）］ソース焼きそば

写真は 108 ページ

材料（１人分）

中華めん(焼きそば用)	160g	水	大さじ2〜3
豚もも薄切り肉	30g	ウスターソース	大さじ1
キャベツ	60g	トマトケチャップ	小さじ1
玉ねぎ	30g	しょうゆ	小さじ1強
にんじん	10g	青のり	少量
油	大さじ1		

作り方

❶豚肉は一口大に切る。
❷キャベツは一口大に切る。玉ねぎは薄切りにし、にんじんは５㎜幅の短冊切りにする。
❸フライパンに油を熱し、①の豚肉を入れていため、色が変わったら②の野菜を加えていため合わせる。
❹野菜がしんなりとしたら中華めんと分量の水を加えて水分がなくなるまでいためる。
❺ウスターソース、トマトケチャップ、しょうゆをまわし入れて調味し、皿に盛って青のりをふる。

559 ［中華めん（焼きそば用）］あんかけ焼きそば

写真は 108 ページ

材料（１人分）

中華めん(焼きそば用)	160g	生しいたけ	10g
豚もも薄切り肉	50g	油	大さじ⅔
白菜	80g	a 水	⅓カップ
もやし	30g	a 顆粒ブイヨン	小さじ⅓
ねぎ	10g	a 塩	小さじ⅓
にんじん	5g	a こしょう	少量
にら	10g	かたくり粉	小さじ1

作り方

❶豚肉は３㎝幅に切る。白菜はそぎ切りに、もやしは根を除き、ねぎは太めのせん切りに、にんじんはせん切りにする。にらは３㎝長さに、しいたけは薄切りにする。
❷フライパンに油大さじ⅓を熱し、中華めんをほぐし入れていためる。丸く形を整えてヘラなどで押しつけて表面をカリッと焼き、器に盛る。
❸残りの油を熱し、豚肉をいため、肉の色が変わったら白菜とにんじん、ねぎ、しいたけ、にら、もやしの順に加えていため、ａを加える。
❹煮立ったら倍容量の水でといたかたくり粉でとろみをつけ、②にかける。

560 ［中華めん（焼きそば用）］塩焼きそば

写真は 108 ページ

材料（１人分）

中華めん(焼きそば用)	160g	油	大さじ⅔
豚もも薄切り肉	60g	顆粒ブイヨン	小さじ½
塩	ミニスプーン¼	水	大さじ2
こしょう	少量	酒	大さじ1
にら	15g	塩	小さじ⅓
ねぎ	25g	こしょう	少量

作り方

❶豚肉は３㎝幅に切って、塩とこしょうをふる。
❷にらは３㎝長さに切る。ねぎは斜め薄切りにする。
❸フライパンに油を熱し、①をいため、肉の色が変わったらねぎとにらを加えていためる。
❹中華めんをほぐし入れていため、分量の水でといたスープ、酒を加えてふたをし、１分ほど蒸し焼きにする。
❺塩とこしょうを加えて味をからめるようにしていため上げる。

561 ［スパゲティ］きのこスパゲティ

写真は 109 ページ

材料（１人分）

スパゲティ	85g	オリーブ油	大さじ½
しめじ	30g	塩	小さじ¼
生しいたけ	2枚	こしょう	少量
マッシュルーム(生)	3個	パセリ(みじん切り)	少量
にんにく	¼かけ		

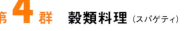 穀類料理 (スパゲティ)

562 [スパゲティ] トマトソーススパゲティ
写真は109ページ

材料（1人分）
スパゲティ	85g
玉ねぎ	25g
にんにく	¼かけ
バジル	4〜5枚
オリーブ油	大さじ½

a
トマト水煮缶詰め	100g
ロリエ	½枚
塩	ミニスプーン1
顆粒ブイヨン	小さじ½
砂糖	小さじ⅓

作り方
❶玉ねぎ、にんにくはみじん切りにし、トマトの水煮は種を除く。
❷オリーブ油と①のにんにくをなべに入れて弱火で熱し、香りが立ったら玉ねぎを加えていためる。
❸玉ねぎがしんなりしたらaを加え、煮立ったら火を弱め、15分くらい煮る。バジルを手でちぎり、加える。
❹沸騰湯に塩（分量外/0.9%塩水にする）を入れ、スパゲティをかためにゆで、湯をきる。
❺③に④のスパゲティを加え、さっとあえる。

作り方
❶しめじは石づきを除いて小房に分け、しいたけも石づきを除いて薄切りにする。
❷マッシュルームは石づきを除き、縦半分に切る。
❸にんにくはみじん切りにする。
❹沸騰湯に塩（分量外/0.9%塩水にする）を入れ、スパゲティをかためにゆで、湯をきる。
❺フライパンにオリーブ油と③のにんにくを入れて弱火にかけ、香りが立ったら①、②のきのこを加え、しんなりしたら④のスパゲティを加え混ぜ、塩、こしょうで調味する。
❻皿に⑤を盛り、パセリを散らす。

ポイント 0.9%の塩水は、水5カップ（1ℓ）に対して塩大さじ½（9g）を加えたもの。

563 [スパゲティ] ペペロンチーノスパゲティ
写真は109ページ

材料（1人分）
スパゲティ	85g
オリーブ油	大さじ1
にんにく	½かけ
赤とうがらし	⅓本
塩	ミニスプーン1弱
こしょう	少量
バジル	2枚

作り方
❶にんにくは薄切りにし、赤とうがらしは小口切りにする。
❷沸騰湯に塩（分量外/0.9%塩水にする）を入れ、スパゲティをかためにゆで、湯をきる。
❸フライパンにオリーブ油とにんにく、赤とうがらしを入れて弱火にかけ、香りが出てきたら、②のゆで汁を大さじ2加えよく混ぜる。ゆでたスパゲティとバジルをちぎって加え、塩とこしょうで味をととのえて混ぜ合わせる。

564 [スパゲティ] ボンゴレスパゲティ
写真は109ページ

材料（1人分）
スパゲティ	85g
アサリ（殻付き）	150g（正味60g）
にんにく	½かけ
オリーブ油	大さじ1
白ワイン	大さじ1
塩	ミニスプーン¼
こしょう	少量
パセリのみじん切り	少量

作り方
❶アサリは塩水（分量外）につけて砂抜きしておく。にんにくはみじん切りにする。
❷なべにオリーブ油とにんにくを入れて弱火にかけ、香りが出たらアサリを加えて白ワインをふり、ふたをして酒蒸しにする。
❸沸騰湯に塩（分量外/0.9%塩水にする）を入れ、スパゲティをかためにゆで、湯をきる。
❹②のなべに③を加え、味をからめるように混ぜ合わせ、塩とこしょうで調味する。
❺器に盛り、パセリのみじん切りをふる。

565 [スパゲティ] 明太子スパゲティ
写真は109ページ

材料（1人分）
スパゲティ	85g
明太子	30g
酒	大さじ½
しょうゆ	少量
油	大さじ1
貝割れ菜	20g
のり	少量

作り方
❶明太子は薄皮をむいてほぐし、酒としょうゆ、油を加えてなめらかにときのばしてペースト状にする。
❷貝割れ菜は根を切り落とす。
❸のりはもみほぐす。
❹沸騰湯に塩（分量外/0.9%塩水にする）を入れ、スパゲティをかためにゆでる。
❺④のスパゲティの湯をきって熱いうちに①の明太子ペーストとあえ混ぜる。
❻⑤を皿に盛り、②の貝割れ菜と③のもみのりをのせる。

ポイント 辛味が苦手な人や子供向けには、明太子の代わりに普通のタラコを使ってもよい。

566 [スパゲティ] ナポリタンスパゲティ
写真は109ページ

材料（1人分）
スパゲティ	85g
ロースハム	1枚(20g)
ピーマン	15g
マッシュルーム水煮缶詰め	20g
玉ねぎ	30g
油	大さじ1
トマトケチャップ	大さじ2
塩	ミニスプーン¼

作り方
❶沸騰湯に塩（分量外/0.9%塩水にする）を入れ、スパゲティをかためにゆでる。
❷ハムは一口大に切る。
❸ピーマンは薄い輪切りにし、マッシュルームは縦半分に切る。玉ねぎは薄切りにする。

穀類料理 (スパゲティ・マカロニ) 第4群

❹フライパンに油を熱し、②のハムと③のピーマン、マッシュルーム、玉ねぎを入れていためる。しんなりとしたら①のスパゲティを加えて全体に油がなじむまでいためる。
❺④をトマトケチャップと塩で調味し、皿に盛る。

567 [スパゲティ] ミートソーススパゲティ
写真は109ページ

材料(スパゲティは1人分、ソースは4人分)
スパゲティ	85g	赤ワイン	2/3カップ
牛ひき肉	280g	トマト水煮缶詰め	300g
玉ねぎ	150g	顆粒ブイヨン	小さじ1/2
にんじん	70g	ロリエ	1枚
セロリ	50g	塩	小さじ2/3
にんにく	1かけ	こしょう	少量
油	大さじ2/3	パセリ(みじん切り)	少量

作り方
❶玉ねぎとにんじん、セロリ、にんにくはすべてみじん切りにする。
❷トマトの水煮は種を除いてあらく刻む。
❸なべに油とにんにく、玉ねぎを入れて弱火にかけ、香りが出たらにんじんとセロリを加えてよくいためる。
❹ひき肉を加えてさらにいため、肉がパラパラになったら、ワインを加え、汁けがなくなるまで煮る。
❺②と顆粒ブイヨン、ロリエを加える。アクを除きながら、弱めの中火で煮詰め、塩とこしょうで調味する。
❻沸騰湯に塩(分量外/0.9% 塩水にする)を入れ、スパゲティをかためにゆでる。湯をきって熱いうちに皿に盛る。
❼⑥のスパゲティに⑤のソース1/4量をかけ、パセリをふる。

ポイント！ 余ったソースは1人分ずつ分けて冷凍しておくと便利。

568 [マカロニ] ミネストローネスープ
写真は110ページ

材料(1人分)
マカロニ	42g	水	1 1/3カップ
キャベツ	50g	a 顆粒ブイヨン	小さじ1/4
玉ねぎ	20g	塩	ミニスプーン2/3
にんじん	10g	こしょう	少量
ロースハム	1/2枚(10g)	ロリエ	1/4枚
		オリーブ油	小さじ1
		粉チーズ(好みで)	小さじ1/2

作り方
❶キャベツとにんじん、ハムはせん切りに、玉ねぎは薄切りにする。
❷なべにオリーブ油を熱し、①を入れていため、油がまわったらaとロリエを加える。
❸煮立ったら火を弱めて5分ほど煮る。マカロニを加えて表示時間通りに煮る。
❹器に盛り、好みで粉チーズをふる。

569 [マカロニ] サラダ
写真は110ページ

材料(1人分)
マカロニ	42g	酢	小さじ1
にんじん	10g	a 油	小さじ1
きゅうり	50g	こしょう	少量
玉ねぎ	10g	マヨネーズ	大さじ1

作り方
❶沸騰湯に塩少量(分量外/0.9% 塩水にする)を入れ、マカロニをゆでて湯をきり、熱いうちにaで下味をつける。
❷にんじんはせん切りにし、沸騰湯でゆでてさます。
❸きゅうりは小口切り、玉ねぎは薄切りにする。それぞれ塩少量(分量外)をふってしばらくおき、しんなりしたら水けを絞る。
❹①、②、③をaであえる。

570 [マカロニ] グラタン
写真は110ページ

材料(1人分)
マカロニ	42g	バター	大さじ1
むきエビ	50g	小麦粉	大さじ1 1/2
玉ねぎ	30g	牛乳	1/2カップ
マッシュルーム水煮缶詰め	25g	塩	ミニスプーン1/4
		ナツメグ	少量
油	大さじ1/2	粉チーズ	小さじ1
塩	ミニスプーン1/4	パセリ(みじん切り)	少量
こしょう	少量		

作り方
❶むきエビは背わたを除く。玉ねぎは薄切りにし、マッシュルームは汁けをきって縦半分に切る。
❷沸騰湯に塩(分量外/0.9% 塩水にする)を入れ、マカロニをゆでて湯をきる。
❸なべにバターを入れて火にかけ、バターがとけたら、小麦粉を加えていため、温めた牛乳、塩、ナツメグを加え混ぜ、とろみがつくまで煮つめる。
❹フライパンに油を熱し、①のエビをいため、色が変わったら玉ねぎ、マッシュルームを加えていため、しんなりしたら、塩、こしょうをふる。
❺④に1/2量の③、②のマカロニを加え、混ぜ合わせる。
❻耐熱容器に⑤を盛り、残りの③を注ぎ、粉チーズを散らす。220℃のオーブンで20〜25分、表面に焼き色がつくまで焼く。
❼⑥にパセリを散らす。

第4群

203

◆ 第4群　穀類料理 （小麦粉・ビーフン）

571 [小麦粉] たこ焼き
写真は110ページ

材料（1人分）

タコ（ゆで）	30g	油	小さじ1
小ねぎ	10g	中濃ソース	大さじ1
紅しょうが	10g	青のり	適量
揚げ玉	10g	削りガツオ	適量
a｛小麦粉	45g	マヨネーズ	大さじ½
卵	1個		
だし	¾カップ		
削りガツオ	大さじ1		

作り方

❶タコは1cm角に切る。小ねぎは小口切りにし、紅しょうがはみじん切りにする。

❷ボールに卵をときほぐし、残りのaの材料を入れてよく混ぜ合わせる。

❸たこ焼き器を火にかけて熱し、油を塗る。

❹②の液を流し込み、穴に①のタコを1つずつ入れ、揚げ玉、紅しょうが、小ねぎを散らす。

❺まわりが焼けてきたら、穴からはみ出ている生地を中に押し込むようにしてひっくり返し、全体にこんがりとなるまで焼く。

❻皿に⑤を盛って、中濃ソースをかけ、青のり、削りガツオを散らす。食べるときにマヨネーズをかける。

572 [小麦粉] お好み焼き
写真は110ページ

材料（1人分）

キャベツ	80g	油	大さじ½
イカげそ	20g	中濃ソース	小さじ1
豚ロース薄切り肉	50g	マヨネーズ	小さじ1
サクラエビ	大さじ1	青のり	適量
a｛小麦粉	45g		
卵	1個		
だし	½カップ		
塩	ミニスプーン1弱		

作り方

❶キャベツは太めのせん切りにし、イカげそと豚肉は食べやすい大きさに切る。

❷ボールに卵をときほぐし、残りのaの材料を入れてよく混ぜ合わせ、①のキャベツ、イカ、サクラエビを混ぜる。

❸フライパンに油を熱し、①の豚肉を入れて焼き、色が変わったら肉の上に②を流し入れ、丸く形を整え、両面を色よく焼き、中まで火を通す。

❹皿に③を盛り、中濃ソースとマヨネーズをかけ、青のりを散らす。

573 [小麦粉] ホットケーキ
写真は110ページ

材料（1人分）

a｛小麦粉	45g	バター	10g
ベーキングパウダー		油	小さじ1
	小さじ½	｛バター	15g
とき卵	¼個分	メープルシロップ	
砂糖	大さじ½		大さじ1
牛乳	¼カップ		

作り方

❶ボールにとき卵、砂糖、牛乳を入れて泡立て器でよく混ぜる。

❷aはふるっておき、バターはとかしておく。①にa、バターを加えてよく混ぜる。

❸②にラップをして、30分休ませる。

❹フライパンをよく熱し、油を入れてなじませ、③を流し入れ、弱火でじっくりと焼く。

❺表面にプツプツと穴があいてきたら裏返し、両面をこんがりときつね色になるまで焼く。

❻皿に⑤のケーキを盛り、バターをのせ、メープルシロップをかける。

574 [ビーフン] 焼きビーフン
写真は111ページ

材料（1人分）

｛ビーフン	63g	もやし	30g
ごま油	小さじ1	油	大さじ1
｛豚もも薄切り肉	50g	｛水	¼カップ
塩	ミニスプーン¼	中国風顆粒だし	小さじ¼
こしょう	少量	しょうゆ	小さじ1
ゆで竹の子	30g	a｛酒	大さじ½
ピーマン	15g	オイスターソース	大さじ½
きくらげ	2～3個	塩	ミニスプーン⅓
		こしょう	少量

作り方

❶豚肉は一口大に切り、塩、こしょうをふる。

❷竹の子、ピーマンはせん切りにする。きくらげは水につけてもどして石づきを除く。もやしはひげ根をとり除く。

❸ビーフンは熱湯でもどし、水にさらして洗い、水けをきる。ごま油をまぶしておく。

❹フライパンに油を熱し、①の肉をいため、色が変わりかけたら②を竹の子、きくらげ、ピーマン、もやしの順に加えていためる。

❺④に③を加えていため、aで調味する。

第4群

穀類料理（はるさめ・ロールパン・フランスパン・食パン）　油脂料理（クリーム乳脂肪）

第4群

575 [はるさめ] サラダ
写真は111ページ

材料（1人分）
- はるさめ……………10g
- ロースハム……1/2枚(10g)
- きゅうり……………25g
- にんじん……………10g

a:
- ごま油…………小さじ1/2
- 酢………………大さじ1/2
- しょうゆ………小さじ1/2
- 砂糖……………小さじ1/2
- 塩……………ミニスプーン1/4
- こしょう………………少量
- いり白ごま……小さじ1/3

作り方
1. はるさめは沸騰湯でゆでてもどし、湯をきって食べやすい長さに切る。ハムはせん切りにする。
2. きゅうり、にんじんはせん切りにし、にんじんは塩少量（分量外）をふってしんなりしたら水洗いし、水けを絞る。
3. ボールにaを合わせてドレッシングを作り、①、②をあえる。器に盛って、いり白ごまをふる。

576 [ロールパン] ハムチーズサンド
写真は111ページ

材料（1人分）
- ロールパン……1個(30g)
- マヨネーズ………大さじ2/3
- ロースハム……1/2枚(10g)
- スライスチーズ…1枚(17g)
- きゅうり………………5g
- レタス…………………10g

作り方
1. パンは横に切り目を入れ、切り目にマヨネーズを塗る。
2. チーズは半分に切り、きゅうりは斜め薄切りに、レタスは手でちぎる。
3. ①にハムと②をはさむ。

577 [フランスパン] ガーリックトースト
写真は111ページ

材料（1人分）
- フランスパン…………58g
- にんにく………………少量
- バター……………大さじ2/3

作り方
1. にんにくをすりおろし、バターに加えて練り混ぜる。
2. フランスパンは縦2つに切り、①を塗る。
3. 予熱したオーブントースターで3分くらい焼き、焼き色をつける。

578 [食パン] フレンチトースト
写真は112ページ

材料（1人分）
- 食パン………………60g
- バター……………大さじ2/3
- とき卵………………1/2個分
- 砂糖……………大さじ1/2
- 牛乳………………1/3カップ

作り方
1. とき卵、砂糖、牛乳を混ぜて卵液を作る。食パンを半分に切って卵液につけてしみ込ませる。
2. フライパンにバターを熱し、①のパンを入れて両面をさっと焼く。

ポイント！ 好みでシナモンシュガーをふる。

579 [食パン] ピザトースト
写真は112ページ

材料（1人分）
- 食パン………………60g
- ピザソース(市販品)…大さじ1 1/2
- ロースハム……1枚(20g)
- 玉ねぎ…………………5g
- ピザ用ミックスチーズ…25g
- パセリ(みじん切り)…少量

作り方
1. 食パンの片面にピザソースを塗り、ハム、玉ねぎの薄切り、ミックスチーズをのせる。
2. 予熱したオーブントースターに①を入れ、チーズがとけるまで焼く。
3. ②にパセリを散らして半分に切り、皿に盛る。

580 [食パン] 卵サンドイッチ
写真は112ページ

材料（1人分）
- 食パン……12枚切り2枚(60g)
- バター……………大さじ1/2
- 卵………………………1個
- ピクルス………………5g
- マヨネーズ………大さじ1
- パセリ…………………少量

作り方
1. 食パンはそれぞれ片面にバターを塗る。
2. 卵はかたゆでにして殻をむき、みじん切りにする。
3. ピクルスはみじん切りにする。
4. ②に③とマヨネーズを混ぜ、卵ペーストを作る。
5. ①のパンで④の卵ペーストをはさみ、1組のサンドイッチを作る。
6. まな板などで重石をしてしばらくおき、おちつかせてから食べやすい大きさに切る。
7. 皿に⑥を盛ってパセリを添える。

ポイント！ 好みでバターにマスタードを混ぜてもよい。

581 [クリーム乳脂肪] ホイップクリーム
写真は112ページ

材料（1人分）
- クリーム乳脂肪………18g
- 砂糖……………小さじ1/2
- いちご………………50g

作り方
1. クリームは砂糖を加え、泡立てる。
2. いちごはへたを除いて縦半分に切り、器に盛り、①のホイップクリームを添える。

◆ 第4群 油脂料理 (クリーム乳脂肪)

582 [クリーム乳脂肪] ポタージュ

写真は112ページ

材料（1人分）

じゃが芋	50g	b ［ クリーム乳脂肪	18g
玉ねぎ	20g	牛乳	¼ｶｯﾌﾟ
バター	小ｓ1	パセリ	少量
a ［ 水	½ｶｯﾌﾟ		
顆粒ブイヨン	小ｓ¼		
塩	ﾐﾆｽﾌﾟｰﾝ½弱		
こしょう	少量		

作り方

❶じゃが芋は皮をむいて小さめの角切りにする。
❷玉ねぎはみじん切りにする。
❸なべにバターをとかして玉ねぎをいため、玉ねぎが透き通ってきたら、じゃが芋を加える。
❹全体に油がまわったらaを加え、じゃが芋がやわらかくなるまで煮る。
❺ミキサーに④を入れ、なめらかにし、bを加える。なべにもどして温める。
❻器に⑤を盛り、パセリをみじん切りにして散らす。

583 [クリーム乳脂肪] カルボナーラ

写真は112ページ

材料（1人分）

a ［ クリーム乳脂肪	18g	マッシュルーム水煮缶詰め	
卵黄	1個分		25g
粉チーズ	大ｓ⅔	ベーコン	20g
塩	ﾐﾆｽﾌﾟｰﾝ1強	油	大ｓ½
こしょう	少量	スパゲティ	85g
玉ねぎ	30g	粉チーズ	小ｓ1

作り方

❶玉ねぎは薄切りにし、マッシュルームは汁けをきって縦半分に切る。ベーコンは1cm幅に切る。
❷たっぷりの沸騰湯に塩（分量外/0.9%塩水にする）を入れ、スパゲティをかためにゆでる。aを混ぜておく。
❸フライパンに油を熱し、ベーコンをいため、こんがりとしてきたら玉ねぎ、マッシュルームを加えていためる。
❹③にゆでたてのスパゲティを加え、さっといためる。
❺④が熱いうちに、手早くaであえ、粉チーズをふる。

ポイント! 0.9%の塩水は、201〜202ページ **561** きのこスパゲティの **ポイント!** 参照。

家庭のおかずのカロリーガイド 栄養価一覧

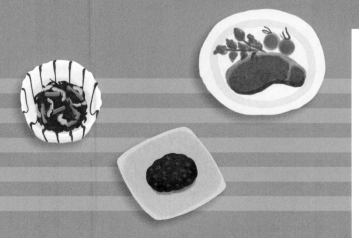

- 料理番号は、写真ページ（20〜112ページ）とレシピページ（114〜206ページ）にあるものと共通です。
- データは「日本食品標準成分表2015年版（七訂）」に基づいて算出しました。同書にない食品は、それに近い食品の値で算出しました。いずれも1人分の栄養価です。
- 塩もみや塩ゆでに使う塩など、レシピで分量外としている材料については計算に含まれません。ただし、ブロッコリーなどを1％塩分の沸騰湯でゆで、水にとらない場合は、野菜の重量の0.2％の塩分が口に入るようです（該当する料理名に★印があります）。
- 煮物やめん類などのつゆは全量飲んだものとして計算してあります。ただし、ピクルスの漬け汁のように、一般的に食べないものについては可食分のみ計算してあります
- 「添加糖分」は、調理のさいに加える砂糖やみりんなどの調味料の糖分を指します。加工食品や市販の複合調味料に含まれる糖分は含まれません。
- 「＋」は微量を表わします。

卵料理

ミネラル（無機質）列＝ナトリウム〜銅、ビタミン列＝A〜C、脂肪酸列＝飽和・一価不飽和・多価不飽和、エネルギー量点数列＝第1群♠・第2群♥・第3群♣・第4群♦

食材と料理番号、料理名	エネルギー kcal	たんぱく質 g	脂質 g	炭水化物 g	ナトリウム mg	カリウム mg	カルシウム mg	マグネシウム mg	リン mg	鉄 mg	亜鉛 mg	銅 mg	A µg	D µg	E mg	K µg	B1 mg	B2 mg	ナイアシン mg	B6 mg	B12 µg	葉酸 µg	パントテン酸 mg	C mg	飽和 g	一価不飽和 g	多価不飽和 g	コレステロール mg	食物繊維 g	食塩相当量 g	添加糖分 g	第1群 ♠	第2群 ♥	第3群 ♣	第4群 ♦	点数合計
卵 55g＝1.0点	83	6.8	5.7	0.2	77	72	28	6	99	1.0	0.7	0.04	83	1.0	0.6	7	0.03	0.24	0.1	0.04	0.5	24	0.80	0	1.56	2.03	0.91	231	0	0	0	1.0	0	0	0	1.0
1 ゆで卵	83	6.8	5.7	0.2	194	72	28	6	99	1.0	0.7	0.04	83	1.0	0.6	7	0.03	0.24	0.1	0.04	0.5	24	0.80	0	1.56	2.03	0.91	231	0	0.5	0	1.0	0	0	0	1.0
2 温泉卵	87	7.0	5.7	0.9	234	95	29	8	105	1.0	0.7	0.04	83	1.0	0.6	7	0.04	0.25	0.1	0.05	0.6	24	0.82		1.56	2.04	0.91	231	0	0.4		1.0	0	0	0.1	1.1
3 卵豆腐	88	7.1	5.7	1.0	475	125	33	11	111	1.0	0.7	0.05	91	1.0	0.6	7	0.04	0.24	0.7	0.06	0.7	26	0.84		1.56	2.03	0.91	231	0	1.2		1.0	0	+	0.1	1.1
4 いり卵	91	6.8	5.7	2.1	194	72	28	6	99	1.0	0.7	0.04	83	1.0	0.6	7	0.03	0.24	0.1	0.04	0.5	24	0.80		1.56	2.03	0.91	231	0	0.5		1.0	0	0	0.1	1.1
5 目玉焼き	102	6.8	7.7	0.2	194	77	30	6	99	1.0	0.7	0.04	86	1.0	0.8	15	0.03	0.24	0.1	0.04	0.5	25	0.80		1.78	2.85	1.73	231	0	0.5		1.0	0	+	0.3	1.3
6 ポーチドエッグ	127	8.3	9.2	2.4	313	557	63	55	133	2.4	1.2	0.12	348	1.0	2.1	197	0.11	0.38	0.5	0.14	0.5	171	0.94	25	3.61	2.76	1.12	239	0	0.9	0	1.1	0	0.2	0.4	1.7
7 スクランブルエッグ	133	7.1	10.8	0.6	242	86	38	7	107	1.0	0.8	0.05	117	1.0	0.8	15	0.03	0.25	0.1	0.04	0.5	28	0.80		4.77	3.17	1.05	245	0	1.1	0	1.1	0	0	0.6	1.7
8 オムレツ	133	7.1	10.8	0.6	243	93	40	7	108	1.0	0.8	0.06	122	1.0	0.8	15	0.04	0.25	0.1	0.05	0.5	28	0.80		4.76	3.17	1.05	245	0.1	1.4	0	1.1	0	+	0.6	1.7
9 厚焼き卵	136	7.0	9.7	4.1	237	135	36	10	106	1.1	0.8	0.06	91	1.0	1.1	10	0.04	0.24	0.1	0.05	0.6	32	0.84		2.00	3.67	2.55	231	0	1.2	0.3	1.1	0	0.1	0.6	1.7
10 卵サラダ	157	7.6	11.8	4.4	392	289	45	17	129	1.3	0.9	0.11	118	1.0	1.9	37	0.08	0.26	0.1	0.11	0.5	60	1.03	13	2.24	4.50	3.40	231	0.4	1.0	0	1.1	0	0.2	0.7	2.0
11 揚げ卵	159	6.8	14.0	0.2	194	72	28	6	99	1.0	0.7	0.04	83	1.0	1.6	21	0.03	0.24	0.1	0.04	0.5	24	0.80		2.47	5.44	4.31	231	0	0.5	0	1.0	0	0	0.7	1.7
12 茶わん蒸し	69	8.9	3.0	0.8	342	184	28	16	119	0.6	0.7	0.09	45	0.5	0.5	8	0.05	0.15	2.4	0.11	0.6	19	0.89		0.81	1.04	0.49	145	0.2	0.9	0	0.5	0.3	+	0.1	0.9
13 カニたま	213	13.5	14.6	4.1	463	229	60	20	189	1.7	2.0	0.10	125	1.5	2.0	9	0.08	0.31	0.8	0.11	0.9	52	1.36	2	3.02	5.52	3.86	357	0.2	1.6	0.1	1.6	0.1	0.1	0.9	2.7
ピータン 35g＝1.0点	75	4.8	5.8	0	273	23	32	2	81	1.1	0.5	0.04	77	2.2	0.7	9	0.05	0.09	0.1	0.09	0.6	22	0.33		1.07	2.87	0.57	238	0	0.7	0	1.0	0	0	0	1.0
14 ピータン豆腐	175	11.8	12.0	3.5	561	198	122	136	199	2.1	1.1	0.19	79	2.2	0.7	23	0.08	0.14	0.3	0.07	0.6	39	0.38		2.05	4.40	3.61	238	1.4	0.9		0.9	0.9	+	0.3	2.2

乳・乳製品料理

食材と料理番号、料理名	エネルギー kcal	たんぱく質 g	脂質 g	炭水化物 g	ナトリウム mg	カリウム mg	カルシウム mg	マグネシウム mg	リン mg	鉄 mg	亜鉛 mg	銅 mg	A µg	D µg	E mg	K µg	B1 mg	B2 mg	ナイアシン mg	B6 mg	B12 µg	葉酸 µg	パントテン酸 mg	C mg	飽和 g	一価不飽和 g	多価不飽和 g	コレステロール mg	食物繊維 g	食塩相当量 g	添加糖分 g	第1群 ♠	第2群 ♥	第3群 ♣	第4群 ♦	点数合計
普通牛乳 180g＝1.5点	121	5.9	6.8	8.6	74	270	198	18	167	0	0.7	0.02	68	0.5	0.2	4	0.07	0.27	0.2	0.05	0.5	9	0.99	2	4.19	1.57	0.24	22	0	0.2	0	1.5	0	0	0	1.5
15 カフェオレ	126	6.2	6.8	9.6	74	356	201	26	177	0	0.7	0.02	68	0.5	0.2	4	0.07	0.28	1.2	0.05	0.5	9	0.99	2	4.21	1.57	0.23	22	0	0.2	0	1.5	0	0	0.1	1.6
16 ミルクココア	171	7.1	8.1	20.1	75	438	206	44	207	0.9	1.1	0.25	69	0.5	0.2	4	0.08	0.28	0.3	0.05	0.5	11	1.04	2	4.94	1.98	0.26	22	1.4	0.2	1.4	1.5	0	0	0.6	2.1
17 バナナミルク	181	6.5	6.9	24.4	74	450	200	34	181	0.2	0.8	0.06	71	0.5	0.2	4	0.10	0.29	0.2	0.11	0.5	22	1.21	10	4.23	1.58	0.24	22	0.4	0.2	4.5	1.5	0	0.5	0.3	2.3
濃厚乳 180g＝1.6点	131	6.3	7.6	9.4	99	306	198	23	180	0	0.7	0	63	0.5	0.2	4	0.05	0.31	0.2	0.05	0.5	9	0.94	2	4.90	2.03	0.26	29	0	0.2	0	1.6	0	0	0	1.6
18 カフェオレ	137	6.6	7.6	10.3	100	392	201	31	189	0	0.7	0	63	0.5	0.2	4	0.05	0.32	1.2	0.05	0.5	9	0.94	2	4.91	2.03	0.26	29	0	0.2	0	1.6	0	0	0.1	1.7

食材と料理番号、料理名	エネルギー (kcal)	たんぱく質 (g)	脂質 (g)	炭水化物 (g)	ナトリウム (mg)	カリウム (mg)	カルシウム (mg)	マグネシウム (mg)	リン (mg)	鉄 (mg)	亜鉛 (mg)	銅 (mg)	A（レチノール活性当量）(μg)	D	E（α-トコフェロール）	K (μg)	B1	B2	ナイアシン	B6	B12	葉酸 (μg)	パントテン酸	C (mg)	飽和 (g)	一価不飽和	多価不飽和	コレステロール (mg)	食物繊維 (g)	食塩相当量 (g)	添加糖分	第1群 ♠	第2群 ♥	第3群 ♣	第4群 ◆	点数合計
19 ミルクココア	182	7.4	8.9	20.8	100	474	206	50	220	1.0	1.1	0.23	63	0	0.2	2	0.06	0.32	0.3	0.09	0.7	2	0.99	0	5.64	2.45	0.29	29	1.4	0.3	9.0	1.6	0	0	0.6	2.3
20 バナナミルク	192	6.9	7.7	25.1	99	486	201	39	194	0.3	0.8	0.05	66	0	0.2	0	0.08	0.33	0.5	0.28	0.7	13	1.16	8	4.93	2.04	0.27	29	0.6	0.5	4.5	1.6	0	0.5	0.2	2.4
低脂肪乳 180g=1.1点	83	6.8	1.8	9.9	108	342	234	25	162	0.2	0.7	0.02	23	0	0	0	0.07	0.32	0.2	0.07	0.7	0	0.94	0	1.21	0.41	0.05	11	0	0.3		1.0	0	0	0	1.0
21 カフェオレ	84	6.7	1.7	10.3	103	409	224	32	162	0.2	0.7	0.02	23	0	0	0	0.07	0.32	0.6	0.07	0.7	0	0.88	0	1.15	0.39	0.06	11	0	0.3		1.0	0	0	0	1.0
22 ミルクココア	129	7.6	3.0	20.8	103	491	229	50	193	1.0	0.8	0.23	23	0	0	0	0.08	0.32	0.4	0.07	0.7	0	0.94	0	1.88	0.68	0.06	11	0.4	0.3		1.0	0	0	0.6	1.6
23 バナナミルク	138	7.0	1.8	25.1	102	533	224	40	167	0.3	0.8	0.04	23	0	0	0	0.08	0.33	0.5	0.26	0.7	13	1.10	8	1.17	0.40	0.07	11	0.4	0.3	4.5	1.0	0	0.5	0.2	1.7
プロセスチーズ 24g=1.0点	81	5.4	6.2	0.3	264	14	151	5	175	0.1	0.8	0.03	62	0	0.3	0	0.01	0.09	0	0.01	0.7	6	0.03	0	3.84	1.64	0.15	19	0	1.3		1.0	0	0	0	1.0
24 カナッペ	125	5.7	7.6	7.4	390	48	161	8	187	0.2	0.8	0.05	67	0	0.6	0	0.10	0.1	0.1	0.04	0.7	11	0.12	2	4.17	2.02	0.32	19	0.4	1.5		1.0	0	0	0.5	1.6
25 チーズトースト	240	11.0	8.9	28.4	564	78	170	17	225	0.5	1.3	0.09	66	0	0.6	0	0.05	0.12	0.1	0.05	0.7	27	0.32	1	4.98	2.33	0.66	19	1.4	1.4	0	1.0	0	+	2.0	3.0
26 ピザ	593	25.0	18.8	80.6	1467	223	243	43	403	1.7	2.5	0.20	98	0	1.2	4	0.26	0.32	2.4	0.13	1.3	45	0.99	13	7.94	5.83	1.35	52	2.5	3.7	0	1.5	1.0	1.5	3.4	7.4
チェダーチーズ 19g=1.0点	80	4.9	6.4	0.3	152	16	141	5	95	0.1	0.8	0.04	63	0	0.3	2	0.01	0.09	0	0.01	0.7	6	0.03	0	3.90	1.73	0.15	19	0	0.4		1.0	0	0	0	1.0
27 クラッカーチーズ	126	4.4	7.4	8.4	225	60	143	8	106	0.2	0.8	0.05	71	0	0.5	2	0.04	0.12	0.6	0.03	0.7	8	0.12	0	4.27	2.15	0.59	19	0.4	1.0		1.0	0	0	0.6	1.6
28 サラダ	145	5.4	12.5	2.4	284	156	177	16	108	0.4	0.8	0.07	133	0	1.7	48	0.03	0.12	0.2	0.07	0.7	44	0.23	16	4.71	6.17	0.61	19	0.9	0.8		1.0	0	0	0.8	1.8
29 サンドイッチ	406	15.4	22.1	36.1	794	302	178	31	246	0.8	1.7	0.16	170	0	2.7	7	0.17	0.26	2.4	0.13	1.3	58	0.72	8	12.29	5.83	1.31	52	2.5	2.0	0	1.5	0	1.0	3.4	5.1
カテージチーズ 38g=0.5点	40	5.1	1.4	0.7	152	19	21	2	49	0.0	0.2	0.01	14	0	0.0	0	0.01	0.06	0	0.01	0.7	8	0.18	0	1.04	0.38	0.05	8	0	0.4		0.5	0	0	0	0.5
30 ディップ	90	6.0	6.1	2.8	407	123	40	15	73	0.5	0.3	0.02	32	0	0.8	0	0.01	0.08	0.1	0.06	0.7	21	0.38	1	1.45	2.57	1.43	17	0.4	1.1		1.0	0	0	0.1	1.1
31 カテージチーズドレッシングのサラダ	125	5.6	9.8	2.9	351	124	40	6	65	0.3	0.3	0.03	43	0	1.4	48	0.04	0.08	0.1	0.06	0.7	46	0.29	5	1.92	3.67	3.34	8	0.7	1.0		1.0	0	0	0.6	1.6
32 フルーツサラダ	128	6.0	1.9	24.0	153	296	43	10	75	0.4	0.3	0.05	27	0	0.3	5	0.05	0.10	0.1	0.10	0.7	29	0.48	43	1.05	0.40	0.10	8	2.9	0.4		1.0	0	1.1	0	1.6
クリームチーズ 23g=1.0点	80	1.9	7.6	0.5	60	16	16	2	20	0.0	0.2	0.01	58	0	0.3	3	0	0.05	0	0.01	0.7	3	0.10	0	4.66	1.70	0.20	23	0	0.2		1.0	0	0	0	1.0
33 生ハムロール	117	5.5	10.1	0.6	225	92	18	6	50	0.2	0.5	0.05	61	0	0.7	6	0.11	0.06	0.6	0.11	0.7	4	0.30	1	5.63	2.74	0.49	34	0	1.5		1.0	0.5	+	0	1.5
34 ディップ	167	2.7	16.3	2.2	168	119	32	10	47	0.3	0.2	0.02	37	0	1.6	37	0.02	0.06	0.1	0.04	0.7	8	0.33	1	5.49	6.08	2.97	41	0.4	0.4		1.0	0	0	1.0	2.1
35 ベイクドチーズケーキ	284	4.7	18.4	24.1	81	60	26	9	51	0.3	0.4	0.03	90	0	1.0	5	0.04	0.12	0.1	0.04	0.7	14	0.40	0	8.39	3.36	0.64	90	0.3	0.2	13.8	1.7	0	0	1.8	3.6
カマンベールチーズ 26g=1.0点	81	5.0	6.4	0.2	208	31	120	5	86	0.1	0.7	0.02	62	0	0.2	0	0.01	0.12	0	0.08	0.7	12	0.12	0	3.87	1.60	0.15	23	0	0.5		1.0	0	0	0	1.0
36 カナッペ	125	6.0	7.7	7.4	334	65	130	9	97	0.2	0.8	0.05	69	0	0.5	3	0.11	0.13	0.3	0.09	0.7	17	0.21	2	4.20	1.87	0.27	23	0.4	1.6		1.0	0	0	0.5	1.6
37 チーズ入りサラダ★	167	7.7	12.7	6.0	532	351	149	26	148	0.9	0.9	0.09	127	0	2.5	101	0.11	0.21	0.9	0.23	0.7	134	0.82	73	4.56	3.98	2.70	23	2.9	1.4		1.0	0	0.4	0.7	2.1
38 フライ	277	7.8	22.4	9.4	262	66	130	10	117	0.4	0.9	0.03	79	0	2.2	30	0.11	0.12	0.4	0.05	0.7	32	0.33	1	5.98	7.90	6.38	61	0.6	0.7		1.2	0	+	2.3	3.5

食材と料理番号、料理名	エネルギー (kcal)	たんぱく質 (g)	脂質 (g)	炭水化物 (g)	ナトリウム (mg)	カリウム (mg)	カルシウム (mg)	マグネシウム (mg)	リン (mg)	鉄 (mg)	亜鉛 (mg)	銅 (mg)	A レチノール活性当量 (µg)	D (µg)	E α-トコフェロール (mg)	K (µg)	B1 (mg)	B2 (mg)	ナイアシン (mg)	B6 (mg)	B12 (µg)	葉酸 (µg)	パントテン酸 (mg)	C (mg)	飽和 (g)	一価不飽和 (g)	多価不飽和 (g)	コレステロール (mg)	食物繊維 (g)	食塩相当量 (g)	添加糖分	第1群 ♠	第2群 ♥	第3群 ♣	第4群 ♦	点数合計
粉チーズ（パルメザン）9g=0.5点	43	4.0	2.8	0.2	135	11	117	5	77	0	0.7	0.01	22	0	0.1	1	0	0.06	0	0	0	1	0.05	0	1.63	0.64	0.08	9	0	0.3	0	0.5	0	0	0	0.5
39 シーザーサラダ	145	5.8	9.4	9.3	386	226	149	18	109	0.9	1.0	0.06	80	0	1.0	61	0.07	0.11	0.3	0.07	0.2	65	0.22	9	2.50	5.35	0.73	9	1.3	1.0	0	0.5	0	0.2	1.1	1.8
40 チーズリゾット	372	10.2	12.0	50.9	1622	230	205	30	208	0.7	1.8	0.16	52	0.2	0.7	10	0.09	0.18	0.8	0.16	0.2	18	0.87	3	4.23	5.82	0.79	17	0.8	4.1	0	1.1	0	0.2	3.4	4.7
ヨーグルト（全脂無糖）130g=1.0点	81	4.7	3.9	6.4	62	221	156	16	130	0	0.5	0.01	43	0	0.1	0	0.05	0.18	0.1	0.05	0.1	14	0.64	1	2.38	0.92	0.10	16	0	0.2	0	1.0	0	0	0	1.0
41 ジャムヨーグルト	100	4.8	3.9	11.0	63	234	158	16	132	0	0.5	0.02	43	0		6	0.06	0.19	0.2	0.05	0.1	16	0.65		2.38	0.93	0.10	16	0.5	0.2	7.0	1.0	0	+	0.2	1.2
42 ヨーグルトフルーツサラダ	164	5.9	4.1	27.0	63	526	186	36	166	0.4	1.0	0.15					0.11	0.21	0.4	0.17	0.1	83	1.09	80	2.39	0.94	0.20	16	2.7	0.2	3.0	1.0	0	+	0.9	2.0
43 ヨーグルトアイスクリーム	190	4.5	9.2	21.6	79	197	157	17	132	0.1	0.6	0.02	82	0.1			0.04	0.17	0.1			7	0.76	1	5.37	2.55	0.40	27	0.4	0.2	4.7	0.5	0	+	1.9	2.4
スキムミルク 22g=1.0点	79	7.5	0.2	11.7	125	396	242	24	220	0	0.9	0.02	1	0		0	0.07	0.35	0.2	0.06	0.3	1	0.92	1	0.10	0.04	0.01	6	0	0.3	0	1.0	0	0	0	1.0
44 ホットミルク	79	7.5	0.2	11.7	125	396	242	24	220	0	0.9	0.02	1	0		0	0.07	0.35	0.2	0.06	0.3	1	0.92	1	0.10	0.04	0.01	6	0	0.3	0	1.0	0	0	0	1.0
45 じゃが芋のミルク煮	189	9.3	3.7	30.1	529	819	247	45	263	0.6	1.1	0.13	24	0	0.1	0	0.16	0.39	1.2	0.25	0.2	21	1.39	36	2.16	0.84	0.13	14	1.3	1.3	0	1.0	0	0.5	0.8	2.4
46 クリームシチュー★	275	27.0	9.3	20.8	703	947	277	63	439	1.8	1.9	0.12	181	0.1	1.9	93	0.22	0.53	9.7	0.73	1.0	107	2.92	3	1.83	3.87	2.55	64	3.0	1.8	0	1.0	1.5	0.2	0.8	3.4

魚・魚介料理

食材と料理番号、料理名	エネルギー (kcal)	たんぱく質 (g)	脂質 (g)	炭水化物 (g)	ナトリウム (mg)	カリウム (mg)	カルシウム (mg)	マグネシウム (mg)	リン (mg)	鉄 (mg)	亜鉛 (mg)	銅 (mg)	A レチノール活性当量 (µg)	D (µg)	E α-トコフェロール (mg)	K (µg)	B1 (mg)	B2 (mg)	ナイアシン (mg)	B6 (mg)	B12 (µg)	葉酸 (µg)	パントテン酸 (mg)	C (mg)	飽和 (g)	一価不飽和 (g)	多価不飽和 (g)	コレステロール (mg)	食物繊維 (g)	食塩相当量 (g)	添加糖分	第1群 ♠	第2群 ♥	第3群 ♣	第4群 ♦	点数合計
アジ 100g=1.5点	126	19.7	4.5	0.1	130	360	66	34	230	0.6	1.1	0.07	7	8.9	0.6	0	0.13	0.13	5.5	0.30	7.1	5	0.41	0	1.10	1.05	1.22	68	0	0.3	0	0	1.6	0	0	1.6
47 塩焼き	131	19.8	4.5	1.4	329	417	73	37	235	0.7	1.1	0.08	16	8.9	0.6	7	0.14	0.14	5.6	0.31	7.1	14	0.45	5	1.10	1.05	1.23	68	0.4	0.8	0	0	1.6	0	0.4	1.6
48 筒煮	163	20.9	4.5	7.0	814	442	75	44	254	0.9	1.2	0.08	16	8.9	0.6	7	0.14	0.16	5.7	0.31	7.1	20	0.50	2	1.11	1.05	1.22	68	0.4	2.1	0	0	1.6	0	0.4	2.0
49 南蛮漬け	234	21.3	9.6	12.1	644	469	81	45	257	0.9	1.3	0.10	32	9.1	1.3	11	0.16	0.16	5.7	0.32	7.1	30	0.53	1	1.67	3.12	3.32	69	0.7	1.6	0	0	1.6	0	1.2	2.9
50 フライ	317	23.1	19.8	9.5	335	464	93	43	274	1.1	1.4	0.10	32	9.1	2.5	13	0.17	0.20	6.0	0.30	7.2	40	0.74	1	3.15	7.14	7.02	126	0.9	1.6	0	0	1.6	0	2.0	4.0
51 たたき	90	13.1	3.2	1.1	36	122	33	14	104	0.9	0.8	0.07	15	5.8	0.6	15	0.10	0.10	3.2	0.21	4.6	19	0.33	4	0.72	0.69	0.80	44	0.6	0.2	0	0	1.1	0	0	1.1
イワシ 45g=1.0点	76	8.6	4.1	0.1	36	122	33	14	104	0.9	0.7	0.08	4	14.4	1.1	0	0.01	0.18	3.2	0.21	7.1	5	0.57	0	1.55	0.84	1.14	30	0	0.1	0	0	1.0	0	0	1.0
52 塩焼き	81	8.8	4.3	1.4	196	178	41	17	108	1.0	0.7	0.08	12	14.4	1.2	0	0.02	0.18	3.3	0.21	7.1	5	0.57	0	1.55	0.84	1.14	30	0	0.5	0	0	1.2	0	0	1.2
53 梅煮	100	9.4	4.2	4.6	727	193	43	21	118	1.1	0.8	0.08	12	14.4	1.2	0	0.02	0.18	3.4	0.21	7.1	9	0.59	0	1.57	0.86	1.14	31	0.4	1.9	0	0	1.2	0	0	1.2
54 かば焼き風	142	9.4	8.2	5.7	265	147	38	19	114	1.1	0.8	0.09	12	14.4	1.4	0	0.02	0.18	3.4	0.21	7.1	9	0.59	0	1.60	2.49	2.81	30	0.7	1.3	0	0	1.2	0	+	1.8
55 刺し身	57	5.9	2.8	1.6	30	160	32	14	75	0.6	0.5	0.05	8	9.6	0.8	0	0.01	0.18	2.2	0.21	4.7	14	0.39	0	0.77	0.56	0.77	20	0.6	0.1	0	0	0.7	0	0	0.7
56 つみいれ	249	19.7	15.7	4.0	397	369	92	38	246	2.4	1.7	0.20	32	29.0	3.2	21	0.05	0.41	6.7	0.49	14.2	34	1.25	0	3.30	4.57	5.10	103	1.0	0.9	0	0	2.1	0	0	3.1
ウナギかば焼き 55g=2.0点	161	12.7	11.6	1.7	281	165	83	8	165	0.4	1.5	0.04	825	10.5	2.7	0	0.41	0.41	2.3	0.05	1.2	7	0.71	0	2.93	5.42	1.86	127	0	0.7	0	0	2.0	0	0	2.0

食材と料理番号、料理名	エネルギー	たんぱく質	脂質	炭水化物	ナトリウム	カリウム	カルシウム	マグネシウム	リン	鉄	亜鉛	銅	A（レチノール活性当量）	D	E（α-トコフェロール）	K	B₁	B₂	ナイアシン	B₆	B₁₂	葉酸	パントテン酸	C	飽和	一価不飽和	多価不飽和	コレステロール	食物繊維	食塩相当量	添加糖分	第1群 ♠	第2群 ♥	第3群 ♣	第4群 ♦	点数合計
	kcal	g	g	g	mg	mg	mg	mg	mg	mg	mg	mg	µg	µg	mg	µg	mg	mg	mg	mg	µg	µg	mg	mg	g	g	g	mg	g	g	g	♠	♥	♣	♦	
57 卵とじ	290	19.0	19.9	5.4	615	334	114	25	276	1.7	1.9	0.07	909	10.3	3.5	8	0.35	0.51	2.7	0.13	2.2	46	1.52	2	5.19	8.60	2.62	352	0.4	1.6	3.0	1.0	2.3	0.1	0.2	3.6
58 ウ巻き	289	19.6	21.2	3.7	475	258	118	16	267	1.5	2.2	0.09	926	11.4	3.9	27	0.45	0.65	2.4	0.10	1.7	38	1.53	2	4.93	9.09	4.42	358	0.2	1.2	1.5	1.0	2.0	+	0.5	3.6
59 うざく	90	6.9	5.7	2.9	344	199	55	14	103	0.4	0.9	0.08	419	5.1	1.5	17	0.22	0.22	1.3	0.06	0.9	17	0.53	7	1.44	2.66	0.92	62	0.4	0.9			1.0	0.1	+	1.1
サワラ 68g=1.5点	124	14.1	6.8	0.1	46	343	9	22	154	0.6	0.7	0.02	8	4.9	0.2	0	0.06	0.25	6.7	0.28	3.7	6	0.81	0	1.76	2.42	1.44	42	0	0.1	0		1.5	0	0	1.5
60 塩焼き	128	14.2	6.8	1.0	185	394	16	22	158	0.6	0.7	0.02	7	4.9	0.2	7	0.07	0.25	6.7	0.28	3.7	7	0.84	1	1.76	2.42	1.44	42	0	0.5			1.5	0	0	1.6
61 西京焼き	133	14.4	6.9	1.6	118	258	14	24	159	0.7	0.7	0.02	7	4.9	0.2	7	0.07	0.25	6.7	0.28	3.7	7	0.82	1	1.77	2.43	1.49	42	0.1	0.5	+		1.5	+	0.1	1.7
62 甘酢あんかけ	204	15.0	10.3	10.5	476	452	23	29	171	0.8	0.8	0.04	17	4.9	0.6	30	0.08	0.27	6.9	0.27	3.7	25	0.92	3	2.17	3.83	2.87	42	0.8	1.2	0.9		1.5	0.2	0.9	2.6
サケ 90g=1.5点	120	20.1	3.7	0.1	59	315	13	25	216	0.5	0.5	0.06	10	28.8	1.1	0	0.14	0.19	6.0	0.58	5.3	18	1.14	1	0.59	1.48	0.82	53	0	0.1	0		1.5	0	0	1.5
63 ホイル焼き	140	20.6	4.8	3.0	236	377	19	26	229	0.6	0.6	0.06	32	28.8	1.1	2	0.15	0.21	6.4	0.63	5.3	30	1.29	5	0.71	1.89	1.04	53	0.5	0.6			1.5	0.2		1.7
64 照り焼き	179	20.6	7.7	3.9	459	348	19	31	229	0.6	0.6	0.07	11	28.8	1.1	14	0.14	0.19	6.3	0.59	5.3	18	1.17	1	1.03	3.22	1.64	53	0	1.2	2.3		1.5	0	0.7	2.2
65 南蛮漬け	218	21.4	8.3	10.8	573	394	22	34	239	0.7	0.6	0.07	17	28.8	1.1	8	0.15	0.22	6.8	0.58	5.3	31	1.23	9	1.11	3.34	2.01	53	0.7	1.5	4.5		1.5	0.4	0.7	2.6
66 ムニエル	226	21.3	9.3	12.9	298	541	19	31	241	0.7	0.6	0.12	34	28.8	1.3	5	0.16	0.21	6.4	0.60	5.3	34	1.42	22	2.46	3.26	1.74	56	0.7	0.8			1.5	0	1.0	2.6
67 マリネ	252	21.0	14.3	7.7	490	425	30	31	235	0.8	0.6	0.09	31	28.8	2.8	11	0.17	0.24	6.6	0.61	5.3	44	1.35	16	1.77	5.80	5.17	54	0.7	1.2			1.5	0.4	1.2	3.1
68 石狩なべ	301	33.1	8.6	24.5	1528	1309	220	183	479	3.6	1.8	0.36	135	28.8	2.2	150	0.43	0.43	12.0	0.89	5.6	204	1.92	31	1.37	2.33	3.46	54	6.7	3.9	0		1.5	1.2	1.1	3.8
69 フライ	357	23.7	23.2	12.0	301	395	20	31	261	1.0	0.6	0.12	37	28.8	3.6	40	0.17	0.26	6.4	0.61	5.3	42	1.46	1	3.20	9.28	8.31	111	0.7	0.8			1.5	+	2.7	4.5
サバ 75g=2.5点	185	15.5	12.6	0.2	83	248	5	23	165	0.9	0.8	0.09	28	4.0	0.9	8	0.16	0.24	8.8	0.44	9.7	8	0.50	1	3.43	3.70	2.00	46	0	0.2	0		2.3	0	0	2.3
70 しめサバ	196	15.7	12.6	2.5	334	326	14	27	172	1.0	0.9	0.09	32	4.0	0.9	9	0.16	0.24	8.8	0.44	9.7	20	0.54	1	3.43	3.71	2.00	46	0	0.8			2.5	0	0	2.5
71 みそ煮	223	16.4	12.8	6.8	515	308	32	30	183	1.2	0.9	0.10	33	4.0	0.9	9	0.16	0.25	8.8	0.41	9.7	16	0.55	4	3.47	3.82	2.13	46	0.4	1.3	4.5		2.5	0.4	0	2.8
72 立田揚げ	247	16.0	16.6	4.9	408	282	9	30	185	1.0	0.8	0.09	28	4.0	1.3	10	0.16	0.25	8.9	0.45	9.7	11	0.52	1	3.48	3.97	2.40	46	0.3	1.1			2.5	0	0.6	3.0
73 甘酢あんかけ	270	16.2	16.6	9.4	469	333	22	33	189	1.1	1.0	0.13	36	4.0	1.3	29	0.17	0.26	9.0	0.42	9.7	19	0.60	3	3.50	4.05	2.13	46	0.5	1.2	1.2		2.5	0.2	0.7	3.4
74 ムニエル	297	16.7	18.7	3.1	240	472	16	29	190	1.2	0.9	0.10	34	4.0	1.1	9	0.16	0.25	8.6	0.43	9.7	14	0.54	1	3.86	4.31	2.44	46	0.3	0.6			2.5	0	1.0	3.7
サンマ 95g=3.5点	282	16.7	22.4	0.1	124	181	25	25	162	1.2	0.7	0.11	16	14.6	1.7	1	0.01	0.26	6.7	0.48	14.6	12	0.67	0	3.86	9.51	4.51	62	0	0.3	0		3.5	0	0	3.5
75 塩焼き	286	16.8	22.4	1.1	439	231	30	27	165	1.6	0.7	0.11	16	14.6	2.4	1	0.01	0.26	6.7	0.48	14.6	20	0.69	1	3.86	9.49	4.17	62	0	1.1			3.5	0	0.1	3.6
76 甘酢煮	334	17.8	22.5	10.6	680	345	44	41	185	1.6	0.7	0.11	18	14.2	1.7	2	0.01	0.26	6.7	0.56	14.6	31	0.74	6	3.87	9.42	4.17	62	0.6	1.7			3.5	0	0.7	4.2
77 かば焼き風	373	17.6	28.5	6.7	583	210	28	29	174	1.4	0.7	0.12	11	14.2	2.4	2	0.02	0.26	7.0	0.56	16	16	0.72	11	4.53	11.98	6.66	62	0.6	1.5			3.5	0	1.2	4.7
78 薬味ソースかけ	388	18.0	29.5	6.7	583	258	32	32	183	1.6	0.7	0.11	32	14.2	2.5	22	0.03	0.28	7.0	0.56	14.6	31	0.7	4	4.69	12.36	7.09	62	0.5	1.5			3.5	1.2		4.9

食材と料理番号、料理名	エネルギー kcal	たんぱく質 g	脂質 g	炭水化物 g	ナトリウム mg	カリウム mg	カルシウム mg	マグネシウム mg	リン mg	鉄 mg	亜鉛 mg	銅 mg	A（レチノール活性当量）μg	D μg	E（α-トコフェロール）mg	K μg	B1 mg	B2 mg	ナイアシン mg	B6 mg	B12 μg	葉酸 μg	パントテン酸 mg	C mg	飽和 g	一価不飽和 g	多価不飽和 g	コレステロール mg	食物繊維 g	食塩相当量 g	添加糖分	第1群♠	第2群♥	第3群♣	第4群♦	点数合計
79 刺し身	288	16.9	22.5	1.6	129	258	34	29	168	1.3	0.8	0.12	24	14.2	1.7	8	0.02	0.26	6.8	0.50	14.6	25	0.71	5	3.86	9.51	4.18	62	0.5	0.3	0	0	3.5	0.1	0	3.6
タイ 90g=2.0点	159	18.8	8.5	0.1	47	405	11	29	216	0.2	0.5	0.02	10	6.3	2.2	0	0.29	0.07	5.0	0.36	1.4	4	1.21	3	2.03	2.45	2.20	62	0	0.1	0	0	2.0	0	0	2.0
80 塩焼き	164	18.9	8.5	1.2	206	460	18	32	220	0.2	0.5	0.02	19	6.3	2.2	0	0.29	0.08	5.1	0.37	1.4	12	1.24	6	2.04	2.45	2.20	62	0	0.5	0	0	2.0	0	0	2.1
81 刺し身	167	19.1	8.5	1.8	52	489	22	33	223	0.3	0.5	0.03	11	6.3	2.2	0	0.30	0.08	5.1	0.38	1.4	16	1.25	4	2.04	2.45	2.20	62	0	0.1	0	0	2.0	0	0	2.1
82 うしお汁	169	19.7	8.5	2.1	484	571	24	40	248	0.3	0.5	0.02	15	6.3	2.2	0	0.32	0.10	6.9	0.40	2.2	18	1.32	5	2.04	2.45	2.20	62	0	1.2	0	0	2.0	0	0.1	2.1
カレイ 85g=1.0点	81	16.7	1.1	0.1	94	281	37	24	170	0.2	0.4	0.03	4	11.1	1.3	0	0.03	0.30	2.1	0.13	2.6	3	0.56	1	0.21	0.22	0.27	60	0	0.2	0	0	1.0	0	0	1.0
83 煮つけ	115	17.5	1.1	6.9	649	414	50	38	189	0.4	0.4	0.03	5	11.1	1.3	0	0.04	0.32	2.1	0.15	2.6	10	0.61	1	0.22	0.23	0.28	60	0	1.6	4.5	0	1.0	0	0.4	1.4
84 中国風蒸し物	126	17.4	3.1	3.5	592	335	44	30	185	0.4	0.4	0.03	5	11.1	1.3	1	0.04	0.32	2.3	0.17	2.6	16	0.62	5	0.52	0.97	1.10	61	0	1.5	1.0	0	1.0	0	0.6	1.6
85 から揚げ	152	17.7	5.5	6.5	531	452	57	34	193	0.4	0.4	0.04	14	11.1	1.3	0	0.05	0.32	2.2	0.15	2.7	29	0.68	1	0.70	1.98	2.07	60	0	1.3	0	0	1.0	0	0.9	1.9
カツオ（秋獲り）100g=2.0点	165	25.0	6.2	0.2	38	380	8	38	260	1.9	0.9	0.10	20	9.0	0.1	0	0.10	0.16	18.0	0.76	8.6	4	0.61	0	1.50	1.33	1.84	58	0	0.1	0	0	2.1	0	0	2.1
86 刺し身	172	25.2	6.2	1.8	43	468	18	43	267	2.0	0.9	0.11	29	9.0	0.1	0	0.11	0.17	18.1	0.79	8.6	15	0.66	1	1.51	1.33	1.84	58	0	0.1	0	0	2.1	0	0	2.2
87 たたき	175	25.9	6.2	1.9	552	455	21	46	279	2.2	1.0	0.11	31	9.0	0.1	12	0.11	0.17	18.1	0.79	8.6	19	0.66	4	1.51	1.33	1.84	58	0.6	1.4	0	0	2.1	+	0	2.2
88 中国風刺し身	215	26.4	8.9	5.3	521	499	22	50	289	2.1	1.0	0.11	39	9.0	0.1	12	0.13	0.18	18.2	0.84	8.6	22	0.78	1	1.88	2.92	3.50	58	0.4	1.3	0	0	2.1	0	0.4	2.7
メカジキ 100g=2.0点	153	19.2	7.6	0.1	71	440	3	29	260	0.5	0.7	0.05	61	8.8	4.4	1	0.06	0.09	7.6	0.37	1.9	8	0.39	1	1.63	3.55	1.11	72	0	0.2	0	0	1.9	0	0	1.9
89 照り焼き	222	20.0	11.6	5.8	588	527	13	38	268	0.5	0.7	0.05	70	8.8	5.0	15	0.07	0.11	7.8	0.40	1.9	19	0.47	1	2.07	5.19	2.75	72	0	1.5	3.0	0	1.9	0	0.8	2.8
90 ソテー	232	20.0	13.7	5.2	229	512	9	34	271	0.7	0.8	0.05	73	8.8	5.2	39	0.08	0.10	7.7	0.41	1.9	33	0.48	1	2.31	6.03	3.61	72	0	0.6	0	0	1.9	0	0.8	2.9
91 トマト煮	297	21.0	17.9	11.3	388	750	22	46	303	1.1	0.9	0.14	112	8.8	6.7	12	0.14	0.13	8.3	0.56	1.9	38	0.71	14	2.87	9.01	3.97	72	1	1.4	0	0	1.9	0.4	0.4	3.7
タラ 110g=1.0点	85	19.4	0.2	0.1	121	385	35	26	253	0.2	0.6	0.04	9	1.1	0.9	0	0.11	0.11	1.5	0.08	1.4	6	0.48	1	0.03	0.03	0.08	64	0	0.3	0	0	1.1	0	0	1.1
92 煮つけ	120	20.2	0.2	6.5	654	470	43	37	270	0.4	0.6	0.04	12	1.1	0.9	0	0.12	0.13	1.7	0.10	1.4	10	0.53	0	0.04	0.04	0.08	64	0	1.7	4.5	0	1.1	+	0.4	1.5
93 チーズ焼き	186	23.2	8.2	3.6	404	461	191	33	375	0.4	1.1	0.04	56	1.1	0.8	0	0.13	0.18	1.7	0.10	1.4	19	0.59	1	2.70	1.81	0.41	76	0	1.0	0	0	1.1	0.8	0.4	2.3
94 タラちり	192	27.9	3.7	13.5	809	1230	216	173	422	2.6	2.1	0.26	219	1.3	2.1	148	0.32	0.31	3.9	0.40	2.2	188	1.08	21	0.59	0.62	2.11	65	5.3	2.1	0	0	1.1	0.8	0.6	2.4
ブリ 90g=3.0点	231	19.3	15.8	0.3	29	342	5	23	117	1.2	0.6	0.08	45	7.2	1.8	0	0.21	0.32	8.6	0.38	3.4	6	0.91	2	3.98	3.92	3.35	65	0	0.1	0	0	2.9	0	0	2.9
95 刺し身	239	19.5	15.9	1.9	34	426	16	28	124	1.3	0.6	0.08	54	7.2	1.9	0	0.22	0.34	8.6	0.39	3.4	18	0.94	1	3.98	3.92	3.35	65	0	0.1	0	0	3.0	0	0	3.0
96 ブリ大根	287	20.6	15.9	10.7	730	626	32	42	155	1.6	0.7	0.09	45	7.2	1.8	0	0.23	0.35	8.9	0.46	3.4	43	1.08	14	3.98	3.92	3.37	65	1.4	1.9	0	0	3.0	0	0.6	3.6
97 照り焼き	291	19.9	19.9	4.4	374	417	13	30	131	1.3	0.6	0.08	54	7.2	2.4	14	0.22	0.37	8.7	0.40	3.4	16	0.97	1	4.42	5.56	4.99	65	0.1	0.9	0	0	3.0	0	0.7	3.6
マグロ（赤身）65g=1.0点	81	17.2	0.9	0.1	32	247	3	29	176	0.7	0.3	0.03	54	3.3	0.5	0	0.09	0.03	9.2	0.55	0.8	5	0.27	1	0.16	0.19	0.12	33	0	0.1	0	0	1.0	0	0	1.0

食材と料理番号、料理名	エネルギー (kcal)	たんぱく質 (g)	脂質 (g)	炭水化物 (g)	ナトリウム (mg)	カリウム (mg)	カルシウム (mg)	マグネシウム (mg)	リン (mg)	鉄 (mg)	亜鉛 (mg)	銅 (mg)	A（レチノール活性当量）(μg)	D (μg)	E（α-トコフェロール）(mg)	K (μg)	B_1 (mg)	B_2 (mg)	ナイアシン (mg)	B_6 (mg)	B_{12} (μg)	葉酸 (μg)	パントテン酸 (mg)	C (mg)	飽和 (g)	一価不飽和 (g)	多価不飽和 (g)	コレステロール (mg)	食物繊維 (g)	食塩相当量 (g)	添加糖分 (g)	第1群♠	第2群♥	第3群♣	第4群♦	点数合計
98 刺し身	89	17.4	0.9	1.7	37	331	14	34	183	0.8	0.3	0.03	63	3.3	0.6	8	0.07	0.04	9.3	0.58	0.8	17	0.31	6	0.17	0.19	0.13	33	0.6	0.1	0		1.0	0.1		1.1
99 山かけ	140	19.9	1.2	12.2	371	586	15	43	218	1.1	0.5	0.13	63	3.3	0.7	8	0.15	0.07	9.7	0.62	0.9	15	0.73	7	0.22	0.20	0.19	33	0.9	0.9	0		1.0	0.7	+	1.8
100 カルパッチョ	143	17.4	6.9	1.4	266	280	9	31	182	0.8	0.3	0.04	61	3.3	0.7	11	0.07	0.04	9.3	0.59	0.8	10	0.30	3	0.97	4.64	0.57	33	0.4	0.7	0		1.0		0.7	1.8
マグロ（とろ）45g=2.0点	155	9.0	12.4	0	32	104	3	16	81	0.7	0.2	0.02	122	8.1	0.7	0	0.02	0.03	4.4	0.37	0.5	4	0.21	2	2.66	4.59	2.88	25	0	0	0		1.9			1.9
101 ねぎとろ	158	9.3	12.4	0.6	32	135	12	18	85	0.8	0.2	0.02	140	8.1	0.7	14	0.02	0.03	4.5	0.38	0.5	12	0.24	6	2.66	4.59	2.89	25	0.2	0	0		1.9	+		2.0
102 刺し身	162	9.3	12.4	1.7	28	188	14	20	88	0.9	0.2	0.02	130	8.1	0.7	8	0.03	0.04	4.5	0.37	0.5	16	0.26	5	2.66	4.59	2.88	25	0.5	0	0		1.9		0.1	2.0
エビ 100g=1.0点	82	18.4	0.3	0.3	150	230	67	36	210	0.2	1.4	0.39	1		1.4		0.07	0.03	2.6	0.10	1.9	15	0.59		0.04	0.03	0.06	150		0.4	0		1.0			1.0
103 塩焼き	88	18.5	0.3	1.0	345	241	70	37	211	0.2	1.4	0.39	1		1.4		0.07	0.03	2.6	0.08	1.9	17	0.61		0.04	0.03	0.06	150		0.9	0		1.0	+	0.1	1.1
104 ガーリックいため	169	18.7	8.4	2.0	463	268	68	38	219	1.4	1.4	0.40	1		4.1	14	0.10	0.03	2.6	0.10	1.9	20	0.62	1	0.93	3.32	3.35	150	0.2	1.2	0		1.0		1.0	2.1
105 チリソースいため	195		6.4	10.5	871	354	76	46	234		2.5		12		2.5	12	0.07	0.04		0.70		22	0.70		0.71	2.50	3.44	150	2.2	2.2	3.0		0.9		1.3	2.4
106 天ぷら	221	20.6	9.3	11.5	165	308	79	47	237				15	0		15					1.9		0.81		1.19	3.60	3.54			1.5			1.3		1.5	2.8
107 卵いため	289	26.5	17.7	3.9	579	475	113	55	340	1.6	2.4	0.47	104	0.9	4.1	92	0.16	0.33	2.6	0.24	1.4	128	1.79	50	2.81	6.84	5.85	360	2.1	1.5						3.6
108 フライ	299	22.1	17.7	10.9	364	337	93	46	257	1.7		0.43	26		2.0	55	0.11	0.12				51	0.93	15	2.37	6.64	6.70	208	1.0	1.1						3.7
109 かき揚げ	369	22.8	18.1	25.4	444	378	90	46	260	1.7		0.43	34	0.2	3.7	41	0.12	0.11				40	0.99	4	2.26	7.11	7.05	203	1.4	1.1						4.6
イカ（スルメイカ）95g=1.0点	79	17.0	0.8	0.1	200	230	10	44	238	0.1	1.4	0.28	12	0.3	3.8				0.20	4.7		5	0.32		0.11	0.03	0.18	238		0.5			1.0			1.0
110 刺し身	86	17.3	0.8	1.8	205	369	12	48	245	1.5		0.3	21	0.3	8		0.08	0.03	4.7	0.37			0.37		0.11	0.03	0.18	238		0.6			1.0			1.1
111 バター焼き	134	17.3	5.7	1.4	401	359	20	47	245	1.5		0.29	69	0.3	18		0.08	0.06	3.9	0.22	4.7		0.37		3.14	1.11	0.32	250		1.0			1.0		0.6	1.7
112 リング揚げ	264	18.6	14.2	13.8	393	319	37	47	259	0.2	1.5	0.30	16	0.3	27		0.09	0.23	4.6	0.21	4.7	8	0.39	2	1.61	5.48	5.69	238		1.0			1.0		+	2.3	3.3
コウイカ 90g=0.8点	59	13.4	0.3	0.1	252	220	16	43	153	0.1	1.4	0.41	5		2.0				1.2	0.05	1.3		0.47		0.05	0.01	0.06	189		0.6			0.7			0.7
113 刺し身	68	13.7	0.3	1.9	258	287	28	52	161	0.1	1.4	0.41	5		2.0			0.08			1.3		0.47		0.05	0.01	0.06	189		0.6			0.8			0.8
114 チリソースいため	166	14.6	6.4	9.8	930	325	29	54	199				26		2.0							26		5	0.68	2.47	2.49	190	2.4	1.5					1.2	2.1
115 天ぷら	195	15.4	9.0	11.3	324	274	26	48	197																1.09	3.33	3.44	215	0.7							2.4
タコ（ゆで）80g=1.0点	79	17.4	0.6	0.1	184	192	15	42	96	0.2	1.4	0.34	4		1.5		0.02	0.04				2	0.14		0.05	0.01		120		0.4			1.0			1.0
116 刺し身	87	17.6	0.6	1.8	190	276	26	46	103	0.5	1.6		4		1.6							14						120		0.6			1.1			1.1
117 タコキムチ	103	18.9	0.7	4.2	687	367	40	51	125	1.6	1.6	0.37	13		1.8	32	0.05	0.11				24	0.36	12	0.51	0.10		120	1.0	1.7			1.0	0.3	+	1.3
118 から揚げ	156	18.4	4.7	7.7	441	265	20	48	117	1.6	1.6	0.37	7		2.1	11	0.04	0.06					0.25		0.51	1.67	1.77	120	0.4	1.1			1.0		0.9	2.0

食材と料理番号、料理名	エネルギー (kcal)	たんぱく質 (g)	脂質 (g)	炭水化物 (g)	ナトリウム (mg)	カリウム (mg)	カルシウム (mg)	マグネシウム (mg)	リン (mg)	鉄 (mg)	亜鉛 (mg)	銅 (mg)	A レチノール活性当量 (μg)	D (μg)	E α-トコフェロール (mg)	K (μg)	B1 (mg)	B2 (mg)	ナイアシン (mg)	B6 (mg)	B12 (μg)	葉酸 (μg)	パントテン酸 (mg)	C (mg)	飽和 (g)	一価不飽和 (g)	多価不飽和 (g)	コレステロール (mg)	食物繊維 (g)	食塩相当量 (g)	添加糖分 (g)	第1群 ♠	第2群 ♥	第3群 ♣	第4群 ♦	点数合計
カニ水煮缶 45g=0.5点	41	9.3	0.1	0	261	41	23	15	99	0.1	2.8	0.26	0	0	1.3	0	0.01	0.05	0.1	0.02	2.7	2	0.12	0	0.01	0.02	0.03	27	0	0.7	0	0	0.5	0	0	0.5
119 サラダ	118	7.5	9.0	1.7	217	216	69	33	92	0.6	1.6	0.29	22	0.1	2.5	37	0.12	0.28	2.9	0.08	3.3	30	0.44	5	0.85	4.42	2.85	45	0.6	0.6	0	0.4	0.1	1.0	1.5
120 ほうれん草とのグラタン	219	14.1	12.4	12.2	697	460	163	50	225	0.8	3.5	0.32	197	0.4	2.2	85	0.10	0.27	0.4	0.14	3.1	75	0.84	14	7.54	2.74	0.47	61	1.4	1.8	0	0.9	0.5	0.2	1.1	2.7
121 クリームコロッケ	388	15.9	23.8	24.7	579	289	122	36	213	0.8	3.5	0.33	152	0.5	2.4	46	0.09	0.20	0.5	0.13	3.1	45	0.82	16	11.54	6.39	2.95	114	1.8	1.5	0	0.6	0.5	0.2	3.5	4.9
ホタテ貝（ゆで） 80g=1.0点	80	14.1	1.5	1.5	200	264	19	46	200	2.2	2.5	0.14	27	0	1.4	0	0.03	0.13	0.5	0.05	14.4	66	0.51	7	0.22	0.12	0.26	42	0	0.5	0		1.0	0	0	1.0
122 バター焼き	134	14.5	6.4	3.9	403	381	26	51	215	2.4	2.6	0.16	39	0	1.9	9	0.06	0.16	0.5	0.06	14.4	86	0.61	8	3.25	1.20	0.39	54	0.1	1.0	0		1.0	0.6	0.1	1.7
123 照り焼き	156	14.7	7.5	5.2	542	318	26	52	213	2.4	2.6	0.15	31	0	1.6	0	0.04	0.15	0.5	0.05	14.4	71	0.57	7	0.88	2.59	2.70	46	0.1	1.0	2.0		1.0	+	0.9	2.0
124 フライ	297	17.8	18.9	12.2	375	374	46	56	248	2.8	2.8	0.18	55	0.2	3.6	58	0.07	0.31	1.8	0.10	14.5	105	0.86	17	2.55	7.68	6.88	100	0.7	1.0	0		1.0	0.4	2.3	3.7
ホタテ貝（貝柱） 90g=1.0点	79	15.2	0.3	3.2	108	342	6	37	207	0.2	1.4	0.03	1	0	0	0	0.01	0.05	0.1	0.12	1.2	55	0.25	2	0.03	0.01	0.06	32	0	0.3	0		1.0	0	0	1.0
125 刺し身	87	15.5	0.3	4.8	114	426	18	42	214	0.3	1.4	0.04	10	0	8	0	0.02	0.06	0.1	0.12	1.5	67	0.30	7	0.03	0.01	0.06	32	0	0.6	0		1.0	0	0.1	1.1
126 青梗菜とのいため物	152	16.0	6.4	6.0	569	615	107	54	238	1.7	1.7	0.10	171	0	2.2	94	0.13	0.21	1.5	0.21	1.5	123	0.75	20	0.70	2.49	2.57	32	1.1	1.0	0		1.0	0.3	0.6	1.9
127 ほうれん草とのグラタン	371	21.6	22.0	20.6	578	1057	176	101	362	1.8	2.4	0.14	386	0.4	3.1	201	0.15	0.37	0.5	0.23	2.3	213	1.10	30	11.17	5.60	2.40	79	2.7	1.5	0	0.9	1.0	0.5	2.2	4.6
カキ 65g=0.5点	39	4.3	0.9	3.1	338	124	57	48	65	1.2	8.6	0.58	14	0	0.8	0	0.02	0.09	0.8	0.05	15.3	26	0.38	2	0.15	0.12	0.21	33	0	0.9	0		0.5	0	0	0.5
128 生カキ	41	4.3	0.9	3.5	338	134	59	49	66	1.3	8.6	0.58	14	0	0.8	0	0.02	0.09	0.8	0.05	18.3	26	0.39	2	0.15	0.12	0.21	33	0	0.9	0		0.5	0	+	0.5
129 カキなべ	227	16.5	5.7	26.8	1527	988	267	213	315	4.3	13	1.08	145	0.2	2.1	149	0.24	0.31	5.8	0.25	25.9	216	1.33	36	0.90	0.94	2.61	47	5.1	3.9	6.0		1.0	0.8	1.0	2.8
130 フライ	230	7.7	16.2	12.4	504	222	81	57	109	1.9	9.6	0.61	36	0.2	2.4	8	0.09	0.13	0.9	0.10	15.3	60	0.71	9	2.20	6.21	6.60	39	0.9	1.0	0		1.0	0	1.8	2.9
アサリ 80g=0.3点	24	4.8	0.2	0.3	696	112	53	80	68	3.0	0.8	0.05	3	0	0.3	0	0.02	0.13	1.2	0.08	41.9	9	0.31	1	0.05	0.02	0.08	32	0	1.8	0		0.3	0	0	0.3
131 酒蒸し	42	5.1	0.3	1.3	697	129	54	81	74	3.1	0.9	0.06	6	0	0.4	1	0.02	0.13	1.2	0.09	41.9	19	0.34	2	0.05	0.02	0.08	32	0	1.8	0		0.3	0	+	0.4
132 アサリバター	87	5.2	5.2	2.2	742	159	57	83	79	3.2	0.9	0.06	41	0	0.5	1	0.03	0.13	1.2	0.08	41.9	16	0.36	1	3.05	1.09	0.33	16	0.3	1.9	0		0.3	0.2	0.6	1.1
133 みそ汁	27	2.9	0.6	2.2	745	82	31	35	64	2.8	0.8	0.06	3	0	0.3	1	0.02	0.10	0.9	0.06	14.1	7	0.33	1	0.10	0.04	0.33	11	0.4	1.9	0		0.3	0	0.1	0.4
ツナ油漬け缶 28g=1.0点	81	5.3	6.6	0	104	53	1	9	76	0.5	0.1	0.03	1	1	2.3	0	0.01	0.02	3.4	0.04	0.9	1	0.09	0	1.36	1.19	2.38	9	0	0.3	0		1.0	0	0	1.0
134 サラダ★	167	7.8	12.9	6.2	348	404	31	29	139	1.2	0.6	0.07	61	1.1	4.7	92	0.12	0.14	3.4	0.06	0.9	120	0.70	6	1.36	3.68	5.80	11	1.2	0.9	0		1.0	0.4	0.7	2.1
135 かぼちゃとのサラダ	200	6.9	12.6	15.1	255	402	16	28	116	1.0	0.4	0.07	238	1.2	6.6	33	0.07	0.11	4.4	0.21	0.6	41	0.54	23	1.94	4.15	5.17	23	2.6	0.6	0		1.0	0.4	0.6	2.5
136 ツナサンド	404	15.0	28.5	22.0	690	208	24	29	203	1.5	0.9	0.07	36	1.2	6.1	7	0.08	0.11	7.2	0.10	1.1	31	0.40	2	7.34	8.29	9.73	52	1.4	2.0	0		1.0	0	3.0	5.1
ツナ水煮缶 40g=0.5点	39	7.3	1.0	0.2	104	112	2	14	80	0.4	0.3	0.03	1	1	0.4	0	0.03	0.04	4.4	0.06	0.9	2	0.05	0	0.26	0.26	0.29	14	0	0.3	0		0.5	0	0	0.5
137 サラダ	105	6.0	6.8	5.2	310	311	20	21	88	0.6	0.4	0.05	36	1.1	3.1	29	0.07	0.13	4.3	0.08	0.9	43	0.28	6	0.86	2.67	2.69	10	1.3	0.8	0		0.5	0.4	0.4	1.3

食材と料理番号、料理名	エネルギー	たんぱく質	脂質	炭水化物	ナトリウム	カリウム	カルシウム	マグネシウム	リン	鉄	亜鉛	銅	A (レチノール活性当量)	D	E (α-トコフェロール)	K	B1	B2	ナイアシン	B6	B12	葉酸	パントテン酸	C	飽和	一価不飽和	多価不飽和	コレステロール	食物繊維	食塩相当量	添加糖分	第1群 ♠	第2群 ♥	第3群 ♣	第4群 ♦	点数合計
	kcal	g	g	g	mg	mg	mg	mg	mg	mg	mg	mg	μg	mg	μg	mg	mg	mg	mg	mg	μg	μg	mg	mg	g	g	g	mg	g	g	g	♠	♥	♣	♦	
138 かぼちゃとのサラダ	189	10.1	9.7	15.3	353	435	111	32	202	0.8	0.9	0.08	275	0.6	4.4	31	0.08	0.14	4.2	0.21	0.9	46	0.54	31	3.10	3.55	2.08	27	2.6	0.9	0	0.6	0.3	0.8	0.6	2.4
139 ツナサンド	350	15.1	21.3	24.5	879	304	34	38	175	1.4	0.9	0.10	49	1.3	2.5	33	0.10	0.07	6.8	0.14	0.8	35	0.48	2	5.45	8.60	5.09	58	1.9	2.2	0	0	0.7	0.1	3.6	4.4
サケ水煮缶 45g=1.0点	77	9.5	3.8	0	104	131	86	15	140	0.2	0.9	0.03	0	5.4	0	0	0.07	0.05	3.2	0.05	2.7	5	0.18	0	0.81	1.69	0.72	30	0	0.3	0	0	1.0	0	0	1.0
140 マヨネーズかけ	120	9.8	8.2	0.9	158	132	90	18	147	0.2	0.9	0.04	5	3.7	0.9	11	0.08	0.06	3.2	0.05	2.4	13	0.25	3	1.22	3.88	2.10	39	0.1	0.4	0	0	1.0	+	0.5	1.5
スモークサーモン 50g=1.0点	81	12.9	2.8	0.1	750	175	6	16	131	0.3	0.2	0.03	22	14.0	0	0	0.12	0.12	3.2	0.26	1.7	20	0.75	0	0.49	1.06	0.62	25	0	1.9	0	0	1.0	0	0	1.0
141 スモークサーモンオニオンスライスレモン	102	13.4	3.6	3.7	821	227	35	16	134	0.9	0.2	0.05	54	14.0	1	43	0.13	0.13	3.2	0.30	1.7	22	0.84	12	0.62	1.57	0.67	25	0.6	2.1	0	0	1.0	0	0.3	1.3
シラス干し 10g=0.3点	21	4.1	0.4	0.1	260	49	5	13	86	0.1	0.1	0.01	24	6.1	0	0	0.02	0.01	0.9	0.02	0.6	6	0.07	0	0.10	0.06	0.11	25	0	0.7	0	0	0.3	0	0	0.3
142 シラスおろし	37	4.4	0.4	3.8	275	261	75	23	102	0.3	0.3	0.03	33	6.1	0	5	0.04	0.02	0.9	0.05	0.6	37	0.18	6	0.06	0.06	0.11	30	0.6	0.7	0	0	0.5	0	0	0.5
143 れんこんとのきんぴら	124	5.9	4.5	14.4	619	394	68	29	150	1.1	1.1	0.09	18	0	7	0	0.10	0.03	1.2	0.12	0	18	0.72	34	0.51	1.58	1.77	0	1.4	1.6	2.0	0	0.6	0.7	1.6	
144 水菜とのサラダ	124	4.9	10.4	4.5	559	205	116	24	110	0.8	0.5	0.05	57	0.1	6	53	0.05	0.08	0.9	0.14	0	49	0.24	17	1.15	4.13	4.19	17	1.8	1.4	0	0	0	0.1	1.2	1.3
焼きちくわ 30g=0.5点	36	3.7	0.6	4.1	249	12	4	6	33	0.3	0.1	0.01	0	0	0	0	0.01	0.01	0.4	0.01	0.3	1	0	0	0.10	0.11	0.11	6	0	1.1	0	0	0.5	0	0	0.5
145 ちくわきゅうり	40	3.9	0.6	4.8	249	56	11	8	42	0.4	0.1	0.03	4	0	0	8	0.01	0.02	0.4	0.03	0.3	11	0	4	0.11	0.11	0.11	6	0.2	1.1	0	0	0.5	0	+	0.5
146 野菜とのいため物	124	5.1	6.8	10.7	454	259	38	16	64	0.6	0.4	0.05	145	0	3.1	64	0.07	0.08	0.6	0.10	0.3	64	0.35	37	0.82	2.61	2.72	6	1.2	1.2	0	0	0.5	0.8	0.8	
147 磯辺揚げ	249	6.2	17.8	14.4	271	63	10	10	62	0.5	0.2	0.07	0	0			0.04	0.02	0.4		0.3		0	0	2.25	7.10	7.01	54	0.4	1.1	0	0	0.5	+	2.4	3.1
かまぼこ 40g=0.5点	38	4.8	0.4	3.9	400	44	5	6	24	0.1	0.1	0.01	0	0	0	0	0	0.01	0.4	0.01	0.1	1	0	0	0.05	0.04	0.04	6	0	1.0	0	0	0.5	0	0	0.5
148 チーズサンド	99	8.9	5.0	4.2	598	60	126	10	156	0.2	0.8	0.02	51	0	0.1	1	0.01	0.10	0.5	0.02	0.4	6	0.20	0	2.93	1.27	0.19	20	0	1.5	0	0	0.5	+	0	1.2
さつま揚げ 60g=1点	83	7.5	2.2	8.3	438	36	36	8	42	0.5	0.2	0.05	0	0	0	0	0.03	0.06	0.1	0.01	0.9	3	0	0	0.31	0.51	0.58	12	0	1.1	0	0	1.0	0	0	1.0
149 おでん	204	15.2	3.3	29.2	1508	788	133	61	167	1.9	1.0	0.11	1	0	1.1		0.12	0.14				68	0.34	17	0.55	0.73	1.26	23	4.1	3.8	3.0	0	1.0	0.4	0.4	2.6

肉料理

食材と料理番号、料理名	エネルギー	たんぱく質	脂質	炭水化物	ナトリウム	カリウム	カルシウム	マグネシウム	リン	鉄	亜鉛	銅	A	D	E	K	B1	B2	ナイアシン	B6	B12	葉酸	パントテン酸	C	飽和	一価不飽和	多価不飽和	コレステロール	食物繊維	食塩相当量	添加糖分	第1群 ♠	第2群 ♥	第3群 ♣	第4群 ♦	点数合計
牛もも肉 80g=2.0点	167	15.6	10.6	0.3	39	264	3	18	144	1.1	3.6	0.06	2	0	0.4	6	0.06	0.16	3.9	0.26	1.1	7	0.82	1	4.09	5.11	0.45	55	0	0.1	0	0	2.1	0	0	2.1
150 ソテー	214	16.0	14.7	2.8	236	379	10	23	159	1.3	3.7	0.10	31	0	1.5	18	0.09	0.18	4.3	0.30	1.2	22	0.91	3	4.54	6.76	2.10	55	0.6	0.4	0	0	2.1	0	0.5	2.7
151 しゃぶしゃぶ	264	23.2	13.2	12.2	1114	1034	150	99	316	3.3	4.6	0.28	131	0	1.1	151	0.20	0.35	6.7	0.53	1.0	184	1.66	13	4.48	5.54	1.73	56	4.3	2.8	0	0	2.6	0.5	0.3	3.3
152 青椒肉絲	281	19.1	17.1	10.2	805	623	23	36	207	1.4	4.5	0.20	7	0	2.7	24	0.24	0.24	4.6	0.40	1.0	53	1.29	38	4.82	7.62	3.12	55	2.8	2.0	0	0	2.6	0.2	1.1	3.5
牛肩肉 75g=2.5点	163	13.4	11.2	0.3	44	233	3	15	128	0.7	3.4	0.05	3	0	0.3	6	0.07	0.16	3.2	0.21	1.5	5	0.86	1	4.04	5.09	0.63	55	0	0.1	0	0	2.0	0	0	2.0
153 カキ油いため	284	14.4	20.8	7.2	821	530	107	40	170	2.2	3.5	0.15	174	0	1.9	100	0.10	0.20	3.4	0.27	1.8	74	1.03	25	6.05	9.24	3.13	48	1.3	2.1	1.0	0	2.0	0	1.0	3.5

食材と料理番号、料理名	エネルギー	たんぱく質	脂質	炭水化物	ナトリウム	カリウム	カルシウム	マグネシウム	リン	鉄	亜鉛	銅	A (レチノール活性当量)	D	E (α-トコフェロール)	K	B₁	B₂	ナイアシン	B₆	B₁₂	葉酸	パントテン酸	C	飽和	一価不飽和	多価不飽和	コレステロール	食物繊維	食塩相当量	添加糖分	第1群 ♠	第2群 ♥	第3群 ♣	第4群 ♦	点数合計
	kcal	g	g	g	mg	mg	mg	mg	mg	mg	mg	mg	μg	μg	mg	μg	mg	mg	mg	mg	μg	μg	mg	mg	g	g	g	mg	g	g	g	♠	♥	♣	♦	
154 ビーフストロガノフ	362	15.3	24.4	16.3	887	487	29	29	177	1.6	3.6	0.20	39	0.1	1.5	18	0.12	0.25	3.9	0.39	1.7	20	1.23	9	8.74	10.11	2.64	59	2.6	2.3	0.5	0	2.4	0.4	1.7	4.5
155 すき焼き	389	22.1	20.1	24.9	1627	659	234	77	280	3.7	4.1	0.26	196	0	1.4	142	0.19	0.30	3.9	0.42	1.7	128	1.13	12	6.49	8.02	2.95	49	4.1	4.1	13.5	0	3.2	0.2	1.4	4.9
牛ヒレ肉 120g=3.0点	234	25.0	13.4	0.6	67	456	5	28	240	2.9	4.1	0.10	5	0	0.6	5	0.14	0.31	5.6	0.52	3.6	13	1.08	1	5.22	5.76	0.60	72	0	0.2	0	0	2.9	0	0	2.9
156 たたき	282	25.6	17.5	2.2	410	502	9	33	255	3.0	4.2	0.10	4	0	1	13	0.15	0.33	5.6	0.57	3.6	19	1.13	2	5.66	7.41	2.37	72	0.2	1.0	0	0	2.9	0.1	0.5	3.5
157 洋風ステーキ	293	25.1	19.5	1.4	302	495	9	29	244	3.0	4.1	0.10	19	0	1	5	0.15	0.32	5.7	0.53	3.6	20	1.10	5	5.88	8.23	3.06	72	0	2.9	+	0.7	3.7					
158 和風ステーキ	307	25.6	19.5	3.4	538	597	11	36	257	3.1	4.2	0.11	4	0	1	13	0.15	0.33	5.6	0.55	3.6	35	1.16	7	5.89	8.23	3.07	72	0.4	1.4	0	0	2.9	0.1	0.8	3.8
牛バラ肉 95g=5.0点	405	12.2	37.4	0.3	53	181	3	11	105	1.3	2.7	0.04	9	0	10	0.05	0.14	3.6	0.22	1.7	3	0.57	1	12.15	20.78	0.94	75	0	0.1	0	0	5.1	0	0	5.1	
159 焼き肉	529	14.1	45.6	11.4	630	484	31	35	158	1.8	3.0	0.09	24	0	1	35	0.11	0.17	3.6	0.36	1.6	42	1.00	8	13.06	24.06	4.24	78	2.9	1.6	1.0	0	5.1	0.5	1.1	6.6
160 ビーフシチュー★	557	16.9	44.9	13.9	736	615	40	40	202	2.6	3.6	0.19	324	0	2.7	105	0.30	0.36	4.6	0.43	1.9	142	1.62	65	13.81	23.76	3.00	78	3.4	1.9	0	0	6.1	0.3	0.6	7.0
161 肉じゃが	367	9.1	22.8	37.8	739	899	26	51	204	1.5	2.3	0.20	180	0	1	14	0.14	0.15	2.9	0.38	0.9	51	1.18	60	5.32	9.96	2.10	30	4.2	1.7	4.5	0	2.7	1.7	0.9	4.6
牛サーロイン肉 155g=6.5g	518	25.6	43.2	0.6	74	419	6	25	233	1.6	4.5	0.07	14	0	0.9	10	0.09	0.16	8.2	0.59	1.2	9	1.38	1	17.61	20.31	1.57	107	0	0.2	0	0	6.5	0	0	6.5
162 ステーキ	590	26.7	49.3	3.1	732	525	13	32	259	1.9	4.6	0.11	47	0	1	50	0.12	0.20	8.4	0.70	1.2	38	1.13	9	18.28	22.78	4.04	107	0.4	1.9	0	0	6.6	0.1	0.4	7.1
牛すじ 50g=1.0点	78	14.2	2.5	0	47	10	8	2	12	0.4	1.5	0.01	0	0	4	0.01	0.07	1.5	0.04	0.2	2	0.06	1	0.47	1.53	0.05	34	0	0.1	0	0	1.9	0	0	1.9
163 煮込み	152	16.8	3.1	14.0	874	381	69	36	74	1.3	1.6	0.12	173	0	4	50	0.05	0.07	1.7	0.12	0.2	56	0.32	10	0.56	1.63	0.37	34	4.2	2.2	1.5	0	2.1	0	0	1.9	
豚もも肉 90g=2.0点	165	18.4	9.2	0.2	42	315	4	22	180	0.6	1.8	0.07	4	0	2	2	0.81	0.19	5.6	0.28	0.3	2	0.76	1	3.23	3.82	1.2	66	0	2.1	0	0	2.0		
164 ソテー	217	19.2	13.3	3.7	280	469	23	30	200	0.8	1.9	0.10	29	0.1	2	23	0.83	0.22	5.7	0.31	0.3	38	0.90	36	5.47	2.77	60	1.0	0.7	0	2.1	+	1.0	3.1		
165 立田揚げ	249	19.1	15.5	5.3	385	389	11	28	197	0.8	1.9	0.08	11	0.1	1.2	8	0.81	0.21	5.7	0.31	0.3	18	0.82	25	3.93	6.41	3.70	60	0.4	1.0	0	2.1	+	1.0	3.1		
166 野菜とのいため物	261	19.9	15.4	8.7	521	565	43	37	215	1.0	2.1	0.12	149	0.1	3	65	0.86	0.23	5.8	0.35	0.3	62	1.06	41	3.91	6.29	3.61	61	2.4	1.3	0	2.4	0	1.1	3.5		
豚肩ロース肉 90g=3.0点	228	15.4	17.3	0.1	49	270	4	16	144	0.5	2.4	0.08	5	0.3	4	2	0.57	0.21	3.8	0.26	0.9	2	1.06	2	6.53	7.35	1.89	62	0	3.0	0	0	3.0		
167 回鍋肉	309	19.5	17.9	11.4	879	657	45	31	219	1.1	2.8	0.11	65	0.3	4.3	49	0.59	0.27	4.0	0.41	0.9	82	1.32	35	5.20	7.51	3.37	62	2.3	2.2	0	0	3.0	0.1	0.7	3.9
168 しょうが焼き	312	16.7	23.4	5.4	394	489	26	31	178	0.9	2.6	0.12	6	0.3	1.6	46	0.61	0.24	3.9	0.35	0.8	41	1.26	23	7.22	9.48	4.37	62	0.4	2.4	0	3.0	0.1	1.0	4.1	
169 カレー	355	14.0	21.7	24.9	1040	619	40	34	174	1.0	2.2	0.12	211	0.1	1.6	16	0.50	0.19	4.1	0.41	0.6	41	1.20	25	6.80	9.34	3.82	42	2.9	2.6	0	0	2.0	0.1	2.4	4.4
豚ロース肉 90g=3.0点	237	17.4	17.3	0.2	38	279	4	20	162	0.3	1.6	0.05	5	0.3	3	0.62	0.14	6.6	0.29	0.3	1	0.88	1	7.06	6.91	1.99	55	0	0.1	0	0	3.0	0	0	3.0	
170 しょうが焼き	321	18.7	23.4	5.5	383	498	26	25	196	0.7	1.6	0.08	35	0.3	1.6	47	0.66	0.17	6.7	0.36	0.3	40	1.08	22	7.74	9.39	4.37	55	1.3	0	0	3.0	0.1	0.9	4.0	
171 酢豚	472	21.0	29.9	27.7	932	807	35	46	241	1.0	2.2	0.18	231	0.5	3.4	34	0.71	0.26	8.6	0.45	0.3	49	1.65	22	8.44	11.97	7.13	56	4.4	2.4	3.0	0	3.0	0.5	2.4	5.9
172 豚カツ	481	21.4	36.8	12.4	417	413	31	30	214	1.0	1.9	0.09	38	0.4	5	62	0.67	0.21	6.9	0.32	0.3	41	1.21	1	9.67	14.72	9.48	113	1.2	1.1	0	0.3	3.0	0.1	2.7	6.0

食材と料理番号、料理名	エネルギー	たんぱく質	脂質	炭水化物	ナトリウム	カリウム	カルシウム	マグネシウム	リン	鉄	亜鉛	銅	A（レチノール活性当量）	D	E（α-トコフェロール）	K	B1	B2	ナイアシン	B6	B12	葉酸	パントテン酸	C	飽和	一価不飽和	多価不飽和	コレステロール	食物繊維	食塩相当量	添加糖分	第1群♠	第2群♥	第3群♣	第4群♦	点数合計
	kcal	g	g	g	mg	mg	mg	mg	mg	mg	mg	mg	μg	mg	mg	μg	mg	mg	mg	mg	μg	μg	mg	mg	g	g	g	mg		g	g	♠	♥	♣	♦	
豚ヒレ肉 90g=1.5点	117	20.0	3.3	0.3	50	387	3	24	207	0.8	2.0	0.06	3	0.3	0.3	3	1.19	0.23	6.2	0.49	0.5		0.84	1	1.16	1.24	0.41	53	0	0.1	0	0	1.5	0	0	1.5
173 立田揚げ	219	21.0	10.7	6.6	735	441	8	33	229	1.1	2.1	0.07	6	0.3	1.2	19	1.19	0.25	6.4	0.51	0.6		0.90	2	1.97	4.26	3.41	53	0	1.9	0	0	1.5	+	1.3	2.7
174 トマト煮	226	21.4	11.6	8.1	640	693	21	41	247	1.3	2.2	0.16	53	0.3	2.3	20	1.26	0.26	6.9	0.67	0.5	30	1.13	14	2.17	5.87	2.41	53	2	1.6	0	0	1.5	0.4	0.9	2.8
175 ヒレカツ	292	23.0	17.2	9.2	407	482	26	33	246	1.2	2.2	0.07	24	0.3	2.0	53	1.22	0.29	6.4	0.53	0.5	34	1.12		3.01	6.78	5.70	100		1.6	0	0	1.5	0.3	1.9	3.7
豚バラ肉 20g=1.0点	79	2.9	7.1	0	10	48	1	3	26	0.1	0.4	0.01	2	0.1	0.1	1	0.10	0.03	0.9	0.04	0.1		0.26		2.92	3.05	0.70	14	0	0	0	0	1.0	0	0	1.0
176 豚汁	169	6.3	10.7	11.6	866	526	58	41	112	1.1	0.8	0.12	141	0.1	0.6	12	0.17	0.09	3.4	0.16	0.1	54	0.44	11	3.36	4.33	2.32	14	3.1	2.2	0	0	1.0	0.4	0.6	2.1
177 野菜とのいため物	209	5.4	15.4	12.4	597	417	62	29	86	0.7	0.8	0.07	115	0.1	1.5	99	0.18	0.08	1.5	0.29	0.1	96	0.57	58	3.83	6.35	4.03	14	3.3	1.0	0	0	1.0	0.6	1.0	2.6
178 角煮	475	15.4	39.5	8.0	763	289	7	24	151	0.8	1.9	0.04	11	0.5	0.6	13	0.52	0.15	4.9	0.23	0.5	6	0.70		15.05	16.99	5.18	70	0	4.9	0	0	1.0	0	4.9	5.9
鶏もも肉（皮つき）80g=2.0点	163	13.3	11.4	0	50	232	5	17	136	0.5	1.3	0.03	32	0.3	0.6	23	0.08	0.12	3.8	0.20	0.2	10	0.65	2	3.50	5.37	1.48	71	0	0.1	0	0	2.0	0	0	2.0
179 ソテー	226	13.7	17.4	1.7	286	302	20	22	146	0.6	1.3	0.04	39	0.3	1.4	39	0.09	0.13	3.9	0.21	0.2	38	0.72	3	4.16	7.84	3.95	71	0.6	0.7	0	0	2.0	0	0.8	2.8
180 照り焼き	236	15.0	15.6	6.8	540	412	8	20	184	0.8	1.5	0.04	36	0.3	1.4	23	0.09	0.14	4.0	0.22	0.2	9	0.78	3	3.95	7.02	3.17	71	0.4	1.4	0	0	2.0	0.1	0.8	2.9
181 棒々鶏	259	16.6	18.0	5.9	632	381	162	69	226	1.9	2.0	0.17	41	0.3	1.4	41	0.10	0.15	4.1	0.32	0.2	47	0.84	4	4.27	7.34	3.90	72	2.2	1.6	0	0	2.0	0.1	1.1	3.2
182 から揚げ	266	14.7	17.1	10.2	392	297	6	24	157	0.7	1.4	0.05	37	0.3	1.4	24	0.09	0.14	4.0	0.22	0.2	25	0.76	3	4.15	7.68	3.85	72	0.6	1.0	0	0	2.0	+	1.2	3.3
183 トマト煮	317	16.3	21.8	13.5	642	666	29	41	193	1.2	1.5	0.13	109	0.3	3.5	47	0.19	0.18	4.6	0.44	0.2	57	0.93	21	4.76	10.83	4.37	72	1.8	1.6	0	0	2.0	0.6	1.4	4.0
184 チキンカツ	339	16.3	25.2	8.9	328	327	27	26	173	0.9	1.6	0.15	53	0.3	3.0	36	0.11	0.18	4.0	0.25	0.2	15	0.93		5.35	10.91	6.78	118	0.9	0.9	0	0	2.0	0.3	1.9	4.2
185 カレー	389	16.1	24.3	24.8	1018	659	42	40	202	1.6	1.6	0.15	240	0.3	1.9	37	0.17	0.20	4.8	0.41	0.2	26	1.15	26	7.14	10.81	4.31	76	2.9	2.6	0	0.2	2.0	0.6	2.1	4.9
鶏胸肉（皮つき）110g=2.0点	160	23.4	6.5	0.1	46	374	4	30	220	0.3	0.7	0.05	20	0.1	0.3	20	0.11	0.11	12.3	0.63	0.2	13	1.91	3	1.68	2.94	1.13	80	0	0.1	0	0	2.0	0	0	2.0
186 ホイル焼き	182	23.8	7.5	3.3	281	440	12	34	232	0.5	0.7	0.05	21	0.1	0.3	22	0.12	0.12	12.4	0.69	0.2	21	2.00	13	1.80	3.35	1.56	80	1.1	0.7	0	0	2.0	0.3	0	2.3
187 焼きとり	195	24.2	6.5	6.9	560	410	9	34	235	0.5	0.7	0.05	20	0.1	0.3	64	0.12	0.12	12.4	0.64	0.2	16	1.96	3	1.80	2.94	1.13	80	0.4	1.4	5.0	0	2.0	0.1	0.7	2.8
188 ソテー	222	23.9	12.6	1.8	282	444	11	34	230	0.5	0.8	0.05	34	0.1	0.9	41	0.12	0.12	12.4	0.66	0.2	40	1.99	16	2.13	5.41	3.60	80	0.6	0.7	0	0	2.0	0	0.7	2.7
189 照り焼き	232	25.1	10.7	6.9	560	554	8	41	268	0.6	0.8	0.05	24	0.1	0.7	14	0.13	0.14	14.5	0.70	0.2	28	2.25	3	2.14	4.59	2.83	80	0.9	1.5	0	0	2.0	0.2	0.8	3.0
190 立田揚げ	242	24.5	12.2	6.3	561	529	22	41	246	0.9	0.8	0.06	62	0.1	0.6	68	0.13	0.14	12.6	0.63	0.2	28	2.01	10	2.31	5.24	3.44	80	0.1	1.4	0	0	2.0	0.2	0.8	3.0
191 薬味ソースかけ	242	24.6	11.6	7.6	509	447	15	36	238	0.6	0.8	0.05	43	0.1	0.6	43	0.12	0.12	12.6	0.69	0.2	28	2.01	19	2.30	4.97	3.25	80	1.0	1.3	0	0	2.0	0.1	0.9	3.0
192 クリーム煮★	374	29.6	19.0	20.2	739	757	110	49	358	1.1	1.6	0.10	102	0.3	2.5	118	0.22	0.34	13.1	0.85	0.6	133	3.02	67	6.09	6.81	3.92	98	3.9	1.9	0	0.6	2.0	0.7	1.4	4.7
鶏もも肉（皮なし）100g=1.5点	127	19.0	5.0	0	69	320	5	24	190	0.6	1.8	0.04	16	0.2	0.6	23	0.12	0.19	5.5	0.31	0.3	10	1.06	3	1.38	2.06	0.71	87	0	0.2	0	0	1.6	0	0	1.6
193 ソテー	193	19.5	11.1	2.4	227	416	21	30	201	0.7	1.9	0.05	28	0.2	1.4	64	0.14	0.21	5.6	0.36	0.3	36	1.15	3	2.05	4.53	3.18	87	0.7	0.6	0	0	1.6	0.1	0.7	2.4

食材と料理番号、料理名	エネルギー (kcal)	たんぱく質 (g)	脂質 (g)	炭水化物 (g)	ナトリウム (mg)	カリウム (mg)	カルシウム (mg)	マグネシウム (mg)	リン (mg)	鉄 (mg)	亜鉛 (mg)	銅 (mg)	A レチノール活性当量 (μg)	D (μg)	E α-トコフェロール (mg)	K (μg)	B$_1$ (mg)	B$_2$ (mg)	ナイアシン (mg)	B$_6$ (mg)	B$_{12}$ (μg)	葉酸 (μg)	パントテン酸 (mg)	C (mg)	飽和 (g)	一価不飽和 (g)	多価不飽和 (g)	コレステロール (mg)	食物繊維 (g)	食塩相当量 (g)	添加糖分 (g)	第1群 ♠	第2群 ♥	第3群 ♣	第4群 ◆	点数合計
194 から揚げ	223	20.4	10.1	10.2	412	395	12	31	211	0.8	1.9	0.06	19	0.2	1.3	36	0.14	0.21	5.7	0.35	0.3	25	1.18	4	1.95	4.09	2.79	87	0.5	1.0	0	0	1.6	+	1.2	2.8
195 チキンカツ	350	22.7	23.2	10.2	283	425	32	34	238	1.1	2.1	0.08	44	0.4	2.9	80	0.16	0.27	5.7	0.36	0.4	48	1.40	16	3.80	9.34	7.68	145	0.7	0.7	0	0.3	1.6	0.1	2.4	4.4
鶏胸肉（皮なし）105g=1.5点	122	24.5	2.0	0.1	47	389	4	30	231	0.3	0.7	0.02	9	0.1	0.1	17	0.11	0.12	12.7	0.67	0.2	14	2.02	3	0.47	0.78	0.39	126	0	0.1	0	0	1.5	0	0	1.5
196 照り焼き	178	25.0	6.0	3.4	389	417	8	35	242	0.4	0.8	0.03	18	0.1	0.9	31	0.11	0.13	12.8	0.68	0.2	17	2.05	3	0.92	2.42	2.03	76	0.1	1.0	0	0	1.5	0	0.7	2.2
197 ソテー	194	25.3	8.1	4.1	207	563	14	35	254	0.6	0.9	0.05	39	0.1	1.6	57	0.14	0.13	13.1	0.75	0.2	52	2.17	24	1.15	3.25	2.87	76	0.1	0.5	0	0	1.6	0.2	0.6	2.4
198 立田揚げ	199	25.2	7.3	5.8	391	509	18	39	251	0.8	0.9	0.04	18	0.1	1.1	50	0.13	0.15	12.9	0.71	0.2	37	2.09	9	1.05	2.94	2.55	76	0.1	1.0	0	0	1.5	0.3	0.7	2.5
手羽先 105g=3.0点	237	18.3	17.0	0	82	221	21	17	147	0.6	1.6	0.02	54	0.6	0.6	47	0.07	0.09	5.7	0.32	0.3	8	0.88	2	4.62	8.74	2.45	126	0	0.2	0	0	3.0	0	0	3.0
199 焼き物	239	18.3	17.0	0.5	238	227	22	17	148	0.7	1.6	0.02	54	0.6	0.6	47	0.07	0.09	5.7	0.32	0.3	9	0.88	5	4.62	8.74	2.45	126	0	0.6	0	0	3.0	+	+	3.0
200 煮物	297	19.0	21.0	4.2	424	281	24	23	162	0.8	1.7	0.03	55	0.4	1.2	55	0.10	0.11	5.8	0.35	0.3	21	0.94	4	5.26	10.38	4.09	126	0.6	1.1	0	0	3.0	0	0.7	3.7
201 から揚げ	311	18.8	21.2	9.3	238	229	23	18	159	0.7	1.7	0.03	54	0.6	1.4	57	0.10	0.10	5.7	0.32	0.3	20	0.91	2	5.26	11.05	4.79	126	0.2	0.6	0	0	3.0	0	0.9	3.9
鶏骨つき肉 120g=3.0点	245	19.9	17.0	0	74	348	9	25	204	0.7	1.9	0.05	48	0.7	0.6	35	0.12	0.14	5.8	0.30	0.4	8	1.42	3	4.63	8.05	2.22	107	0	0.2	0	0	3.1	0	0	3.0
202 煮物	311	20.9	21.1	5.5	588	420	14	32	223	0.9	2.0	0.06	49	0.7	1.3	43	0.20	0.20	6.2	0.52	0.4	19	0.94	6	5.69	9.70	3.86	107	0.4	1.5	0	0	3.2	0	0.7	3.9
203 スープ煮	335	22.0	21.3	12.3	715	708	6	38	255	1.2	2.3	0.11	259	0.7	1.3	125	0.20	0.21	6.2	0.52	0.4	109	1.32	50	5.71	9.71	3.91	107	1.0	1.8	0	0	3.2	0.7	0.4	4.2
204 水たき	344	28.3	20.5	11.2	661	1007	163	155	386	2.1	2.9	0.26	172	0.7	1.4	181	0.31	0.36	8.6	0.56	0.4	187	2.9	33	5.78	8.64	3.97	107	4.5	1.7	0	0	3.2	0.8	0.3	4.3
鶏ささ身 75g=1.0点	79	17.3	0.6	0	25	315	2	23	165	0.2	0.5	0.02	4	0	0.1	11	0.07	0.08	8.4	0.45	0.2	8	2.31	2	0.13	0.15	0.10	50	0	0.1	0	0	1.0	0	0	1.0
205 塩焼き	86	17.3	0.6	0.7	181	326	5	24	167	0.2	0.5	0.03	13	0	0.2	17	0.07	0.08	8.4	0.45	0.2	10	2.33	4	0.13	0.15	0.10	50	0	0.5	0	0	1.0	+	0	1.1
206 刺し身（たたき）	93	18.1	0.7	2.9	318	469	16	32	187	0.4	0.6	0.04	7	0	0.2	17	0.08	0.09	9.1	0.51	0.3	38	2.43	9	0.14	0.17	0.12	50	0.5	0.8	0	0	1.0	0.1	0.1	1.2
207 フライ	292	20.7	18.8	9.7	238	409	19	31	210	0.6	0.7	0.07	40	0.2	3.2	42	0.10	0.14	8.6	0.45	0.3	32	2.62	6	2.45	7.10	6.74	108	0.7	0.7	0	0	1.0	0.3	2.3	3.6
牛タン 45g=2.0点	160	6.0	14.3	0.1	27	104	1	7	59	0.9	1.3	0.04	1	0	0.5	3	0.05	0.14	1.8	0.06	1.7	6	0.31	1	5.85	6.69	0.47	43	0	0.1	0	0	2.0	0	0	2.0
208 塩焼き	160	6.0	14.3	0.4	144	109	2	7	59	0.9	1.3	0.04	1	0	0.5	3	0.05	0.14	1.8	0.07	1.7	7	0.31	1	5.85	6.69	0.47	43	0	0.5	0	0	2.0	0	0	2.0
牛レバー 60g=1.0点	79	11.8	2.2	2.2	33	180	3	11	199	2.4	2.3	3.18	660	0	0.1	0	0.13	1.80	8.1	0.53	31.7	600	3.84	18	0.66	0.30	0.38	160	0	0.1	0	0	1.0	0	0	1.0
209 カレーソテー	168	12.7	8.4	9.5	307	270	12	19	216	2.7	2.4	3.21	665	0	1.1	57	0.15	1.81	8.3	0.53	31.7	609	3.98	32	1.25	2.79	2.91	160	1.1	1.0	0	0	1.1	0.2	0.8	2.1
豚レバー 65g=1.0点	83	13.3	2.2	1.6	36	189	3	14	221	8.5	4.5	0.64	8450	0.8	0.3	0	0.22	2.34	9.1	0.37	16.4	527	4.67	13	0.51	0.16	0.49	163	0	0.1	0	0	1.0	0	0	1.0
210 香り揚げ	170	14.4	6.9	11.1	550	336	6	24	250	9.0	4.7	0.67	8484	0.8	1.1	33	0.25	2.38	9.4	0.45	16.4	553	4.77	19	1.02	2.80	2.40	163	1.5	1.0	0	0	1.0	0.1	1.0	2.1
211 レバーいため	210	15.9	12.3	6.9	554	388	10	32	265	9.1	5.0	0.72	8508	0.8	2.3	57	0.27	2.43	9.1	0.47	16.4	583	5.05	26	1.61	4.27	4.61	163	1.4	1.4	0	0	1.0	0.2	1.4	2.6
212 みそいため	250	16.1	12.9	14.6	758	506	59	38	279	9.2	4.9	0.72	8596	0.8	1.9	79	0.28	2.43	16.4	0.57	16.4	599	5.05	57	1.71	4.37	4.92	163	3.0	1.9	0	0	1.0	0.5	1.6	3.1

食材と料理番号、料理名	エネルギー	たんぱく質	脂質	炭水化物	ナトリウム	カリウム	カルシウム	マグネシウム	リン	鉄	亜鉛	銅	A (レチノール活性当量)	D	E (α-トコフェロール)	K	B1	B2	ナイアシン	B6	B12	葉酸	パントテン酸	C	飽和	一価不飽和	多価不飽和	コレステロール	食物繊維	食塩相当量	添加糖分	第1群♠	第2群♥	第3群♣	第4群♦	点数合計
(単位)	kcal	g	g	g	mg	mg	mg	mg	mg	mg	mg	mg	μg	μg	mg	μg	mg	mg	mg	mg	μg	μg	mg	mg	g	g	g	mg	g	g						
鶏レバー 70g=1.0点	78	13.2	2.2	0.4	60	231	4	13	210	6.3	2.3	0.22	9800	0.1	0.3	10	0.27	1.26	3.2	0.46	31.1	910	7.07	14	0.50	0.31	0.44	259	0	0.2		0	1.0	0	0	1.0
213 焼きとり	78	13.2	2.2	0.4	216	231	4	13	210	6.3	2.3	0.22	9800	0.1	0.3	10	0.27	1.26	3.2	0.46	31.1	910	7.07	14	0.50	0.31	0.44	259	0	0.5		0	1.0	0	0	1.0
214 甘辛煮	102	14.2	2.2	5.9	573	310	12	22	230	6.5	2.4	0.23	9801	0.1	0.3	11	0.28	1.28	3.4	0.49	31.1	924	7.15	16	0.51	0.31	0.45	259	0.5	1.5	3.0	0	1.0	0.1	0.2	1.3
215 ガーリックソテー	142	13.8	8.2	2.1	286	279	11	16	223	6.4	2.4	0.24	9812	0.1	1.2	30	0.27	1.26	3.2	0.54	31.1	923	7.12	16	1.17	2.78	2.92	259	0.4	0.7		0	1.0	0.1	0.7	1.8
砂肝 85g=1.0点	80	15.6	1.5	0	47	196	6	12	119	2.1	3.3	0.09	3		0.3	24	0.05	0.26	3.3	0.03	1.4	31	1.11		0.34	0.42	0.20	170	0	0.1		0	1.0	0	0	1.0
216 焼き砂肝	80	15.6	1.5	0	242	196	6	12	119	2.1	3.3	0.09	3		0.3	24	0.05	0.26	3.3	0.03	1.4	31	1.11		0.34	0.42	0.20	170	0	0.6		0	1.0	0	0	1.0
217 にんにくいため	139	15.7	7.6	0.8	242	210	7	14	123	2.2	3.3	0.09	3		1.0	34	0.06	0.27	3.3	0.07	1.4	33	1.12		1.00	2.88	2.67	170		0.6		0	1.0	+	0.7	1.7
218 マリネ	198	15.8	13.6	0.8	359	218	10	14	124	2.2	3.3	0.07	3		1.2	35	0.23	0.33	3.3	0.07	1.4	34	1.13		1.94	9.30	1.09	170		0.9		0	1.0	0.1	1.4	2.5
スペアリブ 80g=4.0点	316	11.5	28.3	0.2	40	192	2	12	104	0.5	1.4	0.03	9		0.4		0.41	0.10	3.8	0.18			0.51		11.68	12.21	3.46	56	0	0.1		0	4.0	0	0	4.0
219 豆豉蒸し	354	12.7	29.9	2.9	745	266	12	20	127	0.8	1.4	0.06	10		0.4		0.42	0.13	4.0	0.21			0.58		11.91	12.73	3.45	56	1.9	1.9		0	4.0	0	0.4	4.4
220 オーブン焼き	355	12.3	28.3	8.0	424	192	4	16	121	0.7	1.5	0.06	10		0.4		0.42	0.13	3.9	0.20			0.58		11.68	12.21	2.80	56	1.4		7.0	0	4.0	+	0.4	4.4
221 煮込み	395	12.7	32.3	7.6	724	276	12	19	129	1.0	1.4	0.07	10		0.4		0.41	0.13	3.9	0.20			0.58		12.12	13.85	4.14	56	1.8		4.5	0	4.0	0.4	0.5	4.9
牛ひき肉 70g=2.4点	190	14.8	14.8	0.3	45	182	4	14	70	1.7	3.6	0.06	9		0.1		0.06	0.13	2.9	0.18	1.1	4	0.50		5.08	7.74	0.44	45	0	0.2		0	2.4	0	0	2.4
222 ミートボール	299	15.2	20.6	10.2	531	306	24	22	119	2.2	4.0		41	0	1.3	20	0.09	0.21	3.2	0.25	1.1	22	0.83		6.09	10.01	2.40	103	0.9	1.3	0.3	0	2.4	0.1	1.2	3.7
223 ミートソース	315	13.5	21.0	10.3	517	574	32	32	120	2.3	3.9		166	0	2.2	25	0.13	0.26	3.9	0.39	1.1	35	0.87		5.78	11.25	2.97		1.7	1.3	0.3	0	2.4	0.5	1.0	3.9
224 ハンバーグ★	366	17.3	24.4	17.7	839	547	58	37	167	2.8	4.3		279	0.3		89	0.17	0.31	3.8	0.38		108	1.41	53	7.18	11.25	3.35		3.3	2.1	0.3	0.2	2.4	0.5	1.5	4.6
豚赤身ひき肉 45g=1.0点	82	9.2	4.6	0	21	158	2	11	90	0.3	0.9		2		0.1		0.41	0.09	2.8	0.14	0.1	1	0.38		1.62	1.91	0.56	30	0	0.1		0	1.0	0	0	1.0
225 焼きギョーザ	290	13.7	13.3	26.6	432	463	57	30	150	1.0	1.8		39	0	1.7	92	0.47	0.15	3.7	0.28	0.1	71	0.91	21	2.65	5.26	4.13	30	2.4	1.5		0	1.0	0.2	2.4	3.6
226 ポテトコロッケ	422	14.5	26.6	29.5	317	625	46	39	171	1.5	1.4		48	0.2	3.1	102	0.52	0.14	3.7	0.36	0.2	48	1.26	48	4.43	14.68	9.13	30	2.7	0.8		0	1.0	0.1	4.2	5.3
227 肉団子	209	14.2	12.1	8.6	397	312	16	23	129	1.3	1.5														3.05	4.94	2.85	30	0.8	1.0		0	1.0	0	1.6	2.6
豚ひき肉 70g=2.0点	165	12.0	12.0	0.1	40	203	6	18	84	0.7	1.5				0.1		0.48	0.16	3.9	0.22	0.3	2	0.55		4.37	5.29	1.13	52	0	0.1		0	2.1	0	0	2.1
228 肉団子	255	13.9	17.5	8.6	407	287	17	21	112	1.0	2.0						0.50	0.18	3.2	0.25	0.3	16			5.09	7.47	3.18	52		1.3		0	2.1	0.2	0.9	3.2
229 シューマイ	264	13.9	15.1	16.4	274	305	20	23	114	1.0	2.1						0.49								4.82	6.40	2.37	52		1.0		0	2.1	0.2	1.0	3.3
230 肉みそ	265	14.7	16.6	9.6	868	398	18	29	149	1.1	2.4						0.57	0.18	4.2	0.36					4.83	6.94	2.82	52		2.2		0	2.1	0.1	1.1	3.3
231 なすとのいため物	295	15.0	20.2	11.4	553	595	35	34	149	1.4	2.4						0.57	0.18	4.8	0.39		55	1.41		5.30	8.58	4.43	52	1.5	1.4		0	2.1	0.5	1.1	3.7
232 春雨の辛味いため	302	13.6	16.2	22.8	684	310	21	24	110	1.1	2.0						0.51	0.18	4.1	0.34			0.96		4.99	6.80	2.82	52		2.1		0	2.1	0.1	1.6	3.8

食材と料理番号、料理名	エネルギー	たんぱく質	脂質	炭水化物	ナトリウム	カリウム	カルシウム	マグネシウム	リン	鉄	亜鉛	銅	A（レチノール活性当量）	D	E（α-トコフェロール）	K	B1	B2	ナイアシン	B6	B12	葉酸	パントテン酸	C	飽和	一価不飽和	多価不飽和	コレステロール	食物繊維	食塩相当量	添加糖量	第1群	第2群	第3群	第4群	点数合計
	kcal	g	g	g	mg	mg	mg	mg	mg	mg	mg	mg	μg	μg	mg	μg	mg	mg	mg	mg	μg	μg	mg	mg	g	g	g	mg	g	g	g	♠	♥	♣	♦	
233 じゃが芋のそぼろ煮	315	15.1	16.1	25.0	588	725	16	45	154	1.3	2.3	0.15	9	0.3	0.9	13	0.59	0.21	6.2	0.47	0.7	29	1.42	36	4.82	6.93	2.79	52	1.4	1.5	4.5	0	2.1	1.0	0.9	3.9
234 焼きギョーザ	342	16.7	17.7	25.9	450	464	51	32	138	1.3	2.4	0.13	42	0.3	0.9	77	0.54	0.21	4.7	0.37	0.4	65	1.33	18	5.07	7.41	3.47	52	2.2	1.1	0	0	2.1	0.2	0.4	4.3
牛豚ひき肉 65g=2.0点	165	11.3	12.4	0.1	39	179	4	12	72	1.1	2.6	0.04	7	0.2	0.1	5	0.25	0.13	3.2	0.20	0.7	2	0.63	1	4.38	6.03	0.74	0	0.1	0	0	0	2.1	0	0	2.1
235 ミートローフ	217	13.9	13.9	7.2	394	286	25	22	116	1.6	2.9	0.09	84	0.3	0.6	16	0.30	0.20	3.5	0.26	0.8	30	0.93	1	4.81	6.50	1.01	87	1.1	1.0	0	0.1	2.1	0	0.9	3.1
236 ドライカレー	247	12.1	18.8	5.8	360	333	26	22	95	1.9	2.9	0.09	154	0.2	1.1	8	0.29	0.16	3.6	0.20	0.7	16	0.83	15	5.07	8.63	3.28	45	1.9	1.3	0	0.1	2.1	0	0.9	3.1
237 肉団子	255	12.8	17.9	8.6	406	263	16	21	99	1.4	2.8	0.06	11	0.2	1.1	7	0.20	0.18	3.3	0.18	0.8	25	0.80	3	5.10	8.22	2.78	74	1.1	0.9	3.0	0.1	2.1	0	0.9	3.2
238 ピーマン肉詰め	266	12.9	18.9	9.4	258	298	15	21	95	1.4	2.8	0.09	42	0.2	0.8	19	0.28	0.15	3.1	0.21	0.8	19	0.83	33	5.21	8.59	3.31	45	1.7	0.7	0	0.1	2.1	0	1.1	3.3
239 ミートソース	289	12.8	18.7	10.1	506	570	31	32	117	1.7	2.8	0.15	164	0.2	0.9	34	0.33	0.19	3.8	0.41	0.7	34	1.00	41	5.08	8.52	3.27	45	2.3	1.3	0	0.1	2.1	0	1.4	3.6
240 ハンバーグ★	333	16.4	22.0	16.3	756	568	54	37	167	2.2	3.3	0.15	284	0.2	0.9	103	0.32	0.32	4.0	0.43	0.8	127	1.61	66	6.57	9.46	3.58	107	3.7	1.9	1.5	0.3	2.1	0	1.4	4.2
241 メンチカツ	381	16.4	25.1	20.0	486	391	55	30	147	1.9	3.1	0.12	42	0.4	2.0	64	0.32	0.23	4.3	0.23	0.8	51	1.12	19	6.43	10.92	5.28	99	2.2	1.1	0	0.2	2.1	0.3	1.4	4.8
鶏ひき肉 70g=1.6点	130	12.3	8.4	0	39	175	6	17	77	0.6	0.9	0.03	26	0.1	0.6	18	0.06	0.12	4.1	0.36	0.4	7	0.98	1	2.30	3.72	1.33	56	0	0.1	0	0	1.6	0	0	1.6
242 松風焼き	208	15.4	11.3	8.0	595	246	44	30	130	1.6	1.1	0.09	55	0.1	0.6	29	0.09	0.19	4.1	0.31	0.4	18	1.20	1	2.88	4.60	2.38	104	1.4	1.5	3.0	0.1	1.6	+	0.7	2.4
243 つくね	254	15.2	16.0	8.8	563	397	26	33	133	1.8	1.1	0.07	127	0.3	1.8	94	0.11	0.24	4.6	0.34	0.4	56	1.34	14	3.39	6.74	4.06	109	1.7	1.5	0	0.1	1.6	0.4	1.0	3.2
244 そぼろ	100	8.3	4.5	3.8	253	146	8	15	59	0.6	0.6	0.04	20	0	1.1	9	0.05	0.14	2.7	0.25	0.1	9	0.66	9	1.48	2.39	0.86	36	0.2	0.6	3.0	0	1.0	0	0.2	1.2
鶏胸ひき肉（皮なし）70g=1.0点	81	16.3	1.3	0	32	259	3	20	154	0.2	0.5	0.01	6	0.1	0.2	11	0.07	0.08	8.5	0.45	0.1	9	1.34	2	0.32	0.52	0.26	56	0	0.1	0	0	1.0	0	0	1.0
245 卵と野菜とのいため物	233	24.5	13.1	2.8	502	484	37	37	275	1.6	1.5	0.11	147	1.1	3.2	67	0.14	0.33	8.9	0.56	0.6	74	2.42	12	2.55	5.02	3.65	282	1.3	1.3	0	0.1	1.0	0	1.8	2.9
246 つくね	238	19.3	9.0	17.0	556	485	59	33	214	1.6	0.8	0.06	108	0.3	1.4	87	0.11	0.34	8.9	0.53	0.6	58	1.71	15	1.41	3.54	2.99	58	1.7	1.9	0	0.1	1.0	0.2	1.8	3.0
247 つくねなべ	238	27.0	6.0	19.3	1521	1145	205	165	407	2.6	1.8	0.24	69	0.6	1.3	120	0.31	0.33	14.4	0.77	1.2	180	2.58	43	1.21	1.57	2.19	104	4.6	3.9	2.0	1.7	1.0	0.4	1.5	3.3
ロースハム 40g=1.0点	78	6.6	5.6	0.4	400	104	4	8	136	0.2	0.4	0.01	1	0.2	0.1	2	0.24	0.05	2.9	0.11	0.6	1	0.23	20	2.00	2.48	0.55	16	0	1.1	0	0	1.0	0	0	1.0
248 ソテー	116	6.9	9.1	0.6	400	110	6	8	137	0.3	0.4	0.02	3	0.2	0.5	2	0.24	0.06	2.9	0.11	0.6	6	0.34	12	2.46	3.91	2.19	16	0.1	1.1	0	0	1.0	+	0.4	1.4
249 サラダ	150	7.4	11.7	4.0	598	295	22	17	163	0.6	0.5	0.05	12	0.2	0.9	34	0.25	0.07	3.0	0.15	0.6	26	0.67	14	2.94	5.04	3.03	16	1.0	1.6	0	0	1.0	0.3	0.5	1.8
250 ハムエッグ	217	13.4	17.2	0.7	555	176	53	15	234	1.2	1.2	0.07	83	1.2	1.4	11	0.26	0.29	3.1	0.16	0.9	37	1.20	13	4.22	6.76	3.92	247	0	1.4	0	0.1	1.0	0	1.7	2.7
生ハム 15g=0.5点	37	3.6	2.5	0.1	165	71	1	4	30	0.1	0.4	0.01	1	0	0.1	1	0.13	0.03	2.1	0.07	0.2	0	0.11	8	0.97	1.04	0.29	10	0	0.4	0	0	0.5	0	0	0.5
251 クレソンとマスタード添え	45	3.9	3.0	0.6	214	93	10	8	41	0.2	0.4	0.02	12	0	0.2	12	0.13	0.04	2.1	0.08	0.2	12	0.18	4	1.00	1.34	0.42	10	0.5	0.5	0	0	0.5	+	0.1	0.6
252 オニオンマリネ	119	4.4	8.6	5.2	325	222	10	11	53	0.5	0.5	0.05	1	0	0.3	10	0.10	0.06	2.4	0.13	0.2	34	0.39	17	1.78	5.48	0.75	10	0.8	0.9	0	0	0.5	0.3	0.7	1.5
253 ポテトサラダ★	197	5.3	12.4	16.3	238	433	16	24	74	0.6	0.6	0.10	11	0	0.3	22	0.08	0.08	2.5	0.21	0.2	33	1.29	33	1.97	5.60	3.79	22	1.8	0.6	0.5	0	0.5	0.8	1.2	2.5

豆・豆製品料理

食材と料理番号、料理名	エネルギー (kcal)	たんぱく質 (g)	脂質 (g)	炭水化物 (g)	ナトリウム (mg)	カリウム (mg)	カルシウム (mg)	マグネシウム (mg)	リン (mg)	鉄 (mg)	亜鉛 (mg)	銅 (mg)	A レチノール活性当量 (µg)	D (µg)	E α-トコフェロール (mg)	K (µg)	B1 (mg)	B2 (mg)	ナイアシン (mg)	B6 (mg)	B12 (µg)	葉酸 (µg)	パントテン酸 (mg)	C (mg)	飽和 (g)	一価不飽和 (g)	多価不飽和 (g)	コレステロール (mg)	食物繊維 (g)	食塩相当量 (g)	添加糖分	第1群 ♠	第2群 ♥	第3群 ♣	第4群 ♦	点数合計
ベーコン 40g=2.0点	162	5.2	15.6	0.1	320	84	2	7	92	0.2	0.7	0.03	2	0.2	0.2	0	0.19	0.06	1.2	0.07	0.3	0	0.26	14	5.92	7.20	1.43	20	0	0.8	0		2.0			2.0
254 ソテー	162	5.2	15.6	0.2	320	89	4	7	92	0.3	0.7	0.03	6	0.2	0.2	5	0.19	0.06	1.2	0.07	0.3	2	0.26	15	5.92	7.20	1.43	20	0	0.8	0		2.0	+		2.0
255 ほうれん草とのいため物	209	6.3	19.8	1.7	406	431	27	42	116	1.3	1.1	0.09	177	0.2	1.8	142	0.24	0.16	1.5	0.14	0.3	105	0.36	32	6.38	8.86	3.15	20	1.4	1.0	0		2.0	0.1	0.5	2.6
256 ベーコンエッグ	282	11.9	25.3	0.4	475	157	31	13	191	1.3	1.4	0.08	85	1.2	1.3	4	0.22	0.30	1.2	0.07	0.3	24	1.05	14	7.93	10.87	3.98	251	0	1.2	0	1.0	2.0		0.4	3.5
ウインナソーセージ 38g=1.5点	128	5.3	11.4	2.7	292	72	5	9	76	0.3	0.6	0.04	1	0.2	0.4	4	0.14	0.04	1.4	0.04	0.3	4	0.30	23	4.04	5.06	1.43	23	0	1.6	0		1.6			1.6
257 ゆでソーセージ	129	5.3	11.4	1.3	293	80	5	9	77	0.3	0.6	0.04	1	0.2	0.4	4	0.15	0.04	1.4	0.04	0.3	4	0.30	23	5.04	5.06	1.42	23	0	1.6	0		1.6			1.6
258 スープ煮	160	6.4	11.6	8.5	638	274	36	17	105	0.6	0.6	0.06	140	0.2	0.7	43	0.15	0.10	1.7	0.11	0.3	49	0.52	28	4.07	5.08	1.46	23	1.9	1.6	0		1.6	0.1	0.4	2.1
259 ソテー	166	5.3	15.4	1.3	293	80	5	9	77	0.3	0.6	0.04	1	0.2	0.7	12	0.11	0.06	1.4	0.04	0.3	12	0.30	23	4.48	6.70	3.07	23	0.1	1.6	0		1.6	+	0.5	2.1
もめん豆腐 110g=1.0点	79	7.3	4.6	1.8	65	154	95	143	121	1.0	0.7	0.17	0	0	0.2	14	0.08	0.03	0.2	0.08	0	13	0.02	0	0.75	0.86	2.43	0	0.4	0.2	0	1.0				1.0
260 冷ややっこ	83	7.4	4.6	2.8	65	181	99	145	124	1.0	0.7	0.17	0	0	0.2	15	0.08	0.04	0.4	0.08	0	21	0.04	1	0.75	0.86	2.43	0	0.4	0.2	0	1.0				1.0
261 豆腐サラダ	112	8.3	6.7	4.5	463	282	115	154	145	1.4	0.9	0.18	50	0	0.6	66	0.11	0.07	0.7	0.10	0	43	0.13	7	1.06	1.61	3.29	0	1.2	1.2	0	1.0		0.1	0.3	1.4
262 湯豆腐	128	11.1	5.0	12.9	641	783	184	180	225	2.7	1.3	0.28	196	0	0.2	145	0.26	0.12	3.7	0.26	0	191	0.88	21	0.78	0.87	2.53	1	5.3	1.6	0	1.0		0.1	0.5	1.6
263 豆腐ステーキ	140	7.5	10.7	2.8	455	186	100	146	127	1.1	0.7	0.18	19	0	1.1	38	0.09	0.04	0.2	0.08	0	18	0.06	1	1.42	3.33	4.91	0	0.7	1.2	0	1.0			0.8	1.8
264 揚げ出し豆腐	172	8.1	10.7	10.4	423	231	100	151	144	1.2	0.8	0.18	3	0	1	26	0.09	0.06	0.3	0.08	0	26	0.11	1	1.36	3.12	4.69	0	1.0	1.2	0	1.0		+	1.1	2.1
265 麻婆豆腐	259	15.5	17.8	7.7	709	353	109	160	192	1.7	1.9	0.22	6	0.2	1.9	30	0.37	0.14	2.5	0.22	0.2	30	0.59	3	3.96	6.40	5.65	30	1.2	2.2	0	1.0	1.3		0.9	3.2
266 肉豆腐	301	18.6	18.3	13.5	620	470	137	169	257	1.6	2.7	0.23	7	0.1	1.0	31	0.46	0.14	4.4	0.33	0.3	31	0.71	8	5.11	6.34	5.20	31	2.3	1.6	0	1.0	1.9		0.9	3.8
絹ごし豆腐 140g=1.0点	78	6.9	4.2	2.8	20	210	80	77	113	1.1	0.7	0.22	0	0	0.2	15	0.14	0.06	0.3	0.15	0	15	0.13	0	0.67	0.78	2.21	0	0.4	0.2	0	1.0				1.0
267 冷ややっこ	83	7.2	4.2	3.8	21	238	84	79	118	1.2	0.7	0.22	0	0	0.2	18	0.14	0.04	0.4	0.15	0	23	0.15	1	0.67	0.79	2.62	0	0.4	0.2	0	1.0				1.0
268 豆腐サラダ	111	7.8	6.3	5.4	417	334	98	86	135	1.5	0.9	0.23	42	0	0.6	59	0.16	0.09	0.7	0.11	0	40	0.21	7	0.71	1.54	3.06	0	1.1	1.2	0	1.0		0.1	0.3	1.4
269 湯豆腐	128	10.6	4.6	14.1	596	845	174	115	215	2.9	1.3	0.32	204	0	1.1	151	0.32	0.11	3.9	0.28	0	189	0.97	20	0.71	0.80	2.32	1	5.2	1.6	0	1.0		0.1	0.5	1.6
270 揚げ出し豆腐	193	7.5	11.2	13.8	377	278	86	84	134	1.3	0.8	0.24	4	0	1	31	0.15	0.07	0.8	0.10	0	20	0.18	1	1.44	3.66	5.08	0	0.5	1.2	0	1.0		+	1.4	2.4
271 麻婆豆腐	261	15.3	17.4	9.4	778	422	98	95	188	1.9	2.0	0.26	16	0.2	1.7	34	0.43	0.14	2.7	0.22	0.2	36	0.7	3	3.89	6.32	5.44	30	1.2	2.2	0	1.0	1.3		1.0	3.3
272 肉豆腐	300	18.2	17.9	14.5	575	526	122	103	249	2.1	2.7	0.28	7	0.1	0.9	29	0.52	0.14	4.6	0.36	0.3	33	0.82	8	5.04	6.27	4.98	31	2.3	1.5	0	1.0	1.9		0.8	3.7
273 なめこと三つ葉とのみそ汁	68	5.8	2.8	5.5	674	319	62	57	114	1.2	0.6	0.21	0	0	0.1	21	0.10	0.08	0.6	0.08	0	30	0.41	0	0.44	0.52	1.50	0	0.5	0.3	0	0.5			0.3	0.8

食材と料理番号、料理名	エネルギー	たんぱく質	脂質	炭水化物	ナトリウム	カリウム	カルシウム	マグネシウム	リン	鉄	亜鉛	銅	A (レチノール活性当量)	D	E (α-トコフェロール)	K	B1	B2	ナイアシン	B6	B12	葉酸	パントテン酸	C	飽和	一価不飽和	多価不飽和	コレステロール	食物繊維	食塩相当量	添加糖分	第1群	第2群	第3群	第4群	点数合計
	kcal	g	g	g	mg	mg	mg	mg	mg	mg	mg	mg	μg	μg	mg	μg	mg	mg	mg	mg	μg	μg	mg	mg	g	g	g	mg	g	g	g	♠	♥	♣	♦	
厚揚げ 55g=1.0点	83	5.9	6.2	0.5	2	66	132	30	83	1.4	0.6	0.12	0	0	0.4	14	0.04	0.02	0.1	0.04	0	13	0.09	0	0.89	1.69	3.03	0	0.4	0	0	0	1.0	0	0	1.0
274 網焼き	90	6.1	6.3	2.1	7	155	140	35	90	1.5	0.7	0.13	3	0	0.4	17	0.05	0.02	0.1	0.08	0	25	0.15	7	0.89	1.69	3.04	0				0	1.0	0.1		1.1
275 煮物	110	7.1	6.3	5.5	375	309	139	41	117	2.4	0.7	0.15	147	0	0.8	79	0.08	0.08	1.1	0.11	0.2	51	0.28	12	0.89	1.69	3.06	0	1.2	1.0	2.0	0	1.0	0.3		1.4
276 中国風いため物	195	8.4	12.8	11.6	544	344	133	54	135	2.4	1.0	0.18	7	0.9	1.3	84	0.07	0.06	0.21	0.21	0	81	0.41	42	1.62	4.23	5.72	0	3.4	1.4	1.5	0	1.0	0.1	1.3	2.4
油揚げ 20g=1.0点	82	4.7	6.9	0.1	1	17	62	30	70	0.6	0.5	0.10	0	0		13		0	0.1			4	0.03	0	0.78	2.49	2.71	0	0.3	0		0	1.0	0	0	1.0
277 網焼き	83	4.7	6.9	0.3	1	28	65	31	71	0.7	0.5	0.05	9	0		20		0	0.1			5	0.03	0	0.78	2.49	2.71	0	0.3	0		0	1.0	+		1.0
278 小松菜との煮浸し	113	6.5	7.0	5.3	372	473	201	46	123	3.0	0.6	0.10	208	0	1.0	181	0.06	0.13	1.4			94	0.32	31	0.79	2.49	2.61	0	2.0	1.0	2.0	0	1.0	0.4		1.4
279 袋煮	158	6.9	9.5	5.7	616	443	84	57	176	2.2	1.3	0.11	223	0		122	0.11	0.11	0.5			112	0.95	14	1.97	3.28	2.34	231	1.2	1.6		0	1.0			2.0
がんもどき 70g=2.0点	160	10.7	12.5	1.1	133	56	189	69	140	2.5	1.1	0.15	0	0	1.1	16	0.02	0.03	0.1	0.06	0	16	0.14	0	1.74	3.51	5.96	0	1.9	0.3		0	2.0			2.0
280 刻みこんぶとの煮物	190	11.5	12.5	7.8	548	233	207	85	161	2.7	1.2	0.16	0	0	1.1	30	0.02	0.06	0.1			22	0.19	1	1.75	3.52	5.97	0	5.3	1.4	4.5	0	2.0	0.4		2.4
281 含め煮	192	11.9	12.5	7.3	503	274	244	79	173	3.5	1.2	0.17	78	0	1.3	93	0.06	0.06	0.1	0.11	0.2	42	0.51	5	1.75	3.51	5.99	0	1.6	1.3		0	2.0	0.4		2.4
282 里芋との煮物	234	12.7	12.5	16.4	542	610	236	79	203	3.3	1.4	0.26	33	0	1.9	14	0.08	0.06	0.7			49	0.54	6	1.78	3.51	6.00	0	2.3	1.4		0	2.0	0.4		2.9
凍り豆腐 15g=1.0点	80	7.6	5.1	0.6	66	5	95	21	123	1.1	0.8	0.09	0	0	0.9	9	0	0	0			1	0.02	0	0.79	1.11	2.75	0	0.1	0.2		0	1.0	0	0	1.0
283 含め煮	103	8.5	5.2	5.6	427	252	152	31	154	2.0	0.9	0.11	147	0	0.9	74	0.05	0.06	1.3	0.16		38	0.19		0.79	1.11	2.76	0	1.1	1.0		0	1.0	0.3		1.3
284 豚肉とにらとのいため煮	215	12.9	13.3	7.1	418	304	117	37	186	1.6	1.0	0.15	117	0.2	2.1	92		0.15	1.6	0.15		43	0.41		2.18	4.43	5.48		1.5	0.1	1.1		2.7
285 鶏ささ身との卵とじ	216	22.3	11.0	5.3	700	351	134	48	320	2.1	1.4	0.14	111	1.0	2.0	42	0.08	0.31	4.7	0.26	0.8	38	1.85	2	2.40	3.20	3.70	251	0.6	1.4	+	0.2	2.7
おから 35g=0.5点	39	2.1	1.3	4.8	2	123	28	14	35	0.5	0.2	0.05	0	0		3	0	0	0			5	0.11	0	0.23	0.27	0.70	0	4.0	0		0	0.5	0	0	0.5
286 サクラエビ入りおから	124	5.4	5.5	13.2	401	310	101	35	102	0.6	0.2	0.17	73	0	1.6	16	0.08	0.07	0.2			34	0.35	3	0.65	1.90	2.40	21	5.3	1.0	4.5	0	0.5			1.6
287 牛肉入りおから	176	7.2	10.2	13.0	378	274	59	27	97	1.0	0.6	0.08	2	0	0.7	12	0.06	0.07	0.7			16	0.45	2	2.41	4.13	2.56	15	5.1	1.0		0	0.5			2.2
288 おからバーグ	230	13.8	12.9	12.2	440	379	65	34	141	1.4	1.5	0.11	120	0.3	1.4	35	0.12	0.15	3.5			46	1.17	3	2.69	5.09	2.80	53	5.3	1.1		0	0.5			2.9
豆乳 85g=0.5点	39	3.1	1.7	2.6	2	157	12	21	42	1.0	0.3	0.10	0	0	0.1	3	0.03	0.02	0.4	0.05	0	24	0.24	0	0.27	0.38	0.95	0	0.2	0		0	0.5	0	0	0.5
289 ソイラテ	43	3.3	1.7	3.3	4	227	15	22	59	1.0	0.3	0.10	4	0	0.1	3	0.03	0.04	0.4			24	0.24	0	0.27	0.38	0.95	0	0.2	0		0	0.5	0	0	0.5
290 みそ汁	126	6.7	2.6	19.3	696	628	45	57	115	2.2	0.7	0.23	53	0	0.5	46	0.11	0.09	2.4			78	0.58	24	0.42	0.64	1.42	0	2.5	1.8		0	0.5	0.6		1.6
291 アサリとのチャウダー★	210	8.2	11.0	18.5	690	570	81	57	133	3.1	1.0	0.21	156	1.7	0.5	62	0.24	0.28	2.0	0.28	21.0	107	1.04	53	3.80	3.08	2.76	29	2.4	1.7		0	0.6	1.3		2.6
大豆（ゆで） 45g=1.0点	79	6.7	4.4	3.8	1	239	36	45	86	1.0	0.9	0.10	0	0	0.7	3	0.08	0.04	0			18	0.12	0	0.58	1.07	2.32	0	3.0	0		0	1.0	0	0	1.0
292 五目豆	150	8.5	4.5	20.8	562	585	89	76	141	1.5	1.2	0.15	139	0	1.1	3	0.14	0.08	0.3			49	0.51	4	0.59	1.08	2.34		5.7	1.4	6.0	0	1.0	0.4		1.9

食材と料理番号、料理名	エネルギー	たんぱく質	脂質	炭水化物	ナトリウム	カリウム	カルシウム	マグネシウム	リン	鉄	亜鉛	銅	A(レチノール活性当量)	D	E(α-トコフェロール)	K	B1	B2	ナイアシン	B6	B12	葉酸	パントテン酸	C	飽和	一価不飽和	多価不飽和	コレステロール	食物繊維	食塩相当量	添加糖分	第1群♠	第2群♥	第3群♣	第4群♦	点数合計
	kcal	g	g	g	mg	mg	mg	mg	mg	mg	mg	mg	μg	mg	μg	mg	mg	mg	mg	mg	μg	mg	mg	g	g	g	mg	g	g						
293 サラダ	170	8.2	10.6	11.8	395	597	69	64	133	1.6	1.2	0.21	84	0	2.3	58	0.15	0.09	0.8	0.18	0	69	0.45	28	1.26	3.54	4.81	0	4.9	1.0			1.0	0.4	0.7	2.1
294 ポークビーンズ	197	13.8	9.6	15.0	225	730	61	71	191	1.8	1.7	0.24	258	0.1	2.7	25	0.50	0.15	2.8	0.40	0.1	55	0.74	15	1.38	3.48	4.16	15	5.7	0.6			1.4	0.6	0.5	2.5
納豆 40g=1.0点	80	6.6	4.0	4.8	1	264	36	40	76	1.3	0.8	0.24	0		0.2	240	0.03	0.03	0.4	0.10	0	69	1.44	0	0.58	0.88	2.26	0	2.7	0			1.0	0	0	1.0
295 にら納豆	87	7.2	4.1	6.0	229	382	47	46	89	1.5	0.9	0.26	58	0	2.7	276	0.04	0.26	0.6	0.13	0	69	1.56	4	0.59	0.89	2.36	0	3.0	0			1.0	0	+	1.1
296 納豆	88	6.8	4.3	5.9	59	284	42	46	79	1.4	0.8	0.25	10	0	0.3	240	0.03	0.03	0.4	0.11	0	54	1.45	2	0.60	1.06	2.34	0	3.0	0			1.0	+	0.1	1.1
297 マグロ納豆	139	17.8	4.9	5.7	420	464	31	52	221	1.6	0.8	0.19	42	2.0	0.8	240	0.11	0.16	6.2	0.47	0.5	50	1.91	1	0.70	1.18	2.42	20	2.4	1.1			1.6	+	0.1	1.7
いんげん豆（ゆで）、きんとき豆（ゆで） 55g=1.0点	79	4.7	0.6	13.6	0	259	33	26	83	1.1	0.6	0.18	0	0	0.3	4	0.12	0.04	0.3	0.05	0	18	0.08	0	0.06	0.04	0.24	0	7.3	0			1.0	0	0	1.0
298 いんげん豆の甘煮	121	4.7	0.6	22.9	39	259	33	26	83	1.1	0.6	0.18	0	0	0.3	4	0.12	0.04	0.3	0.05	0	18	0.08	0	0.06	0.04	0.24	0	7.3	0.1	9.0		1.0	0	0.5	1.5
299 いんげん豆とトマトのサラダ	151	5.2	6.6	17.1	158	389	42	32	101	1.3	0.7	0.20	31	0	1.3	23	0.13	0.06	0.7	0.13	0	33	0.18	9	0.74	2.52	2.68	0	7.3	0.4			1.0	0	0.9	1.9
300 きんとき豆のチリコンカーン	280	13.1	14.9	22.9	295	687	55	51	167	2.6	2.6	0.31	59	0.1	2.2	62	0.18	0.16	2.9	0.35	0.5	49	0.72	14	3.56	6.56	3.13	27	9.3	0.7			2.3	0.4	0.8	3.5
ひよこ豆（ゆで） 45g=1.0点	77	4.1	1.1	12.3	2	158	20	23	54	0.5	0.8	0.16	0	0	0	0	0.08	0.03	0.2	0.08	0	50	0.22	0	0.13	0.32	0.45	0	5.2	0			1.0	0	0	1.0
301 スープ	157	5.2	7.3	18.0	293	304	32	31	80	0.7	0.8	0.17	105	0	0.6	8	0.10	0.04	0.4	0.20	0	82	0.39	6	0.81	2.81	2.93	0	6.6	0.7			1.2	0	0.8	2.0
302 サラダ	163	6.3	6.8	14.9	337	261	32	31	102	1.0	1.1	0.22	0	0	1.3	23	0.14	0.05	0.4	0.14	0	59	0.39	9	1.29	3.36	3.05	4	7.3	0.9			1.2	0	0.8	2.0
303 トマトカレー煮	218	9.3	10.3	22.9	611	580	44	47	171	1.4	1.3	0.26	186	0	3.0	22	0.20	0.12	1.4	0.26	0	83	0.71	24	1.84	4.02	3.30	0	5.0	1.5			1.5	0.5	0.7	2.7

野菜料理（緑黄色野菜）

食材と料理番号、料理名	エネルギー	たんぱく質	脂質	炭水化物	ナトリウム	カリウム	カルシウム	マグネシウム	リン	鉄	亜鉛	銅	A	D	E	K	B1	B2	ナイアシン	B6	B12	葉酸	パントテン酸	C	飽和	一価不飽和	多価不飽和	コレステロール	食物繊維	食塩相当量	添加糖分	第1群♠	第2群♥	第3群♣	第4群♦	点数合計
ほうれん草 80g=0.2点	16	1.8	0.3	2.5	13	552	39	55	38	1.6	0.6	0.09	280	0	1.7	216	0.09	0.16	0.5	0.11	0	168	0.16	28	0.03	0.02	0.14	0	2.2	0			0	0.2	0	0.2
304 お浸し	23	2.8	0.4	2.9	248	580	41	59	52	1.8	0.6	0.11	280	0	1.7	216	0.10	0.17	1.0	0.12	0	170	0.19	24	0.03	0.02	0.14	0	2.2	0.7			0	0.2	+	0.3
305 ナムル	34	2.3	1.9	3.1	241	572	52	61	50	1.8	0.7	0.11	280	0	1.7	216	0.10	0.17	0.6	0.13	0	171	0.18	24	0.29	0.59	0.78	0	2.4	0.6			0	0.2	0.1	0.3
306 ごまあえ	44	2.9	1.9	5.4	241	580	76	61	62	1.8	0.7	0.14	280	0	1.7	216	0.10	0.17	0.6	0.13	0	174	0.19	24	0.27	0.63	0.84	0	2.6	0.6			0	0.2	0.1	0.3
307 バターソテー	46	1.9	3.6	2.6	160	555	40	56	41	1.6	0.6	0.09	301	0	1.7	217	0.09	0.16	0.5	0.11	0	169	0.16	24	2.05	0.90	0.31	10	2.2	0.4			0	0.2	0.3	0.5
308 にんにくいため	57	1.9	4.3	3.2	208	567	40	56	47	1.7	0.6	0.09	223	0	1.7	216	0.10	0.16	0.5	0.13	0	170	0.17	24	0.48	1.66	1.78	0	2.4	0.5			0	0.2	0.3	0.5
309 白あえ	91	6.2	5.1	6.3	362	649	143	139	123	2.1	1.2	0.20	223	0	1.8	216	0.10	0.16	0.5	0.13	0	182	0.26	24	0.77	1.40	2.41	0	3.1	0.9			0	0.2	0.9	1.1
310 ベーコンとのサラダ	135	4.4	12.1	2.7	251	596	41	59	84	1.7	0.9	0.11	280	0.1	2.7	216	0.11	0.16	1.1	0.15	0.1	168	0.29	35	3.43	5.26	2.49	10	2.2	0.9			0	0.2	1.5	1.7
小松菜 100g=0.2点	14	1.5	0.2	2.4	15	500	170	12	45	2.8	0.2	0.06	260	0	0.9	210	0.09	0.13	1.0	0.12	0	110	0.32	39	0	0.02	0.08	0	1.9	0			0	0.2	0	0.2
311 からしあえ	25	2.1	0.5	3.8	417	530	173	18	58	2.9	0.3	0.07	260	0	0.9	210	0.10	0.13	1.1	0.13	0	112	0.35	39	0.01	0.03	0.18	0	1.9	1.1			0	0.2	0.1	0.3

食材と料理番号、料理名	エネルギー (kcal)	たんぱく質 (g)	脂質 (g)	炭水化物 (g)	ナトリウム (mg)	カリウム (mg)	カルシウム (mg)	マグネシウム (mg)	リン (mg)	鉄 (mg)	亜鉛 (mg)	銅 (mg)	A（レチノール活性当量）(µg)	D (µg)	E（α-トコフェロール）(mg)	K (µg)	B1 (mg)	B2 (mg)	ナイアシン (mg)	B6 (mg)	B12 (µg)	葉酸 (µg)	パントテン酸 (mg)	C (mg)	飽和 (g)	一価不飽和 (g)	多価不飽和 (g)	コレステロール (mg)	食物繊維 (g)	食塩相当量 (g)	添加糖分	第1群 ♠	第2群 ♥	第3群 ♣	第4群 ♦	点数合計
312 ソテー	70	1.5	6.2	2.5	288	502	171	12	45	2.8	0.2	0.06	260	0	1.7	220	0.09	0.13	1.0	0.12	0	110	0.32	39	0.68	2.47	2.54	0	1.9	0.7	0	0	0	0.2	0.7	0.9
313 厚揚げとの煮浸し	118	7.7	5.9	7.8	547	627	294	48	142	4.3	0.8	0.18	260	0	1.3	223	0.13	0.17	1.6	0.18	0.2	125	0.47	39	0.83	1.54	2.84	0	2.3	1.4	3.0	0	0.9	0.2	0.4	1.5
春菊 75g=0.2点	15	1.6	0.2	2.7	51	322	84	18	31	1.2	0.1	0.07	266	0	1.2	175	0.07	0.14	0.9	0.09	0	133	0.16	13	0.01	0.01	0.07	0	2.1	0.1	0	0	0	0	0.2	0.2
314 お浸し	20	2.1	0.3	3.4	286	367	91	23	41	1.3	0.1	0.08	285	0	1.3	188	0.08	0.13	0.7	0.11	0	144	0.19	14	0.02	0.01	0.08	0	2.4	0.7	0	0	0	0	0.2	0.2
315 ごまあえ	62	3.3	3.9	5.4	279	365	165	45	75	1.9	0.5	0.18	266	0	1.2	176	0.10	0.13	1.0	0.14	0	144	0.21	14	0.45	1.12	1.43	0	3.1	0.7	0	0	0	0.1	0.7	0.8
316 イカとのサラダ	116	10.7	6.6	3.4	448	485	90	43	159	1.8	0.9	0.22	273	4.2	1.4	185	0.11	0.14	2.6	0.22	2.5	137	0.34	14	0.73	2.49	2.62	125	2.1	1.1	0	0.6	0.1	0.2	0.7	1.5
青梗菜 90g=0.1点	8	0.5	0.1	1.8	29	234	90	14	24	1.0	0.3	0.06	153	0	0.6	76	0.03	0.06	0.3	0.07	0	59	0.15	22	0.01	0.01	0.04	0	1.1	0.1	0	0	0	0	0.1	0.1
317 お浸し	11	0.9	0.1	2.2	259	253	91	17	31	1.1	0.3	0.08	153	0	0.7	76	0.03	0.07	0.4	0.08	0	61	0.17	22	0.01	0.01	0.05	0	1.1	0.7	0	0	0	0	+	0.1
318 ソテー	64	0.6	6.1	1.9	263	236	91	17	31	1.1	0.3	0.06	153	0	1.4	80	0.03	0.06	0.3	0.07	0	59	0.15	22	0.67	2.48	2.50	0	1.1	0.7	0	0.6	0	0.2	0.1	0.8
319 ミルク煮	143	6.2	9.5	8.5	453	392	169	25	158	1.1	0.8	0.08	180	0.3	1.3	84	0.18	0.19	1.0	0.10	0.4	63	0.63	32	3.08	3.40	2.04	16	1.1	1.1	1.5	0.6	0.5	0.1	0.1	1.3
にら 40g=0.1点	8	0.7	0.1	1.6	0	204	19	7	12	0.3	0.1	0.03	116	0	1.1	72	0.02	0.05	0.3	0.07	0	40	0.20	8	0.01	0.01	0.03	0	1.1	0	0	0	0	0	0.1	0.1
320 お浸し	12	1.3	0.1	1.9	176	224	21	10	22	0.4	0.2	0.04	116	0	1.1	72	0.03	0.06	0.3	0.08	0	41	0.22	8	0.02	0.01	0.04	0	1.1	0.5	0	0	+	0	0.1	0.1
321 もやしとのにんにくいため	56	1.8	4.1	3.6	277	253	27	13	30	0.5	0.3	0.07	116	0	1.6	81	0.05	0.06	0.3	0.08	0	63	0.38	13	0.46	1.65	1.68	0	1.9	0.7	0	0	0	0.2	0.5	0.7
322 卵とじ	121	10.0	5.9	6.4	473	367	111	29	164	1.5	0.9	0.18	199	1.0	1.8	79	0.07	0.31	0.4	0.12	0.8	73	1.08	8	1.60	2.05	0.97	252	1.1	1.2	0	1.0	0.1	0.1	0.3	1.5
モロヘイヤ 70g=0.3点	27	3.4	0.4	4.4	1	371	182	32	77	0.7	0.4	0.23	588	0	4.6	448	0.13	0.29	0.8	0.25	0	175	1.28	46	0.05	0.02	0.17	0	4.1	0	0	0	0	0.3	0	0.3
323 お浸し	33	4.5	0.4	4.8	237	401	184	36	92	0.9	0.5	0.24	588	0	4.6	448	0.13	0.31	1.3	0.26	0	177	1.31	46	0.06	0.02	0.18	0	4.1	0.6	0	0	0	0.3	+	0.3
324 にんにくいため	67	3.5	4.4	5.2	196	386	183	33	81	0.7	0.4	0.24	588	0	5.1	455	0.13	0.30	0.8	0.28	0	177	1.29	46	0.49	1.67	1.81	0	4.3	0.5	0	0	0	0.3	0.5	0.8
325 スープ	54	1.7	4.2	3.1	405	176	79	15	38	0.3	0.2	0.11	252	0	2.5	199	0.08	0.13	0.4	0.10	0	77	0.57	20	0.49	1.67	1.72	0	2.3	1.0	0	0	0	0.2	0.5	0.7
さやいんげん 50g=0.1点	12	0.9	0.1	2.6	1	130	24	12	21	0.4	0.2	0.03	30	0	0.1	30	0.03	0.06	0.3	0.04	0	25	0.09	4	0.01	0.01	0.04	0	1.2	0	0	0	0	0	0.1	0.1
326 お浸し★	17	1.9	0.1	2.9	179	155	25	15	33	0.5	0.3	0.05	30	0	0.1	30	0.04	0.07	0.3	0.05	0	26	0.11	4	0.01	0.01	0.04	0	1.2	0.5	0	0	+	0	0.1	0.1
327 煮物★	31	1.5	0.1	5.5	360	185	27	18	37	0.5	0.3	0.04	30	0	0.1	30	0.03	0.06	0.5	0.05	0	27	0.13	4	0.01	0.01	0.04	0	1.2	0.9	0	0	0	0.1	0.3	0.4
328 ごまあえ★	38	1.8	1.7	3.8	229	158	61	25	44	0.7	0.4	0.08	30	0	0.1	30	0.04	0.06	0.3	0.06	0	31	0.12	4	0.25	0.59	0.73	0	1.6	0.6	0	0.1	0	0.2	0.3	0.5
ブロッコリー 75g=0.3点	25	3.2	0.4	3.9	15	270	29	20	67	0.8	0.6	0.08	50	0	1.8	120	0.11	0.15	0.6	0.20	0	158	0.84	90	0.05	0.05	0.07	0	3.3	0	0	0	0	0.3	0	0.3
329 塩ゆで（マヨネーズ）★	65	3.4	4.7	4.0	69	272	30	21	72	0.8	0.6	0.09	54	0.1	2.4	128	0.11	0.15	0.6	0.20	0	158	0.87	90	0.46	2.24	1.45	9	3.3	0.2	0	0	0	0.3	0.5	0.8
330 にんにくこしょういため★	66	3.4	4.4	4.8	171	291	30	21	72	0.8	0.6	0.07	50	0	2.3	127	0.11	0.15	0.6	0.24	0	160	0.86	90	0.49	1.69	1.72	0	3.5	0.4	0	0	0	0.3	0.5	0.8
331 バターソテー★	70	3.3	5.2	4.0	177	273	30	21	68	0.8	0.6	0.07	81	0	1.9	121	0.11	0.15	0.6	0.20	0	159	0.84	90	3.07	1.12	0.20	20	3.3	0.4	0	0	0	0.3	0.6	0.9

食材と料理番号、料理名	エネルギー (kcal)	たんぱく質 (g)	脂質 (g)	炭水化物 (g)	ナトリウム (mg)	カリウム (mg)	カルシウム (mg)	マグネシウム (mg)	リン (mg)	鉄 (mg)	亜鉛 (mg)	銅 (mg)	A レチノール活性当量 (µg)	D (µg)	E α-トコフェロール (mg)	K (µg)	B₁ (mg)	B₂ (mg)	ナイアシン (mg)	B₆ (mg)	B₁₂ (µg)	葉酸 (µg)	パントテン酸 (mg)	C (mg)	飽和 (g)	一価不飽和 (g)	多価不飽和 (g)	コレステロール (mg)	食物繊維 (g)	食塩相当量 (g)	添加糖分 (g)	第1群 ♠	第2群 ♥	第3群 ♣	第4群 ♦	点数合計
オクラ 55g=0.2点	17	1.2	0.1	3.6	2	143	51	28	32	0.3	0.3	0.07	31	0	0.7	39	0.05	0.05	0.4	0.06	0	61	0.23	6	0.02	0.01	0.02	0	2.8	0	0	0	0	0.2	0	0.2
332 お浸し	19	1.4	0.1	4.0	176	159	52	30	38	0.3	0.4	0.07	31	0	0.7	39	0.05	0.06	0.5	0.06	0	62	0.25	6	0.02	0.01	0.04	0	2.8	0.4	0	0	0	0.2	+	0.2
333 刻みオクラ	23	1.5	0.5	4.1	173	157	60	32	40	0.4	0.4	0.08	31	0	0.7	39	0.05	0.06	0.5	0.06	0	62	0.25	6	0.07	0.04	0.17	0	2.8	0.4	0	0	0	0.2	0.1	0.3
334 トマト煮	173	7.1	10.8	13	309	525	71	51	105	1.2	1	0.19	80	0.1	2.8	56	0.30	0.14	2.34	0.34	0.2	90	0.84	19	2.30	4.44	2.97	19	4.9	0.8	0.8	0	0.7	0.6	0.8	2.2
グリーンアスパラガス 50g=0.1点	11	1.3	0.1	2.0	1	135	10	5	30	0.4	0.3	0.05	16	0	0.8	22	0.07	0.08	0.5	0.06	0	95	0.30	8	0.02	0	0.04	0	0.9	0	0	0	0	0.1	0	0.1
335 ソテー	48	1.3	4.1	2.0	157	137	10	5	30	0.4	0.3	0.05	16	0	1.3	28	0.07	0.08	0.5	0.06	0	95	0.30	8	0.48	1.65	1.68	0	0.9	0.4	0	0	0	0.1	0.5	0.6
336 塩ゆで（マヨネーズ）★	51	1.5	4.4	2.1	137	137	11	6	35	0.4	0.3	0.05	16	0.1	1.4	30	0.07	0.08	0.5	0.06	0	95	0.33	8	0.45	2.19	1.42	9	0.9	0.1	0	0	0	0.1	0.5	0.6
337 きんぴら風	72	2.6	4.3	6.7	344	276	12	12	70	0.6	0.4	0.06	16	0	1.3	28	0.12	0.13	2.6	0.10	0	105	0.58	8	0.49	1.64	1.73	0	2.0	0.9	0	0	0	0.2	0.7	0.9
かぼちゃ 90g=1.0点	82	1.7	0.3	18.5	1	405	14	23	39	0.5	0.3	0.06	297	0	4.4	23	0.06	0.08	1.5	0.20	0	38	0.56	39	0.04	0.04	0.09	0	3.2	0	0	0	0	1.0	0	1.0
338 煮物	113	2.4	0.3	24.1	366	471	33	29	58	0.6	0.4	0.06	297	0	4.4	23	0.07	0.08	1.6	0.20	0	40	0.61	39	0.04	0.04	0.09	0	3.2	0.9	4.5	0	0	1.0	0.4	1.4
339 ポタージュ	229	5.8	11.0	27.0	364	623	143	37	152	0.6	0.6	0.06	390	0.1	4.7	31	0.12	0.25	1.5	0.28	0.3	49	1.21	43	6.60	2.48	1.36	30	3.7	0.9	0	0.9	0	1.0	1.0	2.9
340 天ぷら	332	5.4	17.3	36.8	20	449	25	37	78	0.8	0.5	0.09	307	0	4.9	23	0.09	0.10	1.8	0.22	0	46	0.88	39	2.19	6.88	6.73	58	3.7	0.1	0	0.2	0	1.0	2.9	4.1
ピーマン 70g=0.2点	15	0.6	0.1	3.6	1	133	8	8	15	0.3	0.1	0.04	14	0	0.6	14	0.02	0.02	0.4	0.13	0	18	0.21	53	0.01	0.01	0.04	0	1.6	0	0	0	0	0.2	0	0.2
341 網焼き	21	1.6	0.2	3.9	177	153	9	11	27	0.4	0.2	0.06	14	0	0.6	14	0.02	0.04	0.5	0.15	0	19	0.23	53	0.02	0.04	0.04	0	1.6	0.4	0	0	0	0.2	+	0.3
342 ソテー	71	0.7	6.1	3.6	196	135	8	10	26	0.4	0.1	0.04	14	0	1.3	20	0.03	0.03	0.4	0.13	0	18	0.23	53	0.67	2.47	2.49	0	1.6	0.4	0	0	0	0.2	0.7	0.9
343 みそいため	100	1.4	6.7	7.9	273	158	21	14	29	0.6	0.3	0.07	14	0	1.3	20	0.04	0.05	0.5	0.15	0	21	0.23	53	0.74	2.64	2.78	0	2.0	1.4	3.0	0	0	0.2	1.1	1.2
ジャンボピーマン（赤）50g=0.2点	15	0.5	0.1	3.6	0	105	4	5	11	0.2	0.1	0.04	44	0	2.2	4	0.03	0.05	0.6	0.19	0	34	0.14	85	0.01	0.01	0.03	0	0.8	0	0	0	0	0.2	0	0.2
344 マリネ	57	0.7	4.1	4.4	156	121	5	6	15	0.2	0.1	0.04	45	0	2.5	4	0.03	0.06	0.6	0.20	0	36	0.16	85	0.55	2.96	0.32	0	0.8	0.4	0	0	0	0.1	0.6	0.7
345 ソテー	71	0.5	6.1	3.7	117	107	4	5	11	0.2	0.1	0.04	49	0	2.9	4	0.03	0.05	0.6	0.19	0	34	0.14	79	0.67	2.47	2.48	0	0.8	0.4	0	0	0	0.1	0.7	0.8
346 バーニャカウダ	188	1.9	14.6	12.3	167	301	22	16	39	0.4	0.3	0.05	204	0.1	3.4	11	0.05	0.08	1.3	0.28	0.2	51	0.44	102	3.41	7.04	2.64	9	2.2	0.6	0	0	+	0.6	1.6	2.4
にんじん 70g=0.3点	27	0.5	0.1	6.5	20	210	20	7	18	0.1	0.1	0.04	504	0	0.4	12	0.04	0.04	0.7	0.07	0	16	0.26	4	0.02	0	0.04	0	1.7	0	0	0	0	0.3	0	0.3
347 甘煮	39	0.9	0.1	9.5	239	239	21	10	29	0.2	0.2	0.04	483	0	0.4	12	0.05	0.04	1.1	0.10	0	18	0.28	4	0.02	0	0.04	0	1.8	0.6	2.0	0	0	0.3	0.6	0.9
348 グラッセ	52	0.6	1.7	9.1	117	190	19	7	19	0.2	0.2	0.04	493	0	0.4	12	0.04	0.04	1.0	0.08	0	16	0.23	4	1.02	0.36	0.07	4	1.7	0.3	1.0	0	0	0.3	0.3	0.6
349 サラダ	86	0.6	6.1	7.3	219	195	20	7	18	0.2	0.2	0.04	486	0	1.1	12	0.05	0.05	0.7	0.09	0	17	0.23	4	0.67	2.47	2.48	0	1.7	0.8	1.0	0	0	0.3	0.8	1.1
350 えのきたけとのきんぴら	87	1.8	4.1	11.4	366	305	20	14	56	0.5	0.7	0.07	485	0.2	0.9	19	0.11	0.12	2.3	0.11	0	37	0.61	4	0.46	1.65	1.70	0	2.9	0.9	1.3	0	0	0.4	0.7	1.1
351 ポタージュ	138	4.5	7.4	13.9	381	396	141	20	127	0.3	0.6	0.06	547	0.3	0.4	20	0.10	0.21	0.8	0.17	0.3	28	0.86	21	4.49	1.65	0.25	21	2.2	1.0	0	0.9	0	0.4	0.4	1.7

食材と料理番号、料理名	エネルギー	たんぱく質	脂質	炭水化物	ナトリウム	カリウム	カルシウム	マグネシウム	リン	鉄	亜鉛	銅	A（レチノール活性当量）	D	E（α-トコフェロール）	K	B_1	B_2	ナイアシン	B_6	B_{12}	葉酸	パントテン酸	C	飽和	一価不飽和	多価不飽和	コレステロール	食物繊維	食塩相当量	添加糖分	第1群♠	第2群♥	第3群♣	第4群♦	点数合計
	kcal	g	g	g	mg	mg	mg	mg	mg	mg	mg	mg	µg	µg	mg	µg	mg	mg	mg	mg	µg	µg	mg	mg	g	g	g	mg	g	g	g	♠	♥	♣	♦	
352 かき揚げ	300	4.5	18.7	26.6	43	237	31	11	59	0.5	0.4	0.07	504	0.2	2.7	43	0.09	0.11	0.7	0.09	0.1	24	0.57	4	2.33	7.45	7.34	58	2.4	0.1	0	0.3	0	0.3	3.2	3.7
353 にんじんミルク	168	6.3	6.9	21.1	90	396	210	22	179	0.2	0.9	0.05	379	0.5	0.4	12	0.10	0.30	0.5	0.10	0.5	20	1.15	6	4.20	1.57	0.23	22	1.1	0.2	11.2	1.5	0	0.2	0.4	2.1
トマト 125g=0.3点	24	0.9	0.1	5.9	4	263	9	11	33	0.3	0.1	0.05	56		1.1	9	0.06	0.03	0.9	0.10	0	28	0.21	19	0.03	0.01	0.04		1.3	0	0	0	0	0	0.3	0.3
354 トマト（塩・こしょう）	24	0.9	0.1	5.9	121	264	9	11	33	0.3	0.1	0.05	56		1.1	9	0.06	0.03	0.9	0.10	0	28	0.21	19	0.03	0.01	0.04		1.3	0.3	0	0	0	0	+	0.3
355 チーズ焼き	79	4.3	4.5	6.1	169	277	105	14	142	0.3	0.6	0.06	98		1.4	9	0.07	0.08	0.9	0.10	0	33	0.49	21	2.48	1.24	0.33	12	1.4	0.5	0	0	0.4	0.5	0.1	1.0
356 マリネ	91	1.1	6.2	8.0	200	301	9	14	40	0.4	0.1	0.06	61		1.9	19	0.07	0.03	0.9	0.10	0	32	0.25	21	0.69	2.48	2.50		1.3	0.5	0	0	0	0.3	0.8	1.1
ミニトマト 60g=0.2点	17	0.7	0.1	4.3	2	174	9	7	17	0.2	0.1	0.04	48		0.5	4	0.05	0.03	0.5	0.07	0	21	0.10	19	0.01	0.01	0.02		1.0	0	0	0	0	0	0.2	0.2
357 スープ	22	0.8	0.1	5.2	566	228	13	9	23	0.2	0.1	0.04	48		0.6	4	0.05	0.03	0.5	0.08	0	25	0.14	20	0.02	0.02	0.02		1.0	1.4	0	0	0	0	+	0.3
358 にんにくいため	58	0.8	4.1	5.1	159	188	9	9	20	0.2	0.1	0.04	48		1.1	11	0.05	0.03	0.5	0.10	0	23	0.12	20	0.46	1.65	1.66		1.1	0.4	0	0	0	0.4	0.3	0.7
359 バジルマリネ	76	1.1	6.2	5.0	159	189	9	8	21	0.3	0.1	0.04	52		1.5	19	0.05	0.03	0.5	0.08	0	32	0.15	19	0.70	2.48	2.46		1.1	0.4	0	0	0	0.4	0.3	0.8
ししとうがらし 30g=0.1点	8	0.6	0.1	1.7	0	102	3	6	10	0.2	0	0.03	15		0.4	15	0.02	0.02	0.4	0.06	0	10	0.11	17		1.1	0	0	0	0	0	0.1	0.1
360 焼きししとうがらし	8	0.6	0.1	1.7	78	102	3	6	10	0.2	0	0.03	15		0.4	15	0.02	0.02	0.4	0.06	0	10	0.11	17		1.1	0.2	0	0	0	0	+	0.1
361 きんぴら	56	1.2	4.1	3.3	195	117	9	11	20	0.3	0.1	0.04	15		0.7	11	0.04	0.03	0.4	0.06	0	11		17	0.45	1.65	1.67		1.1	0.5	1.0	0	+	0	0.6	0.7
362 みそいため	65	1.2	4.3	4.4	290	126	9	11	20	0.3	0.1	0.04	15		0.7	23	0.04	0.03	0.4	0.06	0	11		17	0.48	1.69	1.72		1.2	0.7	1.1	0	0	0	0.6	0.8
枝豆 60g=1.0点	81	7.0	3.7	5.3	1	354	35	37	102	1.6	0.8	0.26	18		0.9	18	0.19	0.09	0	0		192	0.32	16	0.50	1.13	1.66		3.0	0	0	0	1.0	0	0	1.0
363 塩ゆで★	81	7.0	3.7	5.3	196	355	35	37	102	1.6	0.8	0.26	18		0.9	18	0.19	0.09	0	0		192	0.32	16	0.5	1.13	1.66		3.0	0.5	0	0	1.0	0	0	1.0
364 しょうゆ煮★	101	7.7	3.7	8.6	360	409	38	43	119	1.7	0.9	0.25	18		0.9	18	0.19	0.11	0	0		194	0.37	16	0.5	1.13	1.66		2.0	0.9	0	0	1.0	0	0.2	1.3
365 エビとのいため煮★	226	22.1	10.0	10.1	564	580	95	69	277	1.9	2.0	0.57	29		2.4	29	0.25	0.21	3.1	0.12	0.9	215	0.82	16	1.22	3.64	4.17	120	3.4	1.4	0	0.8	1.1	0.2	0.7	2.8
キャベツ 70g=0.2点	16	0.9	0.1	3.6	4	140	30	10	19	0.2	0.1	0.01	1		0.1	55	0.03	0.02	0	0		55	0.15	29		1.3	0	0	0	0	0	0.2	0.2
366 浅漬け風	18	0.9	0.1	3.9	199	148	31	11	20	0.2	0.1	0.01	1		0.1	57	0.03	0.02	0	0		55	0.16	29		1.3	0.5	0	0	0	0	+	0.2
367 わかめとのお浸し	19	1.3	0.2	4.2	231	158	35	14	22	0.3	0.1	0.02	1		0.1	55	0.03	0.02	0	0		57	0.18	29		1.3	0.6	0	0	0	0	0.2	0.2
368 スープ煮	57	3.1	1.6	8.7	470	245	42	17	70	0.4	0.4	0.04	1		0.1	55	0.10	0.05	0	0		55	0.41	29	0.54	0.59	0.17	5	2.1	1.2	0	0	0	0	0.7	0.7
369 コールスローサラダ	77	1.0	6.2	4.7	241	169	33	11	22	0.3	0.1	0.02	72		0.9	57	0.04	0.02	0	0		57	0.19	29	0.68	2.47	2.48		1.5	0.6	0	0	0	0.5	0.5	1.0
370 ハムとのいため物	77	4.7	4.9	4.1	419	194	32	14	87	0.4	0.5	0.06	1		0.9	55	0.21	0.08	1.4	0.13	0.3	55	0.29	29	0.69	1.95	1.77	10	1.3	1.0	0	0	0.4	0.5	0.1	1.0
371 せん切りキャベツ	7	0.4	0.1	1.6	2	60	13	4	8	0.1	0.1	0.01	1		0	23	0.01	0.01	0	0		23	0.07	12		0.5	0	0	0	0	0	0.1	0.1
372 ロールキャベツ	241	15.7	15.1	9.7	571	420	56	31	131	1.8	3.2	0.09			0.6	84	0.33	0.22	3	0.34	0.9	88	1.08	42	5.23	7.02	1.06	90	2.0	1.5	0	0.2	2.2	0.3	0.3	3.0

食材と料理番号、料理名	エネルギー	たんぱく質	脂質	炭水化物	ナトリウム	カリウム	カルシウム	マグネシウム	リン	鉄	亜鉛	銅	A（レチノール活性当量）	D	E（α-トコフェロール）	K	B1	B2	ナイアシン	B6	B12	葉酸	パントテン酸	C	飽和	一価不飽和	多価不飽和	コレステロール	食物繊維	食塩相当量	添加糖分	第1群♠	第2群♥	第3群♣	第4群♦	点数合計
	kcal	g	g	g	mg	mg	mg	mg	mg	mg	mg	mg	μg	μg	mg	μg	mg	mg	mg	mg	μg	μg	mg	mg	g	g	g	mg	g	g	g	♠	♥	♣	♦	
もやし 100g＝0.2点	15	2.0	0	2.7	6	71	15	11	28	0.4	0.4	0.07	0	0	0.1	5	0.04	0.06	0.4	0.06	0	42	0.34	11				0	1.4	0	0	0	0	0.2	0	0.2
373 わかめとの酢の物	22	2.3	0.1	4.3	270	74	24	15	34	0.5	0.4	0.07	4	0	0.1	25	0.04	0.06	0.4	0.06	0	44	0.36	11	0.01	0	0.03	0	2.0	0.7	0	0	0	0.2	0.1	0.3
374 ナムル	43	2.6	2.0	4.6	235	149	21	16	42	0.6	0.5	0.08	20	0	0.4	21	0.06	0.08	0.5	0.11	0	56	0.40	13	0.31	0.75	0.83	0	1.7	0.6	0	0	0	0.2	0.3	0.5
375 中国風酢の物	53	2.7	2.1	7.2	443	176	30	22	50	0.5	0.5	0.12	12	0.9	0.4	21	0.07	0.08	0.5	0.11	0	54	0.50	13	0.31	0.76	0.85	0	2.5	1.1	2.0	0	0	0.2	0.5	0.7
376 カレーサラダ	74	2.2	6.0	5.3	280	119	24	18	37	0.6	0.5	0.10	1	0	1.0	35	0.05	0.07	0.5	0.09	0	72	0.36	10	0.66	2.47	2.47	0	1.6	0.6	0	0	0	0.2	0.7	0.9
377 にらとのいため物	77	2.5	6.1	4.0	318	226	19	17	37	0.6	0.5	0.08	87	0	1.1	69	0.06	0.10	0.6	0.11	0	72	0.49	13	0.67	2.47	2.48	0	1.2	0.7	0	0	0	0.2	0.8	1.0
378 チャンプルー	131	7.5	9.2	5.1	534	292	91	114	122	1.3	0.9	0.20	58	0.4	1.9	61	0.11	0.14	1.1	0.13	0.2	72	0.47	13	1.18	3.05	4.13	52	1.4	1.4	0	0.2	0.7	0.4	0.3	1.6
379 油揚げとのみそ汁	53	4.2	2.4	4.4	666	187	43	29	75	0.9	0.5	0.10	0	0	0.2	7	0.06	0.06	0.2	0.06	0.1	28	0.26	5	0.30	0.75	1.06	0	1.3	1.7	0	0	0.3	0.2	0.2	0.7
大根 90g＝0.2点	16	0.5	0.1	3.7	17	207	22	9	16	0.2	0.2	0.02	0	0	0	0	0.02	0.01	0.4	0.04	0	31	0.11	11				0	1.3	0	0	0	0	0.2	0	0.2
380 紅白なます	34	0.5	0.1	7.8	448	236	24	10	18	0.4	0.2	0.03	69	0	0.3	0	0.02	0.03	0.3	0.05	0	35	0.11	9	0.02	0	0.02	0	1.4	1.1	3.0	0	0	0.2	0.2	0.4
381 浅漬け風	50	1.2	0.2	9.6	529	264	28	17	29	0.4	0.3	0.03	1	0	0.1	35	0.07	0.04	0.3	0.11	0	35	0.17	16	0.04	0	0.05	0	1.6	1.3	0	0	0	0.3	0.3	0.6
382 サラダ	77	1.2	6.1	4.5	286	227	27	14	39	0.4	0.3	0.04	21	0	0.9	40	0.05	0.04	0.3	0.10	0	40	0.14	15	0.67	2.47	2.49	0	1.6	0.7	0	0	0	0.2	0.8	1.0
383 生しいたけとのソテー	79	1.3	6.2	5.7	361	278	23	15	37	0.3	0.3	0.09	0	0	1.0	37	0.06	0.07	1.1	0.11	0	57	0.31	10	0.68	2.47	2.51	0	2.3	0.9	0	0	0	0.3	0.7	1.0
384 五色なます	133	3.5	9.2	10.3	425	353	117	45	85	1.1	0.7	0.10	96	0	1.3	75	0.08	0.10	0.5	0.19	0	57	0.31	12	1.03	3.56	3.56	0	3.0	1.3	0	0	0.3	0.3	1.1	1.7
385 煮物	53	1.6	0.2	12.0	573	451	42	26	48	0.7	0.4	0.08	3	0	0	1	0.05	0.06	0.6	0.14	0	54	0.31	12	0.10	0.02	0.12	0	2.9	1.5	0	0	0	0.3	0.4	0.7
386 ふろふき大根	65	1.9	0.5	12.4	485	388	55	24	48	0.7	0.5	0.08	0	0	0.1	4	0.05	0.06	0.5	0.12	0.2	54	0.19	12	0.12	0.03	0.23	0	2.7	1.2	0.2	0	0.2	0.3	0.3	0.8
玉ねぎ 90g＝0.4点	33	0.9	0.1	7.9	2	135	19	8	30	0.2	0.2	0.06	0	0	0	0	0.03	0.01	0.1	0.14	0	14	0.14	7				0	1.3	0	0	0	0	0.4	0	0.4
387 スライス（しょうゆ）	41	2.1	0.2	8.5	349	167	21	13	46	0.4	0.3	0.08	0	0	0	0	0.05	0.04	0.5	0.16	0.2	17	0.21	7	0.02	0	0.07	0	1.5	1.5	+	0	0	0.4	0.1	0.5
388 オーブン焼き	70	0.9	4.1	7.9	236	134	19	9	30	0.2	0.2	0.07	0	0	0.6	0	0.03	0.02	0.1	0.14	0	14	0.17	7	0.54	2.96	0.32	1	1.3	1.2	0	0	0	0.4	0.5	0.9
389 スライス（和風ドレッシング）	76	1.4	4.1	8.7	344	164	21	12	40	0.3	0.2	0.07	0	0	0.6	1	0.05	0.03	0.5	0.16	0	20	0.20	7	0.45	1.65	1.67	1	1.5	1.5	0	0	0	0.4	0.6	1.0
390 スープ	109	2.0	5.4	13.2	317	134	36	10	44	0.4	0.3	0.08	37	0	0.6	2	0.05	0.04	1.7	0.22	0	14	0.49	7	3.27	1.19	0.21	14	1.4	1.0	0	0	0.2	0.4	0.8	1.4
391 豚肉との煮物	201	4.9	14.1	11.9	450	245	23	18	76	0.6	0.9	0.10	0	0.1	0.5	3	0.27	0.10	2.0	0.24	0.1	17	0.73	6	4.30	6.25	2.54	24	1.4	1.2	0	0	0.7	0.4	1.4	2.5
392 リング揚げ	267	3.4	13.7	31.2	314	141	52	14	48	0.4	0.3	0.07	0	0	2.4	6	0.07	0.04	0.6	0.12	0	27	0.27	3	1.56	5.47	5.66	1	2.2	0.8	0	0	0	0.4	2.9	3.3
393 サクラエビとのかき揚げ	379	8.1	24.9	28.4	81	243	131	28	131	0.9	0.7	0.20	21	0.2	3.6	12	0.10	0.07	0.9	0.14	0.5	34	0.57	7	3.02	9.94	9.83	94	2.1	0.2	0	0.2	0.3	0.2	3.9	4.7
なす 100g＝0.3点	22	1.1	0.1	5.1	0	220	18	17	30	0.3	0.2	0.06	8	0	0.3	10	0.05	0.05	0.5	0.05	0	32	0.33	4				0	2.2	0	0	0	0	0.3	0	0.3
394 焼きなす	25	1.5	0.1	5.3	9	231	19	18	34	0.4	0.2	0.07	8	0	0.3	10	0.05	0.05	0.7	0.05	0	32	0.34	6	0.04	0	0.01	0	2.3	0	0	0	+	0.3	0	0.3

食材と料理番号、料理名	エネルギー	たんぱく質	脂質	炭水化物	ナトリウム	カリウム	カルシウム	マグネシウム	リン	鉄	亜鉛	銅	A（レチノール活性当量）	D	E（α-トコフェロール）	K	B₁	B₂	ナイアシン	B₆	B₁₂	葉酸	パントテン酸	C	飽和	一価不飽和	多価不飽和	コレステロール	食物繊維	食塩相当量	添加糖分	第1群♠	第2群♥	第3群♣	第4群◆	点数合計
	kcal	g	g	g	mg	mg	mg	mg	mg	mg	mg	mg	μg	mg	μg	mg	mg	mg	mg	mg	μg	μg	mg	mg	g	g	g	mg	g	g	g	♠	♥	♣	◆	
395 お浸し	26	1.5	0.1	5.7	231	247	20	21	38	0.4	0.2	0.06	8	0	0.3	10	0.05	0.06	0.6	0.06	0	34	0.36	4	0.03	0	0	1	2.3	0.6	0	0	0	0.3	+	0.3
396 煮物	41	1.8	0.1	9.4	416	279	22	24	48	0.4	0.3	0.06	8	0	0.3	10	0.06	0.07	0.8	0.07	0.2	35	0.38	4	0.03	0	0	1	2.2	1.1	3.5	0	0	0.3	0.2	0.5
397 いため煮	103	1.9	6.6	8.6	399	252	32	25	47	0.5	0.3	0.08	8	0	1.1	20	0.06	0.06	0.7	0.07	0	36	0.37	4	0.77	2.66	2.69	1	2.3	1.0	2.0	0	0	0.3	1.0	1.3
398 なべしぎ	114	2.5	6.5	11.4	483	325	31	28	56	0.7	0.4	0.10	18	0	1.1	27	0.06	0.07	0.8	0.07	0	43	0.45	27	0.75	2.53	2.66	1	2.8	1.2	3.0	0	0	0.4	1.1	1.4
399 素揚げ	152	1.2	14.1	5.3	0	232	19	21	31	0.6	0.2	0.06	2	0	2.1	41	0.05	0.05	0.6	0.05	0	33	0.35	4	1.57	5.76	5.73	1	2.4	0	0	0	0	0.3	1.6	1.9
400 天ぷら	150	2.8	9.0	13.8	15	188	21	14	42	0.4	0.2	0.05	16	0	1.9	41	0.07	0.07	0.8	0.05	0	28	0.38	4	1.17	3.57	3.48	36	1.8	0	0	0.2	0	0.2	1.5	1.9
きゅうり 100g=0.2点	14	1.0	0.1	3.0	1	200	26	15	36	0.3	0.2	0.11	28	0	0.3	34	0.03	0.03	0.2	0.05	0	25	0.33	14	0.01	0	0.01	0	1.1	0	0	0	0	0.2	0	0.2
401 塩もみ	14	1.0	0.1	3.0	235	201	26	15	36	0.3	0.2	0.11	28	0	0.3	34	0.03	0.03	0.2	0.05	0	25	0.34	14	0.01	0	0.01	0	1.1	0.6	0	0	0	0.2	0	0.2
402 梅肉あえ	16	1.1	0.1	3.5	406	222	29	17	38	0.4	0.2	0.11	28	0	0.3	34	0.03	0.03	0.2	0.05	0	25	0.34	14	0.01	0	0.01	0	1.1	1.0	0	0	0	0.2	0	0.2
403 ピクルス	18	1.0	0.1	4.1	313	203	27	16	36	0.3	0.2	0.11	28	0	0.3	34	0.03	0.03	0.2	0.05	0	25	0.33	14	0.01	0	0.01	0	1.1	0.8	0	0	0	0.2	0	0.2
404 もろきゅう	52	2.0	0.6	10.5	301	229	31	23	56	0.6	0.3	0.13	28	0	0.3	34	0.04	0.04	0.3	0.06	0	30	0.34	14				0	1.6	0	0	0	0.5	0.2	0.7
405 ごま酢あえ	66	3.7	4.2	7.3	235	228	104	43	73	0.9	0.4	0.22	28	0	0.3	35	0.06	0.06	0.3	0.06	0	35	0.34	14	0.43	1.08	1.33	0	1.9	0.6	3.0	0	0	0.2	0.7	0.9
406 甘酢いため	68	1.1	4.1	6.9	315	227	27	17	39	0.4	0.2	0.12	64	0	0.8	34	0.04	0.03	0.3	0.05	0	26	0.33	14	0.46	1.65	1.66	0	1.3	0.8	0	0	0	0.2	0.6	0.8
407 サラダ	72	1.4	6.1	3.3	236	207	28	16	39	0.4	0.2	0.11	31	0	1.4	45	0.03	0.03	0.2	0.05	0	26	0.33	15	0.67	2.47	2.47	0	1.1	0.6	0	0	0	0.2	0.7	0.9
ズッキーニ 60g=0.1点	8	0.8	0.1	1.7	1	192	14	15	22	0.3	0.2	0.04	16	0	0.2	3	0.03	0.03	0.2	0.06	0	22	0.13	12	0.02	0	0.01	0	0.8	0	0	0	0	0.1	0	0.1
408 ガーリックいため	67	1.0	6.1	2.4	157	206	15	16	26	0.3	0.3	0.05	17	0	0.4	24	0.03	0.03	0.3	0.06	0	24	0.15	12	0.82	4.44	0.46	0	0.9	0.4	0	0	0	0.1	0.7	0.8
409 カポナータ	111	1.9	8.3	8.1	443	409	28	29	52	0.7	0.4	0.10	43	0	1.5	30	0.06	0.06	0.7	0.18	0	46	0.38	19	1.13	5.95	0.64	0	2.4	1.2	0	0	0	0.2	1.1	1.4
410 マリネ	132	1.2	12.1	3.9	236	273	18	19	35	0.4	0.3	0.05	32	0	1.4	27	0.04	0.03	0.2	0.12	0	31	0.20	11	1.62	8.89	0.90	0	1.2	0.6	0	0	0	0.2	1.4	1.7
ゴーヤ 70g=0.1点	12	0.7	0.1	2.7	1	182	10	10	22	0.3	0.2	0.04	29	0	0.6	29	0.04	0.04	0.2	0.04	0	50	0.26	53	0.01	0.01	0.03	0	1.8	0	0	0	0	0.1	0	0.1
411 お浸し	21	1.7	0.4	4.1	177	202	11	13	33	0.4	0.2	0.06	29	0	0.6	29	0.04	0.05	0.3	0.05	0	52	0.28	52	0.04	0.01	0.09	0	1.8	0.4	0	0	+	0.2	0	0.2
412 きんぴら	62	1.0	4.1	4.4	229	201	11	13	29	0.4	0.2	0.06	29	0	1.1	36	0.04	0.06	0.5	0.05	0	53	0.60	54	0.46	1.66	1.67	0	1.5	0.6	0	0	0	0.2	0.6	0.8
413 チャンプルー	261	18.4	16	8.4	733	572	124	159	265	2.2	1.9	0.25	122	0	2.9	60	0.42	0.28	2.9	0.27	0	96	1.01	58	3.15	5.46	5.50	128	3.1	1.9	0	0.5	1.6	0.4	0.7	3.3
セロリ 100g=0.2点	15	1.0	0.1	3.6	28	410	39	9	39	0.2	0.2	0.03	4	0	0.2	10	0.03	0.03	0	0.08	0	29	0.26	7	0.02	0	0.02	0	1.5	0.1	0	0	0	0.2	0	0.2
414 スープ煮	17	0.5	0.1	4.0	234	413	40	9	40	0.2	0.2	0.03	4	0	0.2	10	0.03	0.03	0	0.08	0	29	0.26	7	0.02	0	0.02	0	1.5	0.6	0	0	0	0.2	+	0.2
415 スティック（マヨネーズ）	55	0.6	4.4	3.7	82	412	40	10	44	0.3	0.2	0.03	7	0.1	0.4	18	0.03	0.04	0	0.05	0	29	0.29	7	0.43	2.19	1.41	9	1.5	0.5	0	0	0	0.2	0.5	0.7
416 きんぴら	75	1.0	4.1	7.5	427	445	91	14	52	0.3	0.2	0.04	8	0	0.7	31	0.03	0.04	0	0.08	0	31	0.29	7	0.46	1.65	1.68	0	1.1	1.2	2.3	0	0	0.2	0.6	0.9

食材と料理番号、料理名	エネルギー	たんぱく質	脂質	炭水化物	ナトリウム	カリウム	カルシウム	マグネシウム	リン	鉄	亜鉛	銅	A（レチノール活性当量）	D	E（α-トコフェロール）	K	B₁	B₂	ナイアシン	B₆	B₁₂	葉酸	パントテン酸	C	飽和	一価不飽和	多価不飽和	コレステロール	食物繊維	食塩相当量	添加糖分	第1群♠	第2群♥	第3群♣	第4群♦	点数合計
	kcal	g	g	g	mg	mg	mg	mg	mg	mg	mg	mg	µg	µg	mg	µg	mg	mg	mg	mg	µg	µg	mg	mg	g	g	g	mg	g	g	g					
ねぎ 50g=0.2点	17	0.7	0.1	4.2	0	100	18	7	14	0.2	0.2	0.02	4	0	0.1	4	0.03	0.02	0.2	0.06	0	36	0.09	7	0.01	0	0.01	1	1.3	0	0	0	0	0.2	0	0.2
417 焼き浸し	20	1.1	0.1	4.6	233	125	20	10	22	0.2	0.2	0.04	4	0	0.1	4	0.03	0.03	0.4	0.07	0	37	0.11	7	0.01	0	0.01	1	1.3	0.6	0	0	0	0.2	+	0.3
418 スープ煮	23	0.8	0.1	4.7	175	106	19	7	15	0.2	0.2	0.04	4	0	0.1	4	0.03	0.02	0.4	0.06	0	36	0.09	7	0.03	0.02	0.01	1	1.3	0.4	0	0	0	0.2	0.1	0.3
419 エリンギとのいため物	84	2.3	6.3	7.5	250	283	19	15	63	0.4	0.5	0.07	4	0.6	0.9	14	0.08	0.14	3.3	0.14	0	69	0.68	7	0.69	2.49	2.53	1	3.0	0.6	0	0	0	0.3	0.7	1.1
白菜 100g=0.2点	14	0.8	0.1	3.2	6	220	43	10	33	0.3	0.2	0.03	8	0	0.2	59	0.03	0.03	0.6	0.09	0	61	0.25	19	0.01	0	0.01	0	1.3	0	0	0	0	0.2	0	0.2
420 お浸し★	17	1.2	0.1	3.6	239	245	45	13	41	0.4	0.3	0.04	8	0	0.2	59	0.04	0.04	0.8	0.10	0	62	0.28	19	0.01	0	0.01	0	1.3	0.6	0	0	0	0.2	+	0.3
421 甘酢いため	62	0.9	4.1	5.6	320	247	45	12	36	0.4	0.2	0.04	44	0	0.7	67	0.04	0.04	0.7	0.10	0	62	0.27	19	0.46	1.65	1.68	0	1.5	0.8	0	0	0	0.2	0.6	0.8
422 ミルク煮	111	4.4	6.5	8.7	372	326	102	17	117	0.4	0.6	0.04	28	0.2	0.8	67	0.14	0.14	1.3	0.13	0.3	64	0.61	24	1.79	2.25	1.79	11	1.3	0.9	1.5	0.4	0	0.2	0.6	1.4
かぶ 75g=0.2点	16	0.6	0.1	3.7	4	224	19	6	22	0.2	0.1	0.02	0	0	0.2	0	0.02	0.02	0.5	0.06	0	38	0.20	15	0.01	0	0.01	0	1.2	0	0	0	0	0.2	0	0.2
423 菊花かぶ	27	0.6	0.1	6.3	269	273	27	12	24	0.2	0.1	0.03	0	0	0.2	0	0.02	0.02	0.5	0.06	0	42	0.19	15	0.02	0.01	0.04	0	1.4	0.7	0	0	0	0.2	0.1	0.3
424 わかめとの酢の物	27	0.7	0.1	6.3	253	266	24	8	23	0.2	0.1	0.03	0	0	0.2	0	0.02	0.02	0.5	0.06	0	42	0.19	15	0.01	0	0.01	0	1.4	0.6	0	0	0	0.2	0.1	0.3
425 煮物	39	1.2	0.1	7.7	369	266	23	13	39	0.3	0.1	0.03	0	0	0.2	0	0.02	0.02	0.5	0.06	0	42	0.20	15	0.01	0	0.01	0	1.1	0.9	2.3	0	0	0.2	0.2	0.5
レタス 60g=0.1点	7	0.4	0.1	1.7	1	120	11	5	13	0.2	0.1	0.03	12	0	0.2	17	0.03	0.02	0.2	0.03	0	44	0.12	4	0.01	0	0.03	0	0.7	0	0	0	0	0.1	0	0.1
426 わかめとのスープ	11	0.6	0.2	2.5	327	125	18	8	15	0.3	0.1	0.03	15	0	0.2	32	0.03	0.02	0.2	0.04	0	46	0.14	3	0.03	0.02	0.05	0	1.1	0.8	0	0	0	0.1	+	0.1
427 中国風あえ物	32	0.5	2.4	2.0	236	124	20	7	18	0.3	0.1	0.04	12	0	0.4	20	0.04	0.02	0.2	0.04	0	45	0.12	3	0.36	0.88	1.00	0	1.0	0.6	0	0	0	0.1	0.3	0.4
428 サラダ	74	0.8	6.1	4.1	198	230	21	11	28	0.4	0.2	0.04	35	0	1.2	38	0.05	0.04	0.4	0.06	0	56	0.24	13	0.67	2.47	2.48	0	1.2	0.5	0	0	0	0.3	0.6	0.9
スナップえんどう 55g=0.3点	22	1.5	0.1	5.0	1	80	16	11	31	0.3	0.3	0.04	17	0	0.2	17	0.08	0.06	0.4	0.05	0	27	0.12	22	0.01	0	0.02	0	1.3	0	0	0	0	0.3	0	0.3
429 ドレッシングあえ★	45	1.6	2.4	5.3	150	86	19	13	36	0.4	0.3	0.05	17	0	0.6	21	0.08	0.06	0.5	0.05	0	27	0.22	23	0.25	1.03	0.93	0	1.3	0.4	0	0	0	0.3	0.3	0.6
430 ソテー★	59	1.5	4.1	5.0	118	82	16	11	35	0.3	0.3	0.05	17	0	0.6	23	0.07	0.05	0.5	0.05	0	27	0.16	22	0.45	1.65	1.66	0	1.3	0.3	0	0	0	0.3	0.4	0.7
431 塩ゆで（マヨネーズ）★	62	1.6	4.4	5.1	64	82	16	11	34	0.3	0.3	0.05	20	0	1.6	22	0.07	0.05	0.4	0.05	0	27	0.25	22	0.48	2.19	1.40	9	1.3	0.2	0	0	0	0.3	0.4	0.7
カリフラワー 60g=0.2点	16	1.8	0.1	3.1	5	246	14	11	41	0.4	0.4	0.05	0	0	0.4	10	0.04	0.07	0.4	0.14	0	56	0.78	49	0.03	0.01	0.03	0	1.7	0	0	0	0	0.2	0	0.2
432 カレーピクルス	18	1.8	0.1	3.4	200	250	16	12	41	0.4	0.4	0.05	0	0	0.4	10	0.04	0.07	0.4	0.14	0	57	0.78	49	0.03	0.01	0.03	0	1.7	0.5	0	0	0	0.2	+	0.2
433 スープ煮★	37	3.5	1.5	3.6	341	274	16	15	60	0.5	0.5	0.06	1	0.1	0.4	11	0.10	0.08	1.1	0.16	0	57	0.84	54	0.54	0.54	0.26	3	1.7	0.9	0	0	0.1	0.2	+	0.5
434 塩ゆで（マヨネーズ）★	56	2.4	4.4	3.2	59	248	16	12	46	0.5	0.4	0.05	5	0.1	1.7	11	0.04	0.07	0.4	0.14	0	55	0.44	41	0.44	2.20	1.39	9	1.7	0.2	0	0	0	0.2	0.5	0.7
竹の子（ゆで）80g=0.3点	24	2.8	0.2	4.4	1	376	14	9	48	0.3	1.0	0.10	1	0	0.8	2	0.02	0.08	0.5	0.05	0	50	0.50	6	0.03	0	0.11	0	2.6	0	0	0	0	0.3	0	0.3
435 若竹煮	49	3.3	0.2	9.1	418	390	24	15	58	0.5	1.0	0.11	9	0	0.8	25	0.04	0.08	0.5	0.05	0	54	0.54	7	0.04	0	0.11	0	3.3	1.1	3.0	0	0	0.3	0.3	0.6

食材と料理番号、料理名	エネルギー (kcal)	たんぱく質 (g)	脂質 (g)	炭水化物 (g)	ナトリウム (mg)	カリウム (mg)	カルシウム (mg)	マグネシウム (mg)	リン (mg)	鉄 (mg)	亜鉛 (mg)	銅 (mg)	A (μg)	D (μg)	E (mg)	K (μg)	B₁ (mg)	B₂ (mg)	ナイアシン (mg)	B₆ (mg)	B₁₂ (mg)	葉酸 (μg)	パントテン酸 (mg)	C (mg)	飽和 (g)	一価不飽和 (g)	多価不飽和 (g)	コレステロール (mg)	食物繊維 (g)	食塩相当量 (g)	添加糖分	第1群 ♠	第2群 ♥	第3群 ♣	第4群 ♦	点数合計
436 木の芽あえ	62	4.2	0.5	11.9	309	507	45	22	71	1.0	1.2	0.15	58	0	1.1	47	0.05	0.11	0.8	0.08	0	77	0.56	11	0.08	0.05	0.25	0	4.3	0.8	2.5	0	0	0.4	0.4	0.8
437 じか煮	64	5.3	0.2	10.7	372	452	18	17	82	0.6	1.1	0.12	1	0.1	0.8	2	0.05	0.10	1.9	0.08	0.7	53	0.58	6	0.05	0.01	0.06	5	2.6	0.9	3.0	0	0.1	0.3	0.4	0.8
ごぼう 60g＝0.5点	39	1.1	0.1	9.2	11	192	28	32	37	0.4	0.5	0.13	0	0	0.3	0	0.03	0.02	0.6	0.06	0	41	0.14	2	0.01	0.01	0.02	0	3.4	0	0	0	0	0.5	0	0.5
438 たたきごぼう	88	2.8	3.3	13.1	285	266	103	59	85	1.1	0.9	0.23	0	0	1.0	1	0.05	0.11	0.6	0.11	0.2	52	0.21	2	0.40	0.99	1.23	0	4.2	0.7	2.0	0	0	0.5	0.6	1.1
439 きんぴら	92	1.6	4.1	11.7	353	222	30	37	48	0.6	0.6	0.13	0	0	1.0	7	0.03	0.04	0.6	0.06	0	43	0.17	2	0.46	1.66	1.67	0	3.4	0.9	1.5	0	0	0.5	0.7	1.2
440 サラダ	100	1.6	5.9	10.9	202	247	35	37	51	0.6	0.6	0.14	111	0.1	1.2	18	0.05	0.05	0.6	0.06	0	46	0.24	3	0.56	2.93	1.87	12	3.4	0.5	0	0	0	0.5	0.7	1.2
れんこん 60g＝0.5点	40	1.1	0.1	9.3	14	264	5	10	44	0.3	0.2	0.05	0	0	0.3	0	0.06	0.01	0.6	0.06	0	8	0.53	29	0.01	0.01	0.04	0	1.2	0	0	0	0	0.5	0	0.5
441 酢ばす	51	1.3	0.1	11.4	221	291	14	11	49	0.3	0.2	0.06	0	0	0.4	1	0.06	0.01	0.6	0.06	0	9	0.55	9	0.01	0.01	0.04	0	1.2	0.6	1.5	0	0	0.5	0.1	0.6
442 煮物	59	1.6	0.1	12.2	260	312	15	14	58	0.4	0.2	0.05	0	0	0.4	0	0.07	0.01	0.7	0.07	0.2	9	0.55	7	0.01	0.01	0.04	0	1.3	0.7		0	0	0.5	0.2	0.7
443 きんぴら	90	1.5	4.1	11.6	243	287	14	12	54	0.4	0.2	0.06	0	0	1.0	7	0.06	0.01	0.6	0.07	0	7	0.60	7	0.45	1.65	1.66	0	1.3	0.6	1.3	0	0	0.5	0.6	1.1
とうもろこし（缶詰め）50g＝0.5点	41	1.2	0.5	8.9	105	52	1	7	20	0.2	0.2	0.02	3	0	0.2	0	0.02	0.03	0.6	0.06	0	9		1				0	1.7	0.3	0	0	0	0.5	0	0.5
444 バターコーン	71	1.2	3.5	9.0	174	59	1	7	21	0.3	0.3	0.02	40	0	0.4	7	0.03	0.03	0.6	0.06	0	9		1	2.05	0.76	0.16		2.0	0.3	0	0	0	0.5	0.4	0.9
445 コーンサラダ	115	1.9	6.4	13.0	303	277	16	17	48	0.5	0.5	0.08	40	0	1.4	32	0.05	0.05	0.6	0.06	0	46	0.31	14	0.71	2.51	2.56	14	2.7	0.8	0	0	0	0.5	0.9	1.4
446 コーンスープ	150	6.2	6.3	17.2	365	317	176	27	170	0.3	0.9	0.08	65	0.6	0.2	7	0.07	0.26	0.6	0.06	0	19	1.08	19	3.73	1.45	0.30	19	1.1	0.9	0	1.3	0	0.5	0.1	1.9
そら豆 50g＝0.7点	54	5.5	0.1	7.8	1	220	11	18	110	1.2	0.7	0.20	10	0	0.1	9	0.15	0.10	0.6	0.06	0	60	0.23	0	0.02	0.01	0.04	0	2.1	0	0	0	0.7	0	0	0.7
447 塩ゆで★	54	5.5	0.1	7.8	118	220	11	18	110	1.2	0.7	0.20	10	0	0.1	9	0.15	0.10	0.6	0.06	0	60	0.23	0	0.02	0.01	0.04	0	2.1	0.3	0	0	0.7	0	0	0.7
448 甘煮★	68	5.7	0.1	11.0	181	258	12	21	119	1.2	0.7	0.20	10	0	0.1	9	0.16	0.11	0.6	0.06	0	61	0.26	0	0.02	0.01	0.04	0	2.1	0.5	3.0	0	0.7	0	0.2	0.9
449 エビとのかき揚げ	323	16.4	15.9	25.9	312	374	52	38	233	1.6	1.5	0.38	30	0	2.0	14	0.22	0.18	1.4	0.14	0.1	53	0.78	1	2.00	6.26	6.16	113	1.8	0.8	0	0.2	0.4	0.7	2.7	4.0
切り干し大根 10g＝0.4点	30	1.0	0.1	7.0	21	350	50	16	22	0.3	0.2	0.04	0	0	0	1	0.04	0.01	0.6	0.06	0	21	0.12	0	0.01	0.01	0.04	0	1.9	0.1	0	0	0	0.4	0	0.4
450 なます	48	2.5	0.2	9.6	435	401	64	24	54	0.4	0.2	0.05	42	0	0.2	9	0.05	0.04	0.6	0.06	0	25	0.22	5	0.03	0.01	0.06	0	3.2	1.1	0	0	0	0.4	0.2	0.6
451 辛味煮	104	2.5	4.2	12.1	507	463	98	27	51	0.6	0.4	0.04	72	0	1.7	9	0.07	0.04	0.6	0.06	0	36	0.32	6	0.47	1.66	1.71	0	3.2	1.3	0	0	0	0.4	0.9	1.3
452 煮物	129	5.1	5.9	13.2	596	483	132	42	101	0.7	0.5	0.13	30	0	1.0	6	0.06	0.06	0.6	0.06	0	34	0.25	5	0.66	2.29	2.36	21	2.3	1.5	4.5	0	0.4	0.4	0.6	1.4

果物料理

食材と料理番号、料理名	エネルギー (kcal)	たんぱく質 (g)	脂質 (g)	炭水化物 (g)	ナトリウム (mg)	カリウム (mg)	カルシウム (mg)	マグネシウム (mg)	リン (mg)	鉄 (mg)	亜鉛 (mg)	銅 (mg)	A (μg)	D (μg)	E (mg)	K (μg)	B₁ (mg)	B₂ (mg)	ナイアシン (mg)	B₆ (mg)	B₁₂ (mg)	葉酸 (μg)	パントテン酸 (mg)	C (mg)	飽和 (g)	一価不飽和 (g)	多価不飽和 (g)	コレステロール (mg)	食物繊維 (g)	食塩相当量 (g)	添加糖分	第1群 ♠	第2群 ♥	第3群 ♣	第4群 ♦	点数合計
アボカド 40g＝0.9点	75	1.0	7.5	2.5	3	288	4	13	22	0.3	0.3	0.10	2	0	1.3	4	0.04	0.08	0.6	0.06	0	34	0.66	6	1.28	4.33	0.86	0	2.1	0	0	0	0	0.9	0	0.9
453 のりわさび	86	1.4	8.4	3.2	6	341	6	17	29	0.4	0.3	0.11	14	0	1.5	2	0.04	0.11	0.6	0.15	0	48	0.75	9	1.45	4.87	0.98	0	2.6	0	0	0	0	1.1	0	1.1

芋・芋加工品料理

食材と料理番号、料理名	エネルギー	たんぱく質	脂質	炭水化物	ナトリウム	カリウム	カルシウム	マグネシウム	リン	鉄	亜鉛	銅	A（レチノール活性当量）	D	E（α-トコフェロール）	K	B1	B2	ナイアシン	B6	B12	葉酸	パントテン酸	C	飽和	一価不飽和	多価不飽和	コレステロール	食物繊維	食塩相当量	添加糖分	第1群♠	第2群♥	第3群♣	第4群◆	点数合計
	kcal	g	g	g	mg	mg	mg	mg	mg	mg	mg	mg	µg	µg	mg	µg	mg	mg	mg	mg	µg	µg	mg	mg	g	g	g	mg	g	g	g					
454 マリネ	159	1.8	14.5	7.5	239	469	12	22	47	0.5	0.4	0.14	26	0	2.4	5	0.08	0.11	1.3	0.25	0	54	0.88	17	2.26	9.32	1.44	0	3.3	0.6	0	0	0	1.3	0.7	2.0
455 サラダ	174	7.4	14.3	4.6	307	502	63	39	108	0.8	1.0	0.25	67	0.1	2.9	53	0.09	0.15	1.8	0.20	0.3	78	1.09	22	2.00	7.82	2.82	56	2.9	0.8	0	0	0.3	1.1	0.8	2.2
じゃが芋 110g=1.0点	84	1.8	0.1	19.4	1	451	3	22	44	0.4	0.2	0.11	0	0	0	0	0.10	0.03	1.1	0.20	0	23	0.52	39	0.01	0	0.02	0	1.4	0	0	0	0	0	1.0	1.0
456 粉吹き芋	84	1.8	0.1	19.5	235	458	5	22	44	0.5	0.2	0.11	3	0	0	0	0.10	0.03	1.4	0.20	0	24	0.52	39	0.01	0	0.02	0	1.5	0.6	0	0	0	0	1.1	1.1
457 甘辛煮	113	2.7	0.1	24.4	481	535	9	31	68	0.6	0.3	0.12	1	0	2	0	0.11	0.06	2.2	0.22	0	28	0.59	39	0.01	0	0.02	0	1.5	1.2	3.0	0	0	1.1	0.4	1.4
458 フライドポテト	134	1.8	5.6	19.4	235	457	5	22	44	0.5	0.2	0.11	0	0	14	0	0.10	0.03	1.4	0.20	0	24	0.52	39	0.61	2.26	2.27	0	1.5	0.6	0	0	0	1.1	0.6	1.7
459 ベークドポテト	143	1.8	6.6	19.4	61	453	9	22	44	0.5	0.2	0.11	42	0	1	0	0.10	0.03	1.4	0.20	0	23	0.52	39	4.05	1.44	0.19	17	1.4	0.2	0	0	0	1.1	0.6	1.8
460 クリーム煮	159	5.4	4.2	25.2	416	618	121	33	144	0.5	0.3	0.11	43	0.3		6	0.14	0.19	1.6	0.24	0.3	30	1.10	40	2.51	0.97	0.19	13	1.5	1.1	0	0.4	0.3	1.1	0.6	2.4
461 ポテトサラダ	195	2.3	11.4	21.1	251	521	12	22	57	0.5	0.3	0.11	80	0.4	1.6	29	0.12	0.12	1.4	0.21	0.1	31	0.67	42	1.14	5.29	3.96	15	1.9	0.6	0	0	0.1	1.1	1.2	2.4
462 コロッケ	393	8.9	24.3	33.8	270	634	33	38	113	1.4	1.6	0.21	21	0.2	2.6	61	0.16	0.13	2.2	0.33	0.4	62	0.99	53	4.04	10.2	7.91	52	2.9	0.7	0	0.2	0.5	1.4	2.8	4.9
さつま芋（皮つき） 80g=1.5点	77	0.5	0.3	18.2	13	209	12	13	25	0.3	0.1	0.07	2	0	1	0	0.06	0.03	0.6	0.11	0	27	0.26	14	0.03	0	0.03	0	1.5	0	0	0	0	0	1.5	1.5
463 焼き芋	107	1.0	0.2	25.5	9	384	29	19	38	0.5	0.2	0.11	2	0	0	0	0.08	0.03	0.6	0.17	0	39	0.72	23	0.02	0	0.03	0	1.8	0	0	0	0	0	1.3	1.3
464 ふかし芋	112	0.7	0.4	26.5	135	304	32	19	37	0.4	0.2	0.11	2	0	0	0	0.10	0.03	0.6	0.17	0	39	0.38	20	0.04	0	0.03	0	2.2	0.3	0	0	0	0	1.4	1.4
465 甘煮	138	1.0	0.3	31.7	6	358	35	24	51	0.5	0.2	0.15	2	0	0	0	0.09	0.18	0.6	0.18	0	45	0.40	20	0.04	0	0.03	0	2.2	0		0	0	0	1.7	1.7
466 サラダ	177	2.0	4.9	31.4	133	347	49	22	56	0.5	0.3	0.12	37	0	1	0	0.09	0.05	0.5	0.17	0	41	0.47	20	2.80	1.01	1.16	2	2.4	0.3	1.5	0	0.3	0	1.9	2.2
467 大学芋	192	1.4	5.1	35.7	132	314	37	20	55	0.5	0.2	0.11	2	0	0	0	0.08	0.03	0.6	0.17	0	40	0.40	20	0.57	1.93	1.98	0	2.3	0		0	0.3	0	2.1	2.4
468 りんごとの重ね煮	182	0.8	3.7	37.2	48	365	34	21	63	0.4	0.2	0.13	24	0	0.9	1	0.08	0.03	0.6	0.17	0	40	0.40	22	2.07	0.72	0.14	6	2.6	0.1	0	0	0	0.5	1.9	2.4
469 天ぷら	233	3.0	11.4	28.5	28	238	30	16	53	0.5	0.3	0.11	18	0.2	2.6		0.15	0.06		0.20					1.47	4.45	4.32	16	1.9	0.1	0	0	0.2	0.2	2.5	2.9
里芋 140g=1.0点	81	2.1	0.1	18.3	0	896	14	27	98	0.4		0.21	0	0	0	0	0.10	0.04	2.1	0.21	0	49	0.76	14	0.01	0	0.03	0	3.2	0	0	0	0	0	1.0	1.0
470 含め煮	110	2.8	0.2	24.1	382	983	21	34	98	0.6		0.21	0	0	0	0	0.10	0.05	2.4	0.23	0	49	0.76	13	0.01	0	0.03	0	3.2	1.0	0	0	0	0	1.4	1.4
471 煮ころがし	111	3.0	1.0	24.0	433	987	19	35	102	0.6		0.21	0	0	0	0	0.10	0.05	2.4	0.23	0	45	0.75	13	0.07	0.02	0.20	0	3.2	1.1	0	0	0	0	1.4	1.4
472 イカとの煮物	165	12.4	0.5	26.3	823	1164	28	62	236	1.2		0.36	18	1.2	1.9	0	0.15	0.09	4.5	0.35		51	0.94		0.07	0.01	0.20	125	3.6	2.1	0	0	0.5	1.0	0.5	2.1
長芋 60g=0.5点	39	1.3	0.2	8.3	2	258	10	10	16	0.2	0.2	0.06	0	0	0	0	0.06	0.01	0.2	0.05	0	5	0.37	3	0.02	0	0.01	0	0.6	0	0	0	0	0	0.5	0.5
473 とろろ汁	43	1.9	0.2	9.0	398	339	18	12	34	0.2	0.2	0.06	9	0	1	0	0.08	0.03	0.4	0.07	0.4	8	0.42	3	0.03	0.01	0.01	0	0.8	1.0	0	0	0	0.5	+	0.5

231

食材と料理番号、料理名	エネルギー (kcal)	たんぱく質 (g)	脂質 (g)	炭水化物 (g)	ナトリウム (mg)	カリウム (mg)	カルシウム (mg)	マグネシウム (mg)	リン (mg)	鉄 (mg)	亜鉛 (mg)	銅 (mg)	A(レチノール活性当量) (μg)	D (μg)	E(α-トコフェロール) (mg)	K (μg)	B1 (mg)	B2 (mg)	ナイアシン (mg)	B6 (mg)	B12 (μg)	葉酸 (μg)	パントテン酸 (mg)	C (mg)	飽和 (g)	一価不飽和 (g)	多価不飽和 (g)	コレステロール (mg)	食物繊維 (g)	食塩相当量 (g)	添加糖分 (g)	第1群♠	第2群♥	第3群♣	第4群◆	点数合計
474 わかめとの酢の物	43	1.7	0.3	9.2	269	266	19	14	24	0.3	0.2	0.06	4	0	0.1	20	0.06	0.02	0.3	0.06	0	7	0.39	4	0.03	0.02	0.08	0	1.2	0.7	0	0	0	0.5	0	0.5
475 たたき（梅肉）	50	1.7	0.2	10.3	347	289	17	14	23	0.3	0.2	0.07	18	0	0.2	14	0.06	0.02	0.3	0.06	0	8	0.40	4	0.02	0.01	0.05	0	0.8	0.9	1.0	0	0	0.5	0.1	0.6
板こんにゃく 80g=0.1点	5	0.1	0	2.3	10	33	34	4	5	0.4	0.1	0.02	0	0	0	0	0	0	0	0.02	0	1	0	0	0	0	0	0	2.2	0	0	0	0	0.1	0	0.1
476 田楽	39	1.3	0.5	7.4	469	73	55	9	23	0.8	0.4	0.05	0	0	0	1	0	0.01	0.1	0.04	0	5	0.10	0	0.08		0.29	0	2.6	1.2	3.0	0	0	0.1	0.2	0.3
477 土佐煮	39	2.6	0.1	6.9	510	144	49	14	45	0.7	0.4	0.03	0	0	0	5	0.02	0.04	0.3	0.06	0.7	5	0.10	0				0	2.6	1.3	2.7	0	0.1	0.1	0.3	0.5
478 いため煮	58	0.7	4.0	6.0	362	75	46	7	19	0.5	0.2	0.03	0	0	0	7	0.01	0.01	0.2	0.04	0	3	0.04	0	0.44	1.64	1.64	0	2.1	0.9	3.0	0	0	0.1	0.7	0.8
しらたき 70g=0.1点	4	0.1	0	2.1	7	8	53	4	7	0.4	0.1	0.01	0	0	0	0	0	0	0	0.02	0	1	0	0	0	0	0	0	2.1	0	0	0	0	0.1	0	0.1
479 きんぴら	68	0.9	4.4	6.1	406	46	63	10	23	0.6	0.2	0.03	2	0	0.5	7	0.01	0.01	0.2	0.02	0	3	0.04	0	0.50	1.78	1.81	0	2.1	1.0	2.3	0	0	0.1	0.8	0.8

きのこ料理

食材と料理番号、料理名	エネルギー (kcal)	たんぱく質 (g)	脂質 (g)	炭水化物 (g)	ナトリウム (mg)	カリウム (mg)	カルシウム (mg)	マグネシウム (mg)	リン (mg)	鉄 (mg)	亜鉛 (mg)	銅 (mg)	A (μg)	D (μg)	E (mg)	K (μg)	B1 (mg)	B2 (mg)	ナイアシン (mg)	B6 (mg)	B12 (μg)	葉酸 (μg)	パントテン酸 (mg)	C (mg)	飽和 (g)	一価不飽和 (g)	多価不飽和 (g)	コレステロール (mg)	食物繊維 (g)	食塩相当量 (g)	添加糖分 (g)	第1群♠	第2群♥	第3群♣	第4群◆	点数合計
えのきたけ 70g=0.2点	15	1.9	0.1	5.3	1	238	0	11	77	0.8	0.4	0.07	0	0.6	0	0	0.17	0.12	4.8	0.08	0	53	0.98	0	0.01	0.01	0.06	0	2.7	0	0	0	0	0.2	0	0.2
エリンギ 50g=0.1点	10	1.4	0.2	3.0	1	170	0	5	45	0.2	0.3	0.05	0	0.6	0	0	0.06	0.11	3.1	0.07	0	33	0.58	0	0.02	0.03	0.08	0	1.7	0	0	0	0	0.1	0	0.1
しいたけ 40g=0.1点	8	1.2	0.1	3.0	0	112	0	6	35	0.1	0.4	0.04	0	0	0	0	0.05	0.08	1.5	0.08	0	18	0.42	0	0.01	0.02	0.04	0	1.7	0	0	0	0	0.1	0	0.1
干ししいたけ 10g=0.2点	18	1.9	0.4	6.3	1	210	1	11	29	0.3	0.2	0.06	0	1.7	0	0	0.04	0.14	1.7	0.05	0	24	0.79	0	0.04	0.01	0.16	0	4.1	0	0	0	0	0.2	0	0.2
なめこ 50g=0.1点	8	0.9	0.1	2.6	2	115	2	5	33	0.4	0.3	0.06	0	0	0	0	0.04	0.06	2.6	0.02	0	29	0.63	0	0.01	0.01	0.04	0	1.7	0	0	0	0	0.1	0	0.1
しめじ（ぶなしめじ）50g=0.1点	9	1.4	0.3	2.5	1	190	1	6	50	0.2	0.3	0.03	0	0	0	0	0.08	0.11	3.3	0.05	0	14	0.43	0	0.03	0.03	0.09	0	1.9	0	0	0	0	0.1	0	0.1
まいたけ 50g=0.1点	8	1.0	0.3	2.2	0	115	0	5	27	0.1	0.4	0.03	0	2.5	0	0	0.04	0.10	3.0	0.03	0	27	0.28	0	0.03	0.04	0.14	0	1.8	0	0	0	0	0.1	0	0.1
マッシュルーム 70g=0.1点	8	2.0	0.2	1.5	4	245	2	7	70	0.2	0.3	0.22	0	0.2	0	0	0.04	0.20	2.1	0.08	0	20	1.08	0	0.03	0.01	0.08	0	1.4	0	0	0	0	0.1	0	0.1
480 しいたけの網焼き	16	1.7	0.2	4.5	118	180	8	11	35	0.3	0.4	0.03	9	0	0	7	0.06	0.11	1.6	0.10	0	42	0.47	2	0.01	0.01	0.08	0	2.8	0.3	0	0	0	0.2	+	0.2
481 しめじのおろしあえ	19	1.6	0.3	4.6	169	310	13	11	49	0.3	0.3	0.05	0	0	0	5	0.09	0.09	3.5	0.07	0	31	0.49	6	0.03	0.03	0.09	0	2.5	0.4	0	0	0	0.2	+	0.2
482 なめこのおろしあえ	26	1.3	0.1	6.3	238	236	15	12	43	0.5	0.3	0.04	0	0	0	5	0.04	0.04	2.0	0.07	0	36	0.47	6	0.02	0.01	0.05	0	1.3	0.6	0	0	0	0.3	0	0.3
483 なめこ汁	26	2.3	0.6	4.2	562	227	21	18	59	0.7	0.4	0.06	14	0	0	12	0.04	0.07	1.9	0.06	0	28	0.47	1	0.09	0.11	0.20	0	1.3	1.4	0	0	0	0.1	0.1	0.3
484 干ししいたけの含め煮	39	2.4	0.4	10.1	343	234	3	15	41	0.3	0.4	0.06	0	1.3	0	0	0.05	0.15	1.8	0.06	0	26	0.82	0	0.04	0.01	0.16	0	4.1	0.9	3.0	0	0	0.2	0.3	0.5
485 まいたけと小松菜の煮浸し	40	3.0	0.4	7.7	485	578	140	22	83	2.5	0.6	0.16	208	2.5	0.7	168	0.13	0.22	3.5	0.15	0.2	118	0.59	31	0.05	0.04	0.21	0	3.3	1.2	2.0	0	0	0.3	0.2	0.5
486 エリンギのにんにくいため	50	1.6	4.2	3.8	118	189	2	7	49	0.2	0.3	0.06	0	0.6	0	11	0.06	0.11	3.4	0.09	0	36	0.60	1	0.46	1.67	1.71	0	1.9	0.3	0	0	0	0.1	0.6	0.7
487 しいたけとしめじのバターソテー	55	1.5	5.1	3.0	163	170	3	9	43	0.3	0.3	0.03	31	0.1	0.1	9	0.07	0.09	2.7	0.06	0	23	0.45	0	3.05	1.09	0.21	13	2.2	0.4	0	0	0	0.1	0.6	0.7

海藻料理 / 穀類料理（p.233）

食材と料理番号、料理名	エネルギー (kcal)	たんぱく質 (g)	脂質 (g)	炭水化物 (g)	ナトリウム (mg)	カリウム (mg)	カルシウム (mg)	マグネシウム (mg)	リン (mg)	鉄 (mg)	亜鉛 (mg)	銅 (mg)	A レチノール活性当量 (μg)	D (μg)	E α-トコフェロール (mg)	K (μg)	B1 (mg)	B2 (mg)	ナイアシン (mg)	B6 (mg)	B12	葉酸 (μg)	パントテン酸	C (mg)	飽和 (g)	一価不飽和 (g)	多価不飽和 (g)	コレステロール (mg)	食物繊維 (g)	食塩相当量 (g)	添加糖分	第1群 ♠	第2群 ♥	第3群 ♣	第4群 ♦	点数合計
488 えのきたけとしめじのホイル焼き	62	2.2	5.2	5.4	203	297	2	11	85	0.6	0.4	0.06	31	0.6	0.1	1	0.16	0.13	5.4	0.08	0	40	0.89	3	3.06	1.09	0.23	13	3.0	0.5	0	0	0	0.2	0.6	0.8
489 えのきたけとしめじのきんぴら	72	2.3	4.3	7.6	344	267	3	14	76	0.7	0.4	0.06	7	0.5	0.5	7	0.13	0.12	4.2	0.10	0	33	0.71	0	0.48	1.67	1.76	0	2.3	0.9	2.0	0	0	0	0.7	0.9
490 マッシュルームのマリネ	81	2.4	6.3	4.8	239	320	9	12	82	0.4	0.4	0.24	12	0.2	1.3	13	0.06	0.22	2.3	0.17	0	32	1.18	26	0.69	2.47	2.54	0	2.1	0.6	0	0	0	0.2	0.8	1.0
491 しいたけの天ぷら	172	3.9	11.9	13.7	16	151	9	10	55	0.4	0.5	0.05	17	0.4	1.5	19	0.08	0.15	1.6	0.10	0.1	40	0.66	0	1.51	4.68	4.59	46	2.8	0	0	0	0	0.3	1.8	2.1
松たけ 70g=0.2点	16	1.4	0.4	5.7	1	287	4	6	28	0.9	0.7	0.17	0			0	0.07	0.07	5.6	0.11	0	44	1.34	0				0	3.3		0	0	0	0.2	+	0.2
492 ホイル焼き	19	1.4	0.4	6.0	1	291	5	6	29	0.9	0.7	0.17	0			0	0.07	0.07	5.6	0.11	0	44	1.34	1	0	0	0	0	3.3	0	0	0	0	0.2	+	0.2
493 天ぷら	228	3.9	17.6	16.2	17	320	13	9	56	1.2	0.7	0.19	0	0.2	2.2	28	0.09	0.12	5.7	0.11	0	50	1.57	0	2.09	6.92	6.75	47	3.6	0	0	0	0	0.5	2.4	2.9
494 すまし汁	13	1.4	0.2	3.7	360	299	3	13	44	0.5	0.3	0.09	14			0	0.06	0.06	4.6	0.08	0.6	28	0.77	0				0	1.8	0.9	0	0	0	0.2	+	0.2

海藻料理

食材と料理番号、料理名	エネルギー (kcal)	たんぱく質 (g)	脂質 (g)	炭水化物 (g)	ナトリウム (mg)	カリウム (mg)	カルシウム (mg)	マグネシウム (mg)	リン (mg)	鉄 (mg)	亜鉛 (mg)	銅 (mg)	A (μg)	D (μg)	E (mg)	K (μg)	B1 (mg)	B2 (mg)	ナイアシン (mg)	B6 (mg)	B12	葉酸 (μg)	パントテン酸	C (mg)	飽和 (g)	一価不飽和 (g)	多価不飽和 (g)	コレステロール (mg)	食物繊維 (g)	食塩相当量 (g)	添加糖分	第1群 ♠	第2群 ♥	第3群 ♣	第4群 ♦	点数合計
わかめ（塩蔵・塩抜き）40g=0.1点	4	0.7	0.2	1.2	216	5	17	8	12	0.2	0.1	0.04	8	0	0	40	0	0.01	0	0	0	4	0.05	0	0.01	0.01	0.01	0	1.4	0.5	0	0	0	0.1	+	0.1
495 きゅうりとの酢の物	17	1.2	0.2	3.9	337	110	30	16	32	0.4	0.2	0.06	22			57	0.02	0.03	0.4	0.03	0.1	17	0.22	7	0	0.01	0.07	0	1.8	0.9	0.1	0	0	0.1	+	0.1
496 サラダ	80	1.7	6.3	5.6	468	223	33	20	45	0.5	0.3	0.07	43	0	1	68	0.05	0.05	0.7	0.07	0.1	41	0.28	8	0.69	2.48	2.55	0	2.3	1.2	0	0	0	0.2	0.8	1.0
497 スープ	9	0.7	0.1	2.0	350	33	13	7	13	0.2	0.1	0.04	5	0	0	21	0.01	0.01	0.1	0.01	0	6	0.05	1	0.03	0.04	0.04	0	0.9	0.9	+	0	0	0.1	+	0.1
ひじき（乾）10g=0.2点	15	0.9	0.3	5.8	180	640	100	64	9	0.6	0.1	0.01	36	0	0.5	58	0	0.02	0	0	0	9	0.03	0	0.06	0.04	0.06	0	5.2	0.5	0	0	0	0.2		0.2
498 煮物	68	4.2	2.1	10.8	624	754	162	85	71	1.0	0.4	0.10	105	0	0.8	63	0.03	0.07	0.9	0.06	0.3	20	0.14	1	0.27	0.67	0.76	14	5.5	1.6	3.0	0	0	0.3	0.3	0.9
499 白あえ	94	4.8	4.9	12.4	458	782	207	131	91	1.7	0.7	0.17	111	0	0.9	64	0.04	0.07	0.7	0.09	0.2	37	0.14	0	0.65	1.25	1.94	0	6.6	1.2	0.3	0	0	0.3	0.6	1.2
500 トマトとのマリネ	91	1.8	6.4	9.7	509	799	109	73	35	0.9	0.5	0.11	68	0	1.9	27	0.04	0.04	0.7	0.08	0	32	0.17	9	0.73	2.51	2.55	0	6.1	1.4	0	0	0	0.4		1.1
刻みこんぶ（生）45g=0.2点	16	0.8	0.1	6.9	645	1230	141	108	45	1.3	0.2	0.01	1	0	0	58	0	0.01	0	0	0	9	0.01	0	0.01	0.01	0.01	0	5.2	1.1	0	0	0	0.2		0.2
501 煮物	65	3.1	1.8	12.2	1196	1360	165	126	93	1.6	0.4	0.10	70	0	0.2	0	0.03	0.04	0.7	0.08	0.3	0	0.01	0	0.23	0.63	0.69	0	6.2	3.0	0	0	0	0.3	0.3	0.9
502 じゃことのきんぴら	74	1.9	4.1	10.1	1027	1259	148	114	86	1.3	0.4	0.06	4	1.2	0.6	0	0.03	0.04	0.6	0.06	0.5	0	0.05	0	0.46	1.66	1.66	9	5.4	2.6	0	0	0	0.3	0.3	0.9
503 さつま芋との煮物	113	1.7	0.3	28.7	999	1444	152	124	78	1.4	0.3		70	0	0.7	0	0.07	0.05	0.9	0.14	0	29	0.28	13	0.05	0.01	0.10	0	7.3	2.5	4.5	0	0	0		1.4

穀類料理

食材と料理番号、料理名	エネルギー (kcal)	たんぱく質 (g)	脂質 (g)	炭水化物 (g)	ナトリウム (mg)	カリウム (mg)	カルシウム (mg)	マグネシウム (mg)	リン (mg)	鉄 (mg)	亜鉛 (mg)	銅 (mg)	A (μg)	D (μg)	E (mg)	K (μg)	B1 (mg)	B2 (mg)	ナイアシン (mg)	B6 (mg)	B12	葉酸 (μg)	パントテン酸	C (mg)	飽和 (g)	一価不飽和 (g)	多価不飽和 (g)	コレステロール (mg)	食物繊維 (g)	食塩相当量 (g)	添加糖分	第1群 ♠	第2群 ♥	第3群 ♣	第4群 ♦	点数合計
胚芽精米 65g=3.0点	232	4.2	1.3	49.3	1	98	5	33	98	0.6	1.0	0.14	0	0	0.6	0	0.15	0.02	2.0	0.14	0	12	0.65	0	0.36	0.34	0.46	0	1.3	0	0	0	0	0	2.9	2.9
504 ごはん	232	4.2	1.3	49.3	1	98	5	33	98	0.6	1.0	0.14	0	0	0.6	0	0.15	0.02	2.0	0.14	0	12	0.65	0	0.36	0.34	0.46	0	1.3	0	0	0	0	0	2.9	2.9

食材と料理番号、料理名	エネルギー (kcal)	たんぱく質 (g)	脂質 (g)	炭水化物 (g)	ナトリウム (mg)	カリウム (mg)	カルシウム (mg)	マグネシウム (mg)	リン (mg)	鉄 (mg)	亜鉛 (mg)	銅 (mg)	A レチノール活性当量 (μg)	D (μg)	E α-トコフェロール (mg)	K (μg)	B₁ (mg)	B₂ (mg)	ナイアシン (mg)	B₆ (mg)	B₁₂ (μg)	葉酸 (μg)	パントテン酸 (mg)	C (mg)	飽和 (g)	一価不飽和 (g)	多価不飽和 (g)	コレステロール (mg)	食物繊維 (g)	食塩相当量 (g)	添加糖分 (g)	第1群 ♠	第2群 ♥	第3群 ♣	第4群 ◆	点数合計 ◆
505 グリーンピースごはん	251	5.4	1.4	51.9	352	154	9	39	117	0.9	1.2	0.17	6	0	0.6	4	0.21	0.05	2.5	0.17	0	24	0.75	3	0.37	0.34	0.47	0	2.1	0.9	0	0	0	0.2	2.9	3.1
506 五目炊き込みごはん	312	12.3	3.5	55.8	403	351	43	65	201	1.1	1.6	0.21	56	0	0.9	11	0.21	0.09	5.9	0.36	0.2	38	1.29	2	0.67	1.15	1.35	18	2.9	1.0	4.0	0	0.6	0.2	3.0	3.9
507 栗ごはん	349	6.1	1.6	74.1	321	378	20	60	145	1.1	1.4	0.36	2	0	1	6	0.29	0.07	2.7	0.33	0	61	1.34	22	0.42	0.37	0.62	0	3.6	0.6	0	0	0	0	4.4	4.4
508 おかゆ	157	2.9	0.9	33.4	234	67	3	23	66	0.4	0.7	0.10	0	0	0	0	0.01	0.01	1.4	0.10	0	8	0.44	0	0.24	0.23	0.31	0	0.4	0.6	0	0	0	0	2.0	2.0
509 パエリヤ	496	25.6	10.4	70.5	486	539	40	96	380	3.2	3.2	0.43	41	0.2	3.5	22	0.31	0.22	7.4	0.53	4.2	50	1.71	41	1.92	5.73	1.48	165	1.9	1.2	0	0	1.3	0.1	4.7	6.2
510 おにぎり	169	2.9	0.6	36.8	294	72	10	26	71	0.3	0.7	0.11	0	0	0	0	0.08	0.02	0.9	0.09	0	13	0.46	1	0.16	0.15	0.21	0	0.9	0.8	0	0	0	+	2.1	2.1
511 いなりずし	276	7.9	7.5	41.5	578	93	69	58	148	1.2	1.3	0.15	0	0	0	13	0.10	0.03	1.4	0.07	0	12	0.48	0	0.94	2.64	2.92	0	1.1	1.5	4.0	0	1	0	2.4	3.4
512 ちらしずし	453	13.7	5.2	85.8	1068	354	51	69	251	1.2	1.3	0.34	146	0.9	1	9	0.22	0.21	2.9	0.25	0.3	43	1.76	7	1.23	1.73	1.35	146	2.7	2.7	7.0	0.5	0.2	0.4	4.7	5.7
513 チャーハン	540	15.5	16.3	80.0	852	323	39	68	285	1.6	2.4	0.28	51	0.7	3.1	28	0.36	0.31	7.3	0.31	0.4	64	1.67	12	2.85	6.27	5.29	128	2.2	2.2	0	0.5	0.5	0.4	5.4	6.8
514 いためピラフ	555	17.7	15.2	83.1	866	433	26	73	269	1.1	2.8	0.29	28	0.4	2.6	28	0.22	0.14	7.9	0.53	2.1	42	1.94	12	4.80	5.19	3.67	42	2.2	2.2	0	0.4	0.5	0.2	5.7	6.9
精白米 65g=3.0点	233	4.0	0.6	50.4	1	58	3	15	62	0.5	0.9	0.14	0	0	0	0	0.05	0.01	0.8	0.05	0	8	0.43	0	0.19	0.14	0.20	0	0.5	0	0	0	0	0	2.9	2.9
515 ごはん	233	4.0	0.6	50.4	1	58	3	15	62	0.5	0.9	0.14	0	0	0	0	0.05	0.01	0.8	0.05	0	8	0.43	0	0.19	0.14	0.20	0	0.5	0	0	0	0	0	2.9	2.9
516 グリーンピースごはん	252	5.1	0.7	53.1	352	114	7	21	82	0.8	1.1	0.17	6	0	0.6	4	0.12	0.04	2.8	0.17	0	31	0.79	3	0.20	0.14	0.21	0	1.6	0.9	0	0	0	0.2	3.0	3.1
517 五目炊き込みごはん	312	12.0	2.8	56.9	403	311	42	61	165	1.1	1.5	0.21	56	0	0.9	11	0.18	0.08	4.6	0.30	0.2	35	1.07	2	0.50	0.95	0.99	18	2.6	1.0	4.0	0	0.6	0.2	3.1	3.9
518 栗ごはん	350	5.9	0.9	75.3	321	338	19	42	109	1.1	1.3	0.36	2	0	1	6	0.26	0.06	2.8	0.26	0	57	1.12	22	0.25	0.17	0.39	0	3.3	0.6	0	0	0	0	4.4	4.4
519 おかゆ	161	2.7	0.4	34.9	234	41	2	10	43	0.4	0.6	0.10	0	0	0	0	0.01	0.01	1.1	0.04	0	8	0.29	0	0.16	0.12	0.16	0	0.4	0	0	0	0	0	2.0	2.0
520 パエリヤ	504	25.4	9.4	73.6	486	487	38	72	334	1.9	3.0	0.43	41	0.2	3.5	22	0.21	0.21	7.4	0.45	4.2	45	1.46	41	1.69	5.46	1.15	165	1.9	1.2	0	0	1.3	0.1	4.8	6.3
521 おにぎり	170	2.7	0.5	37.5	294	50	8	9	37	0.2	0.6	0.11	0	0	0	0	0.08	0.02	0.7	0.06	0	10	0.27	1	0.15	0.13	0.18	0	0.3	0.8	0	0	0	+	2.1	2.1
522 いなりずし	277	7.7	7.2	42.2	578	71	67	41	114	0.8	1.2	0.15	0	0	0	13	0.09	0.03	1.5	0.04	0	9	0.29	0	0.88	2.56	2.81	0	1.0	1.5	4.0	0	1	0	2.4	3.4
523 ちらしずし	455	13.3	4.6	87.2	1068	310	41	65	183	1.0	1.3	0.34	146	0.9	1	9	0.21	0.21	2.9	0.25	0.3	37	1.38	7	1.11	1.57	1.34	146	2.0	2.7	7.0	0.5	0.2	0.4	4.8	5.7
524 チャーハン	542	15.1	15.7	81.4	852	279	38	64	217	1.4	2.4	0.28	51	0.7	1.7	28	0.36	0.31	7.3	0.17	0.4	64	1.29	12	2.73	6.11	5.07	128	2.2	2.2	0	0.5	0.5	0.4	5.6	7.0
525 いためピラフ	557	17.3	14.6	84.5	866	389	22	69	201	0.9	2.8	0.29	28	0.4	2.6	28	0.21	0.14	7.9	0.53	2.1	36	1.56	12	4.68	5.03	3.35	49	2.4	2.2	0	0.4	0.5	0.2	5.7	7.0
玄米 70g=3.0点	244	4.7	1.9	51.3	1	159	6	76	200	1.4	1.2	0.19	0	0	0.5	0	0.28	0.03	4.3	0.31	0	19	0.95	0	0.43	0.64	0.62	0	2.1	0	0	0	0	0	3.0	3.0
526 ごはん	244	4.7	1.9	51.3	1	159	6	76	200	1.4	1.2	0.19	0	0	0.5	0	0.28	0.03	4.3	0.31	0	19	0.95	0	0.43	0.64	0.62	0	2.1	0	0	0	0	0	3.0	3.0
527 グリーンピースごはん	263	5.8	1.9	53.9	344	215	10	82	220	1.7	1.4	0.22	6	0	1	4	0.35	0.05	4.8	0.34	0	31	1.05	3	0.44	0.58	0.62	0	2.6	0.9	0	0	0	0.2	3.1	3.3
528 五目炊き込みごはん	323	12.7	4.1	57.8	403	412	36	108	304	2.0	1.8	0.26	56	0	1	11	0.34	0.08	8.2	0.53	0.2	45	1.59	2	0.74	1.38	1.41	18	4.2	1.0	4.0	0	0.6	0.2	3.2	4.0

食材と料理番号、料理名	エネルギー (kcal)	たんぱく質 (g)	脂質 (g)	炭水化物 (g)	ナトリウム (mg)	カリウム (mg)	カルシウム (mg)	マグネシウム (mg)	リン (mg)	鉄 (mg)	亜鉛 (mg)	銅 (mg)	A レチノール活性当量 (μg)	D (μg)	E α-トコフェロール (mg)	K (μg)	B$_1$ (mg)	B$_2$ (mg)	ナイアシン (mg)	B$_6$ (mg)	B$_{12}$ (μg)	葉酸 (μg)	パントテン酸 (mg)	C (mg)	飽和 (g)	一価不飽和 (g)	多価不飽和 (g)	コレステロール (mg)	食物繊維 (g)	食塩相当量 (g)	添加糖分 (g)	第1群 ♠	第2群 ♥	第3群 ♣	第4群 ♦	点数合計
529 栗ごはん	361	6.6	2.2	76.1	321	439	22	103	247	2.0	1.6	0.40	2	0	0.8	1	0.42	0.07	5.0	0.50	0	68	1.64	22	0.49	0.61	0.79	0	4.9	0.8	0	0	0	0	4.5	4.5
530 おかゆ	159	3.1	1.2	33.4	234	104	4	50	131	0.9	0.8	0.12	0	0	0.5	0	0.18	0.02	2.8	0.20	0	12	0.62	0	0.28	0.37	0.41	0	1.4	0.6	0	0	0	0	2.0	2.0
531 パエリヤ	507	26.2	11.1	72.1	486	619	42	153	515	3.1	3.4	0.48	41	0.2	3.8	22	0.48	0.23	10.4	0.76	4.0	59	2.13	41	2.00	6.04	1.69	165	3.6	1.2	0	0.1	1.3	0.1	4.8	6.3
532 おにぎり	167	3.0	1.0	36.0	294	116	12	51	133	0.7	0.8	0.16	16	0	0.6	0	0.16	0.03	3.2	0.21	0	21	0.67	0	0.23	0.34	0.33	0	1.7	0.7	0			+	2.1	2.1
533 いなりずし	274	8.0	7.9	40.7	578	137	71	83	210	1.3	1.4	0.21	0	0	0.6	13	0.18	0.04	2.0	0.21	0	21	0.69	0	1.01	2.79	3.04	0	1.7	1.5	4.0		0.4		3.0	3.4
534 ちらしずし	449	13.9	6.0	84.2	1068	442	55	119	375	2.0	2.4	0.38	146	0.1	0.9	13	0.38	0.23	2.8	0.49	0.5	52	2.18	2	1.37	2.03	1.59	146	5.2	2.7	7.0		0.9		4.7	5.6
535 チャーハン	536	15.7	17.1	78.4	852	411	43	118	409	2.4	2.6	0.32	51	0.7	2.8	28	0.64	0.27	10.1	0.55	0.4	72	2.09	21	2.99	6.57	5.53	128	3.6	1.9	0		0.9	0.5	5.3	6.7
536 いためピラフ	551	17.9	16.0	81.5	866	521	30	123	393	1.9	2.2	0.32	51	0.1	3.1	12	0.45	0.12	12.1	0.77	0.1	50	2.36	9	4.94	5.49	3.81	49	4.6	2.2	0		0.9	0.4	5.6	6.9
もち米 65g=3.0点	233	4.2	0.8	50.2	0	63	3	21	65	0.1	0.9		0	0	0	0	0.08	0.01		0.08	0	8	0.43	0	0.18	0.18	0.24	0	0.3	0	0	0	0	0	2.9	2.9
537 山菜おこわ	248	4.9	0.9	51.9	540	84	9	27	78	0.3	1.3		7	0	0.4	7	0.13	0.03				23	0.47		0.19	0.18	0.24		1.3	1.4	0					3.1
538 赤飯	276	6.5	1.3	56.7	429	228	18	30	106	1.3	1.2		0	0	0.3	6	0.13	0.03					0.54		0.26	0.27	0.30		2.0	1.1	0					3.4
539 おはぎ	165	3.3	0.5	36.2	1	59	12	19	46	0.9	0.4		0	0	0	0	0.03	0.01					0.21						2.0	0						2.1
もち 105g=3.0点	246	4.2	0.6	53.3	0	34	3	8	23	0.1	0.9		0	0	0	0	0.03	0.01					0.36	0	0.18	0.12	0.20	0	0.3	0	0	0	0	0	3.1	3.1
540 磯辺焼き	252	5.1	0.7	54.4	347	81	8	13	40	1.0	0.9		23	0	0								0.20		0.18	0.12	0.20		2.7	0.9	0			+		3.1
541 安倍川	317	8.6	3.7	61.2	71	274	26	38	102	1.9			0	0	0							31	0.48		0.61	0.83	1.88		2.7	0.2	4.5				3.3	4.0
542 雑煮	331	11.2	5.0	57.3	464	563	100	31	136	1.8	1.6	0.19	211	0.2		116	0.10					76	0.98	21	1.50	2.13	0.80	27	3.2	1.2	0				3.2	4.1
そば（乾）70g=3.0点	241	9.8	1.6	46.7	595	182	17	70	161	1.8	1.1	0.24	0	0	0	0	0.19					18	0.81	0	0.34	0.35	0.68	0	2.6	1.5	0	0	0	0	3.0	3.0
543 ざるそば	299	12.2	1.5	56.7	1171	186	37	88	201	2.3	1.4	0.24	23	0	0		0.19	0.15				36	0.60		0.32	0.32	0.64		3.5	3.0	6.0				+	3.7
544 おろしそば	317	12.3	1.4	60.6	1183	397	59	97	214	2.4	1.1	0.24	10	0	0		0.21					45	0.71		0.35	0.32	0.63		4.0	3.0						4.0
545 かけそば	324	13.1	1.9	60.9	1576	332	45	99	224	2.5	1.4	0.24	106	0	0.9		0.16		3.7			86	1.2		0.37	0.32	0.50		2.9	4.4	0				4.0	4.0
546 とろろそば	353	14.3	1.7	67.8	1171	469	41	96	238	2.5	1.4	0.24	14	0			0.21					88			0.36	0.32	0.63									4.4
547 たぬきそば	375	14.2	5.1	64.5	1624	539	50	91	232	2.6	1.4	0.26	143	0			0.26					33	1.15		0.75	1.72	2.06	4	4.2	4.1	0				4.4	4.7
548 天ぷらそば	504	22.6	12.8	70.5	1650	431	76	115	340	2.6	1.8	0.26	33	0			0.26					33	1.15	102	1.69	4.58	4.77	102	3.5	4.1	0			+		6.3
うどん 225g=3.0点	236	5.9	0.9	48.6	270	20	14	14	41	0.7	0.2		0	0	0	0	0.05	0.02	0.5	0.02	0	5	0.29	0	0.20	0.09	0.45	0	1.8	0.7	0	0	0	0	3.0	3.0
549 かけうどん	327	9.5	1.0	64.1	1746	532	48	64	136	1.5	0.6	0.14	106	0	0.9		0.13	0.16	3.7			86	1.2		0.77	0.50			2.9	4.4	0				4.0	4.1
550 煮込みうどん	395	18.5	3.2	67.1	1924	670	51	76	223	1.8	1.0	0.16	111	0			0.17	0.20		0.34	1.1		1.22		0.77	0.99	0.97	27	3.3	4.9	8.0			0.1		4.9

食材と料理番号、料理名	エネルギー (kcal)	たんぱく質 (g)	脂質 (g)	炭水化物 (g)	ナトリウム (mg)	カリウム (mg)	カルシウム (mg)	マグネシウム (mg)	リン (mg)	鉄 (mg)	亜鉛 (mg)	銅 (mg)	A レチノール活性当量 (μg)	D (μg)	E α-トコフェロール (mg)	K (μg)	B₁ (mg)	B₂ (mg)	ナイアシン (mg)	B₆ (mg)	B₁₂ (μg)	葉酸 (μg)	パントテン酸 (mg)	C (mg)	飽和 (g)	一価不飽和 (g)	多価不飽和 (g)	コレステロール (mg)	食物繊維 (g)	食塩相当量 (g)	添加糖分 (g)	第1群 ♠	第2群 ♥	第3群 ♣	第4群 ♦	点数合計
551 きつねうどん	419	13.9	7.8	66.4	1930	385	98	77	204	1.6	1.0	0.15	1	0	0.5	14	0.11	0.12	4.0	0.13	1.1	28	0.59	1	0.98	2.58	3.16	0	2.3	4.9	10.5		1.0	+	4.2	5.2
552 カレーうどん	423	20.6	4.2	68.9	1783	572	51	63	249	1.9	1.6	0.15	12	0.1	0.7	17	0.18	0.22	7.0	0.32	1.1	37	1.24	5	1.06	1.45	0.95	53	3.0	4.5	8.0		1.0	0.1	4.3	5.3
553 焼きうどん	444	18.6	14.2	56.9	1406	456	55	49	196	1.4	1.6	0.16	108	0.1	1.6	64	0.54	0.19	4.0	0.32	0.2	65	1.02	28	2.89	5.50	4.37	34	3.6	3.6		1.0	0.3	4.1	5.6
そうめん 88g=4.0点	313	8.4	1.0	64.0	1320	106	15	19	62	0.5	0.4	0.11			0.5		0.07	0.02	0.8	0.03		7	0.62		0.22	0.09	0.49		2.2	3.4					3.9	3.9
554 冷やしそうめん	342	9.7	1.0	68.5	745	124	30	23	86	0.7	0.5	0.13	19		0.6	13	0.08	0.06	1.3	0.04		34	0.70	7	0.22	0.10	0.56		2.3	3.0				+	4.2	4.3
中華めん（生）110g=4.0点	309	9.5	1.3	61.3	451	385	23	14	73	0.6	0.4	0.10			0.2		0.02	0.03	0.6	0.03		9	0.61		0.31	0.12	0.67		2.3	1.1					3.9	3.9
555 ラーメン	434	18.4	8.0	67.6	1536	631	41	55	186	2.1	1.3	0.19			1.4	138	0.34	0.21	5.0	0.36	1.4	124	0.59	25	1.72	2.65	2.69	14	4.4	3.9			0.6	0.2	4.6	5.4
556 タンメン	471	22.3	10.4	67.7	1867	497	79	41	193	1.6	1.7	0.17			1.6	53	0.53	0.18	4.5	0.25	0.2	63	1.17	24	1.98	3.83	3.48	34	4.9	4.7			0.9	0.2	4.6	5.9
557 冷やし中華	491	19.5	11.0	69.4	1620	408	44	44	235	1.4	1.7	0.22	55	0.6	2.1	45	0.22	0.23	4.5	0.34	0.3	50	1.39	20	2.65	3.81	3.03	124	4.3	4.1	3.0		0.5	0.1	4.5	5.9
中華めん（焼きそば用）160g=4.0点	317	8.5	2.7	61.4	272	138	14	16	160	0.6	0.3	0.11			0.2		0.02	0.02	0.6	0.03		6	0.43		0.62	0.24	0.84		2.3	0.7					4.0	4.0
558 ソース焼きそば	466	16.1	16.2	60.8	1224	499	84	56	151	1.4	1.6	0.16	78	0.2	2.1	70	0.34	0.18	4.0	0.22	0.2	79	1.11	29	2.63	6.29	5.81	14	4.3	3.1			0.8	0.6	4.5	5.9
559 あんかけ焼きそば	519	16.2	16.2	70.0	1274	636	32	57	314	1.4	1.8	0.22	63	0.3	2.3	83	0.53	0.21	4.0	0.25	0.6	93	1.25	23	3.32	5.66	5.33	34	4.4	3.2			1.1	0.3		6.5
560 塩焼きそば	541	21.7	17.9	65.6	1483	493	36	48	258	1.4	1.7	0.18	48	0.1	1.6	46	0.58	0.24	7.0	0.29	0.2	43	1.08	7	3.79	6.50	5.83	64	3.8	3.8			1.1	0.3		6.5
スパゲティ 85g=4.0点	322	10.4	1.6	62.8	1	170	15	47	111	1.2	1.3	0.25			0.5		0.19	0.05	2.0	0.09		11	0.56		0.38	0.14	0.84		2.3	0					4.0	4.0
561 きのこスパゲティ	395	12.9	8.0	67.3	901	464	20	58	187	1.6	1.7	0.37	5	0.4	0.7	26	0.26	0.23	5.5	0.23	0	46	1.49	1	1.22	4.60	1.40	0	4.7	2.3			0.2	0.2	4.7	4.9
562 トマトソーススパゲティ	419	11.9	8.0	71.9	1041	484	42	66	152	1.7	1.3	0.35	72	0	2.1	17	0.26	0.13	5.5	0.23	0	42	0.86	13	1.25	4.64	1.37	0	4.4	2.6			0.5	0.5	4.2	5.2
563 ペペロンチーノスパゲティ	442	10.8	13.7	64.5	703	225	22	50	121	1.4	1.3	0.30	5	0	2.0	50	0.26	0.06	2.6	0.14	0	17	0.59	11	1.71	5.09	5.79	0	4.1	1.8						5.5
564 ボンゴレスパゲティ	469	14.3	13.8	64.8	953	291	57	109	171	3.6	2.3	0.40	11	0	1.4	10	0.25	0.18	2.8	0.20	31.4	22	0.83	4	1.39	9.04	1.75	24	4.0	2.4			1.0	0.1	4.4	5.5
565 明太子スパゲティ	485	17.5	14.7	65.1	1091	326	31	60	217	1.6	2.2	0.33	57	4.2	3.5	63	0.29	0.19	8.3	0.20	3.2	53	1.28	33	1.87	5.26	6.12	89	4.0	2.8			1.0		4.5	6.1
566 ナポリタンスパゲティ	532	15.4	16.5	77.0	1169	538	63	63	216	1.8	1.6	0.34	26	0	2.0	41	0.25	0.16	4.1	0.20	0.4	70	0.91	22	2.71	6.26	6.06	34	4.7	3.0						6.1
567 ミートソーススパゲティ	637	23.9	22.7	73.1	827	750	69	91	231	3.5	3.2	0.41	170	0.1	2.6	29	0.30	0.23	5.6	0.48	1.1	43	1.43	14	6.16	10.38	3.46	28	4.7	2.1			1.5	0.5	5.1	8.0
マカロニ 42g=2.0点	159	5.1	0.8	31.0	0	84	8	23	55	0.6	0.6	0.12			0.3		0.09	0.03	1.0	0.04		5	0.27		0.19	0.07	0.42		1.1	0					2.0	2.0
568 ミネストローネスープ	241	8.1	6.7	35.9	558	245	48	35	118	0.9	1.0	0.15	5	0.1	1.4	41	0.10	0.06	0.7	0.18	0	48	0.49	27	1.43	3.69	0.86	5	1.4	1.4			0.4	1.0		3.0
569 サラダ	292	6.2	13.6	34.7	269	231	29	35	88	0.9	0.6	0.15	90	0.1	2.7	42	0.11	0.06	1.2	0.13	0	22	0.56	6	1.46	6.10	4.83	18	2.1	0.7			0.4			3.7
570 グラタン	490	21.0	21.6	50.1	678	451	198	59	308	1.1	2.3	0.40	111	0.5	2.0	19	0.19	0.26	2.7	0.20	0.8	26	1.33	4	9.80	5.80	3.44	115	2.2	1.7						6.1
小麦粉 45g=2.0点	165	3.7	0.7	34.1	0	50	9	6	27	0.2	0.3	0.05			0.1		0.05	0.01	0.3	0.01		4	0.24		0.15	0.06	0.34		1.1	0					2.1	2.1

番号	食材と料理名	エネルギー (kcal)	たんぱく質 (g)	脂質 (g)	炭水化物 (g)	ナトリウム (mg)	カリウム (mg)	カルシウム (mg)	マグネシウム (mg)	リン (mg)	鉄 (mg)	亜鉛 (mg)	銅 (mg)	A (μg)	D (μg)	E (mg)	K (μg)	B_1 (mg)	B_2 (mg)	ナイアシン (mg)	B_6 (mg)	B_{12} (μg)	葉酸 (μg)	パントテン酸 (mg)	C (mg)	飽和 (g)	一価不飽和 (g)	多価不飽和 (g)	コレステロール (mg)	食物繊維 (g)	食塩相当量 (g)	添加糖分	第1群♠	第2群♥	第3群♣	第4群◆	点数合計
571	たこ焼き	441	20.2	18.5	44.6	974	397	83	51	215	2.4	1.6	0.27	120	1.2	3.0	40	0.14	0.34	3.2	0.13	1.9	45	1.30	5	3.04	7.34	5.72	297	2.1	2.5	0	1.1	0.5	0.1	3.9	5.5
572	お好み焼き	517	27.3	25.3	41.0	794	622	147	66	343	2.2	2.3	0.29	102	1.1	2.7	87	0.50	0.39	6.1	0.37	2.4	101	1.88	34	6.63	9.89	5.82	339	2.8	2.0	0	1.0	2.0	0.2	3.2	6.5
573	ホットケーキ	518	7.3	28.4	55.7	365	280	141	16	179	0.6	0.9	0.06	171	0.6	1.2	14	0.08	0.16	0.3	0.04	0.3	13	0.77	1	14.82	7.16	2.81	117	1.1	0.9	18.4	0.7			5.8	6.5
	ビーフン 63g=3.0点	238	4.4	1.0	50.3	1	21	9	8	37	0.4	0.4	0.04	0	0	0	0	0.04	0.01	0	0	0	3	0.06	0	0.32	0.23	0.35	0	0.6	0					3.0	3.0
574	焼きビーフン	520	17.8	22.3	57.8	1176	454	32	42	192	1.9	2.1	0.17	7	1.3	2.2	27	0.52	0.20	6.1	0.24	0.3	43	0.87	9	4.08	8.81	7.58	34	3.2	3.0	0		1.1	0.2	5.1	6.5
	はるさめ 10g=0.5点	36	0	0	8.8	1	1	2	0	1	0.1	0	0	0	0	0	0	0	0	0	0	0	0	0	0	0	0	0	0	0	0					0.4	0.4
575	サラダ	95	2.3	3.8	12.7	394	121	22	11	55	0.3	0.3	0.05	76	0.1	0.7	59	0.08	0.03	0.9	0.06	0	11	0.19	9	0.86	1.45	1.13	4	1.0	1.0	0	0.2	0.1	0.1	0.9	1.2
	ロールパン 30g=1.2点	95	3.0	2.7	14.6	147	33	13	7	29	0.2	0.2	0.04	0	0	0.03	0.2	0.03	0.02	0.4	0.01	0	11	0.18	0	1.21	0.86	0.38	0	0.6	0.4					1.2	1.2
576	ハムチーズサンド	275	10.7	18.6	16.0	642	148	130	19	237	0.5	1.1	0.08	57	0.3	1.6	25	0.17	0.13	1.8	0.07	0.7	32	0.44	12	5.75	7.53	3.51	39	0.9	1.6	0	0.7	0.5	+	2.2	3.4
	フランスパン 58g=2.0点	162	5.5	0.8	33.4	360	64	9	13	42	0.5	0.5	0.08	0	0	0	0	0.04	0.03	0.6	0.02	0	19	0.26	0				0	1.5	0.9					2.0	2.0
577	ガーリックトースト	223	5.6	7.2	33.6	420	71	11	13	45	0.5	0.6	0.08	42	0	0.7	4	0.06	0.03	0.6	0.04	0	20	0.27	0	4.21	1.52	0.54	17	1.6	1.1	0			+	2.8	2.8
	食パン1枚（6枚切り） 60g=2.0点	158	5.6	2.6	28.0	300	58	17	12	50	0.4	0.5	0.07	0	0	0.4	0	0.04	0.02	0.7	0.02	0	19	0.28	0	1.14	0.69	0.52	0	1.4	0.8					2.0	2.0
578	フレンチトースト	324	11.3	14.6	35.9	427	201	110	22	166	0.9	1.1	0.10	109	0.8	1.1	6	0.20	0.25	0.6	0.10	0.5	35	1.07	1	7.59	3.75	1.23	141	1.4	1.1	4.5	1.1			2.9	4.0
579	ピザトースト	341	16.6	12.6	40.1	1134	307	224	25	136	0.8	1.2	0.15	72	0.1	1.2		0.20	0.27	2.5	0.11	0.3	25	0.54	11	2.14	1.83	0.81	8	2.3	2.9	0	1.2	0.5	0.1	2.5	4.3
580	卵サンドイッチ	387	12.9	24.0	28.6	607	141	52	23	162	1.3	1.1	0.11	125	1.2	2.4	34	0.08	0.28	0.8	0.07	0.7	44	1.17	1	6.76	9.27	5.01	266	1.0	1.5	0	1.0		+	3.8	4.8
	クリーム乳脂肪 18g=1.0点	78	0.4	8.1	0.6	5	14	11	1	9	0	0	0	70	0.1	0.2	1	0	0	0	0	0	2	0.02	0	4.97	1.86	0.25	22	0	0			1.0			1.0
581	ホイップクリーム（生クリーム高脂肪）	101	0.8	8.2	6.3	5	99	19	7	25	0	0.1	0.03	71	0.1	0.3	2	0	0.02	0.1	0	0	45	0.19	0	4.98	1.86	0.28	22	0	0	1.5		1.0			1.3
582	ポタージュ（生クリーム高脂肪）	191	3.2	13.4	14.1	388	338	77	18	86	0.3	0.4	0.07	114	0.3	0.7	9	0.08	0.12	0.7	0.14	0.3	18	0.59	20	8.24	3.05	0.42	37	1.0	1.0	0	0.4		0.6	1.4	2.4
583	カルボナーラ（生クリーム高脂肪）	649	20.1	31.5	67.1	860	318	141	61	343	2.7	3.2	0.37	173	1.4	2.1	21	0.32	0.32	0.9	0.23	0.9	42	1.61	9	11.73	10.66	5.32	290	3.6	2.2	0	1.2	0.4	0.6	5.7	8.1

料理作りには欠かせません
標準計量カップ・スプーン（香川 綾考案）

透明な材質なので、液体を計るときに外側から液面を透かし見ることができます。表面をすりきりに計ることができるへらもあると便利です。

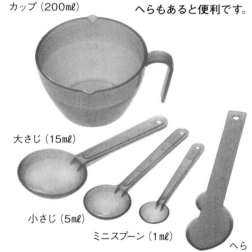

カップ（200ml）
大さじ（15ml）
小さじ（5ml）
ミニスプーン（1ml）
へら

問い合わせ先　女子栄養大学代理部・サムシング
TEL 03 (3949) 9371

計量カップ・スプーンの使い方

　標準計量カップ・スプーンは、カップが 200 ㎖、大さじが 15 ㎖、小さじが 5 ㎖、それと、すり切り用へらです。さらに厳密に計るためのミニスプーン 1 ㎖もあります。

● 1杯分の計り方
　カップもスプーンも計り方は同じ。小麦粉などの粉類はかたまりのない状態で自然に山盛りにすくい、へらの柄で縁に沿ってすり切ります。みそやバターは空間ができないようにきっちりと詰め込み、同様にすり切ります。あずき、豆など粒状のものは、いっぱいにすくってから底の部分を軽くたたき、へらですり切ります。

● スプーン ¼ 杯分の計り方
　まず、上記の要領でスプーン1杯分を計り、へらのカーブをまっすぐに差し込んで ½ を払い、さらに半分を払います。

● 液体の計り方
　表面張力で縁からわずかに盛り上がっている状態が1杯です。

標準計量カップ・スプーンによる重量一覧 （g）実測値

食品名	小さじ (5mℓ)	大さじ (15mℓ)	カップ (200mℓ)
水・酒・酢	5	15	200
あら塩（並塩）	5	15	180
食塩・精製塩	6	18	240
しょうゆ（濃い口・うす口）	6	18	230
みそ（淡色辛みそ）	6	18	230
みそ（赤色辛みそ）	6	18	230
みりん	6	18	230
砂糖（上白糖）	3	9	130
グラニュー糖	4	12	180
はちみつ	7	21	280
メープルシロップ	7	21	280
ジャム	7	21	250
油・バター	4	12	180
ラード	4	12	170
ショートニング	4	12	160
生クリーム	5	15	200
マヨネーズ	4	12	190
ドレッシング	5	15	－
牛乳（普通牛乳）	5	15	210
ヨーグルト	5	15	210

食品名	小さじ (5mℓ)	大さじ (15mℓ)	カップ (200mℓ)
脱脂粉乳	2	6	90
粉チーズ	2	6	90
トマトピュレ	6	18	230
トマトケチャップ	6	18	240
ウスターソース	6	18	240
中濃ソース	7	21	250
わさび（練り）	5	15	－
からし（練り）	5	15	－
粒マスタード	5	15	－
カレー粉	2	6	－
豆板醤・甜麺醤	7	21	－
コチュジャン	7	21	－
オイスターソース	6	18	－
ナンプラー	6	18	－
めんつゆ（ストレート）	6	18	230
めんつゆ（3倍希釈）	7	21	240
ポン酢しょうゆ	6	18	－
焼き肉のたれ	6	18	－
顆粒だしのもと（和洋中）	3	9	－
小麦粉（薄力粉・強力粉）	3	9	110

食品名	小さじ (5mℓ)	大さじ (15mℓ)	カップ (200mℓ)
小麦粉（全粒粉）	3	9	100
米粉	3	9	100
かたくり粉	3	9	130
上新粉	3	9	130
コーンスターチ	2	6	100
ベーキングパウダー	4	12	－
重曹	4	12	－
パン粉・生パン粉	1	3	40
すりごま	2	6	－
いりごま	2	6	－
練りごま	6	18	－
粉ゼラチン	3	9	－
煎茶・番茶・紅茶（茶葉）	2	6	－
抹茶	2	6	－
レギュラーコーヒー	2	6	－
ココア（純ココア）	2	6	－
米（胚芽精米・精白米・玄米）	－	－	170
米（もち米）	－	－	175
米（無洗米）	－	－	180

2017年1月改訂

- あら塩（並塩）　ミニスプーン（1mℓ）＝1.0g
- 食塩・精製塩　ミニスプーン（1mℓ）＝1.2g
- しょうゆ　ミニスプーン（1mℓ）＝1.2g

- 胚芽精米・精白米・玄米1合（180mℓ）＝150g
- もち米1合（180mℓ）＝155g
- 無洗米1合（180mℓ）＝160g

料理&データ作成。竹内冨貴子（カロニック・ダイエット・スタジオ）
デザイン&イラスト。横田洋子
撮影。相木 博　岩本 朗（7ページ）
校正。くすのき舎

家庭のおかずのカロリーガイド 第3版

2008年 7月10日　初版第1刷発行
2011年11月28日　改訂版第1刷発行
2019年 2月20日　第3版第1刷発行

監修者。香川明夫
発行者。香川明夫
発行所。女子栄養大学出版部
　　　　〒170-8481　東京都豊島区駒込3-24-3
　　　　電話　03-3918-5411（営業）
　　　　　　　03-3918-5301（編集）
ホームページ。http://www.eiyo21.com
振替。00160-3-84647
印刷・製本。凸版印刷株式会社

乱丁本・落丁本はお取り替えいたします。
ISBN978-4-7895-0630-4
©Kagawa Education Institute of Nutrition 2018, Printed in Japan

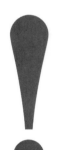

本書の内容の無断転載、複写を禁じます。また、本書を代行業者等の第三者に依頼して電子複製を行なうことは一切認められておりません。栄養データなどの転載（ソフトウエア等への利用を含む）は、事前に当出版部の許諾が必要です。

●許諾についての連絡先
女子栄養大学出版部
☎03-3918-5301（代）